# ASMA
no Lactente, na Criança
e no Adolescente

## PEDIATRIA. NEONATOLOGIA PUERICULTURA

## Outros Livros de Interesse

- Abdome Agudo em Pediatria – **Schettini**
- A Criança que não Come - Guia de Tratamento e Prevenção – **Bello, Macedo e Palha**
- A Estimulação da Criança Especial em Casa - Um Guia de Orientação para os Pais de como Estimular a Atividade Neurológica e Motora – **Rodrigues**
- Aleitamento Materno 2ª ed. – **Dias Rego**
- Alergia e Imunologia na Infância e na Adolescência 2ª ed. – **Grumach**
- Algorítmo em Terapia Intensiva Pediátrica – Werther **Brunow de Carvalho**
- A Saúde Brasileira Pode Dar Certo – **Lottenberg**
- Aspectos Cardiológicos em Terapia Intensiva Neonatal e Pediátrica – **Troster, Kimura e Abellan**
- Assistência Integrada ao Recém Nascido – **Leone**
- Atlas de Imaginologia Pediátrica – **Flores Barba**
- Atualização em Doenças Diarreicas da Criança e do Adolescente – **Dorina Barbieri**
- Atualizações em Terapia Intensiva Pediátrica – **SPSP – Souza**
- Autismo Infantil: Novas Tendências e Perspectivas – **Assumpção Júnior**
- Avaliação Neurológica Infantil nas Ações Primárias da Saúde (2 vols.) – **Coelho**
- Banco de Leite Humano – **Feferbaum**
- Cardiologia Pediátrica – **Carvalho**
- Cardiopatias Congênitas no Recém-nascido 2ª ed. – Revisada e ampliada – **Virgínia Santana**
- Condutas de Urgência em Pediatria - Uma Abordagem Prática e Objetiva – **Prata Barbosa**
- Criando Filhos Vitoriosos - Quando e como Promover a Resiliência – **Grunspun**
- Cuidando de Crianças e Adolescentes sob o Olhar da Ética e da Bioética – **Constantino**
- Distúrbios do Sono na Criança – **Pessoa**
- Distúrbios Neuróticos da Criança 5ª ed. – **Grunspun**
- Doenças Associadas ao Estilo de Vida: Uma Bomba Relógio – **Mismatch**
- Emergência e Terapia Intensiva Pediátrica – **Carvalho, Souza e Souza**
- Emergências em Cardiopatia Pediátrica – **Lopes e Tanaka**
- Endocrinologia para o Pediatra 3ª ed. (2 vols.) – **Monte e Longui**
- Guia de Aleitamento Materno - 2ª ed. – **Dias Rego**
- Humanização em UTI em Pediatria e Neonatologia – Sonia Maria **Baldini** e Vera Lucia Jornada **Krebs**
- Hematologia para o Pediatra – **SPSP Braga**
- Imagem em Pediatria – **Barba Flores e Costa Vaz**
- Imunizações - Fundamentos e Prática 4ª ed. – **Farhat**
- Infectologia Pediátrica 2ª – **SPSP**
- Infectologia Pediátrica 3ª ed. – **Farhat, Carvalho e Succi**
- Insuficiência Ventilatória Aguda - Série Terapia Intensiva Pediátrica – Werther **Brunow de Carvalho**
- Intervenção Precoce com Bebês de Risco – **Cibelle Kayenne M. R. Formiga**
- Livro da Criança – Ana Goretti Kalume **Maranhão**

- Manual de Hepatologia Pediátrica – Adriana Maria **Alves** de Thommaso e Gilda **Porta**
- Nefrologia para Pediatras – Maria Cristina de **Andrade**
- Neurologia Infantil 5ª ed. (2 vols.) – Aron Juska **Diament** e Saul **Cypel**
- Normas e Condutas em Neonatologia Santa Casa – **Rodrigues Magalhães**
- Nutrição do Recém-nascido – **Feferbaum**
- O Cotidiano da Prática de Enfermagem Pediátrica – **Peterline**
- Oncologia Pediátrica – **Renato Melaragno e Beatriz de Camargo**
- Obesidade na Infância e na Adolescência – **Fisberg**
- Oftalmologia para o Pediatra - **SPSP** – Rosa Maria **Graziano** e Andrea **Zin**
- Otorrinolaringologia para o Pediatra – **SPSP – Anselmo Lima**
- Pediatria Clinica – HUFMUSP – **Alfredo Gilio**
- Pneumologia Pediátrica 2ª ed. – Tatiana **Rozov**
- Prática Pediátrica 2ª ed. – **Grisi e Escobar**
- Práticas Pediátricas 2ª ed. – **Aires**
- Puericultura - Princípios e Prática: Atenção Integral à Saúde da Criança 2ª ed. – **Del Ciampo**
- Reanimação Neonatal – **Dias Rego**
- Reumatologia Pediátrica – **SPSP**
- Saúde Materno-Infantil - Autoavaliação e Revisão – **Gurgel**
- Série Atualizações Pediátricas SPSP - Otorrinolaringologia para o Pediatra – **Anselmo Lima**
- Série Atualizações Pediátricas – **SPSP (Soc. Ped. SP)**
    - Vol. 1 - Sexualidade e Saúde Reprodutiva na Adolescência – **Françoso**
    - Vol. 2 - Gastrenterologia e Nutrição – **Palma**
    - Vol. 3 - Atualidades em Doenças Infecciosas: Manejo e Prevenção 2ª ed. – Helena **Keico** Sato
    - Vol. 4 - O Recém-nascido de Muito Baixo Peso 2ª ed. – Helenilce P. F. **Costa** e Sergio T. **Marba**
    - Vol. 5 - Segurança na Infância e na Adolescência – **Waksman**
    - Vol. 6 - Endocrinologia Pediátrica – **Calliari**
    - Vol. 7 - Alergia, Imunologia e Pneumologia – **Leone**
    - Vol. 8 - Tópicos Atuais de Nutrição Pediátrica – **Cardoso**
    - Vol. 9 - Emergências Pediátricas 2ª ed. – Emilio Carlos **Baracat**
- Série Terapia Intensiva Pediatrica – Desmame e Extubação – **Carvalho** e **Cintia Johnston**
- Temas em Nutrição Pediátrica – **SPSP – Cardoso**
- Terapia Nutricional Pediátrica – Simone Morelo **Dal Bosco**
- Terapêutica e Prática Pediátrica 2ª ed. (2 vols.) – **Carvalho e Brunow**
- Terapêutica em Pediatria – **Schettino**
- Terapia Intensiva Pediátrica 3ª ed. (2 vols.) – **Brunow de Carvalho e Matsumoto**
- Terapias Avançadas - Células-tronco – **Morales**
- Tratado de Alergia e Imunologia – **ASBAI**
- Tratado de Psiquiatria da Infância e da Adolescência – **Assumpção**
- Tuberculose na Infância e na Adolescência 2ª ed. – **Clemax**
- Tuberculosis en Niños y Jóvenes – Edição Espanhol – **Clemax**
- Ventilação não Invasiva em Neonatologia e Pediatria - Série Terapia Intensiva Pediátrica e Neonatal (vol. 1) – **Carvalho e Barbosa**
- Ventilação Pulmonar Mecânica em Neonatologia e Pediatria 2ª ed. – Werther **Brunow de Carvalho**
- Ventilação Pulmonar Mecânica na Criança – **Carvalho, Proença e Hirschheimer**
- Ventilación Pulmonar Mecánica en Pediatria (edição em espanhol) – **Carvalho e Jiménez**
- Vias Urinárias - Controvérsias em Exames Laboratoriais de Rotina 2ª ed. – **Paulo** Antonio Rodrigues **Terra**

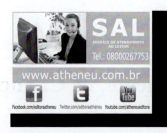

# ASMA
## no Lactente, na Criança e no Adolescente

Editores

Dirceu Solé

Gustavo Falbo Wandalsen

Fernanda de Córdoba Lanza

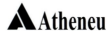

**EDITORA ATHENEU**

São Paulo — Rua Jesuíno Pascoal, 30
Tel.: (11) 2858-8750
Fax: (11) 2858-8766
E-mail: atheneu@atheneu.com.br

Rio de Janeiro — Rua Bambina, 74
Tel.: (21)3094-1295
Fax: (21)3094-1284
E-mail: atheneu@atheneu.com.br

Belo Horizonte — Rua Domingos Vieira, 319 — conj. 1.104

PRODUÇÃO EDITORIAL/CAPA: Equipe Atheneu
PROJETO GRÁFICO/DIAGRAMAÇÃO: Triall Composição Editorial Ltda.

**CIP-Brasil. Catalogação na Publicação**
**Sindicato Nacional dos Editores de Livros, RJ**

S671a

Solé, Dirceu
Asma no lactente, na criança e no adolescente / Dirceu Solé, Gustavo Falbo Wandalsen, Fernanda de Córdoba Lanza. - 1. ed. - Rio de Janeiro : Atheneu, 2016.
432 p. : il. ; 25 cm.

Inclui bibliografia
ISBN 978-85-388-0730-8

1. Asma. 2. Asma - Diagnóstico. 3. Asma - Tratamento. I. Wandalsen, Gustavo Falbo. II. Lanza, Fernanda de Córdoba. III. Título.

16-35624

CDD: 616.238
CDU: 616.238

22/08/2016 25/08/2016

SOLÉ, D; WANDALSEN, G. F.; LANZA, F. C.
*Asma no Lactente, na Criança e no Adolescente*

© EDITORA ATHENEU
São Paulo, Rio de Janeiro, Belo Horizonte, 2017

# Sobre os Editores

## Dirceu Solé

Professor Titular, Livre-docente da Disciplina de Alergia, Imunologia Clínica e Reumatologia do Departamento de Pediatria da Escola Paulista de Medicina da Universidade Federal de São Paulo (EPM/Unifesp).

## Gustavo Falbo Wandalsen

Professor Adjunto da Disciplina de Alergia, Imunologia Clínica e Reumatologia do Departamento de Pediatria da Escola Paulista de Medicina da Universidade Federal de São Paulo (EPM/Unifesp).

## Fernanda de Córdoba Lanza

Professora do Programa de Pós-graduação em Ciências da Reabilitação da Universidade Nove de Julho. Professora Afiliada da Disciplina de Alergia, Imunologia Clínica e Reumatologia do Departamento de Pediatria da Universidade Federal de São Paulo (Unifesp). Doutora em Ciências Aplicadas à Pediatria pela Disciplina de Alergia, Imunologia Clínica e Reumatologia do Departamento de Pediatria da Unifesp.

# Sobre os Colaboradores

### Adriana Azoubel Antunes

Professora-assistente da Disciplina de Pediatria da Faculdade de Ciências Médicas da Universidade de Pernambuco (FCM-UPE). Doutora em Saúde da Criança e do Adolescente pela Universidade Federal de Pernambuco (UFPE). Especialista em Alergia e Imunologia Clínica pela Associação Brasileira de Alergia e Imunopatologia (ASBAI).

### Alessandra Pontillo

Graduada em Ciências Biológicas. Doutora em Patologia Experimental e Clínica pela Universidade de Trieste e pela Universidade de São Paulo (USP). Professora Doutora do Departamento de Imunologia do Instituto de Ciências Biomédicas da Universidade de São Paulo (ICB/USP). Responsável pelo Laboratório de Imunogenética.

### Almério de Souza Machado Júnior

Professor Adjunto, Doutor do Departamento de Ciências da Vida da Universidade do Estado da Bahia (UNEB) e da Escola Bahiana de Medicina e Saúde Pública (EBMSP). Médico Pneumologista do Hospital Especializado Octávio Mangabeira.

### Alvaro Teijeiro

Doutor em Medicina. Pneumologista Pediátrico. Chefe do Centro Respiratório e de Alergia do Hospital Pediátrico, Córdoba. Coordenador do Centro de Investigação em Medicina Respiratória (CIMER) da Faculdade de Medicina da Universidade Católica de Córdoba, Argentina.

### Ana Caroline C. Dela Bianca Melo

Doutora em Ciências pela Escola Paulista de Medicina da Universidade Federal de São Paulo (EPM/Unifesp). Professora Adjunta do Departamento Materno-infantil da Universidade Federal de Pernambuco (UFPE). Especialista em Alergia e Imunologia Clínica pela Associação Brasileira de Alergia e Imunologia (ASBAI).

### Antônio Carlos Pastorino

Doutor em Ciências pela Faculdade de Medicina da Universidade de São Paulo (FMUSP). Chefe da Unidade de Alergia e Imunologia do Departamento de Pediatria do Hospital das Clínicas da Faculdade de Medicina da Universidade de São Paulo (HC-FMUSP).

### Bernardo Kiertsman

Mestre, Doutor e Professor Adjunto de Pediatria da Faculdade de Ciências Médicas da Santa Casa de São Paulo (FCMSC-SP). Chefe do Serviço de Pneumologia Pediátrica da Santa Casa de Misericórdia de São Paulo. Diretor do Departamento de Pediatria da Associação Brasileira de Asmáticos (ABRA).

### Carlos Antônio Riedi

Doutor em Pediatria pela Universidade Federal do Paraná (UFPR). Professor Adjunto de Pediatria pela UFPR. Título de Especialista em Pneumologia Pediátrica (Área de Atuação) pela Sociedade Brasileira de Pediatria (SBP). Título de Especialista em Alergia e Imunologia pela Associação Brasileira de Alergia e Imunologia (ASBAI).

### Carolina Sanchez Aranda

Mestre em Ciências pelo Departamento de Pediatria da Escola Paulista de Medicina da Universidade Federal de São Paulo (EPM/Unifesp). Especialista em Alergia e Imunologia Clínica pela Associação Brasileira de Alergia e Imunologia (ASBAI).

### Dirceu Solé

Professor Titular, Livre-docente da Disciplina de Alergia, Imunologia Clínica e Reumatologia do Departamento de Pediatria da Escola Paulista de Medicina da Universidade Federal de São Paulo (EPM/Unifesp).

### Danielle Kiertsman Harari

Alergista e Imunologista pela Escola Paulista de Medicina da Universidade Federal de São Paulo (EPM/Unifesp). Preceptora do Ambulatório de Alergia Pediátrica da Disciplina de Alergia, Imunologia e Reumatologia Pediátrica da EPM/Unifesp.

### Edjane Figueiredo Burity

Doutoranda em Saúde Materno-infantil. Professora Auxiliar de Pediatria da Universidade Federal de Pernanbuco (UFPE).

### Eduardo de Aguiar Ferone

Mestre em Pediatria pela Faculdade de Ciências Médicas da Santa Casa de São Paulo (FCMSC-SP). Médico Preceptor de Residência Médica em Pneumologia Pediátrica do Hospital Municipal Infantil Menino Jesus de São Paulo.

SOBRE OS COLABORADORES

### Ekaterini Goudouris

Professora Adjunta do Departamento de Pediatria da Faculdade de Medicina da Universidade Federal do Rio de Janeiro (UFRJ). Médica do Serviço de Alergia e Imunologia do Instituto de Pediatria e Puericultura Martagão Gesteira (UFRJ).

### Emanuel Sávio Cavalcanti Sarinho

Professor Adjunto da Disciplina de Alergia e Imunologia Clínica da Universidade Federal de Pernambuco (UFPE). Coordenador da Pós-graduação em Ciências da Saúde da UFPE. Médico Pesquisador do CNPq.

### Evandro Prado

Professor do Departamento de Pediatria da Faculdade de Medicina da Universidade Federal do Rio de Janeiro (UFRJ). Chefe do Serviço de Alergia e Imunologia do Instituto de Puericultura e Pediatria Martagão Gesteira da Universidade Federal do Rio de Janeiro (IPPMG/UFRJ). Coordenador da Câmara Técnica de Alergia e Imunologia do Conselho Regional de Medicina do Estado do Rio de Janeiro (CREMERJ). Especialista em Alergia Clínica pela Associação Brasileira de Alergia e Imunopatologia (ASBAI).

### Fabíola Isabel Suano de Souza

Doutora em Ciências pela Universidade Federal de São Paulo (Unifesp). Professora Adjunta da Disciplina de Pediatria Geral e Comunitária do Departamento de Pediatria da Escola Paulista de Medicina da Universidade Federal de São Paulo (EPM/Unifesp). Professor Auxiliar da Disciplina de Clínica Pediátrica do Departamento de Pediatria da Faculdade de Medicina do ABC.

### Fausto Y. Matsumoto

Mestre em Ciências pela Escola Paulista de Medicina da Universidade Federal de São Paulo (EPM/Unifesp). Especialista em Alergia e Imunologia Clínica pela Associação Brasileira de Alergia e Imunopatologia (ASBAI).

### Fernanda de Córdoba Lanza

Professora do Programa de Pós-graduação em Ciências da Reabilitação da Universidade Nove de Julho (Uninove). Professora Afiliada da Disciplina de Alergia, Imunologia Clínica e Reumatologia do Departamento de Pediatria da Escola Paulista de Medicina da Universidade Federal de São Paulo (EPM/Unifesp). Doutora em Ciências Aplicadas à Pediatria pela Disciplina de Alergia, Imunologia Clínica e Reumatologia do Departamento de Pediatria da EPM/Unifesp.

### Flávio Sano

Mestre e Doutor em Ciências pela Universidade Federal de São Paulo (Unifesp). Especialista em Alergia Clínica pela Associação Brasileira de Alergia e Imunopatologia. Presidente do Centro de Estudo do Hospital Nipo-brasileiro e Pesquisador Responsável do Centro de Pesquisa Clínica na referida Instituição.

### Georgia Veras de Araujo

Mestranda em Ciências da Saúde da Universidade Federal de Pernanbuco (UFPE). Alergista e Imunologista do Centro de Pesquisas em Alergia e Imunologia do Hospital das Clínicas da Universidade Federal de Pernanbuco (UFPE). Pneumologista Pediátrica do Instituto de Medicina Integral Professor Fernandes Figueira (IMIP).

### Gustavo Falbo Wandalsen

Professor Adjunto da Disciplina de Alergia, Imunologia Clínica e Reumatologia do Departamento de Pediatria da Escola Paulista de Medicina da Universidade Federal de São Paulo (EPM/Unifesp).

### Hector Badellino

Doutor em Medicina. Professor Titular de Biologia e Neurofisiologia da Universidade de Ciências Empresarias e Sociais (UCES). Coordenador do Comitê de Pediatria da Sociedade Latinoamericana de Alergia, Asma e Inmunologia (SLAAI).

### Herberto José Chong Neto

Alergista e Imunologista. Professor Adjunto II de Pediatria da Universidade Federal do Paraná (UFPR). Professor de Medicina da Universidade Positivo.

### Inês C. Camelo-Nunes

Professora Titular da Disciplina de Imunologia do Departamento de Clínica Médica da Universidade Santo Amaro (Unisa). Doutora em Medicina, Pesquisadora Associada e Médica Responsável pelo Ambulatório de Reações Adversas a Fármacos, Urticária Crônica e Alergia ao Látex da Disciplina de Alergia, Imunologia Clínica e Reumatologia do Departamento de Pediatria da Escola Paulista de Medicina da Universidade Federal de São Paulo (EPM/Unifesp).

### Isabel R. Genov

Mestre e Doutora em Ciências pelo Programa de Pós-graduação em Pediatria e Ciências Aplicadas à Pediatria da Escola Paulista de Medicina da Universidade Federal de São Paulo (EPM/Unifesp). Especialista em Alergia Clínica pela Associação Brasileira de Alergia e Imunopatologia.

## Javier Mallol

Profesor Titular de Pediatria da Universidade de Santiago do Chile (USACH). Diretor do Departamento de Medicina Respiratória Infantil do Hospital CRS El Pino-USACH, Neumólogo Pediatra. *Ex-Clinical Research Fellow* em Medicina Torácia, Royal Children's Hospital, University of Melbourne, Austrália.

## José Ângelo Rizzo

Professor-associado de Pneumologia, Alergia e Imunologia Clínica pela Universidade Federal de Pernambuco (UFPE).

## José Dirceu Ribeiro

Professor Titular do Departamento de Pediatria da Faculdade de Ciências Médicas da Universidade Estadual de Campinas (FCM/Unicamp). Coordenador da Disciplina de Pneumologia Pediátrica da FCM/Unicamp.

## Lucila Camargo

Mestre em Ciências pela Disciplina de Alergia, Imunologia Clínica e Reumatologia do Departamento de Pediatria da Escola Paulista de Medicina da Universidade Federal de São Paulo (EPM/Unifesp).

## Luis Felipe Ensina

Professor Adjunto da Disciplina de Imunologia do Departamento de Clínica Médica da Universidade Santo Amaro (Unisa). Mestre em Imunologia pelo Instituto de Ciências Biomédicas da Universidade de São Paulo. Pós-graduando (Doutorado) e Médico Colaborador da Disciplina de Alergia, Imunologia Clínica e Reumatologia do Departamento de Pediatria da Escola Paulista de Medicina da Universidade Federal de São Paulo (EPM/Unifesp).

## Luis Garcia-Marcos

Professor Titular de Pediatria Vinculado a Profissional Especialista de Área do Hospital Infantil Universitário "Virgen de la Arrixaca". Murcia. Catedrático Habilitado em Pediatria. Subdiretor Técnico do Instituto Murciano de Pesquisa Biossanitária (IMIB-Arrixaca). Visiting Research Scholar, Arizona Respiratory Centre and Bio5 Research Institute da Universidade do Arizona (EUA). Professor Adjunto Internacional do Departamento do Hospital CRS El Pino, Medicina Respiratória Infantil da Faculdade de Ciências Médicas da Universidade de Santiago do Chile. Coordenador para Espanha e Membro do Comitê Executivo do International Study of Asthma and Allergies in Childhood (ISAAC). Membro do Comitê Executivo do Estudio Internacional de Sibilâncias em Lactantes (EISL). Membro do Comitê Diretivo do Global Asthma Network.

## Manuel Sánchez-Solís

Licenciado em Medicina e Cirurgia pela Universidade de Murcia. Título de Médico Especialista em Pediatria pela Universidade de Murcia. Doutor em Medicina e Cirurgia pela Universidade de Murcia. Acreditação em Pneumologia Pediátrica pela Associação Espanhola de Pediatria (AEP). Professor Titular de Pediatria da Faculdade de Medicina da Universidade De Murcia. Chefe do Serviço de Pediatria do Hospital Universitário Virgen De La Arrixaca. Presidente da Sociedade Científica Espanhola de Luta Contra a Fibrose Cística. Presidente da Sociedade Espanhola de Pneumologia Pediátrica.

## Marcelo Aun

Doutor em Ciências pela Faculdade de Medicina da Universidade de São Paulo (FMUSP). Médico Colaborador do Ambularório de Asma do Serviço de Imunologia Clínica e Alergia do Hospital das Clínicas da Faculdade de Medicina da Universidade de São Paulo (HC-FMUSP).

## Marcia Cristina Pires Nogueira

Fisioterapeuta da Irmandade Santa Casa de Misericórdia de Santos – SP. Especialista em Fisioterapia Cardiorrespiratória pelo Instituto do Coração do Hospital das Clínicas da Faculdade de Medicina da Universidade de São Paulo (InCor – HC-FMUSP). Mestranda em Ciências Aplicadas à Pediatria pela Disciplina de Alergia, Imunologia Clínica e Reumatologia do Departamento de Pediatria da Universidade Federal de São Paulo (Unifesp).

## Márcia Carvalho Mallozi

Mestre e Doutora em Ciências pela Universidade Federal de São Paulo. Professora Auxiliar da Faculdade de Medicina do ABC. Especialista em Alergia Clínica pela Associação Brasileira de Alergia e Imunopatologia (ASBAI). Médica e Pesquisadora Associada à Disciplina de Alergia, Imunologia Clínica e Reumatologia do Departamento de Pediatria da Escola Paulista de Medicina da Universidade Federal de São Paulo (EPM/Unifesp).

## Marcos Cezar de Freitas

Professor Adjunto da Escola de Filosofia, Letras e Ciências Humanas da Universidade Federal de São Paulo (Unifesp). Pós-doutor em Educação pela Universidade de São Paulo (USP). Doutor em Educação pela Universidade Estadual de Campinas (Unicamp).

## Maria Cândida Rizzo

Mestre e Doutora em Medicina pela Escola Paulista de Medicina da Universidade Federal de São Paulo (EPM/Unifesp).

## Mariana R. Gazzotti

Professora do Programa de Pós-graduação em Ciências pela Disciplina de Pneumologia do Departamento de Medicina da Universidade Federal de São Paulo (Unifesp). Professora de Graduação em Fisioterapia do Centro Universitário São Camilo. Doutora em Ciências pela Disciplina de Pneumologia do Departamento de Medicina da Universidade Federal de São Paulo (Unifesp).

## Marilyn Urrutia-Pereira

Especialista em Pediatria pela Sociedade Brasileira de Pediatria (SBP). Mestre e Doutora em Medicina (Pediatria) pela Pontifícia Universidade Católica do Rio Grande do Sul (PUCRS). Coordenadora do Programa Infantil de Prevenção de Asma (PIPA). Membro do Comitê de Asma da Sociedade Latino-americana de Alergia, Asma e Imunologia (ASBAI). Membro do Comitê de Pediatria da Global Alliance Againt Chronic Respiratory Diseases (GARD).

## Marly Sarmanho de Freitas

Professora Adjunta da Disciplina de Pediatria da Universidade Federal do Pará (UFPA). Pós-doutoranda do Programa de Pós-graduação em Educação e Saúde na Infância e Adolescência da Escola de Filosofia, Letras e Ciências Humanas da Universidade Federal de São Paulo (Unifesp). Doutora em Ciências pela Escola Paulista de Medicina da Universidade Federal de São Paulo (EPM/Unifesp).

## Nelson A. Rosário Filho

Professor Titular em Pediatria da Universidade Federal do Pará (UFPR). Especialista em Alergia pela State University of New York at Buffalo. Coordenador, Residência Médica de Alergia Pediática pela UFPR.

## Neusa Wandalsen

Especialista em Alergia e Imunologia Clínica pela Associação Brasileira de Alergia e Imunologia (ASBAI). Mestre em Pediatria e Doutora em Ciências pela Escola Paulista de Medicina da Universidade Federal de São Paulo (EPM/Unifesp). Professora-assistente e Chefe do Departamento de Pediatria da Faculdade de Medicina do ABC.

## Paulo Augusto M. Camargos

Professor Titular do Departamento de Pediatria da Faculdade de Medicina da Universidade Federal de Minas Gerais (UFMG). "Assistant Étranger", Faculté de Médecine Saint-Antoine, Université Pierre et Marie Curie (Paris VI). Pesquisador do CNPq e da Fundação de Amparo à Pesquisa de Minas Gerais (FAPEMIG).

## Pedro Giavina-Bianchi

Doutor em Medicina e Livre-docente em Alergia e Imunopatologia pela Universidade de São Paulo. Especialista em Alergia Clínica pela Associação Brasileira de Alergia e Imunologia (ASBAI). Professor-associado da Disciplina de Imunologia Clínica e Alergia da Faculdade de Medicina da Universidade de São Paulo (FMUSP).

## Regina Terse Trindade Ramos

Professor Adjunto Doutor, do Departamento de Pediatria da Faculdade de Medicina da Bahia da Universidade Federal da Bahia (UFBA). Professora do Serviço de Pneumologia Pediátrica e Preceptora da Residência Médica em Pneumologia Pediátrica do Hospital Universitário Professor Edgard Santos (HUPES) da UFBA. Professora Colaboradora do Curso de Pós-graduação em Medicina e Saúde do HUPES-UFBA.

### Renata R. Cocco

Doutora em Ciências Médicas. Pesquisadora Associada à Disciplina de Alergia, Imunologia Clínica e Reumatologia do Departamento de Pediatria da Escola Paulista de Medicina da Universidade Federal de São Paulo (EPM/Unifesp).

### Rosa González-Pacheco

Licenciada em Medicina e Cirurgia pela Universidade de Barcelona, Espanha. Título de Médica Especialista em Pediatria e Suas Áreas Específicas pela Universidade de Salamanca, Espanha. Doutora em Medicina e Cirurgia pela Universidade de Salamanca, Espanha. Visiting Clinical Research *Fellow* em 'Division of Population of Health Sciences and Education. St George's, University of London'; '*Honorary Research Fellow*' em 'The Department of Paediatrics: Child and Youth Health. The University of Auckland, New Zealand. Professora Assistente de Pediatria da Faculdade de Medicina da Universidade de Murcia, Espanha. Médica Especialista Adjunta de Pediatria do Hospital Universitário Virgen De La Arrixaca, Murcia, Espanha.

### Rosana Câmara Agondi

Mestre e Doutora em Alergia e Imunopatologia pela Faculdade de Medicina da Universidade de São Paulo (FMUSP). Médica do Hospital das Clínicas da Faculdade de Medicina da Universidade de São Paulo (FMUSP). Especialista em Alergia Clínica pela Associação Brasileira de Alergia e Imunopatologia.

### Roseli Oselka S. Sarni

Professora Titular, Livre-docente da Disciplina de Clínica Pediátrica do Departamento de Pediatria da Faculdade de Medicina do ABC. Pesquisadora Associada do Departamento de Pediatria da Universidade Federal de São Paulo (Unifesp).

### Sandra Mitie Ueda Palma

Professora Auxiliar de Ensino do Departamento de Pediatria da Faculdade de Medicina do ABC. Mestre em Ciências da Saúde pela Faculdade de Medicina do ABC.

### Sérgio L. Amantea

Professor Adjunto do Departamento de Pediatria da Universidade Federal de Ciências da Saúde de Porto Alegre (UFCSPA). Chefe do Serviço de Emergência Pediátrica do Hospital da Criança Santo Antônio (HCSA), Irmandade Santa Casa de Misericórdia de Porto Alegre (ISCMPA). Mestre em Medicina, Pediatria pela Universidade Federal do Rio Grande do Sul (UFRGS).Doutor em Medicina (Pneumologia) pela Universidade Federal do Rio Grande do Sul (UFRGS).

## Veridiana Aun Rufino Pereira

Doutora em Medicina pela Faculdade de Medicina da Universidade de São Paulo (USP). Médica Assistente do Serviço de Alergia e Imunologia do Hospital do Servidor Público Estadual de São Paulo (HSPE-SP).

## Viviana Aguirre

Profesora Titular de Pediatria pela Universidade de Santiago do Chile (USACH). Chefe do Laboratório de Função Pulmonar em Crianças e Lactentes do Departamento de Medicina Respiratória Infantil do Hospital CRS El Pino-USACH. Neumólogo Pediatra e Neonatologista. Mestre em Saúde Pública pela Universidade do Chile.

## Wilson Tartuce Aun

Chefe da Seção de Imunologia do Serviço de Alergia e Imunologia do Hospital do Servidor Público Estadual de São Paulo (HSPE-SP). Ex-presidente da Associação Brasileira de Alergia e Imunologia (ASBAI).

# Apresentação

A asma é certamente a doença crônica mais comum na infância e sua prevalência continua crescendo em todo o mundo. Estudos nacionais apontam que um em cada cinco crianças ou adolescentes brasileiros tem asma. Além disso, parcela significativa desses pacientes inicia os sintomas relacionados com a asma no primeiro ano de vida.Esse é um fator que dificulta o diagnóstico e faz com que medidas efetivas de tratamento somente sejam tomadas muito tempo depois, colocando esses pacientes, diversas vezes, em risco de hospitalizações, complicações e até morte em decorrência de episódio agudo de exacerbação; sem contar o custo social que a asma pode representar para o sistema de saúde.

Particularidades da criança tornam o diagnóstico e o tratamento da asma mais complexos e desafiadores. Apesar dos grandes avanços obtidos nas últimas décadas com relação ao melhor entendimento da asma na população pediátrica, ainda há muito por esclarecer. Assim, reunimos pesquisadores renomados no âmbito da asma pediátrica, tanto brasileiros, quanto europeus e latino-americanos, que colaboraram com a sua experiência para o desenvolvimento de uma obra que, ao abordar as diferentes nuances da asma pediátrica, possa ser uma referência para estudantes de medicina, pediatras, clínicos gerais, enfermeiras, alergologistas, pneumologistas entre outros.

Temas como crescimento e desenvolvimento pulmonares, patofisiologia da asma e das doenças alérgicas, quadro clínico em diferentes períodos da vida, avaliação funcional do pulmão, provas laboratoriais diagnósticas, esquemas de tratamento, educação em asma além de medidas de fisioterapia são abordados neste livro. Esperamos que o conteúdo desta obra responda às dúvidas ainda existentes sobre como manejar a asma na população pediátrica.

*Os Editores*

# Prefácio

A asma continua sendo a principal enfermidade crônica respiratória no Brasil. O diagnóstico clínico de asmáticos alcança aproximadamente 20% da população, e a frequência da doença ativa está em torno de 10%, números elevados e que são semelhantes aos de vários países desenvolvidos. Os 20 milhões de brasileiros asmáticos englobam crianças, adolescentes e adultos. Por motivos não tão claros, a prevalência da asma no mundo parece estar aumentando. O objetivo básico no tratamento da asma é evitar exacerbações, consultas à emergência, declínio da função pulmonar, remodelamento brônquico, hospitalizações e mortalidade. No denominador comum de todas as atitudes preventivas estão a educação do paciente e a aderência ao tratamento, constituindo o que a *Global Initiative for Asthma* (GINA) e a Sociedade Brasileira de Pneumologia e Tisiologia denominam redução do risco futuro na asma.

No Brasil, a princípio, é possível pensar que estamos ganhando a guerra contra a asma: houve uma diminuição de 50% no número de internações hospitalares em maiores de 20 anos (apesar de a asma ser ainda a quarta causa de internações); a mortalidade de três mil asmáticos ao ano continua se mantendo há vários anos, a despeito do crescimento populacional; novos medicamentos mais potentes e com maior tempo de ação foram lançados no mercado; e os novos conhecimentos sobre asma têm sido amplamente divulgados. Assim, é possível admitir que estamos tendo sucesso em relação a nossa política educativa, preventiva e de tratamento da asma, vencendo a batalha do risco futuro. No entanto, a comparação de dois estudos na América Latina – o *Asthma Insight and Reality in Latin America* (AIRLA), realizado no início dos anos 2000 em 11 países, incluindo o Brasil; e o *Asthma Insight and Management* (AIM), realizado em 2011 e desenvolvido no Brasil e em mais quatro países, com pacientes que tivessem asma diagnosticada por médico – traz à tona dados preocupantes sobre o controle e impacto da asma na América Latina nesses dez anos.

Em 2000, o estudo AIRLA mostrou que cerca de 50% dos asmáticos da América Latina tinham despertares noturnos; 35% relatavam distúrbios do sono; 55% apresentavam sintomas diurnos; e 50% haviam tido uma hospitalização no ano anterior. Na ocasião, apenas 2,6% dos asmáticos foram considerados controlados, e uma das razões atribuídas para esse baixo controle foi que somente 6% dos pacientes faziam uso regular de corticoesteroide inalatório. No ano anterior à enquete, a limitação das atividades diárias pela asma foi relatada por 79% dos adultos e 68% das crianças; a falta ao trabalho, por 31% dos adultos; e a falta à escola, por 58% das crianças.

Dez anos após, o estudo AIRLA concluiu que os pacientes asmáticos adultos e jovens da América Latina sofriam um forte impacto negativo em decorrência da sua doença e que não havia diferença entre os 11 países pesquisados. Esses números surpreenderam, ficando evidente que a asma na América Latina não estava controlada e que as metas preconizadas pelas diretrizes nacionais e internacionais estão longe de serem alcançadas.

O estudo AIM mostrou que, segundo a classificação atual da GINA, somente 9,3% dos asmáticos na América Latina estavam controlados; 56,5% estavam parcialmente controlados; e 34,3% não estavam controlados. A avaliação do impacto da asma nos 12 meses anteriores ao estudo mostrou que entre os pacientes parcialmente controlados 57,5% foram atendidos na emergência e 23% hospitalizados; entre os pacientes não controlados, o impacto foi semelhante: 62% deles estiveram na emergência pelo menos uma vez e 39,4% foram hospitalizados. Como no estudo AIRLA, 36,3% tiveram alguma falta na escola e 46,7% faltaram ao trabalho. A asma afetava negativamente os pacientes em relação à participação nos esportes, realização de atividade física no dia a dia, sono e qualidade de vida. Do mesmo modo que no AIRLA, o estudo AIM mostrou novamente que o baixo controle e o impacto da asma sobre os pacientes eram muito semelhantes entre os países. Apesar de a proporção de asmáticos controlados ter sido de três a quatro vezes maior que no ano 2000, ela é muito baixa e bem inferior à proporção de pacientes controlados nos Estados Unidos (26%), por exemplo. Particularmente no Brasil, o baixo controle dos pacientes surpreende, uma vez que o atual conhecimento sobre asma é muito maior do que há dez anos e existe fornecimento gratuito de medicação.

Então, a quem cabe o ônus do baixo controle da asma no Brasil? Ao paciente, que não seria aderente ao tratamento; ao médico, que não orientaria adequadamente o paciente asmático; ao sistema de saúde, que não está preparado para apoiar o paciente; aos medicamentos, que não seriam efetivos?

O baixo controle da asma no Brasil está seguramente associado à baixa aderência ao tratamento. Um interessante estudo realizado em Belo Horizonte é bastante educativo a esse respeito e deixa clara a importância da aderência: dos pacientes que se encontravam controlados, 86,6% eram aderentes ao tratamento, enquanto entre os não controlados menos de 50% eram aderentes. É possível que a baixa aderência seja consequência, pelo menos parcialmente, do nosso sistema de saúde. O sistema de atendimento médico, seja pelo Sistema Único de Saúde (SUS), seja pelo sistema privado de convênios de saúde, está baseado em uma visita médica com tempo insuficiente para avaliar o paciente e educá-lo sobre sua doença, sobre os medicamentos a serem usados e sobre os dispositivos inalatórios. Em países com medicina pública, como no Reino Unido, a educação do paciente é realizada pelo corpo de enfermeiros, em perfeita harmonia com o atendimento médico. Em nosso país, certamente deveriam ser incluídos nesse processo de educação os nossos enfermeiros e fisioterapeutas. O Programa de Saúde da Família no Brasil integra um número expressivo de visitadores domiciliares que mantém contato direto e constante com as famílias; seguramente, se esse corpo de visitadores incluísse na sua rotina a educação do paciente asmático, incluindo o uso dos diferentes dispositivos inalatórios, o nosso paciente seria mais aderente ao tratamento.

PREFÁCIO

Mas não há dúvida que a educação do paciente principia na consulta médica, e para alcançar esse objetivo o médico deve ter um conhecimento sólido sobre asma e manter uma boa relação com o paciente. Atualmente, a educação a distância é uma realidade. A princípio, os mais tecnocratas preconizavam que esse seria o único método de aprendizado dos profissionais da saúde no futuro. Passados os anos, constata-se que o ensino a distância seguramente é um dos pilares do ensino da ciência, mas não foi capaz de superar os métodos tradicionais, incluindo a leitura de livros.

Livros ainda são a base do ensino, pois neles é que encontramos a consolidação da essência da experiência. São nos livros que os grandes grupos de pesquisa e os professores mais experientes expõem a experiência dos vários anos nos laboratórios, nos ambulatórios e no ensino. O livro *Asma em Lactentes, Crianças e Adolescentes*, dos professores Dirceu Solé, Gustavo Falbo Wandalsen e Fernanda de Córdoba Lanza, vem comprovar essa assertiva. É um livro de 32 capítulos escritos por renomados *experts* em asma, nos quais são expostos os conhecimentos mais atuais da asma filtrados pelos vários anos de atividade. O núcleo central do livro baseia-se na experiência da disciplina Alergia, Imunologia Clínica e Reumatologia da Escola Paulista de Medicina, que há muitos anos dedica-se à assistência e pesquisa dos pacientes jovens com asma. Entretanto, os autores não prescindiram da experiência de vários colegas de outros estados brasileiros e de países da América Latina. O título do livro já expõe claramente o seu objetivo básico: ajudar o profissional da saúde a realizar o diagnóstico e prescrever o melhor tratamento para *Asma em Lactentes, Crianças e Adolescentes*.

A primeira seção do livro estimula o conhecimento da função pulmonar em asmáticos, essencial para o bom entendimento da fisiopatologia e a consequente melhor prescrição de tratamento. De certo modo pioneiro, um capítulo sobre a função pulmonar em lactentes procura estimular os profissionais da saúde a procurar entender o intrincado mundo da fisiologia respiratória já desde as mais tenras idades.

O livro de Solé, Wandalsen e Lanza também apresenta um capítulo original (não deixa de ser uma originalidade no tratamento da asma) sobre a indicação de reabilitação física. Há uns 50 anos, muitos asmáticos eram proibidos por seus médicos de realizar exercício, pois este poderia ser um desencadeante de crise de asma. Mas nos anos 1970 do século passado, foi descrita a fisiopatologia do broncoespasmo induzido pelo exercício, e mostrou-se que o resfriamento e a perda de água pelas vias aéreas poderia ser o mecanismo básico desse fenômeno. Assim, em vez de se proibir o exercício, este deveria ser indicado, pois a diminuição da ventilação pulmonar com o condicionamento físico levaria a menor perda de calor e água pelos brônquios. Nos anos mais recentes, o desenvolvimento de pesquisas trouxe outro conhecimento essencial em favor da prescrição de exercício para o asmático: o exercício leva à diminuição do processo inflamatório sistêmico e pulmonar. Esse capítulo sobre reabilitação, uma originalidade no tratamento de asmáticos , orienta que o treinamento de indivíduos asmáticos deve conter treinamento aeróbio (atividade que utiliza grandes grupos musculares, é mantida continuamente e possui natureza rítmica) e treinamento resistido (movimentos dinâmicos com sobrecarga progressiva, com o objetivo de aumentar a força muscular), embora as evidências para este ainda sejam escassas.

Há que citar dois outros excelentes e educativos capítulos, "Programas Assistenciais de Asma" e "Novos Horizontes para o Controle da Asma". Eles mostram a dimensão dos Programas de Controle de Asma já existentes no Brasil, os resultados alcançados e como eles podem ser os norteadores para outros futuros programas. Talvez os programas mais antigos sejam os desenvolvidos em Belo Horizonte e Fortaleza, os quais, sem dúvida alguma, foram a mola propulsora para muitos outros que se implantaram ao longo dos anos. Um manual elaborado a partir do sucesso desses vários centros existentes no Brasil certamente estimulará e auxiliará o estabelecimento de novos programas.

Por fim, não posso deixar de relatar um dos achados interessantes do estudo AIM no Brasil, que está intimamente associado a um dos objetivos do livro: o controle da asma no adolescente. Esse capítulo merece uma atenção especial. A hipótese do estudo AIM era de que os adolescentes, apesar da "rebeldia natural" da idade, deveriam ter a asma bem controlada, já que os pais habitualmente supervisionam o tratamento. Entretanto, e para surpresa nossa, o maior impacto ocorreu nos pacientes entre 12 e 17 anos, tendo 67,4% deles faltado à escola ou ao trabalho nos 12 meses anteriores ao AIM, além de relatarem menor participação em atividades com demanda física e em atividades sociais.[10] Seria interessante analisar se nessa faixa etária existe diferença de sintomas entre os gêneros, já que no grupo foi observado que as mulheres são mais sintomáticas do que os homens.[11] O baixo controle da asma nesse grupo, com idade já suficiente para compreensão da sua doença e do valor do tratamento, demonstra claramente que a abordagem desses pacientes requer uma atenção especial. Essa abordagem é adequadamente discutida no capítulo "Educação em Asma: Pressupostos para um Diálogo Multidisciplinar", no qual os autores discorrem sobre a necessidade de envolver a criança nos processos de controle – mas, acima de tudo, diz respeito a reconhecer que cada criança participe ativamente na produção de conhecimento e de estratégias para enfrentar a questão. Segundo os autores, o diálogo interprofissional que propõem tem por finalidade acrescentar uma perspectiva à narrativa médica que é ao mesmo tempo antropológica e pedagógica, deslocando o foco da doença crônica para a pessoa. Eles prosseguem discutindo que educação em asma é fundamentalmente um processo que depende da interação e do compromisso das crianças, familiares e profissionais de saúde. A educação é o pilar essencial para o controle da doença e para a melhora da qualidade de vida dos asmáticos. Acrescentam, por fim, que para que esse objetivo seja alcançado é necessária a aproximação entre as partes e a abertura ao "saber de si" que a própria criança elabora e consolida no aprendizado entre pares. A estratégia de educação em grupo teria vantagem sobre as estratégias individuais porque a interação entre pares facilita a partilha de conhecimento, habilidades e atitudes. É possível que quanto mais precoce for a educação mais aderente o jovem seja ao tratamento e melhor seja o controle.

O livro de Solé, Wandalsen e Lanza certamente será um marco no estudo da asma nos três grupos a que ele se destina: lactentes, crianças e adolescentes. Não temos dúvidas, também, que ele alcançará os vários segmentos da saúde que lidam com pacientes asmáticos, sobretudo os enfermeiros, educadores, fisioterapeutas, médicos e psicólogos.

Ser convidado por colegas de tal destaque para escrever o prefácio do livro por eles editado é uma honra. Poucas situações podem se equiparar a essa na vida universitária. Agradeço profundamente aos três colegas e queridos amigos editores pela honraria. Desejo que este livro seja um marco na história da asma no Brasil e que ele possa servir de guia para a formação de novos centros e especialistas em nosso país. E que daqui a dez anos, quando um novo levantamento sobre asma for realizado no Brasil, possamos ter o orgulho de dizer que o impacto da asma finalmente diminuiu e os nossos pacientinhos estão mais bem tratados e mais felizes.

*José Roberto de Brito Jardim*

# Sumário

## SEÇÃO 1

### Conceitos Gerais 1

**Parte 1** Sistema Respiratório 2

**Capítulo 1** Fisiologia do Sistema Respiratório na Infância ..............................3
Viviana Aguirre
Javier Mallol

**Capítulo 2** Semiologia do Sistema Respiratório em Crianças ........................17
José Dirceu Ribeiro

**Capítulo 3** Métodos de Investigação em Crianças.........................................29
Carlos Antônio Riedi
Nelson A. Rosário Filho

**Capítulo 4** Função Pulmonar em Lactentes ....................................................49
Fernanda de Córdoba Lanza
Gustavo Falbo Wandalsen

**Capítulo 5** Espirometria em Crianças Escolares e Adolescentes......................61
Edjane Figueiredo Burity
José Ângelo Rizzo

**Parte 2** Sensibilização/Alergia 74

**Capítulo 6** Atopia................................................................................75
Inês C. Camelo-Nunes
Luis Felipe Ensina

ASMA NO LACTENTE, NA CRIANÇA E NO ADOLESCENTE

**Capítulo 7** Métodos de Investigação da Sensibilização Alérgica em Crianças..................................................................................85

Renata R. Cocco
Lucila Camargo

## SEÇÃO 2

Asma e Sibilância    91

**Parte 1** Epidemiologia, Fisiopatologia e Fatores Associados    92

**Capítulo 8** Prevalência e Impacto das Doenças Sibilantes e da Asma na Infância ..................................................................................93

Carolina Sanchez Aranda
Dirceu Solé

**Capítulo 9** Fatores de Risco para Sibilância e Asma ...................................105

Rosa González-Pacheco
Manuel Sánchez-Solís
Luis Garcia-Marcos

**Capítulo 10** Genética da Asma ..................................................................117

Isabel R. Genov
Alessandra Pontillo

**Capítulo 11** Vírus, Sibilâncias e Asma .......................................................139

Javier Mallol

**Capítulo 12** Hiper-responsividade Brônquica e Remodelamento das Vias Aéreas ..........................................................................153

Hector Badellino
Alvaro Teijeiro

**Capítulo 13** Inflamação das Vias Aéreas e Biomarcadores .............................171

Rosana Câmara Agondi
Pedro Giavina-Bianchi

**Capítulo 14** Obesidade, Nutrição e Asma...................................................183

Fabíola Isabel Suano de Souza
Roseli Oselka S. Sarni

## Parte 2 Abordagem e Manejo 192

**Capítulo 15** Diagnóstico e Classificação da Asma em Escolares e Adolescentes .................................................................... 193

Adriana Azoubel Antunes
Ana Caroline C. Dela Bianca Melo
Dirceu Solé

**Capítulo 16** Diagnóstico de Asma no Lactente .............................. 205

Gustavo Falbo Wandalsen
Dirceu Solé

**Capítulo 17** Consensos e Estratégias para o Manejo da Asma em Lactentes, Crianças e Adolescentes ............................... 213

Antônio Carlos Pastorino

**Capítulo 18** Exacerbação de Asma ................................................. 225

Márcia Carvalho Mallozi
Fausto Y. Matsumoto

**Capítulo 19** Alérgenos, Irritantes e Medidas Preventivas ............... 235

Wilson Tartuce Aun
Veridiana Aun Rufino Pereira
Marcelo Aun

**Capítulo 20** Corticosteroides Inalatórios ....................................... 247

Maria Cândida Rizzo

**Capítulo 21** Antagonistas do Receptor de Leucotrienos ................. 263

Neusa Wandalsen
Sandra Mitie Ueda Palma

**Capítulo 22** Broncodilatadores ...................................................... 271

Paulo Augusto M. Camargos
Sérgio L. Amantea

**Capítulo 23** Anticolinérgicos, Anti-IgE e outros Imunobiológicos ................. 285

Emanuel Sávio Cavalcanti Sarinho
Georgia Veras de Araujo

**Capítulo 24** Dispositivos Inalatórios .............................................. 299

Danielle Kiertsman Harari
Eduardo de Aguiar Ferone
Bernardo Kiertsman

ASMA NO LACTENTE, NA CRIANÇA E NO ADOLESCENTE

**Capítulo 25** Imunoterapia Específica na Asma .................................................313
Herberto José Chong Neto
Nelson A. Rosário Filho

**Capítulo 26** Asma e Exercício.................................................................................319
Flávio Sano

**Capítulo 27** Programas Assistenciais de Asma.................................................329
Regina Terse Trindade Ramos
Almério de Souza Machado Júnior

**Capítulo 28** Educação em Asma: Pressupostos para um Diálogo
Multidisciplinar.................................................................................343
Marcos Cezar de Freitas
Marly Sarmanho de Freitas

**Capítulo 29** Novos Horizontes para o Controle da Asma ...........................353
Marilyn Urrutia-Pereira

**Capítulo 30** Rinite e Outras Comorbidades ....................................................369
Evandro Prado
Ekaterine Goudouris

**Parte 3** Fisioterapia Respiratória    378

**Capítulo 31** Reabilitação Pulmonar na Asma.................................................379
Fernanda de Córdoba Lanza
Mariana R. Gazzotti

**Capítulo 32** Fisioterapia Respiratória no Lactente Sibilante..........................389
Márcia Cristina Pires Nogueira
Fernanda de Córdoba Lanza

# SEÇÃO 1

# CONCEITOS GERAIS

**PARTE 1** Sistema Respiratório

**CAPÍTULO 1**

Viviana Aguirre
Javier Mallol

# Fisiologia do Sistema Respiratório na Infância

## GERAL

O sistema respiratório pode ser representado de uma maneira simples, como uma caixa, o tórax, dentro da qual estão os pulmões, banhados em sangue e ligados ao ambiente externo pela via aérea. O principal objetivo desse sistema é a condução do ar desde e até os pulmões por meio da ventilação, para que o sangue que os banha capte oxigênio e o transporte aos tecidos. Uma vez nos tecidos, o oxigênio entrará na célula e produzirá ATP, que será o objetivo final do processo que possibilita manter vivos e funcionantes os vários tecidos, liberando $CO_2$ que, através do sangue, será levado para o pulmão e eliminado como resíduo.

Durante a fase fetal e, em seguida, durante a infância, o sistema respiratório sofre alterações anatômicas e fisiológicas que envolvem uma série de processos sequenciais que vão desde o crescimento de estruturas presentes ao nascimento até o surgimento de novas formações anatômicas. Muitas dessas diferenças no adulto explicam patologias que são mais frequentes ou próprias do desenvolvimento.

## DESENVOLVIMENTO E CRESCIMENTO PULMONAR

O sistema respiratório origina-se como um divertículo mediano ventral da faringe chamado canal traqueobrônquico. Esse divertículo dá origem ao revestimento epitelial e às glândulas associadas da laringe, traqueia e brônquios e ao epitélio respiratório dos alvéolos. Os constituintes mesenquimais dessas estruturas originam-se da mesoderme esplâncnica da superfície ventral da faringe, na qual se estende o divertículo respiratório e suas subdivisões seguintes.

O divertículo respiratório aparece no meio da quarta semana e separa-se cada vez mais da faringe até que apenas uma pequena comunicação permanece exatamente atrás da eminência hipobranquial: o *orifício laríngeo primitivo*. A eminência hipobranquial, em seguida, formará a epiglote. Duas elevações, as pregas aritenoides, aparecem na parede anterior da faringe, caudal ao orifício, e, ao crescerem, reduzem a abertura. Subsequentemente, unem-se às margens laterais da epiglote pelas pregas ariepiglóticas. As cartilagens da laringe desenvolvem-se durante o segundo mês na mesoderme branquial em torno da parte superior do divertículo respiratório e nas elevações que circundam o orifício da laringe. Os músculos da laringe desenvolvem-se a partir da mesoderme braquiocaudal e são inervados pelo ramo braquiomotor do vago.

Após a separação do esôfago e laringe, a porção traqueal do trato respiratório cresce rapidamente. Os anéis cartilaginosos desenvolvem-se na mesoderme. Cada lobo terminal do crescimento endodérmico, juntamente com o mesênquima esplancnopleurico que o circunda, constitui um esboço de pulmão, do qual derivam todos os tecidos da árvore brônquica e do pulmão correspondente.[1] O desenvolvimento do pulmão pode ser dividido em três etapas: *Pseudoglandular*, *Canalicular* e *Sacular* e o momento da gestação em que se desenvolvem as várias estruturas é observado na Figura 1.1. O controle do desenvolvimento pré-natal do pulmão é estreitamente influenciado pelas interações entre o epitélio pulmonar e o mesênquima.[2]

No desenvolvimento pós-natal, de acordo com dados morfométricos e quantitativos, o crescimento do pulmão humano pode ser dividido em duas fases. Na primeira, que vai

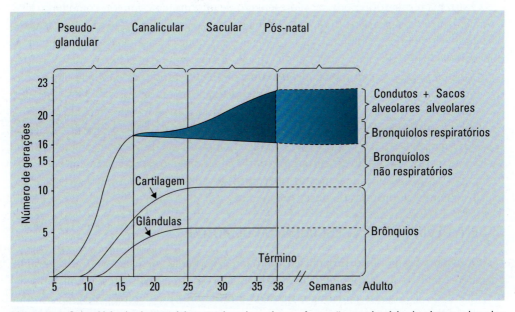

**Figura 1.1** Calendário de desenvolvimento das vias aéreas. A porção respiratória do sistema das vias aéreas, representada pela área preenchida, desenvolve-se entre a semana 16 e o nascimento.
Obtida e adaptada de Burri P.[2]

desde o nascimento até dezoito meses de vida, a taxa de crescimento de estruturas parenquimatosas difere amplamente e é muito influenciada pelo processo de desenvolvimento simultâneo. Por exemplo, o espaço aéreo e os volumes capilares crescem mais rapidamente do que o volume pulmonar, sobretudo em função da massa de tecido pulmonar. Na segunda fase, a partir de um ano e meio e até o final do crescimento corporal, o pulmão cresce proporcionalmente. O volume pulmonar aumenta exponencialmente em relação ao peso corporal e as estruturas pulmonares aumentam linearmente com o volume pulmonar, e, o que é mais importante, tanto a área de superfície de troca gasosa como a capacidade de difusão pulmonar determinada morfometricamente aumentam exponencialmente em relação à massa corporal. A estrutura das vias aéreas condutoras é madura ao nascimento, com exceção dos bronquíolos terminais, que se transformam em bronquíolos respiratórios.

Durante a vida fetal, o fluxo de sangue através do pulmão é responsável por 10-15% do débito cardíaco. O início da respiração aérea causa o fechamento do canal arterial com a consequente passagem de todo o débito cardíaco através do pulmão. Após o nascimento, a espessura da parede das artérias pulmonares é reduzida em relação ao seu diâmetro. Os vasos centrais que acompanham as vias aéreas não se multiplicam após o nascimento, ao contrário do que acontece com os vasos periféricos. Durante o primeiro e segundo anos de vida, as artérias intra-acinares apresentam desenvolvimento intenso, uma vez que reproduzem a evolução dos espaços aéreos. Esse aumento relativo implica que o aumento do número é proporcional à área de corte pulmonar. Depois de cinco anos, o número relativo é reduzido mais uma vez, o que reflete o crescimento do alvéolo.

A capacidade residual funcional aumenta de 80 mL ao nascimento até 3.000 mL no adulto. O peso pulmonar aumenta de 60 g para 750 g.

A maioria dos alvéolos (85%) é obtida pela multiplicação após o nascimento. Estima-se que no momento do nascimento o número de alvéolos varie entre 17 e 71 milhões (55 milhões em média); o número no adulto é de 200 a 600 milhões (média de 300 milhões). Não há acordo sobre quando cessa a multiplicação alveolar (2 *versus* 8 anos), mas praticamente não há nenhum desenvolvimento no número depois de oito anos de idade. Subsequentemente, o aumento do volume do pulmão é devido sobretudo à expansão alveolar. Mediante crescimento isotrópico simples (expansão dos espaços aéreos em proporção ao aumento do volume pulmonar), estima-se que a área de superfície do alvéolo aumentaria em uma proporção equivalente a 2/3 do volume pulmonar. O tamanho pulmonar aumenta pelo menos até que o crescimento da parede torácica esteja completo.

Durante o crescimento pós-natal, o diâmetro traqueal triplica, as dimensões alveolares aumentam cerca de quatro vezes e o número de alvéolos aumenta ± 10 vezes. A área interna dos pulmões tem relação estreita com a massa corporal (cerca de 1 $m^2$/kg de peso corporal) e a proporção de peso pulmonar total representado por cada lobo é notavelmente constante desde a infância até a idade adulta. Valores médios de peso lobar pulmonar expressos em porcentagem do peso total do pulmão: LSD 19,5%, LMD 8,3%, LID 25,3%, LSE 22,5%, LIE 24,6%.[3,4]

Em crianças e adultos, podem existir diferenças acentuadas no tamanho dos pulmões e das vias aéreas entre as pessoas de tamanhos semelhantes e do mesmo gênero. Os estudos na lactância e infância mostram maior número de alvéolos nos homens do que nas mulhe-

ASMA NO LACTENTE, NA CRIANÇA E NO ADOLESCENTE

res do mesmo tamanho e mostram que nos primeiros anos de vida, como foi mencionado anteriormente, o crescimento das vias aéreas ocorre mais lentamente do que o parênquima, refletindo um padrão dissináptico. Este último pode, em parte, explicar as diferenças na retração elástica pulmonar ou volume pulmonar, sendo uma fonte adicional de variabilidade biológica do tamanho das vias aéreas em comparação com o tamanho do pulmão.

## DIFERENÇAS ANATÔMICAS E FUNCIONAIS COM O ADULTO

Na via aérea superior, a orelha externa no recém-nascido (RN) é curta, reta e colapsada (com lúmen virtual), com material caseoso em seu interior. Na criança, sua curvatura vai até em cima e atinge o tamanho adulto por volta dos nove anos. O ouvido médio ao nascimento está quase completamente preenchido com material gelatinoso que é reabsorvido no final da primeira semana; a apófise mastoide aparece com 1 ano de idade, está bem formada no 3º ano e aos 7-8 anos atinge pneumatização completa; a tuba auditiva no RN é horizontal, ampla, reta e mede 18 mm de comprimento. No adulto, é curvada, com uma inclinação de 45 graus e mede 35 mm. Ao longo dos anos, sua desembocadura na faringe torna-se mais baixa; o nariz mais jovem apresenta maior resistência ao fluxo de ar, dado o tamanho absoluto menor das estruturas. O RN é um respirador nasal obrigatório, provavelmente por causa da alta posição da laringe que tem contato direto entre o palato mole, a base da língua e a epiglote; os seios paranasais, ligados ao nariz pelo óstio, no caso do seio maxilar, está presente ao nascimento, é pequeno e cresce progressivamente atingindo seu tamanho final aos 20 anos. Na lactância, seu assoalho é mais elevado do que o assoalho da cavidade nasal, chegando a ser 4-5 mm mais baixo que esse na idade adulta; as células etmoidais, presentes ao nascimento, crescem e expandem progressivamente até serem separadas por uma lâmina óssea fina da órbita; os seios frontais, rudimentares ao nascimento, crescem entre 7 e 9 anos, aumentando progressivamente até a vida adulta; o seio esfenoidal, delineado no nascimento, não se desenvolve plenamente até a puberdade, começando o seu desenvolvimento depois de cinco anos; na boca, no RN, toda a língua está na boca, descendo progressivamente durante os primeiros quatro anos de vida; na faringe, o anel linfático de Waldeyer, formado pelas tonsilas faríngeas, adenoides, tonsilas palatinas e tonsilas linguais, é relativamente abundante em lactentes, com crescimento rápido na infância, principalmente entre seis e nove anos, regredindo posteriormente e alcançando os valores dos adultos até a puberdade; a laringe, com menor idade, está situada em um nível cervical mais elevado e continua ligeiramente mais alta nas mulheres, em todas as idades. Quando o pescoço se alarga com o crescimento, a laringe assume gradualmente a sua posição da idade adulta, cerca de dois corpos vertebrais mais abaixo do que na infância. O desenvolvimento da laringe é gradual durante a infância e atinge a puberdade, um período em que a taxa de crescimento é acelerada em ambos os sexos, sobretudo no homem.

Nas vias aéreas inferiores, a traqueia tem um diâmetro que varia entre 3 mm, em um prematuro, até 25 mm, no adulto. A largura média entre a glote e a carina varia de 5,7 cm ao nascimento e até os primeiros três meses, atingindo 8,1 cm aos 12 a 18 meses de idade e cerca de 12 cm no adulto. Durante a lactância, tanto a laringe como a traqueia descem 2 ou 3 vértebras adicionais; os brônquios e bronquíolos têm todos os seus elementos constituintes ao nascimento; no entanto, o lactente tem maior quantidade de glândulas mucosas em comparação com a criança mais velha e o adulto, e seu conteúdo secretório muda em qualidade durante a lactância. A cartilagem cresce progressivamente nos primeiros anos de vida. O músculo liso, também presente no nascimento, é distribuído em maiores quantidades nas vias centrais em relação às periféricas. O crescimento das vias aéreas periféricas adquire especial desenvolvimento depois dos 5 anos, especialmente distal à 12ª geração.

O tórax no RN costuma ser arredondado, com o diâmetro anteroposterior (AP) semelhante ao transversal e um perímetro quase igual ao da cabeça até cerca de dois anos. Ao crescer, aumenta principalmente o diâmetro transversal. A parede torácica é mais fina, cartilaginosa e flexível, com costelas horizontalizadas e um apêndice xifoide mais proeminente e um pouco mais móvel. A ossificação da parede torácica, esterno e vértebras começa no útero e continua até cerca de 25 anos; a calcificação das cartilagens costais pode continuar em idades posteriores. A massa muscular desenvolve-se gradualmente ao longo da lactância e adolescência e em alguns até a idade adulta. A massa do diafragma e músculos do diafragma e intercostais (por unidade de peso corporal) não difere consideravelmente entre o RN e o adulto. A concentração de fibras tipo I (altamente oxidativas e resistentes à fadiga) é inferior nos músculos do prematuro. Os RN têm uma distensibilidade da parede torácica que pode possibilitar o colapso quase completo dos pulmões se não houver atividade dos músculos respiratórios. No pulmão, é particularmente importante a ausência de poros de Kohn e os canais de Lambert no RN, que, em seguida, crescem em número e tamanho. Em lactentes e crianças pequenas, uma artéria de um determinado tamanho está localizada mais proximalmente na árvore arterial do que em adultos. Portanto, as artérias musculares estendem-se apenas no nível dos bronquíolos terminais no feto e na criança pequena. Durante a infância, a musculatura estende-se além até o ducto alveolar e, no adulto, em direção ao alvéolo.[5-8]

## REFLEXOS IMPORTANTES NA LACTÂNCIA

Existe uma variedade de reflexos que influenciam a respiração. Os receptores de distensão do pulmão, mediados pelo nervo vago, são de adaptação lenta e estão no músculo liso das vias aéreas, cujo alongamento na inspiração seria o estímulo específico. Eles são estimulados por um aumento do volume pulmonar ou da pressão transpulmonar. Um dos seus efeitos é uma extensão da duração da expiração e atraso do início da inspiração subsequente (reflexo de insuflação de Hering-Breuer), que no ser humano é ativo nos RN e, pelo menos nos dois primeiros meses de vida, com volumes correntes; depois dessa idade, seria evocada apenas com aumento dos volumes pulmonares. Outro efeito é a broncodilatação na sequência de uma respiração profunda.

Em animais também se demonstrou que uma redução do volume pulmonar conduz a uma cessação da expiração e evoca imediatamente uma inspiração (reflexo de desinsuflação de Hering-Breuer). A demonstração desse reflexo em seres humanos produziu alguns resultados conflitivos.[9]

Em RN, a distensão das vias aéreas superiores pode desencadear uma inspiração adicional, mediada pelo nervo vago e conhecida como reflexo paradoxal de Head.

Esses três reflexos mencionados anteriormente seriam os mais importantes a serem evocados em testes de função pulmonar, mas há outros que devem ser considerados para compreender melhor a respiração da criança.

1. **Receptores irritantes**: mediados pelo nervo vago, são de adaptação rápida e teriam uma finalidade primordialmente defensiva. Estimulados por gases irritantes, estímulos mecânicos das vias aéreas, histamina etc., provocam broncoconstrição, constrição da laringe e tosse. Eles estão localizados sobretudo na laringe e vias aéreas centrais, aparentemente relacionados com o epitélio.

2. **Receptores J**: mediados pelo nervo vago, estão localizados no interstício alveolar, perto dos capilares (justa-capilares). Estimulados por congestão pulmonar e edema, evocam uma sensação de falta de ar que induz uma respiração rápida e superficial, paralelamente a uma constrição da laringe durante a expiração.

3. **Estimulação cutânea ou mucocutânea da área inervada pelo nervo trigêmeo (face, mucosa nasal)**: diminui a frequência respiratória e pode levar à produção de pausas respiratórias. Pelo fato de a inibição cortical dos impulsos aferentes trigeminais ser mais pronunciada durante o sono REM (*rapid eyes moviment*), a estimulação trigeminal terá maior efeito sobre a respiração durante o sono não REM.

Uma variedade de reflexos periféricos também pode influenciar a respiração. **Receptores de dor e temperatura, mecanorreceptores** de extremidades, podem produzir hiperpneia. A distensão da vesícula biliar ou tração do intestino é geralmente associada à apneia.

**Reflexos nasais:** irritantes potentes, como amoníaco e fumaça de cigarro, assim como a água, podem causar apneia. Esse reflexo é parte da chamada "resposta ao mergulho", iniciada pela água na face ou no interior do nariz, incluindo resposta laríngea e das vias aéreas inferiores.

Outro efeito reflexo importante contra um estímulo irritante na cavidade nasal é o fechamento laríngeo, considerado um mecanismo de proteção contra a entrada de agentes nocivos nas vias aéreas. O estímulo mecânico ou irritante do nariz comumente produz broncodilatação, embora em alguns casos observe-se broncoconstrição.

O **reflexo de aspiração** na faringe pode ser desencadeado por estimulação mecânica, sendo útil a mobilização de secreções excessivas da nasofarinege até a orofaringe ou laringe, a partir de onde podem ser engolidas ou expectoradas.

A **deglutição** é outro reflexo que pode ser evocado a partir da faringe. Durante a deglutição, o diafragma e os músculos adutores laríngeos são inibidos, enquanto o tireoaritenóideo, o principal músculo adutor da laringe, é ativado.

A **irritação mecânica da mucosa da laringe** induz o abrandamento e aprofundamento da respiração, tosse, adução laríngea, broncoconstrição e, mais raramente, apneia e bradicardia. Reflexos semelhantes aos descritos são evocados por insuflação da laringe ou irritantes químicos.[3,10,11]

Considerando que, em casos de doenças obstrutivas, como sibilância recorrente e asma, o problema reside principalmente nas vias aéreas inferiores, vamos trabalhar para entender o processo de circulação do ar através delas.

# FISIOLOGIA DO SISTEMA RESPIRATÓRIO NA INFÂNCIA

A **via aérea inferior** começa na junção da laringe com a traqueia e inclui traqueia, brônquios, bronquíolos e alvéolos. Esse sistema é dividido dicotomicamente até terminar em cerca de 300 milhões de alvéolos no adulto. Normalmente, há cerca de 23 gerações de vias aéreas, as primeiras 16 são apenas de condução (sem troca de gás) e, nas últimas 7 (via aérea alta), vão aparecendo os alvéolos em número progressivo (Figura 1.2).[12]

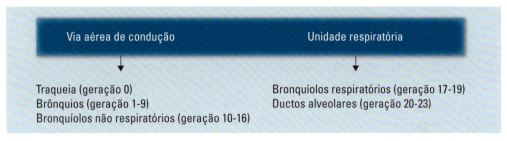

**Figura 1.2** Vias aéreas inferiores.

Embora cada geração de via aérea seja menor do que seu ramo de origem, a área total de corte transversal de cada geração é maior do que o do seu predecessor; desse modo, a área total dos bronquíolos respiratórios é muito maior do que a da traqueia.

Isso é particularmente importante porque seria natural pensar que, de acordo com a lei de Poiseuille, que diz que a resistência é inversamente proporcional ao raio do tubo elevado à quarta potência, a resistência das vias aéreas deveria ser fornecida sobretudo pelas vias aéreas pequenas muito estreitas. Porém, isso não ocorre porque o número tão grande de vias aéreas pequenas que existem e serem dispostas em paralelo são responsáveis por um raio total muito maior. É assim, então, que o principal local de resistência se encontra nos brônquios de tamanho mediano e que os bronquíolos pequenos aportam uma resistência relativamente escassa. Menos de 20% são atribuíveis às vias aéreas < 2 mm de diâmetro.[13]

## PROPRIEDADES FLUXO-RESISTENTES

As estruturas que compõem o sistema respiratório, basicamente os pulmões e a parede torácica, precisam ser movidas durante os esforços de respiração e se medirmos a pressão transpulmonar durante uma expansão pulmonar, que inclui a pressão produzida para superar a resistência ao fluxo das vias aéreas e a resistência de atrito ao deslocamento do tecido pulmonar durante a inspiração. Normalmente, esta última é de menos de 20% da resistência pulmonar total. Falta algo nesse parágrafo, não há conclusão da ideia.

A pressão de condução do fluxo aéreo (Raw) é a diferença entre a pressão alveolar (PA) e a pressão da via aérea aberta (Pao), $Raw = \dfrac{P(A - ao)}{V}$, em que V é a velocidade do fluxo de ar.

A pressão de condução necessária para superar uma determinada resistência depende de se o fluxo é laminar ou turbulento. Essa condição dependerá do número de Reynolds, calculado como $Re = \dfrac{2rvd}{n}$, em que $v$ é a velocidade média, $d$ é a densidade do gás, $n$ a viscosidade e $r$ é o raio do tubo.

As turbulências ocorrem quando o número de Reynolds é maior do que 2.

Se um fluxo laminar for produzido, as características de sua condução serão de acordo com a equação de Pouseille $\dfrac{\Delta P}{V} = \dfrac{8nl}{r^4}$, em que $n$ é a viscosidade do gás, e $\Delta P$ e $V$ são a taxa de condução de pressão e fluxo, respectivamente. Disto, deduz-se que, se $r$ é reduzido à metade, a pressão de condução deve aumentar 16 vezes para manter a mesma taxa de fluxo.

Quando as taxas de fluxo são elevadas, o fluxo aéreo torna-se turbulento e, portanto, a pressão de condução necessária para uma taxa de fluxo determinada é regulada por $K = (V^2)$ onde $K$ é uma constante proporcional à densidade do gás.

Na árvore traqueobrônquica, na qual existem irregularidades na parede das vias aéreas e várias ramificações são produzidas, quase inteiramente o fluxo é de transição (combinação de laminar e turbulento), sendo laminar somente nas pequenas vias aéreas periféricas.

Entre 25 e 40% da resistência total do fluxo aéreo localizam-se nas vias aéreas superiores: nariz, orofaringe, nasofaringe e laringe, e aumenta no exercício – é maior quando a respiração é pelo nariz e não pela boca, o que explica que a respiração durante o exercício tenda a ser bucal.[14]

## RELAÇÃO ENTRE A RESISTÊNCIA E O VOLUME PULMONAR

A resistência varia inversamente com o volume pulmonar em virtude do aumento do diâmetro da via aérea quando o pulmão se expande. Dependendo da pressão transmural, que é a diferença de pressão no interior da via aérea e do tecido circundante, a via aérea pode ser comprimida ou distendida. A via aérea, juntamente com os vasos sanguíneos extra-alveolares, está unida aos elementos elásticos do pulmão e, quando o pulmão se expande, a pressão de recuo elástico deste aumenta, aumentando a tração nas paredes das vias aéreas, enquanto a pressão nos espaços peribrônquicos torna-se mais negativa. Isso explica porque o calibre da via aérea aumenta e a resistência cai em volumes pulmonares altos (Figura 1.3). Por outro lado, em volumes pulmonares baixos, aumenta a resistência das vias aéreas, assim como a pressão transmural cai e até mesmo as pequenas vias aéreas nas bases pulmonares podem fechar-se.[15]

Em pacientes com doença obstrutiva das vias aéreas, a resistência é aumentada pela contração da musculatura lisa que diminui o seu calibre, mas também o tônus broncomotor aumentado a torna menos distensível a uma determinada pressão de via aérea transmural. Deve-se considerar que o edema da mucosa e a presença de muco nas vias aéreas também aumentam a resistência ao fluxo de ar.

## CONSTANTE DE TEMPO DE ESVAZIAMENTO

Normalmente, o pulmão se esvazia de ar até um ponto de equilíbrio em que a retração elástica do pulmão que puxa para dentro equipara-se à do tórax que traciona para fora. Portanto, o sistema respiratório é relaxado ao final da expiração e quando se inicia a próxima

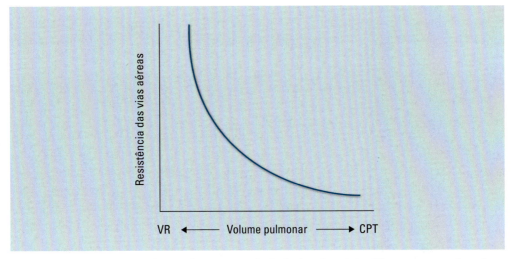

**Figura 1.3** Relação entre o volume pulmonar e a resistência das vias aéreas. Note que para maior volume pulmonar há menor resistência das vias aéreas.
CPT = capacidade pulmonar total; VR = volume residual.

inspiração começa tão rápido quanto se ativam os músculos inspiratórios. O conceito de constante de tempo expiratória refere-se ao tempo que o pulmão leva para reduzir o volume em 63% por meio de um esvaziamento passivo. No adulto saudável, essa constante de tempo é de cerca de 0,5 segundo, possibilitando o esvaziamento do pulmão até o volume de equilíbrio elástico. Nas crianças, essa constante de tempo é mais curta, cerca de 0,3 segundos em lactentes, e, em lactentes com doença da membrana hialina, cujos pulmões são mais rígidos, pode ser de apenas 0,1 segundo.[16]

A capacidade residual funcional (CRF) é o volume contido no final de uma expiração corrente (estado de repouso do sistema respiratório). Em crianças e adultos, é determinada pelo equilíbrio passivo entre forças opostas elásticas do pulmão (para dentro) e parede torácica (para fora). Nos adultos, a CRF é aproximadamente 50% da capacidade pulmonar total (CPT) na posição vertical, e 30-40% de CPT em posição supina. No lactente, o equilíbrio entre as forças de recuo elástico da parede do pulmão e parede torácica faz predizer, em decúbito dorsal, uma CRF de apenas 10% da CPT (Figura 1.4). Esse nível de CRF é incompatível com uma estabilidade adequada e abertura das vias aéreas periféricas e, portanto, uma troca gasosa adequada. Para remediar essa situação, os lactentes têm uma série de estratégias de respiração para manter sua CRF sobre o nível passivamente determinado (CRF dinâmica). Isso pode ser realizado por vários mecanismos, como a) atividade inspiratória pós-inspiratória do músculo diafragmático, onde continua havendo tensão produzida no diafragma e músculos intercostais quando a expiração já começou; b) a limitação da taxa de fluxo expiratório pelo freio expiratório e limitação da duração da expiração em relação à constante de tempo expiratória passiva do sistema respiratório. Isso é expresso como um início da próxima inspiração antes de a expiração atingir o volume de repouso de CRF; c) a adução de laringe durante a expiração para diminuir a abertura,

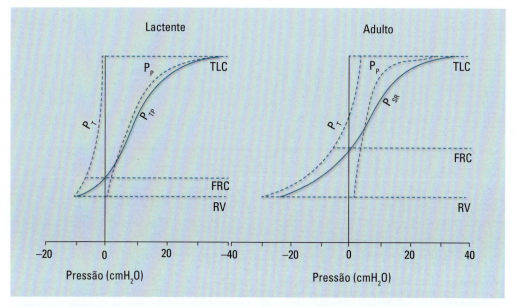

**Figura 1.4** Relação pressão-volume de pulmões e tórax em um adulto e um lactente. A linha contínua (PSR) representa a característica do sistema respiratório em conjunto (pulmões e tórax). A pressão transpulmonar na porção de descanso (capacidade residual funcional) é menor no lactente e a complacência torácica é maior.

PT = pressão da parede torácica; PP = pressão de pulmão; RV = volume residual; FRC = capacidade residual funcional; TLC = capacidade pulmonar total. Traduzida e adaptada de Agostini E. J Appl Physiol 1959; 14: 909-913.

aumentando assim a resistência ao fluxo aéreo durante a expiração; e uma combinação dos anteriormente mencionados.[10] O resultado líquido é que os valores de volume no final da expiração passiva, em lactentes, é de cerca de 40% da CPT.

Esse conceito de CRF determinado dinamicamente é sustentado pela queda da CRF durante o sono REM, onde há diminuição da atividade muscular.

Considerando que a distensibilidade do pulmão depende, em parte, do raio dos alvéolos, então, de acordo com a lei de Laplace, a baixos volumes pulmonares é necessária mais pressão para aumentar o volume dos alvéolos. Portanto, a CRF determinada dinamicamente minimiza o trabalho de respiração, otimiza o perfil de complacência do sistema e mantém uma reserva gasosa de oxigênio para minimizar as alterações na oxigenação arterial durante a expiração. Não se sabe exatamente em que momento da vida o equilíbrio torna-se dependente apenas de forças elásticas passivas do pulmão e da parede torácica.

Na patologia obstrutiva das vias aéreas, aumenta a resistência e a constante de tempo de expiração é prolongada, de modo que o pulmão requer mais tempo para esvaziar e retornar ao equilíbrio elástico. Esses pacientes, repetidas vezes retêm $CO_2$ e aumentam a frequência respiratória, resultando em menor tempo disponível para a expiração. Isso significa que o sistema respiratório não tem tempo para regressar ao equilíbrio elástico antes que se inicie a próxima inspiração; por conseguinte, a capacidade residual funcional (volume de repouso) ocorre em um volume superior ao equilíbrio elástico; assim o sistema respiratório não é relaxado ao final da expiração, mas existe uma pressão de retração positiva, chamada de pressão positiva intrínseca no final da expiração (PEEP). Antes que se possa começar o fluxo inspiratório, a musculatura inspiratória deve provocar suficiente para superar a PEEP e essa força se perde porque não produz fluxo inspiratório e representa uma carga que deve superar a musculatura inspiratória. Os músculos inspiratórios, por sua vez, aliviam sua carga de trabalho por meio de processos de compensação, como o recrutamento dos músculos abdominais e o freio expiratório alcançado por uma abdução glótica parcial.[16]

## CONCEITO DE LIMITAÇÃO DO FLUXO

Uma das maneiras de avaliar as propriedades de fluxo resistivas do pulmão é medir o fluxo durante a expiração forçada. Como foi dito anteriormente, a resistência das vias aéreas é inversamente proporcional ao volume do pulmão; assim, espera-se que a taxa máxima de fluxo de ar diminua progressivamente à medida que o mesmo acontece com o volume do pulmão. Em altos volumes pulmonares, esforços cada vez maiores produzem aumentos progressivos da taxa de fluxo expiratório. No entanto, em volumes pulmonares intermédios e baixos, são necessários esforços modestos para produzir uma taxa máxima de fluxo expiratório. Isso é bem representado na Figura 1.5. Durante uma expiração forçada, em um determinado volume pulmonar, à medida que aumenta o esforço expiratório, a pressão pleural aumenta também e superará a pressão atmosférica. A princípio, a taxa

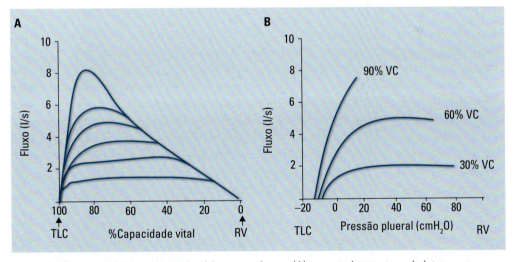

**Figura 1.5** Curvas fluxo-volume expiratório com esforços (A) progressivamente mais intensos que produzem aumentos de fluxo em volumes pulmonares altos, mas não em volumes pulmonares baixos. Caso se meça a pressão pleural e o fluxo expiratório em um volume pulmonar constante, exemplo nos 60% da capacidade vital, é possível construir uma curva fluxo-pressão a isovolume (B), na qual se observa que em volumes pulmonares altos a curva fluxo-pressão não se aplana e a expiração é esforço-dependente. Obtida e traduzida de Kinasewitz G., 1984.[14]

ASMA NO LACTENTE, NA CRIANÇA E NO ADOLESCENTE

de fluxo aumenta à medida que aumenta a pressão pleural, mas, em volumes pulmonares abaixo de 75% da capacidade vital, o fluxo aplana-se e torna-se fixo em um nível máximo. Aumentos adicionais da pressão pleural não produzem aumentos adicionais no fluxo expiratório, ou seja, o fluxo torna-se independente do esforço além desse ponto e não há um limite para o fluxo expiratório máximo.

Em altos volumes pulmonares, o local da limitação do fluxo ocorre na 2ª-3ª gerações das vias aéreas. À medida que o volume pulmonar diminui, diminui também o fluxo aéreo e o local de limitação de fluxo move-se para a periferia (no sentido da boca). Em volumes pulmonares baixos, a dependência da densidade de fluxo máximo é pequena e aumenta a dependência da viscosidade, convertendo-se no mecanismo predominante de limitação do fluxo expiratório.[14]

## SIGNIFICADO DA PRESENÇA DE SIBILÂNCIAS

Em um tubo distensível, a limitação do fluxo geralmente é acompanhada por um "batimento" (vibração) das paredes no local da limitação. Na presença de obstrução das vias aéreas, esse batimento torna-se suficientemente intenso para produzir som que é auscultado como sibilância. Portanto, a sibilância é um sinal de limitação do fluxo aéreo, mas pode não estar presente apesar da existência de limitação do fluxo. Isso ocorre porque a pressão transpulmonar (como um índice de esforço respiratório) necessária para produzir sibilâncias é substancialmente maior do que a requerida para produzir limitação do fluxo.[16]

## RELAÇÃO VENTILAÇÃO-PERFUSÃO

Como mencionado anteriormente, o ar deve chegar aos alvéolos para que se produza a transferência deste para o sangue. Para que haja difusão de gás através da barreira alvéolo-capilar, deve haver uma diferença de pressão parcial entre o gás alveolar e o sangue que circula pelos capilares. À medida que ocorre a troca de gases, o gradiente de pressão parcial é mantido pela ventilação alveolar e fluxo sanguíneo contínuo. Na ausência de fluxo sanguíneo, o sangue restante nos capilares se equilibrará rapidamente com o gás alveolar. Por outro lado, sem ventilação, o gás alveolar se equilibrará rapidamente com a mistura de sangue venoso e a troca gasosa cessará à medida que o gradiente de pressão parcial desaparecer. A relação ventilação-perfusão (V/Q) é definida como a relação da ventilação com um fluxo sanguíneo em um alvéolo, uma unidade alveolar, um grupo de alvéolos ou mesmo para todo o pulmão.

Sob condições normais, a taxa de equilíbrio para $O_2$ e $CO_2$ ao longo do capilar pulmonar é suficientemente rápida para assegurar que o sangue proveniente do capilar tenha a mesma $PO_2$ e $PCO_2$ que o seu gás alveolar. Portanto, a troca desses gases é limitada por perfusão. Em qualquer alvéolo, o fator mais importante que influencia a $PO_2$ e $PCO_2$ alveolar é a relação da ventilação com a perfusão.

Em pulmões saudáveis, as relações V/Q não são iguais em todos os alvéolos. Os alvéolos perto dos ápices são menos ventilados que os alvéolos localizados próximos das bases pulmonares, devido aos efeitos da gravidade na distribuição da pressão pleural. Por outro lado, os alvéolos próximos dos ápices pulmonares recebem menos fluxo sanguíneo que aqueles localizados na base, devido aos efeitos da gravidade sobre a circulação pulmonar. Além disso, a diminuição do fluxo sanguíneo dos vértices para as bases pulmonares é mais acentuada do que a diminuição da ventilação, de modo que a relação de V/Q muda nos alvéolos de regiões pulmonares diferentes, reduzindo a eficiência da troca de gases pelo pulmão, e explica o fato de que haja, em um indivíduo saudável, uma pequena diferença entre a $PO_2$ alveolar ideal e a $PO_2$ arterial. Na Figura 1.6, essas diferenças são observadas no pulmão de um indivíduo de pé.[17]

Existem várias doenças que podem ter relações V/Q alteradas, que podem reduzir drasticamente a eficiência das trocas gasosas e contribuir para hipoxemia arterial. A magnitude da diferença de V/Q entre os alvéolos é conhecida como grau de desigualdade ventilação-perfusão.

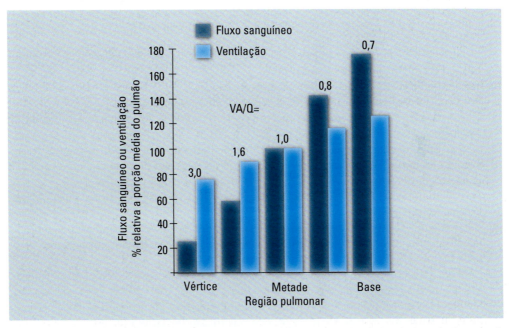

**Figura 1.6** Ventilação relativa, fluxo sanguíneo e relação V/Q da base até o vértice de um pulmão em posição vertical. Os alvéolos da base do pulmão recebem mais fluxo sanguíneo que ventilação pelo fato de sua relação V/Q ser menor que 1. Os alvéolos próximos do vértice pulmonar recebem menos ventilação que a base e muito menos fluxo sanguíneo. Por isso, os alvéolos dos vértices têm relação V/Q na proporção de 1 a 10. Obtida e traduzida de Leff AY e Schumacker P, 1993.[17]

## REFERÊNCIAS BIBLIOGRÁFICAS

1. Hamilton W, Boyd JY, Mossman H. Sistemas Digestivo y Respiratorio, Cavidades Pleural y Peritoneal. Embriología Humana. Buenos Aires: Intermédica, 1968.
2. Burri P. Capítulo 3: Desarrollo y regeneración del pulmón. In: Fishman AP. Tratado de Neumología. vol 1, 2.ed. Germany: Doyma, 1991. p.58-73.
3. O'Brodovich H, Haddad G. Capítulo 3: The Functional Basis of the Respiratory Pathology and Disease. In: Chernick V, Boat T, Kendig E. Disorders of the Respiratory Tract in Chidren. 6ed. Philadelphia: WB Saunders Company, 1998. p.27-73.
4. Merkus PJ, Have-Opbroek AA, Quanjer PH. Human Lung Growth: A Review. Pediatr Pulmonol. 1996;21:383-97.
5. Thurlbeck WM. The state of the art: Postnatal growth and development of the lung. Am Rev Respir Dis. 1975;111:803-44.
6. Tepper RS, Morgan WJ, Cota K, Wright A, Taussig LM. Physiologic growth and development of the lung during the first year of life. Am Rev Respir Dis. 1986;134:513-9.
7. Martínez FD, Wright AL, Taussig LM, Holberg CJ, Morgan WJ. Asthma and wheezing in the first six years of life. N Engl J Med. 1995;332:133-8.
8. Lanteri CJ, Sly PD. Changes in respiratory mechanics with age. J Appl Physiol. 1993;74:369-75.
9. Marsh M, Fox G, Hoskyns E, Milner A. The Hering-Breuer Deflatinary Reflex in the Newborn Infant. Pediatr Pulmonol. 1994;18:163-9.
10. Taussig L, Helms P. Capítulo 1: Introduction. In: Stocks J, Sly P, Tepper S, Morgan W. Infant Respiratory Function Testing. New York: Wiley-Liss Inc, 1996. p.1-18.
11. Cherniack NS, Pack A. Capítulo 9: Control de las ventilación. In: Fishman AP. Tratado de Neumología. vol 1. Bueno Aires: Doyma, 1991. p.119-31.
12. George RB. Capítulo 1: Structure and Control of the Respiratory System. In: Conrad S, Kinasewitz G, George R. Pulmonary Function Testing. Principles and Practice. London: Churchill Livingstone, 1984. p.3-28.
13. West JB. Capítulo 1: Estructura y Función. In: West JB. Fisiología Respiratoria. Buenos Aires: Panamericana, 1996. p.1-9.
14. Kinasewitz G. Capítulo 2: Respiratory Mechanics. In: Conrad S, Kinasewitz G, George R. Pulmonary Function Testing. Principles and Practice. London: Churchill Livingstone, 1984. p.29-52.
15. Levitzky MG. Capítulo 2: Mecánica de la respiración. In: Levitzky MG. Fisiología Pulmonar. Mexico: Uteha Noriega Editores, 1993. p.33-74.
16. Sly PD, Hayden MJ. Capítulo 8: Applied Clinical Respiratory Physiology. In: Taussig L, Landau L. Pediatric Respiratory Medicine. Rio de Janeiro: Mosby, 1999. p.94-110.
17. Leff AY, Schumacker P. Respiratory Physiology. Basics and Applications. Capítulo 7. Ventilation-Perfusion Relationships. Philadelphia: WB Saunders Company, 1993.

CAPÍTULO 2

José Dirceu Ribeiro

# Semiologia do Sistema Respiratório em Crianças

## INTRODUÇÃO

A semiologia do sistema respiratório em crianças é composta de três partes:

i) Anamnese, ii) exame físico e iii) procedimentos diagnósticos.

Semiologia ou propedêutica [do grego: *semeîon* (sinal) + *logos* (tratado, estudo)] faz parte da investigação médica e tem o objetivo de estabelecer um ou mais diagnósticos para um paciente. A semiologia pulmonar engloba um conjunto de técnicas (ferramentas) para estudar os sinais e sintomas das doenças que acometem o trato respiratório. As técnicas utilizadas na semiologia são anamnese, exame físico e exames complementares que, em certos casos, podem ter desfechos diagnósticos e/ou terapêuticos.

Cabe ao médico a competência ética e científica de elaborar o(s) diagnóstico(s) utilizando a anamnese e a história clínica e, se possível, evitar exames invasivos e complexos. Enquanto a maioria das doenças respiratórias agudas podem ser diagnosticadas fácil e eficientemente pela história e exame físico, as crônicas podem exigir exames complementares sofisticados.

A anamnese – do grego: *ana* (trazer de novo) e *mnesis* (memória) – é a parte da semiologia que visa revelar, investigar e analisar os sinais e sintomas causados pelas doenças.

Para a maioria das especialidades da medicina, cerca de 85% dos diagnósticos são realizados pela anamnese, que é o pilar fundamental da semiologia. Os restantes 10% dos diagnósticos são realizados pelo exame físico, e apenas 5% pelos exames laboratoriais ou complementares.

A anamnese pode ser realizada de modo passivo, ativo ou misto, com a cordialidade do médico, e direcionada a evitar condições para tendências ou vieses nas respostas.[1]

## HISTÓRIA CLÍNICA

As doenças do trato respiratório estão entre as mais frequentes em incidência e prevalência em recém-nascidos, crianças, adolescentes e jovens.

Um dos aspectos importantes da anamnese nas doenças pulmonares é a certificação de que o atendimento pediátrico envolve cerca de sete faixas etárias distintas da vida do ser humano. Essas etapas cursam com características de crescimento e desenvolvimento distintos e propiciam prevalências e enfermidades diferentes, sobretudo para o trato respiratório.

Enquanto legalmente a maioridade é definida aos 18 anos, admite-se, do ponto de vista biológico, que a vida adulta é definida após os 20 anos de idade. As faixas etárias que englobam o atendimento pediátrico, e nas quais pode haver crescimento e desenvolvimento pulmonar, e que exigem adequações para a anamnese **são:**

1. **Período pré-natal:** fase intraútero;
2. **Recém-nascido:** do nascimento até 28 dias de vida;
3. **Lactente:** maiores de 28 dias a 2 anos de idade;
4. **Pré-escolar ou primeira infância:** maiores de 2 e menores de 7 anos;
5. **Escolar ou segunda infância:** igual ou maiores de 7 e menores de 10 anos;
6. **Adolescência:** igual ou maiores de 10 a menores de 20 anos;
7. **Juventude:** igual ou maiores de 15 e menores de 25 anos.

A juventude é definida pelo final da adolescência (últimos cinco anos da adolescência) e o começo da vida adulta (primeiros cinco anos da vida adulta). Portanto, na adolescência, todo ser humano saudável fica púbere e inicia a juventude.

Uma vez que a consulta pediátrica é realizada com pacientes de diferentes faixas etárias e com diferentes envolvimentos, são necessárias condutas adaptativas e normativas para obter dados significativos da história e do exame físico. Portanto, para as doenças crônicas do trato respiratório, a consulta de primeiro atendimento geralmente é mais demorada. A história clínica e os dados de antecedentes mórbidos devem ser os mais completos possíveis. A anamnese deve ser realizada de modo holístico para a busca de diagnósticos decorrentes dos sinais e sintomas que ocorrem nas doenças pulmonares.

Lactentes e crianças vêm sempre acompanhados de familiares e/ou cuidadores que geralmente são a mãe e/ou o pai e/ou os avós. O bom relacionamento com eles é fundamental para maximizar os dados da história clínica. Os adolescentes e os jovens poderão vir à consulta sozinhos, se for de livre e espontânea vontade deles. Porém, durante o exame físico, é conveniente a presença de algum familiar ou um membro da área de saúde.

A história clínica deve ser obtida em ambiente calmo e acolhedor com os cuidadores e, se necessário, com mecanismos e ambientes lúdicos para distração de crianças pequenas, com brinquedos ou filmes.

Deverão ser compilados os dados completos de identificação, queixa principal e sua duração, e a história clínica.

SEMIOLOGIA DO SISTEMA RESPIRATÓRIO EM CRIANÇAS

Informações sobre antecedentes pessoais e familiares, incluindo tabagismo passivo e ativo, doenças prévias, internações e condições de nascimento, bem como etapas do desenvolvimento neuropsicomotor e esquema de vacinas recebidas, poderão ser fundamentais para a elaboração de diagnósticos.

Dados da composição familiar e heredograma, profissão dos pais, ambiente físico da criança ou do adolescente, sobretudo o quarto de dormir, podem ser significativos em algumas doenças.

Informações sobre frequência à creche e escolaridade, investigação sobre os diferentes aparelhos e tratos do organismo contribuem para o entendimento da doença e favorecem o diagnóstico.

Cada sinal ou sintoma deve ser explorado quanto à época de início, frequência, intensidade, gravidade, fatores de piora e melhora, exacerbações noturnas e com exercícios, necessidade de medicação para alívio, tipo de tratamento realizado no passado e medicações hoje em uso.

A tosse é um dos principais sintomas nas consultas sobre doenças do trato respiratório. Em contrapartida, permanece uma área pobre em pesquisas comparada com os numerosos estudos existentes sobre inflamação e obstrução brônquica. É importante observar que a tosse não é uma doença, mas um sintoma causado por um estímulo (químico, térmico, físico, material, infeccioso, medicamentoso), doença, hábito, ou psicogênica. A avaliação e o tratamento da tosse devem ser dirigidos para a sua causa e não para a tosse.

Características do sono devem ser investigadas em todas as doenças pulmonares e seus sintomas. O despertar do sono, ocasionado pela tosse, pode traduzir maior gravidade do que tossir sem acordar.

Para diagnosticar a tosse, é fundamental obter informações sobre:[2-5]

i) **Características da tosse e algumas etiologias relacionadas:** seca (psicogênica, poluição); produtiva (fibrose cística, supurações pulmonares, pneumonia); irritativa (tabagismo ativo e passivo); rouca ou com estridor (laringotraqueítes); pigarro (tabagismo); canina ou metálica (laringites, crupe, traqueomalácea, psicogênica), paroxística (pertussis), produtiva e com moldes da árvore brônquica (bronquite plástica).

ii) **Ritmo diário da tosse:** diurna; noturna; matinal; piora com o decúbito.

iii) **Época e condições de início da tosse:** após frequentar creche; após quadro infeccioso (vírus, micoplasma, pertussis); após exercícios; após exposição a antígenos e irritantes; após mudança de postura; durante a deglutição; logo após o nascimento.

iv) **Tosse psicogênica ou tosse por hábito:** mudanças – de cidade, escola, classe escolar; separação dos pais; ameaças na escola ou comunidade; insucesso escolar; depressão; problemas com professores; problemas familiares e desagregação familiar (pais, irmãos); pressões familiares (esportes, profissão, casamento); pressões dos amigos (sexo, drogas, criminalidade).

v) **Classificação da tosse quanto à duração:** aguda – até duas semanas; protraída – de duas a quatro semanas; crônica – mais que quatro semanas.[2]

ASMA NO LACTENTE, NA CRIANÇA E NO ADOLESCENTE

vi) **Enfermidades e sinais e sintomas associados:** atopia, cianose, hipoxemia, vômitos e regurgitação frequente, sinais de esofagite e epigastralgia, cardiopatias, baqueteamento digital, pneumonias recorrentes, anemia falciforme, doenças genéticas, desnutrição, retardo no desenvolvimento neuropsicomotor, síndromes aspirativas, sinusopatia crônica, aumento das estruturas do anel de Waldeyer, infecções crônicas em outros sistemas do organismo.

## Vinte princípios importantes sobre tosse na infância[5]

1. A tosse é um importante componente da saúde das vias aéreas e pulmões.
2. A eficiência da tosse depende das características da integridade das estruturas musculares, nervosas e fisiológicas das vias aéreas e pulmões.
3. Agentes antitussígenos são, na maioria das vezes, contraindicados, pois, além de pouco eficazes, causam muitos efeitos colaterais.
4. Os mecanismos que estão envolvidos no desenvolvimento do reflexo da tosse ainda não são bem conhecidos.
5. Os mecanismos seguros que fazem a regulação do reflexo da tosse também ainda não são completamente conhecidos.
6. A etiologia e o manejo da tosse na criança são diferentes quando comparados com os adultos, portanto, avaliações e tratamentos empíricos, usualmente realizados para adultos com tosse, devem ser evitados nas crianças.
7. Tosse crônica isolada, como manifestação de asma (tosse variante de asma), é mais facilmente documentada e mais frequente em adultos.
8. Em crianças com tosse aguda, a maioria dos episódios é causada por infecções virais, mas há possibilidade de situações graves, como aspiração de corpo estranho (raro em adultos).
9. A avaliação clínica da tosse deve incluir avaliação dos fatores ambientais: exposição à fumaça de cigarro, ambientes intra e extradomiciliares, frequência a creches e a presença de doentes com tosse na família.
10. Na história clínica, as expectativas e as preocupações dos pais para com a tosse do filho são importantes, porém, deve-se explicar que a busca diagnóstica é fundamental. Este passo pode exigir, nos casos de tosse crônica, acompanhamento e investigação primária, secundária e terciária.
11. O tratamento da tosse crônica deve ser fundamentado na etiologia.
12. Crianças com tosse crônica requerem avaliação cuidadosa e sistemática na busca de um diagnóstico e tratamento específicos.
13. Crianças com tosse crônica devem realizar, no mínimo, raios-X de tórax em duas posições e, se possível, espirometria com avaliação da resposta ao broncodilatador.
14. Crianças com tosse crônica produtiva devem ser investigadas para doenças que evoluem com bronquiectasias, como fibrose cística e imunodeficiências.
15. Crianças com tosse crônica não específica, mas com fatores de risco para asma, um curso rápido (2-4 semanas) de budesonida ou equivalente pode ser de utilidade diagnóstica e terapêutica.

16. Em crianças com tosse crônica de etiologia não definida, que iniciam terapia com medicação para a qual não houve resposta clínica no tempo esperado, o medicamento deve ser retirado e um novo diagnóstico deve ser considerado.

17. Crianças devem ser investigadas de acordo com os consensos e diretrizes sobre tosse em crianças, porque os fatores etiológicos e o tratamento nelas algumas vezes são diferentes daqueles dos adultos. Portanto, as diretrizes sobre tosse em adultos devem ser utilizadas com cautela em crianças.

18. Todo indivíduo com tosse crônica tem algum grau de inflamação nas vias aéreas.

19. Escolares e adolescentes com tosse persistente com duração de até 14 dias ou mais – o diagnóstico de coqueluche deve ser considerado mesmo nos indivíduos que receberam vacinas em doses adequadas.

20. A tosse em si não é uma doença, mas um resultado de um estímulo ou de uma doença básica; por isso a avaliação e o tratamento da tosse devem ser dirigidos para a doença básica e não para a própria tosse.

É importante verificar se o início da doença foi súbito, como na aspiração de corpo estranho, ou gradual, como em algumas doenças intersticiais.

Sinais e sintomas no primeiro ano de vida podem se relacionar a doenças hereditárias e genéticas, como asma, fibrose cística, discinesia ciliar.

Os sinais e sintomas poderão definir enfermidade aguda (inferior a 3 semanas); subaguda (entre 3 semanas e 3 meses); ou crônica (acima de 3 meses).

Como as doenças respiratórias têm elevada relação com situações ambientais, deve-se observar a piora em determinadas estações climáticas, presença de tabagismo passivo e/ou ativo, presença de animais, fogão a lenha no domicílio e poluição intra ou extradomiciliar.

Nos pais, a presença de doenças como AIDS, tuberculose, fibrose cística e imunodeficiências primárias pode auxiliar na investigação diagnóstica nos filhos.

As condições de nascimento são fundamentais para a interpretação de doenças crônicas nos lactentes. Os prematuros são mais suscetíveis à displasia broncopulmonar, sibilância recorrente e bronquiolite obliterante.

A presença de engasgos e vômitos pode sugerir incoordenação motora da deglutição e doença por refluxo gastroesofágico.

Crianças com retardo de desenvolvimento neuromotor frequentemente fazem pneumopatia crônica secundária à síndrome aspirativa.

História alimentar favorece o diagnóstico de hipersensibilidade a alimentos, como alergia a proteínas do leite de vaca.

O interrogatório sobre os diversos aparelhos e sistemas pode também contribuir para o diagnóstico. O sono, o apetite e atividade física devem ser explorados especificamente para cada faixa etária pediátrica. A presença da respiração predominante bucal pode estar presente na maioria das crianças com manifestações de rinite e asma.

## EXAME FÍSICO

O exame físico do trato respiratório consiste em quatro etapas: inspeção, palpação, percussão e ausculta.[1]

ASMA NO LACTENTE, NA CRIANÇA E NO ADOLESCENTE

Lavar as mãos e obter consentimento do paciente e/ou de seus cuidadores antes do exame físico completo é fundamental. Além disso, é oportuno explicar aos cuidadores, pais e paciente a respeito das etapas do exame físico do tórax sobre inspeção, percussão, palpação e ausculta.

Na **inspeção** do tórax, deve-se observar o padrão respiratório que é composto de frequência, ritmo e esforço respiratório.

A inspeção deve ser direcionada para todas as regiões extratorácicas. Desse modo, na inspeção geral da cabeça, pescoço e tórax, deve-se observar: dificuldade para respirar, tosse, estase jugular, batimento de asa de nariz, cianose labial, palidez, cicatrizes, deformidades torácicas (*pectus carinatum* e *excavatum*), escoliose, cifose, tiragem intercostal e diafragmática. Avaliar a expansão torácica bilateral e realizar a percussão supraclavicular, infraclavicular e posterior. Não é conveniente realizar ausculta sobre a vestimenta do paciente. Colocar o estetoscópio sobre a pele nua continua a ser a técnica preferida.[6]

É fundamental que todos os pacientes tenham aferidos: a frequência respiratória (Quadro 2.1), a frequência cardíaca, a medida da saturação transcutânea de oxigênio da hemoglobina, a temperatura corpórea, a estatura e o peso com consequente cálculo do índice de massa corpórea (IMC), a pressão arterial e as medidas de perímetros cefálico e torácico em lactentes.

**Quadro 2.1** Valores de frequência respiratória (FR) em incursões por minuto (ipm), em recém-nascidos, lactentes e crianças saudáveis.

| Idade | < 2 meses | 2-12 meses | 1-5 anos | 6-8 anos | > 8 anos |
|---|---|---|---|---|---|
| Frequência respiratória (FR) | < 60 ipm | < 50 ipm | < 40 ipm | < 30 ipm | < 20 ipm |

Padrões respiratórios anormais, como de Kussmaul, Biot e Cheyne-Stokes, podem traduzir dano cerebral grave.

A **palpação** do tórax deve ser realizada com as mãos lavadas e aquecidas nos dias frios. Deve-se buscar a presença de adenomegalia cervical e axilar, dor a compressão de costelas, músculos e seios da face, posição da traqueia. A compressão suave da parede do tórax pode sugerir alterações de estruturas ósseas. A sensação assimétrica da vibração da voz, ao pedir a criança que fale 33 repetidas vezes durante a palpação entre os dois hemitóraces, poderá ser útil em derrames pleurais e outras anormalidades intrapulmonares unilaterais.

A **ausculta** é a parte mais importante do exame físico do tórax. Crianças pequenas podem ser examinadas no colo dos cuidadores em ambiente calmo e agradável. Em dias frios, é aconselhável aquecer as mãos e a campânula do estetoscópio. Enquanto recém-nascidos lactentes e pré-escolares exigem técnicas de exame físico e torácico específicos, a maioria das crianças em idade escolar, bem como os adolescentes e os jovens, podem ser examinados e auscultados com os mesmos princípios e técnicas utilizadas nos exames físicos dos adultos.[7,8]

SEMIOLOGIA DO SISTEMA RESPIRATÓRIO EM CRIANÇAS

Os sons normais da respiração audíveis com o estetoscópio são classificados por intensidade, altura e duração durante a inspiração e a expiração. Estes sons são divididos em sons pulmonares normais e adventícios. A presença de ruídos adventícios indica anormalidades no sistema respiratório, nas vias aéreas e/ou no parênquima pulmonar.[9-13]

Os sons pulmonares são também chamados de sons respiratórios ou sons da respiração. Eles podem e devem ser auscultados através das paredes anterior e posterior do tórax, com um estetoscópio, inventado por René Laenec, em 1816, que continua sendo o aparelho mais relacionado aos médicos. Este aparelho torna possível a ausculta de sons pulmonares adventícios – estertores, sibilos, roncos, estridor e atrito pleural – bem como sons sonoros, como egofonia, broncofonia e pectorilóquia fônica.[7,8,12,14,15] Embora muito estudados, a nomenclatura para os sons pulmonares tem sido objeto de revisões pelas sociedades de pneumologia em todo o mundo. Segundo Staszko *et al.*, "O uso inadequado dos termos para descrever os ruídos adventícios na ausculta pulmonar, principalmente os ruídos descontínuos, continua sendo um fenômeno frequente e generalizado nas publicações médicas brasileiras".[11]

Hoje, há numerosos links de vídeos recomendados no YouTube sobre ausculta dos sons pulmonares. Embora mais de 6.000 vídeos estejam disponíveis, poucos têm qualidade excepcional.[16,17]

Sugestões de vídeos para ausculta de sons pulmonares podem ser sugeridos:

- https://www.youtube.com/watch?v=GmLvehqi6Yo
- www.youtube.com/watch?v=4EKL9D1pS2g
- www.youtube.com/watch?v=_nPi4-ed_Y4
- www.youtube.com/watch?v=Vd0sIgncxx0
- www.youtube.com/watch?v=9S_WwaXY1eE
- www.youtube.com/watch?v=O8OC7EiqBKQ

A Tabela 2.1 mostra as principais diferenças entre os sons pulmonares.

Embora os sons pulmonares não sejam patognomônicos de uma determinada doença ou localização anatômica, o estridor é mais comum nos diagnósticos de obstrução da laringe, os sibilos são mais comuns nas obstruções brônquicas, os roncos mais frequentes nas obstruções das vias aéreas superiores e as crepitações nas alterações alveolares (pneumonias). Porém, é importante observar que os sons pulmonares não podem ser distinguidos uns dos outros por meio de qualquer critério objetivo. Seus espectros de frequência se sobrepõem, e as suas formas de onda não têm características únicas. O que mais importa em crianças não é se um ruído pode ser chamado de ronco, estridor ou chiado, mas, sim, se o som é **inspiratório** ou **expiratório**.[18]

Alguns sons pulmonares, como os sibilos, podem ser detectados por aparelhos computadorizados como PulmoTrack®, que tem se mostrado viável e confiável em recém-nascidos e em menores de 1 ano ao usar valores de corte adequados para sibilos inspiratórios e expiratórios. Este método é não invasivo e fornece informação quantitativa sobre a extensão de sibilância, em contraste com a avaliação por médicos treinados. Entretanto, mais estudos são necessários para avaliar, em crianças saudáveis, sons do pulmão com este aparelho.[19]

ASMA NO LACTENTE, NA CRIANÇA E NO ADOLESCENTE

**Tabela 2.1** Características clínicas e correlações dos sons respiratórios.[1]

| Sons respiratórios | Características clínicas | Correlação clínica |
|---|---|---|
| Som traqueal normal | Surdo e não musical, claramente ouvido nas duas fases do ciclo respiratório. | Sons intrapulmonares, indicando vias aéreas superiores patentes. Pode ser perturbado (p. ex., tornar-se mais barulhento ou mesmo musical) se houver alteração da patência das vias aéreas superiores; usado para monitorar a apneia do sono; serve como um bom modelo de respiração brônquica. |
| Sons pulmonares normais | Suaves, não musicais, ouvido somente na inspiração e no início da expiração. | Encontram-se diminuído por fatores que afetam a geração do som (p. ex., hipoventilação, estreitamento da via aérea) ou transmissão do som (p. ex., destruição pulmonar, efusão pleural, pneumotórax); avaliado como um escore agregado com sons de respiração normal. |
| Respiração bronquial | Suaves, não musicais, ouvido nas duas fases da respiração. | Indica via aérea aberta rodeada por tecido pulmonar consolidado (p. ex., pneumonia ou fibrose). |
| Estridor | Musical, muito alto, pode ser ouvido ao longo das vias aéreas ou a distância, sem um estetoscópio. | Indica vias aéreas superiores obstruídas; associadas com lesões extratorácicas (p. ex., laringomaláceas, lesões de cordas vocais, lesões após extubação), quando ouvido na inspiração; associado com lesões intratorácicas (p. ex., traqueomalácea, broncomalácea, compressão extrínseca), quando ouvido na expiração; associado com lesões fixas (p. ex., cupê, paralisia das cordas vocais, massa laríngea), quando bifásica. |
| Sibilos | Musical, muito alto; ouvido na expiração, na inspiração ou em ambas. | Sugere estreitamento de vias aéreas ou bloqueio, quando localizado (p. ex., corpo estranho, tumor); associado com estreitamento generalizado da via aérea e limitação ao fluxo aéreo quando muito difundido (p. ex., asma, doença pulmonar obstrutiva brônquica); grau de limitação ao fluxo aéreo proporcional ao número de vias aéreas gerando sibilos; pode ser ausente se o fluxo aéreo estiver muito baixo (p. ex., na asma grave, enfisema destrutivo). |

(*Continua*)

24

PARTE **1**

SEMIOLOGIA DO SISTEMA RESPIRATÓRIO EM CRIANÇAS

**Tabela 2.1** Características clínicas e correlações dos sons respiratórios.[1]  (*Continuação*)

| Sons respiratórios | Características clínicas | Correlação clínica |
|---|---|---|
| Roncos | Musical, de baixa intensidade (frequência), similar ao ronco; mais baixo em intensidade do que o sibilo; pode ser ouvido na inspiração, na expiração ou em ambos. | Associados com ruptura de fluidos e colapsos anormais da via aérea; quase sempre é removido pela tosse, sugerindo uma rolha de secreção em vias aéreas maiores; é não específico; é comum com o estreitamento da via aérea causado por espessamento brônquico ou edema por broncoespasmo (p. ex., bronquite e doença pulmonar obstrutiva brônquica). |
| Crepitação fina | Não musical, curto, explosivo; ouvido na metade final da inspiração e ocasionalmente na expiração; não afetado pela tosse, dependente da gravidade; não transmitido para boca. | Não relacionado a secreções; associado com várias doenças (p. ex., fibrose pulmonar intersticial, insuficiência cardíaca congestiva, pneumonia); pode ser um sinal precoce de doença (p. ex., fibrose pulmonar idiopática, asbecitose); pode estar presente antes da detecção por exames de radiologia. |
| Crepitação grossa | Não musical, curto, som explosivo; ouvido no início da inspiração, e por toda a expiração; afetado pela tosse; transmitido para a boca. | Indica abertura intermitente da via aérea, pode estar relacionada a secreções (p. ex., na bronquite crônica). |
| Atrito pleural | Não musical, explosivo, usualmente com sons bifásicos, tipicamente ouvidos em regiões basais. | Associado com inflamações pleurais ou tumores. |
| | Sons mistos com curtos sibilos, acompanhados ou precedidos por estertores | Associado com condições afetando as vias aéreas distais; pode sugerir pneumonia ou outros tipos de doença intersticial em que não estão gravemente doentes; pode indicar pneumonia em pacientes que estão gravemente doentes. |

A **percussão** do tórax deve ser realizada de modo simétrico entre os hemitóraces anterior e posterior. Para quem é destro, apenas o terceiro dedo da mão esquerda deve tocar a superfície do tórax, enquanto o terceiro dedo da mão direita percute a falange terminal do terceiro dedo da mão esquerda. Simetria ou assimetria entre sons timpânicos e maciços devem constituir a busca para doenças em um lado do tórax. A percussão não detecta pequenas lesões localizadas profundamente nos pulmões.

## PROCEDIMENTOS DIAGNÓSTICOS E TERAPÊUTICOS EM DOENÇAS RESPIRATÓRIAS EM CRIANÇAS, ADOLESCENTES E JOVENS

Quando o diagnóstico não pode ser comprovado pela história e exame físico e/ou quando é necessária a sua confirmação, uma série numerosa de exames e procedimentos pode ser utilizada. Esses procedimentos devem ser realizados de modo progressivo: o menor número possível de exames; na maioria das vezes, evitar os invasivos; sempre iniciar pela etiologia mais provável, resultado da hipótese clínica e da experiência do médico assistente. Por exemplo, nas doenças crônicas intersticiais, o radiograma de tórax deve preceder a tomografia, que deve preceder a biópsia pulmonar. Ter em mente que, para a maioria das doenças do trato respiratório, o acompanhamento com tomografia computadorizada de alta resolução com baixa radiação deve ter intervalo de, pelo menos, dois anos entre uma tomografia e a seguinte, exceto em caso de extrema necessidade.

### Principais procedimentos diagnósticos e terapêuticos em doenças respiratórias de crianças, adolescentes e jovens

- **Sanguíneos**: gasometria, dosagens das imunoglobulinas séricas, hemograma, velocidade de hemossedimentação sanguínea (VHS), proteína C reativa (PCR).
- **Cirúrgicos**: toracocentese, toracoscopia, biópsia pulmonar, traqueostomia, ressecção pulmonar, transplante pulmonar.
- **Imagenologia**: radiograma de tórax, radiograma das vias aéreas superiores, radiograma dos seios da face nas posições de Caldwell e Waters, tomografia computadorizada de alta resolução, cintilografia de perfusão e de ventilação, esofagorrafia, angiografia, ressonância magnética do tórax, ultrassonografia, fluoroscopia, angiografia.
- **Procedimentos para avaliar a função pulmonar**: espirometria, medida da hiperresponsividade brônquica (provocação brônquica) com metacolina, histamina, carbacol, ar frio, antígenos etc.; testes espirométricos com broncodilatador, pletismografia, técnicas de diluição de gases, capnografia volumétrica, *lung clearance index*, gasometria, técnica de oscilação forçada.
- **Procedimentos para avaliar a capacidade física**: exercícios e reabilitação pulmonar, teste de caminhada de seis minutos.
- **Procedimentos de microbiologia**: culturas de secreção de escarro, cultura por *swab* de orofaringe e lavado broncoalveolar.
- **Procedimentos terapêuticos**: oxigenoterapia, aerossolterapia, broncoscopia, reabilitação pulmonar, lavado broncoalveolar (como na pneumonia lipídica), toracocentese.
- **Procedimentos diagnósticos para doenças específicas**: teste de Mantoux, parasitológico de fezes, sorologia para HIV, dosagem de IgE específica para proteínas de leite de vaca, IgE específica para *Aspergillus fumigatus*, testes cutâneos de leitura imediata, dosagem de eletrólitos no suor (teste do suor), estudo da função da proteína *Cystic*

*Fibrosis Transmenbrane Regulator* (CFTR) para fibrose cística por evaporimetria e por biópsia retal, teste da sacarina.

- **Avaliação da alergia por testes cutâneos de leitura imediata ou de hipersensibilidade imediata (TCHI)**: tem como objetivo determinar se um ou mais alérgenos estão envolvidos na fisiopatologia da asma da criança, podendo propiciar medidas de prevenção adequadas. Os TCHI são de procedimento simples, rápidos e seguros. Em algumas ocasiões, eles podem ser complementados por outros exames diagnósticos, como a dosagem da IgE antígeno-específica. Um teste cutâneo positivo ou um nível elevado de IgE específica indicam sensibilização alérgica.
- **Endoscópicos**: broncoscopia, mediastinoscopia, pleuroscopia, lavado broncoalveolar (LBA).
- **Avaliação da inflamação das vias aéreas**: alguns marcadores de inflamação têm sido utilizados para o diagnóstico e para o controle de tratamento de pacientes com doenças pulmonares crônicas, sobretudo a asma e a fibrose cística. Níveis de óxido nítrico exalado (eNO) estão aumentados em doentes com asma atópica, em comparação com controles saudáveis, especialmente quando a asma não está bem controlada e são reduzidos com o uso de corticoide inalatório. A medida da concentração eNO pode ser facilmente realizada no momento e no contexto dos cuidados primários.

  Outros mediadores da inflamação, como as interleucinas e mediadores celulares, têm sido avaliados apenas para fins de investigação. A contagem de eosinófilos no escarro induzido e a quantificação dos vários mediadores no condensado exalado pulmonar podem ser ferramentas úteis para avaliar a inflamação das vias aéreas e a deterioração da função pulmonar nas doenças pulmonares crônicas. Nenhum dos marcadores descritos faz diagnóstico de determinada doença, mas podem ser úteis para avaliar o grau de inflamação das vias aéreas e ajustar o tratamento.

- **Procedimentos terapêuticos**: oxigenoterapia, aerossolterapia, ventilação não invasiva, fisioterapia respiratória, exercícios, broncoscopia, lavado broncoalveolar, traqueostomia, ressecção pulmonar, drenagem torácica, transplante pulmonar.

## CONSIDERAÇÕES FINAIS

As partes que compõem a semiologia – anamnese, exame físico e procedimentos diagnósticos – devem permanecer sempre como as ferramentas fundamentais para que o médico possa buscar o diagnóstico das doenças respiratórias.

Não obstante o numeroso e fantástico crescimento em inovação, qualidade e quantidade de exames subsidiários complementares, a anamnese e o exame físico continuarão sendo as vigas mestras para o diagnóstico, tanto das doenças agudas quanto das crônicas.

Conhecer os benefícios dessas três ferramentas e utilizá-las da melhor forma possível, ética e cientificamente, mostra a competência médica e a diferença entre profissionais.

# REFERÊNCIAS BIBLIOGRÁFICAS

1. Pasterkamp H. The history and physical examination. In: Chernick V, Boat TF. Kendig's Disorders of the Respiratory Tract in Children. 6ed. Philadelphia: W. B. Saunders Company, 1998. p.85-106.
2. Chang AB, Landau LI, Van Asperen PP, Glasgow NJ, Robertson CF, Marchant JM, et al. Cough in children: definitions and clinical evaluation. Med J Aust. 2006;184(8):398-403.
3. Irwin RS, French CT, Lewis SZ, Diekemper RL, Gold PM. Overview of the management of cough: CHEST - Guideline and Expert Panel Report. Chest. 2014;146(4):885-9.
4. Lewis SZ, Diekemper RL, French CT, Gold PM, Irwin RS. Methodologies for the development of the management of cough: CHEST guideline and expert panel report. Chest. 2014;146(5):1395-402.
5. Solé D, Ribeiro JD. Tosse crônica. In: Freire LMS. Diagnóstico Diferencial em Pediatria. Rio de Janeiro: Guanabara Koogan, 2008. Cap 17. p.131-7.
6. Koff RS. Fundamentals of Lung Auscultation. N Eng J Med. 2014;370(21):2053.
7. Murphy RL. In defense of the stethoscope. Respir Care. 2008;53:355-69.
8. Murphy RL. Auscultation of the lung: past lessons, future possibilities. Thorax. 1981;36:99-107.
9. Bohadana A, Izbicki G, Kraman SS. Fundamentals of lung auscultation. N Engl J Med. 2014;370(8):744-51.
10. Oliveira A, Marques A. Respiratory sounds in healthy people: A systematic review. Respir Med. 2014;108:550e570.
11. Staszko KF, Lincho C, Engelke Vda C, Fiori NS, Silva KC, Nunes EI, et al. Pulmonary auscultation terminology employed in Brazilian medical journals between January of 1980 and December of 2003. J Bras Pneumol. 2006;32(5):400-4.
12. Sovijärvi ARA, Dalmasso F, Vanderschoot J. Definition of terms for applications of respiratory sounds. Eur Respir Rev. 2000;10:597-610.
13. Xavier GN, Duarte AC, Melo-Silva CA, Dos Santos CE, Amado VM. Accuracy of pulmonary auscultation to detect abnormal respiratory mechanics: A cross-sectional diagnostic study. Med Hypotheses. 2014;83(6):733-4.
14. Forgacs P. Crackles and wheezes. Lancet. 1967;2:203-5
15. Forgacs P. The functional basis of pulmonary sounds. Chest. 1978;73:399-405.
16. Easy Auscultation. Lung Sounds, 2013. [Internet] [Acesso em 08 jun 2016]. Disponível em: www.easyauscultation.com/lung-sounds.aspx
17. Sunderland N, Camm CF, Glover K, Watts A, Warwick G. A quality assessment of respiratory auscultation material on YouTube. Clin Med. 2014;14(4):391-5.
18. Klein M. Fundamentals of Lung Auscultation. N Eng J Med. 2014;370(21):2052.
19. Puder LC, Fischer HS, Wilitzki S, Usemann J, Godfrey S, Schmalisch G. Validation of computerized wheeze detection in young infants during the first months of life. BMC Pediatrics. 2014;14:257.

## CAPÍTULO 3

**Carlos Antônio Riedi**
**Nelson A. Rosário Filho**

# Métodos de Investigação em Crianças

## INTRODUÇÃO

Não obstante a evolução na área de diagnóstico por imagem, especialmente na qualidade dos equipamentos e, por sua vez, na imagem para avaliação das doenças pulmonares, nada substitui a anamnese detalhada e o exame físico. A interpretação da imagem do tórax e a compreensão das doenças, especialmente em crianças, são complexas. Os exames de imagem utilizados são o raios-X de vias aéreas superiores, de tórax, a ecografia, a tomografia de tórax e a ressonância magnética.[1]

Quando a técnica com radiação é utilizada, parte dela é absorvida pelo paciente. Existe preocupação com as doses de radiação e o risco de desenvolver doença, e sempre deve ser feito esforço para limitar a exposição, o que pode ser obtido se o princípio ALARA (*As Low As Reasonably Achievable*) for implementado.[2] O modo mais eficaz de limitar a exposição é não realizar raios-X desnecessariamente, ou utilizar técnicas sem radiação. Além disso, empregar doses baixas de radiação e proteger as gônadas.

A avaliação por imagem do pulmão em pacientes com asma evoluiu muito nas últimas décadas com imagens obtidas por tomografia computadorizada, ressonância magnética, tomografia com emissão de pósitrons e tomografia computadorizada com emissão de fóton único. Relatos anteriores em pacientes com asma eram limitados a alterações grosseiras, como bronquiectasias, atelectasias e espessamento brônquico, sobretudo nos pacientes com doença grave em relação a indivíduos saudáveis.[3]

## RADIOGRAFIA DE VIAS AERÍFERAS SUPERIORES

Devido a sua anatomia complexa, a radiografia de via respiratória superior tem limitações para detectar anormalidades, e a imagem por tomografia ou ressonância é a melhor escolha. O defeito anatômico mais frequente é atresia de coana e a tomografia permite definir se esta alteração ocorre por defeito ósseo, membranoso ou misto, a espessura do osso e se é uni ou bilateral.[4] Para obtenção de imagem dos seios paranasais, é realizada radiografia em occipito-frontal (Caldwell), occipitomental (Water) e lateral. Os seios maxilares e células etmoidais estão presentes ao nascimento. O esfenoidal começa o processo de aeração entre sete meses e dois anos, e o frontal, a partir dos seis anos. A presença de opacificação não se correlaciona com infecção e pode estar presente em condições como rinite alérgica, fibrose cística, asma ou por rotação da cabeça. A presença de pan-sinusopatia com agenesia ou hopoplasia do seio frontal e/ou esfenoidal é característica de fibrose cística.[5]

A tomografia e a ressonância demonstram melhor a anatomia dos seios da face, como o complexo osteomeatal, e permitem avaliar a presença de complicações, como abscesso orbital subperiostal, celulite orbitária, bem como complicações intracranianas com absces-so e trombose do seio venoso.[4]

## IMAGEM DA VIA AÉREA EXTRAPULMONAR

Sintomas respiratórios altos, como tosse, estridor e rouquidão, são frequentes em pediatria. Em relação a corpo estranho, uma radiografia frontal e lateral geralmente é suficiente. Deve ser obtida com técnica de alta kilovoltagem. O lactente ou a criança maior pode ter estridor, tosse, rouquidão, choro com timbre diferente, ou mesmo a possibilidade de corpo estranho. A investigação deve iniciar com radiografia lateral e frontal. É importante que a radiografia lateral seja obtida em inspiração e com a cabeça em extensão. Isso impede a formação de falsa imagem (pseudomassa) em retrofaringe.[6] Visua-lização de epiglote aumentada sugere epiglotite; se houver suspeita dessa condição clínica, a radiografia deve ser obtida em posição supina. Estudo da região glótica e subglótica pode ser feito de forma dinâmica, pois permite avaliar a estrutura e a função, e torna possível o diagnóstico de lesões, como estenose, laringomalácia e traqueomalácia.[7]

Estudo auxiliar a ser realizado é o esofagograma, que possibilita detectar fístulas, alte-rações anatômicas do esôfago. O esofagograma com fluoroscopia permite avaliar a possi-bilidade diagnóstica de anel vascular.[8]

## RADIOGRAFIA DE TÓRAX

A radiografia de tórax continua sendo a base para avaliação do tórax. Técnica adequada como radiografia em inspiração, preferencialmente em posteroanterior, com colimação deve ser preconizada. Achados específicos, particularmente em crianças com o timo mais alargado que se localiza no mediastino anterior, são frequentes, por vezes com aspecto de vela de barco (Figura 3.1). Pode ocorrer redução em situações de estresse, uso de corticosteroides e a sua ausência pode ser um sinal de imunodeficiência. O índice cardio-

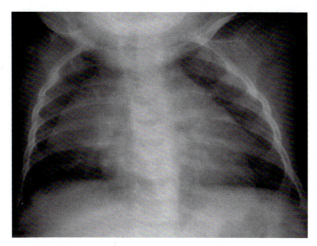

Figura 3.1 Presença de timo com aumento de volume; sinal da vela.

torácico pode exceder a relação 1:2 e deve-se ter cuidado com o diagnóstico de cardiomegalia, especialmente se a radiografia estiver em expiração ou se a imagem foi obtida em anteroposterior.[9]

A avaliação da radiografia de tórax deve ser realizada seguindo uma ordem, que deve começar pela identificação. Observar o grau de insuflação (o ideal é que a cúpula diafragmática esteja entre o quinto e o sétimo arcos costais anteriores). Radiografias obtidas em expiração podem gerar opacidades, aumento da área cardíaca, desvio de traqueia. As extremidades anteriores das costelas devem estar simétricas (equidistantes). O contraste de preto e branco, grau de penetração da radiografia, está relacionado aos parâmetros como kVp e mAs. Radiografias escuras podem impedir a verificação de lesões pulmonares, assim como podem sugerir opacidades se estiverem mais brancas.[10] As cúpulas diafragmáticas apresentam-se de forma convexa para o tórax e a direita geralmente é mais alta, em contato com o fígado, enquanto, à esquerda, é possível observar o estômago pela presença de ar. Nas radiografias obtidas em perfil, o diafragma direito é observado até a porção anterior do tórax, enquanto o esquerdo perde sua definição em contato com o coração. Na porção posterior, o diafragma tem inclinação para baixo, onde os pulmões se projetam e lesões nesta porção podem ser difíceis de serem observadas na radiografia em posteroanterior.

Na radiografia de tórax (Figura 3.2), as estruturas que mais facilmente são observadas são os vasos (artérias e veias); os brônquios de grande calibre podem ser observados próximos aos hilos pulmonares. Estes localizam-se entre os pulmões e o mediastino e são formados por artérias e veias pulmonares, linfáticos e linfonodos. O hilo pulmonar esquerdo tem posição mais alta em relação ao direito. Na radiografia frontal, é possível observar o botão aórtico, à esquerda, e a borda esquerda da aorta descendente, assim como a artéria pulmonar esquerda, localizada pouco abaixo do botão aórtico. Na radiografia frontal, abaixo da carina, pode se observar uma imagem em linha sobre a coluna vertebral, que corresponde ao recesso da veia ázigos. A importância e o conhecimento da anatomia radiológica do tórax permitem identificar lesões que apresentem efeito de massa, que alte-

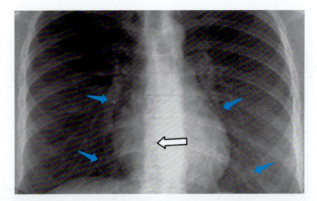

**Figura 3.2** Radiografia de tórax – as setas em azul identificam os vasos pulmonares; no hilo a artéria pulmonar direita e esquerda junto com os brônquios correspondentes. A seta branca identifica o recesso da veia ázigos.

ram os contornos das principais linhas radiológicas (dos diafragmas, da aorta, da traqueia, da veia ázigos etc.). A indefinição da janela aortopulmonar (espaço entre o botão aórtico e a artéria pulmonar esquerda), do recesso da veia ázigos, o alargamento do mediastino, da linha paratraqueal direita podem estar relacionados a lesões, como linfonodomegalias. Radiografia normal não significa ausência de lesão e, se houver necessidade, a tomografia de tórax pode ser indicada.[4,9,10]

Pacientes com asma não complicada apresentam radiografia de tórax geralmente normal. Em pacientes com doença mais avançada, pode-se observar sinais sugestivos de aumento do volume pulmonar com retificação dos diafragmas, aumento de ar no espaço retroesternal e pouca diferença na radiografia obtida em inspiração e expiração. Outros achados que podem ser observados são leve proeminência dos vasos nos hilos pulmonares e arolhamento brônquico com ou sem atelectasia.[11]

A radiografia de tórax é importante na asma para identificar complicações durante a crise aguda ou diagnóstico diferencial de sibilância. É mais útil na avaliação de pacientes com asma brônquica que para o diagnóstico de exacerbações. Embora espessamento brônquico, aumento do volume pulmonar e atelectasia focal quando presentes sugiram asma, a radiografia de tórax obtida durante uma crise de exacerbação pode ser normal. Achados idênticos podem ser observados em bronquite crônica, broncopneumonia de origem viral, e estas semelhanças limitam sua especificidade. A correlação clínica deve ser utilizada na interpretação dos achados assim como em outras áreas da radiologia.[12]

Em crianças com suspeita de aspiração de corpo estranho e com radiografia de tórax normal realizada em inspiração, deve-se repetir o exame com imagem obtida em expiração[13] ou realizar fluoroscopia.[14]

Estudos radiológicos com contraste de bário do esôfago (esofagograma ou seriografia) nem sempre são sensíveis ou específicos para o diagnóstico de doença do refluxo gastresofágico. Quando comparados com estudos de pHmetria esofágica, o exame contrastado teve sensibilidade de 31% a 86% e especificidade de 21% a 86%, com valor preditivo positivo de 80% a 82%.[15]

## TOMOGRAFIA DE TÓRAX

Para interpretação das imagens, faz-se necessário o conhecimento da anatomia pulmonar (Figura 3.3 – Anatomia do lóbulo secundário). Os lóbulos pulmonares, de formato poligonal, são delimitados pelos septos interlobulares, onde se localizam os linfáticos e vênulas. No centro, encontra-se a arteríola centrolobular e linfáticos. Lesões centrolobulares podem ser observadas em pneumonite de hipersensibilidade (Figuras 3.4 e 3.5); espessamento dos septos interlobulares pode ser observado em edema agudo de pulmão, quilotórax.

A tomografia de tórax tem maior sensibilidade e especificidade que a radiografia, mas nem sempre fornece informações relevantes.[6] A contribuição é indiscutível para avaliação de lesões congênitas, do mediastino e da pleura.[7] Pode ser útil para avaliar lesões vasculares extracardíacas[8] e complicações pós-operatórias. Deve-se sempre avaliar o risco-benefício ao solicitar uma TAC de tórax devido a exposição à radiação. Em crianças menores de cinco anos, pode ser necessário sedação ou anestesia, embora com equipamentos multidetectores e de maior velocidade, ou seja, menos frequente. A tomografia de tórax de alta resolução (HRCT) pode ser útil para detectar doença pulmonar em pacientes sintomáticos com radiografia de tórax normal; torna possível avaliar o padrão, distribuição e presença de atividade e reversibilidade de doença pulmonar difusa; estabelecer correlação entre os achados radiológicos e histopatológicos; em pacientes com achados radiológicos indefinidos (Figuras 3.4 e 3.5), pode ajudar no diagnóstico ou excluir outras doenças; permite avaliar a melhor forma e o local para biópsia pulmonar; pode ser utilizada para avaliar lesões de metástases, nódulos pulmonares, doença difusa do parênquima pulmonar e bronquiectasias.[16]

O custo da tomografia de tórax é maior que a radiografia e o paciente é submetido a maior radiação. Entretanto, a tomografia computadorizada pode evidenciar achados radiológicos compatíveis com asma e é mais sensível para detectar alterações morfológicas associadas a asma. É possível realizar avaliação funcional, como aprisionamento de ar (*airtrapping*) e resposta a broncodilatador, e não há relação com o tempo e gravidade da doença e o volume expiratório forçado no primeiro segundo ($VEF_1$) na espirometria.[17]

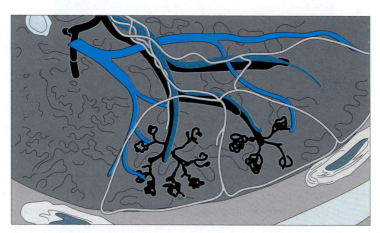

**Figura 3.3** Lóbulo secundário: em azul escuro, sangue venoso; em azul claro, sangue arterial brônquio terminal no centro e linfáticos no septo interlobular.
Fonte: http://www.radiologyassistant.nl/en/p42d94cd0c326b/lung-hrct-basic-interpretation.html

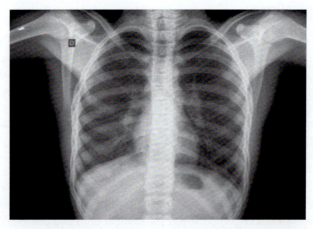

**Figura 3.4** Radiografia de tórax com alterações retículo-nodulares em paciente com pneumonite de hipersensibilidade.

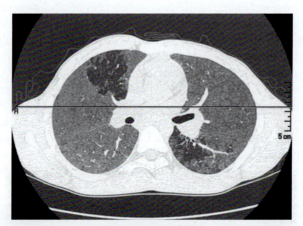

**Figura 3.5** Paciente com pneumonite de hipersensibilidade. Observam-se opacidades centrolobulares e padrão de atenuação em mosaico (contraste de áreas mais brancas e mais escuras).

A especificidade do exame é limitada devido a achados presentes em outras doenças, como bronquiectasias, bronquite crônica, enfisema e aspergilose broncopulmonar alérgica (ABPA). Achados de bronquiectasias (*tram lines*) centrais, impactação mucoide (sinal do dedo de luva) e opacidades centrolobulares são sugestivos de aspergilose broncopulmonar alérgica (ABPA).[12]

Goldin *et al.* examinaram 15 pacientes com asma leve e oito controles por meio de espirometria, HRCT, teste de metacolina e resposta broncodilatadora com albuterol. Após metacolina, os controles apresentaram queda no $VEF_1$ menor que 10% e sem alteração nos padrões de atenuação pulmonar. Os pacientes com asma apresentaram queda de 20% a 36% no $VEF_1$, alteração nos padrões de atenuação pulmonar e redução no calibre de vias aeríferas menores que 5 mm. Após o uso de albuterol, os indivíduos do grupo-controle não apresentaram alterações na espirometria, atenuação pulmonar e tamanho do brônquio.

Nos pacientes com asma, todos os parâmetros retornaram aos níveis basais. A conclusão dos autores foi que a tomografia computadorizada helicoidal pode demonstrar obstrução reversível do fluxo aéreo em pacientes com asma.[18]

Os achados radiológicos têm importância no diagnóstico diferencial de outras doenças que se apresentam com sibilância, como bronquiolite obliterante (Figuras 3.6 e 3.7). A avaliação de paciente com suspeita de anomalia traqueobrônquica primária deveria come-

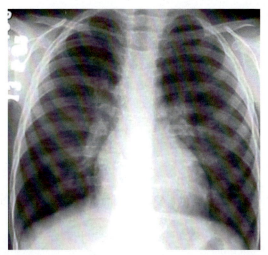

**Figura 3.6** Radiografia de tórax de paciente com bronquiolite obliterante. Apresenta achados de aumento de volume pulmonar, como retificação dos diafragmas.

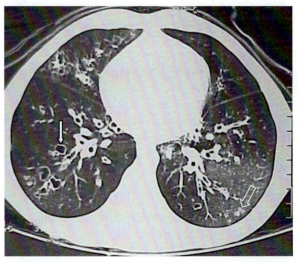

**Figura 3.7** Tomografia do mesmo paciente. Observa-se áreas de atenuação em mosaico (áreas mais brancas e mais escuras), bronquiectasias (seta cheia), espessamento brônquico e áreas de impactação brônquica (seta vazia).

çar com radiografia de tórax. Essas lesões geralmente não são observadas na radiografia, mas auxiliam na exclusão de alterações que causam sibilância, como massas no mediastino e cardiomegalia. A fluoroscopia das vias respiratórias pode identificar colabamento que é mais acentuado na expiração. Se houver suspeita clínica de anel vascular,,um esofagograma deve ser solicitado. Atualmente, este exame tem sido substituído em muitos centros pela angiotomografia ou ressonância magnética com contraste.[19]

A tomografia computadorizada de tórax pode detectar estreitamento ou compressão das vias aeríferas. Entretanto, a broncoscopia (realizada em respiração espontânea), geralmente é necessária para o diagnóstico definitivo. Malácia pode ser identificada na presença de colapso acentuado das vias aeríferas durante a expiração. A broncoscopia pode ser útil para o diagnóstico de obstrução intraluminal ou estenose, ou a presença de compressão extrínseca que, se pulsátil, sugere anomalia vascular. Ressonância magnética pode ser utilizada para o diagnóstico de anomalias vasculares que causam compressão extrínseca das vias respiratórias e que podem estar associadas a traqueomalácea.[20] Após a radiografia de tórax, diversos procedimentos diagnósticos são disponíveis na avaliação de pacientes com suspeita de anel vascular. Entretanto, a escolha e a sequência desses procedimentos não foram adequadamente estudadas.[19] Desse modo, a avaliação diagnóstica depende da experiência pessoal, do local, do custo e da disponibilidade dos exames.[19,21] A tomografia computadorizada do tórax com contraste deveria ser considerada na avaliação de pacientes com imunodeficiência primária, nos quais as complicações pulmonares são frequentes. A tomografia de alta resolução é mais sensível que a radiografia de tórax e define melhor as alterações pulmonares, como bronquiectasias, espessamento brônquico, opacidades nodulares e em vidro fosco, pequenas áreas de consolidação, pneumatoceles e linfonodomegalias hilares e mediastinais que podem estar presentes em pacientes com imunodeficiência.[22]

Médicos e profissionais de saúde, técnicos em radiologia, fabricantes de aparelhos e organizações governamentais devem compartilhar a responsabilidade de minimizar a radiação durante a realização de exames em crianças. Diversas medidas podem ser tomadas para reduzir a radiação para quem realiza o exame. A tomografia deve ser realizada somente se necessário. Comunicação entre médicos e radiologistas torna possível verificar a necessidade e qual a melhor técnica para realizar o exame. Há indicações padronizadas para realizar tomografia e as indicações de cada exame deveriam ser revistas. Quando apropriado, outras modalidades, como ecografia ou ressonância magnética (que não utiliza radiação ionizante), deveriam ser consideradas.

Exames tomográficos com múltiplos canais durante diferentes fases de contraste deveriam ser evitados. Estes exames nem sempre são necessários (especialmente no tórax e abdome) e aumentam a dose de radiação utilizada.[23]

## FLUOROSCOPIA

Esta técnica utiliza os raios-X e permite observar as estruturas de forma dinâmica. É possível verificar alterações no diâmetro das vias respiratórias; além disso, é utilizada para a realização de esofagograma, estudo da deglutição, pesquisa de fístulas, avaliação da mobilidade diafragmática que pode estar comprometida nas eventrações e nas paralisias do diafragma.[9] Possibilita ao radiologista verificar de forma dinâmica em várias

MÉTODOS DE INVESTIGAÇÃO EM CRIANÇAS

projeções e detectar mudanças do calibre das vias respiratórias, assim como a entrada e saída de ar dos pulmões. Portanto, é útil para avaliar presença de corpo estranho.[24]

A videofluoroscopia para estudo da deglutição, também conhecida como deglutição com bário modificada, é, na maioria das vezes, o procedimento inicial para avaliar as fases faríngea e esofágica da deglutição. Deve ser realizada após avaliação da deglutição por especialista em fonoaudiologia, e os achados radiológicos devem ser interpretados com os dados clínicos. O procedimento requer a presença e colaboração do fonoaudiologista e radiologista. Se a criança está com sonda nasogástrica, geralmente ela não é retirada.[25] Para realizar o videodeglutograma, bário é oferecido por via oral e a deglutição é filmada na projeção lateral e anteroposterior. Uma variedade de texturas de alimentos misturada com bário é oferecida de acordo com a idade do paciente.[26] O vieodeglutograma é interpretado em tempo real. Deve-se avaliar a duração da fase oral e faríngea, motilidade, anormalidades da deglutição, presença de resíduos (p. ex., no recesso faríngeo) e se apresenta aspiração. A presença de material (bário) no aparelho respiratório é diagnóstico de aspiração. Entretanto, a ausência não exclui aspiração porque pode ocorrer de modo intermitente. Refluxo nasofaríngeo por incompetência velofaríngea ou disfunção cricofaríngea e penetração laríngea pode ser observado. A presença desses achados deve ser analisada de acordo com a idade, e em crianças acima de um ano é considerado anormal. Eles indicam distúrbio da deglutição, mas não aspiração. Nas crianças maiores e adultos, há boa correlação entre penetração laríngea no deglutograma e aspiração para o aparelho respiratório.[27]

## ECOGRAFIA DE TÓRAX

Na ultrassonografia, as ondas são transmitidas para o transdutor da área de interesse. Os tecidos transmitem e refletem essas ondas de forma diferente dependente de sua composição e as ondas refletidas são registradas pelo transdutor, o que possibilita caracterizar esses tecidos. A ultrassonografia não utiliza radiação ionizante e esta modalidade de imagem favorece a investigação em pediatria. No entanto, o ar é um condutor ruim das ondas e, assim, a ultrassonografia tem limitações para uso em doenças pulmonares. Essa modalidade de imagem pode ser útil na avaliação de estruturas não aeradas como líquido pleural, timo, diafragma (avaliação da mobilidade) e parede torácica.[4]

Para avaliação de derrame pleural, pacientes com ecografia que demonstraram alterações consideradas de baixo grau (sem evidência de organização, líquido pleural livre) apresentaram tempo de hospitalização semelhante, se tratados de modo cirúrgico ou não. Pacientes com ecografia de alto grau (evidência de organização como septos ou loculações) apresentaram menor tempo de hospitalização quando tratados de forma cirúrgica (drenagem e colocação de dreno). Esse estudo demonstra a importância do uso da ecografia na avaliação precoce do derrame pleural e implicação terapêutica.[28] Em geral, o uso da ecografia na avaliação do tórax é limitado para verificar a presença de massas no mediastino ou doença pleural. Nas vias aeríferas, a interface de ar limita a aquisição de imagem e informação diagnóstica. A ecografia não fornece imagens reprodutíveis das vias aeríferas úteis para diagnóstico e avaliar a resposta ao tratamento. No entanto, é o método de escolha para avaliar a presença e consistência do derrame pleural. Pode ser útil no diagnóstico diferencial de massa subpleural e colapso pulmonar em um paciente com opacificação do hemitórax observada na radiografia do tórax. Além disso, é o método de escolha para diferençar sólidos de coleção cística pleural e avaliar a viabilidade da drenagem pleural.[29] Ecografia é com frequência utilizada como procedimento complementar para identificar a presença de lesões cardíacas. Nas mãos de profissional experiente, a ecocardiografia pode ser útil para identificar a anatomia vascular e visualizar anel vascular. Entretanto, não é confiável para definir a anatomia do arco aórtico, uma vez que não é capaz de identificar estruturas atrésicas, sem padrão luminar e de qualidade ruim para visualizar a via respiratória. Em alguns pacientes, o exame é limitado pela janela acústica pequena.[21,30] Pode ser empregada para avaliar a via respiratória superior, a laringe, em pacientes com sintomas respiratórios, esforço, estridor, sibilos.[31] As Figuras 3.8 e 3.9 ilustram a presença de massa em laringe altamente vascularizada, compatível com hemangioma de laringe.

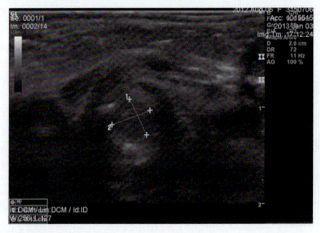

Figura 3.8  Massa em laringe.

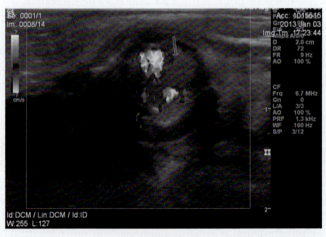

Figura 3.9  Massa em laringe com aumento de vascularização compatível com hemangioma de laringe.

## IMAGEM POR RESSONÂNCIA MAGNÉTICA

A ressonância magnética (RM) é ferramenta importante para avaliar doenças do coração, mediastino, pleura e parede do tórax.[32] Suas vantagens são: contraste, imagem em vários planos, sensibilidade ao fluxo sanguíneo e falta de radiação ionizante. O uso da RM em doenças pulmonares tem limitações devido ao baixo sinal decorrente do movimento, à falta de fótons e campos heterogêneos devido a interface ar/tecido – problemas que devem melhorar com novas técnicas.

A RM é a técnica adequada para avaliar a parede do tórax, diafragma e particularmente com contraste para avaliar a extensão de invasão de tecidos. RM tem limitações para avaliar o parênquima pulmonar. Isto é resultado de muitos fatores, inclusive a baixa resolução espacial, densidade de prótons, múltiplos artefatos de movimento e perda da resolução entre parede alveolar e ar. Nas doenças intersticiais, pode ser útil na diferenciação de doença ativa de fibrose. Novas técnicas com hélio hiperpolarizado (He3) ou xênon estão sendo aplicadas como forma de verificar diferentes coeficientes de atenuação.[33]

## CONDENSADO EXALADO

Exalado condensado contém aerossóis e vapores que podem ser coletados e analisados para que de forma não invasiva seja possível elucidar processos patológicos e fisiológicos no pulmão. A colheita do ar exalado é realizada com um dispositivo onde o ar passa e é condensada. Embora predominantemente derivado de vapor de água, contém citocinas,[34] lipídeos, surfactante, produtos de oxidação, histamina, acetilcolina e serotoninas.[35] Além disso, pode ter componentes voláteis, como amônia, peróxido de hidrogênio, etanol, e permite avaliação do pH.[36] Essa técnica possibilita que componentes inflamatórios e bioquímicos pulmonares possam ser avaliados em doenças pulmonares de modo não invasivo. Testes de função pulmonar não avaliam o grau de inflamação em doenças pulmonares. O condensado exalado aumenta a premissa do FeNO (fração de óxido nítrico exalado) para fornecer métodos que possam medir e monitorar o processo inflamatório.

O exalado condensado apresenta diluição variável e na ausência de um marcador real fica difícil avaliar a superfície líquida que recobre o epitélio respiratório. Isso não limita seu uso e, assim como o lavado broncoalveolar, o escarro induzido e o FeNO têm limitações. Componentes como a relação nitrito/nitrato, ácidos/pH, leucotrienos/prostaglandinas e IL4/interferon não dependem de fatores de diluição. A grande utilidade desse método é o caráter não invasivo, facilidade de uso, o número de componentes que podem ser avaliados e a relação com o processo patológico.[37]

Doenças inflamatórias, como asma e doença pulmonar obstrutiva crônica (DPOC), são frequentes e difíceis de obter amostras diretas do pulmão inflamado. O condensado exalado é tecnicamente simples, não invasivo, e representa o líquido que recobre as vias respiratórias. Melhora no método de colheita e evolução de técnicas moleculares têm permitido o uso de ensaios mais sensíveis; identificar outros marcadores que podem ser úteis para monitorar o processo inflamatório.[38]

## ÓXIDO NÍTRICO EXALADO

Medida da concentração do óxido nítrico exalado (FeNO) é método quantitativo, não invasivo, simples e fácil de medir a inflamação das vias respiratórias. Fornece uma ferramenta complementar de outras formas de avaliar o sistema respiratório, incluindo asma. Enquanto a medida do óxido nítrico foi padronizada, não há valores de referência para a prática de cuidados de saúde para o uso e interpretação do óxido nítrico exalado.[39] Estudos com óxido nítrico exalado em asma utilizaram valores de referência como normal e anormal. Entretanto, tem sido difícil determinar valores normais para indivíduos saudáveis porque estes valores têm amplo intervalo de variação.[40,41] Antes de desenvolver valores de referência em combinações variadas, um método simples de ponto de corte tem sido proposto pela Sociedade Torácica Americana para interpretação do óxido nítrico, como:[39]

- Menor de 25 ppb para adultos e menor que 20 pbb para crianças menores de 12 anos: ausência de inflamação eosinofílica nas vias aeríferas;
- Valores ≥ 50 ppb em adultos e ≥ 35 ppb em crianças sugerem inflamação eosinofílica;
- Valores entre 25 e 50 para adultos e de 20 a 35 para crianças devem ser interpretados de acordo com a situação clínica;
- Aumento acima de 20% (adultos) e de 25% (crianças), a partir de níveis estáveis, sugerem aumento da inflamação eosinofílica, mas existe grande variação entre mesmos indivíduos;
- Queda de 20% no FeNO com valores acima de 50 ppb e de 10% para valores abaixo de 50 ppb podem ser clinicamente importantes.

Uma vez que a clínica é considerada, certos padrões podem ser estabelecidos. FeNO 50 ppb tem correlação com a resposta ao glicocorticoide.[42] Níveis abaixo de 25 ppb podem ser indicativos de falta de resposta. Dois fatores precisam ser considerados na interpretação do FeNO: o tabagismo (que diminuiu os valores) e a presença de atopia (associada a valores maiores). No entanto, não há consenso sobre os valores para ajustar essas alterações. Enquanto os níveis de FeNO apresentam correlação com presença de asma e inflamação eosinofílica e aumento com a exposição a fatores desencadeantes, o papel exato na medida do FeNO no diagnóstico e caracterização da asma não foi definido.

Pacientes com asma têm maiores concentrações de óxido nítrico exalado do que pacientes não asmáticos. Além disso, óxido nítrico exalado aumenta em associação com inflamação aguda das vias aeríferas, com aumento de eosinófilos no escarro, com infecções de vias respiratórias superiores e outros parâmetros clínicos associados com a piora do controle da asma.[43] Níveis de FeNO correlacionam-se com a hiperresponsividade brônquica (HRB), com o número de eosinófilos no escarro induzido de pacientes com asma estável sem uso de corticosteroides e o percentual de eosinófilos no lavado broncoalveolar.[44,45]

Valores intermediários ou elevados podem estar associados à asma, sibilos ou exacerbações de asma. Em pacientes com discinesia ciliar, a medida do óxido nítrico nasal é baixa ou ausente e tem utilidade na avaliação de pacientes com cinco ou mais anos de vida, embora esteja disponível em poucos centros especializados. A técnica requer modificação do aparelho e do procedimento da medida de FeNO em asma.[46] Formas para melhorar o controle da asma e prevenção de exacerbações são colocados como essenciais nos consensos de tratamento da asma.[47] Não há uma ferramenta única que pode de modo adequado avaliar o controle da asma.[48] Medidas subjetivas geralmente são realizadas com questionários de qualidade de vida, diários e avaliações clínicas. Métodos objetivos usados para monitorar (não avaliar o controle) incluem o pico de fluxo expiratório, avaliação do grau de HRB.[49] Métodos mais recentes medem o processo inflamatório, como celularidade, óxido nítrico exalado.

A inflamação das vias aéreas de pessoas com asma pode ser eosinofílica ou não eosinofílica (com neutrófilos). Independente do tipo de inflamação, os corticosteroides inalatórios (CI) são o medicamento de escolha para tratamento e controle da asma e são mais efetivos em reduzir sintomas em pacientes com asma eosinofílica.[50] Então, avaliações que fornecem dados sobre inflamação de origem eosinofílica podem ser úteis para melhorar o tratamento, o controle e prevenir exacerbações de asma. Técnicas disponíveis hoje são a celularidade do escarro e FeNO.[50] Petsky *et al.* avaliaram nove estudos (três em adultos) com eosinófilos no escarro e seis (dois em adultos) de FeNO com 1.231 participantes. Os autores concluíram que a avaliação de eosinófilos no escarro foi útil para melhorar o número de exacerbações de asma. No entanto, os níveis de óxido nítrico exalado não foram efetivos para melhorar os resultados em asma de adultos e crianças.[46] Até o momento, os dados são insuficientes para recomendar seu uso na prática clínica diária.[44]

## BRONCOSCOPIA E LAVADO BRONCOALVEOLAR

A broncoscopia para investigar doenças respiratórias é um procedimento de rotina em pneumologia pediátrica. A broncoscopia rígida é menos utilizada que a flexível. Avanços tecnológicos trouxeram melhor qualidade de imagem e facilidade de documentação por vídeo. As principais indicações são obstrução de vias aeríferas, congênitas ou adquiridas. Nas infecções pulmonares em crianças com deficiência imunológica que não respondem ao tratamento empírico, a broncoscopia e o lavado broncoalveolar (BAL) podem ajudar a identificar o agente etiológico. Broncoscopia e BAL podem ser indicados em crianças com apresentações atípicas de tosse crônica ou sibilos e na fibrose cística. No entanto, diagnóstico diferencial, como fibrose cística, refluxo gastresofágico, asma, imunodeficiências e aspiração devem ser excluídos antes de se realizar broncoscopia e BAL. Dados recentes a respeito do diagnóstico e complicações da broncoscopia em pediatria mostram que é um método seguro e útil. Técnicas novas, como a broncoscopia virtual, imagem por ressonância magnética e ecografia torácica, justificam uma avaliação do mérito relativo dessas técnicas.[51]

Crianças com cardiopatia congênita, como duplo arco aórtico e sintomas respiratórios, terão benefício com a broncoscopia. Guillemaud *et al.* avaliaram 77 pacientes com

ASMA NO LACTENTE, NA CRIANÇA E NO ADOLESCENTE

malformações cardíacas ou vasculares associadas a sintomas respiratórios. Em 74/77, foi observada pelo menos uma alteração, e a paralisia de nervo laríngeo foi a mais frequente (n = 32), seguida por estenose subglótica (n = 18), e o sintoma de estridor foi o segundo mais frequente.[52] Para outras anormalidades, como fusão parcial das cordas vocais, membrana laríngea, estenose subglótica, hemangioma, lesões císticas, inflamação e cicatriz, a endoscopia rígida possibilita uma avaliação ótima do tamanho das lesões (p. ex., estenose), condição da mucosa e de medidas de intervenção, como a ressecção com laser.[51] Sibilância persistente é comum em pediatria e geralmente de diagnóstico difícil. As causas mais frequentes são asma grave, alterações estruturais, doença do refluxo gastresofágico, infecções respiratórias, aspiração de corpo estranho e malformações vasculares.[53,54]

O tratamento de crianças com sibilância grave persistente é difícil porque os sintomas são refratários ao tratamento convencional de asma e outros diagnósticos devem ser excluídos. A broncoscopia flexível é uma ferramenta importante no diagnóstico diferencial de doenças do aparelho respiratório.[55]

O valor da broncoscopia no diagnóstico de aspiração crônica ou refluxo associado à aspiração crônica não é totalmente claro. Em lactentes com suspeita de aspiração crônica, a broncoscopia associada à esofagoscopia pode identificar fenda de laringe ou fístula traqueoesofágica se o diagnóstico não foi realizado por métodos radiológicos.[55]

O índice de macrófagos com gordura no seu interior tem sido utilizado como marcador de aspiração crônica, mas considerável sobreposição ocorre com outras doenças pulmonares ou mesmo em crianças normais. Análise recente de procedimento de broncoscopia e endoscopia gastresofágica em crianças com suspeita de refluxo gastresofágico e sintomas respiratórios de difícil tratamento evidenciou achados que podem confirmar refluxo ou sugestivos de outras doenças associados a inflamação das vias aeríferas. Limitações como o uso de macrófagos com lipídeos, índice de lipídeos como marcador de aspiração e a confiabilidade do método; baixa especificidade, falta de quantificação objetiva, variação interobservador e a fonte de lipídeos que pode ser exógena dificultam a interpretação dos resultados.[56]

## TESTE DO SUOR

O teste do suor ainda é o principal teste para o diagnóstico de fibrose cística. É colhido por meio de iontoforese por pilocarpina e a verificação química da concentração de cloro.[57] Está indicado em fibrose cística e em pacientes com as seguintes características: a) lactentes com teste de screening positivo para fibrose cística; b) com sintomas sugestivos de fibrose cística (p. ex., íleo meconial); c) crianças maiores e adultos com sintomas sugestivos de fibrose cística (infertilidade, infecções respiratórias crônicas, sinusite crônica); d) irmãos de pacientes com fibrose cística; e) lactentes com teste do pezinho positivo para fibrose cística.[58]

Para resultados precisos, o teste do suor deve ser realizado em lactentes com mais de duas semanas de vida e maiores de 2 kg. Em recém-nascidos com íleo meconial, o teste do suor, com quantidade adequada colhida, pode ser realizado tão precoce quanto no segundo dia de vida, porém, nessa idade, os resultados podem ser indefinidos. A interpretação do teste do suor (cloreto no suor) depende da idade do paciente. Para lactentes abaixo de seis meses, recomenda-se:

- ≤ 29 mmol/L: normal (fibrose cística improvável)
- 30 a 59 mmol/L: intermediário (fibrose cística possível)
- ≥ 60 mmol/L: anormal (diagnóstico de fibrose cística).

Para lactentes ≥ 6 meses, crianças e adultos:

- ≤ 39 mmol/L: normal (fibrose cística improvável)
- 40 a 59 mmol/L: intermediário (fibrose cística possível)
- ≥ 60 mmol/L: anormal (diagnóstico de fibrose cística).

Essas variações refletem o aumento fisiológico da concentração de cloro no suor com o aumento da idade. No entanto, alguns centros têm adotado os valores para lactentes menores de seis meses para todas as idades. Para recém-nascidos e lactentes, o valor intermediário é maior. Isso ocorre porque a concentração de cloro no suor em indivíduos saudáveis diminui pouco a pouco nas primeiras semanas de vida[58] e aumenta progressivamente com a idade. As diretrizes europeias utilizam o valor de mmol/L para todas as idades, o que altera pouco o diagnóstico dos pacientes.[59]

O diagnóstico diferencial de fibrose cística com asma é sempre importante, sobretudo na falta de resposta clínica ao tratamento, porque 15% dos pacientes com fibrose cística têm suficiência pancreática e não apresentam manifestações clínicas gastrintestinais, e alguns pacientes apresentam quadro clínico de bronquiolite prolongada.[60]

## AVALIAÇÃO DE DOENÇA DO REFLUXO GASTRESOFÁGICO (DRGE)

Estudos com bário no esôfago não são sensíveis e nem específicos para o diagnóstico de DRGE. Quando comparado com pHmetria, apresentaram sensibilidade de 21% a 86% e especificidade de 21% a 83%, com valor preditivo positivo de 80% a 82%.[15] Então, a avaliação radiológica não é útil para confirmar ou excluir DRGE. Entretanto, pode ser útil na avaliação de alguns pacientes com sinais e sintomas atípicos, sobretudo com disfagia e odinofagia. Nesses pacientes, o exame contrastado serve para avaliar a possibilidade de anormalidades anatômicas, como hérnia de hiato, acalasia, fístula, má rotação intestinal.

A avaliação endoscópica do trato gastrintestinal superior está indicada para pacientes com suspeita de esofagite e gastrite. No exame, devem ser observados a aparência da mucosa, anatomia e, na maioria das vezes, a biópsia é realizada para avaliação histológica. Os achados ajudam a avaliar a presença e a gravidade da esofagite, assim como a presença de complicações. Além disso, é útil para o diagnóstico de esofagite eosinofílica. A endoscopia pode ser realizada em lactentes e crianças, e complicações relacionadas ao procedimento são raras. A endoscopia deve incluir, mesmo no esôfago com aspecto normal, biópsia do esôfago para avaliar a presença de esofagite.[61] Achados histológicos consistentes com DRGE são: aumento do número de eosinófilos, espessamento da camada basal e aumento das papilas. Em crianças menores com esofagite, os achados de hiperplasia da camada basal são menos frequentes, e outros achados histológicos, como a presença de neutrófilos e eosinófilos, são mais observados.[62,63]

A monitorização do pH esofágico torna possível avaliar a frequência e a duração do episódio de refluxo, assim como a sua relação com sintomas. Contudo, os resultados não se correlacionam de modo consistente com a gravidade dos sintomas ou achados da endoscopia.[62] O teste é realizado passando-se um cateter pelo nariz até o esôfago, onde o pH é medido de modo contínuo com um microeletrodo. É considerado seguro, mas difícil de manter o eletrodo no lugar. Os resultados são influenciados pelo tipo de aparelho, a posição no esôfago, dieta, posição do paciente e atividade durante o estudo. No entanto, a monitorização pelo pH pode sugerir a presença de RGE, mas não é teste diagnóstico definitivo e nem sempre útil, especialmente nos lactentes. Resultados obtidos por períodos longos (24h) são mais confiáveis.[64] O índice de refluxo (definido como percentual do tempo total que o pH é inferior a 4) fornece uma estimativa de exposição prolongada ao ácido e é considerado a melhor medida válida de refluxo. Deve ser interpretado como se segue:

Lactentes – índice de refluxo abaixo de 7 é considerado anormal e, entre 3 e 7, indeterminado.

Crianças maiores e adultos – limite superior do normal entre 4 e 7.

A monitorização por impedância intraluminal multicanal é técnica recente que torna possível a medida de todos os episódios de refluxo (ácidos, fracamente ácidos e alcalinos). É utilizada em combinação com pHmetria e detecta eventos de refluxo duas vezes mais que a pHmetria isolada. Padrões de normalidade em pediatria não estão bem definidos e a interpretação requer tempo. Essa técnica pode ser útil para verificar se há correlação entre episódios de refluxo atípico e sintomas de asma, embora teste terapêutico com supressão ácida possa ser utilizado nessa situação.[65]

Tratamento empírico com inibidor de bomba de prótons é geralmente utilizado como teste diagnóstico de DRGE. Não é um teste válido para lactentes e crianças menores, nos quais os sintomas de DRGE são inespecíficos. Estudos em adultos sugerem que o tratamento empírico é custo-efetivo, mas sua aplicabilidade em crianças não tem sido avaliada.[66]

## ESCARRO INDUZIDO E FRAÇÃO DE ÓXIDO NÍTRICO EXALADO (FeNO)

Estudos em adultos com asma grave demonstraram que a monitorização de eosinófilos no escarro pode ser útil para reduzir o número de exacerbações sem aumentar a necessidade de corticosteroide inalatório.[67]

O único estudo em crianças, com asma de difícil controle e asma resistente ao tratamento, não foi capaz de verificar benefício com esse tipo de abordagem, com avaliação do número de eosinófilos no escarro a cada três meses. Os pacientes apresentaram menos exacerbações nos meses subsequentes à contagem de eosinófilos, o que sugere que avaliações mais frequentes poderiam ser benéficas.[68] Outra observação foi que a celularidade no escarro induzido apresentou variação com o tempo e que FeNO e número de eosinófilos no escarro induzido não podem ser usados de forma indistinta.[69] Na mesma criança, a relação entre os métodos não foi constante durante a evolução. O FeNO deve ser utilizado como um marcador próprio e não um substituto para eosinófilos no escarro. O desafio para FeNO como marcador para controle da asma é o fato de que o eosinófilo por si não expressa a forma induzível de óxidonítrico-sintase, bem como a complexidade do óxido nítrico e sua reação com as vias respiratórias.[69]

## REFERÊNCIAS BIBLIOGRÁFICAS

1. Oliveira LAN, Diagnóstico por imagem do tórax. In: Rodrigues JC, Adde FV, Silva Filho LVRF. Doenças Respiratórias. Barueri: Manole, 2008. p.42-77.
2. Slovis TL. The ALARA (as low as reasonably achievable) concept in pediatric CT intelligent dose reduction. Multidisciplinary conference organized by the Society of Pediatric Radiology. August 18-19, 2001. Pediatr Radiol. 2002;32:217-317.
3. Benayoun L, Druilhe A, Dombret M-C, Aubier M, Pretolani M. Airway structural alterations selectively associated with severe asthma. Am J Respir Crit Care Med. 2003;167:1360-8.
4. Crotty E, Brody AS. Imaging of the respiratory system. In: Taussig LM, Landau LI. Pediatric respiratory medicine. 2.ed. Philadelphia: Mosby, 2008. p.135-61.
5. Gysin C, Alothman GA, Papsin BC. Sinonasal disease in cystic fibrosis: Clinical characteristics, diagnosis, and management. Pediatr Pulmonol. 2000;30:481-9.
6. Joseph PM, Berdon WE, Baker DH, Slovis TL, Haller JO. Upper airway obstruction in infants and small children. Radiology. 1976;121:143-9.
7. Strife JL. Upper airway and tracheal obstruction in infants and children. Radiol Clin North Am. 1988;26:309-22.
8. Riedi CA, Rosário NA, Trevisan IV, Carreiro JE, Escuissato DL. Malformações pulmonares e mediastinais com repercussões respiratórias. J Pneumol. 1998;24:303-10.
9. Olsen ØE, Owens CM. Diagnostic imaging of the respiratory tract. In: Chernick V, Boat T, Wilmott RW, Bush A. Kendig's Disorders of the respiratory tract disease. 7.ed. Philadelphia: Elsevier, 2006. p.110-28.
10. Cerqueira EMFP. Avaliação por imagem. In: Toro AADC, Muramatu LH, Cocozza AM. Doenças pulmonares em pediatria. Atualização clínica e terapêutica. São Paulo: Ateneu, 2014. p.401-36.
11. Webb WR. Radiology of obstructive pulmonary disease. Am J Roentgenol. 1997;169:637-47.
12. Woods AQ, Lynch DA. Asthma: an imaging update. Radiol Clin North Am. 2009;47(2):317-29.
13. Hoeve LJ, Rubout J, Pot DJ. Foreign body aspiration in children. The diagnostic value of signs, symptoms and pre-operative examination. Clin Otolaryngol Allied Sci. 1993;18:55-7.
14. Rudman DT, Elmaraghy CA, Shiels WE, Wiet GJ. The role of airway fluoroscopy in the evaluation of stridor in children. Arch Otolaryngol Head Neck Surg. 2003;129(3):305-9.
15. Thompson JK, Koehler RE, Richter JE. Detection of gastroesophageal reflux: value of barium studies compared with 24-hr pH monitoring. AJR Am J Roentgenol. 1994;162(3):621-6.
16. Stark P, King Jr TE, Muller NL. Finlay G. High resolution computed tomography of the lungs. [Internet] [Acesso 09 jun 2016]. Disponível em: http://www.uptodate.com/contents/high--resolution-computed-tomography-of-the-lungs
17. Schuller G, Neumann K, Helbich T, Riemer H, Backfrieder W, Sertl K, et al. Bronchial Reactivity in hyperresponsive patients and healthy individuals: demonstration with high resolution computed tomography. Eur J Radiol. 2004;52:51-6.
18. Goldin JG, McNitt-Gray MF, Sorenson SM, Johnson TD, Dauphinee B, Kleerupe EC, et al. Airway hyperreactivity: assessment with helical thin-section CT. Radiology. 1998;208:321-9.
19. McLaren CA, Elliott MJ, Roebuck DJ. Vascular compression of the airway in children. Paediatr Respir Rev. 2008;9(2):85-94.
20. Malik TH, Bruce IA, Kaushik V, Willatt DJ, Wright NB, Rothera MP. The role of magnetic resonance imaging in the assessment of suspected extrinsic tracheobronchial compression due to vascular anomalies. Arch Dis Child. 2006;91(1):52-5.
21. Humphrey C, Duncan K, Fletcher S. Decade of experience with vascular rings at a single institution. Pediatrics. 2006;117(5):e903-8.

ASMA NO LACTENTE, NA CRIANÇA E NO ADOLESCENTE

22. Newson T, Chippindale AJ, Cant AJ. Computed tomography scan assessment of lung disease in primary immunodeficiencies. Eur J Pediatr. 1999;158(1):29-31.

23. Strauss KJ, Goske MJ. Estimated pediatric radiation dose during CT. Pediatr Radiol. 2011; 41(suppl2):S472-82.

24. Cooper LC, Slovis TL. Imaging of the respiratory system. In: Taussig LM, Landau LI, Le Souëf PN, Martinez FD, Morgan WJ, Sly PD. Pediatric respiratory medicine. 1.ed. St Louis: Mosby, 1999. p.152-94.

25. Hiorns MP, Ryan MM. Current practice in paediatric videofluoroscopy. Pediatr Radiol. 2006;36(9):911-9.

26. Delzell PB, Kraus RA, Gaisie G, Lerner GE. Laryngeal penetration: a predictor of aspiration in infants? Pediatr Radiol. 1999;29(10):762-5.

27. Friedman B, Frazier JB. Deep laryngeal penetration as a predictor of aspiration. Dysphagia. 2000;15(3):153-8.

28. Ramnath RR, Heller RM, Bem-Ami T, Miller MA, Campbell P, Neblett WW, et al. Implications of early sonographic evaluation of parapneumonic effusions in children with pneumonia. Pediatrics. 1998;101(1 Pt 1):68-71.

29. Rossi UG, Owens CM. The radiology of chronic lung disease in children. Arch Dis Child. 2005;90:601-7.

30. Lillehei CW, Colan S. Echocardiography in the preoperative evaluation of vascular rings. J Pediatr Surg. 1992;27(8):1118-20.

31. Rossler L, Rothoeft T, Teig N, Koerner-Retberg C, Deitmer T, Rieger CH, et al. Ultrasound and colour Doppler in infantile subglottic haemangioma. Pediatr Radiol. 2011;41:1421-8.

32. Kircher MF, Willmann JK. Molecular body imaging: MR imaging, CT, and US. part I. principles. Radiology. 2012;263(3):633-43.

33. Fain SB, Korosec FR, Holmes JH, O'Halloran R, Sorkness RL, Grist TM. Functional lung imaging using hyperpolarized gas MRI. J Magn Reson Imaging. 2007;25(5):910-23.

34. Scheideler L, Manke HG, Schwulera U, Inacker O, Hammerle H. Detection of nonvolatile macromolecules in breath. A possible diagnostic tool? Am Rev Respir Dis. 1993;148:778-84.

35. Effros RM, Hoagland KW, Bosbous M, Castillo D, Foss B, Dunning M, et al. Dilution of respiratory solutes in exhaled condensates. Am J Respir Crit Care Med. 2002;165:663-9.

36. Hunt JF, Fang K, Malik R, Snyder A, Malhotra N, Platts-Mills TA, et al. Endogenous airway acidification. Implications for asthma pathophysiology. Am J Respir Crit Care Med. 2000;161:694-9.

37. Hunt J. Exhaled breath condensate: An evolving tool for noninvasive evaluation of lung disease. J AllergyClin Immunol. 2002;110:28-34.

38. Bajaj P, Ishmael FT. Exhaled breath condensates as a source for biomarkers for characterization of inflammatory lung diseases. JASMI. 2013;3:17-29.

39. Dweik RA, Boggs PB, Erzurum SC, Irvin CG, Leigh MW, Lundberg JO, et al. An official ATS clinical practice guideline: interpretation of exhaled nitric oxide levels (FeNO) for clinical applications. Am J Respir Crit Care Med. 2011;184(5):602-15.

40. Smith AD, Cowan JO, Taylor DR. Exhaled nitric oxide levels in asthma: Personal best versus reference values. J Allergy Clin Immunol. 2009;124(4):714-8.

41. Travers J, Marsh S, Aldington S, Williams M, Shirtcliffe P, Pritchard A, et al. Reference ranges for exhaled nitric oxide derived from a random community survey of adults. Am J Respir Crit Care Med. 2007;176(3):238-42.

42. Smith AD, Cowan JO, Brassett KP, Filsell S, McLachlan C, Monti-Sheehan G, et al. Exhaled nitric oxide: a predictor of steroid response. Am J Respir Crit Care Med. 2005 Aug;172(4):453-9.

43. Massaro AF, Gaston B, Kita D, Fanta C, Stamler JS, Drazen JM, Expired nitric oxide levels during treatment of acute asthma. Am J Respir Crit Care Med. 1995;152(2):800-3.

44. Jatakanon A, Lim S, Kharitonov SA, Chung KF, Barnes PJ. Correlation between exhaled nitric oxide, sputum eosinophils, and methacholine responsiveness in patients with mild asthma. Thorax. 1998;53(2):91-5.

45. Warke TJ, Fitch PS, Brown V, Taylor R, Lyons JD, Ennis M, et al. Exhaled nitric oxide correlates with airway eosinophils in childhood asthma. Thorax. 2002;57(5):383-7.

46. Petsky HL, Cates CJ, Lasserson TJ, Li AM, Turner C, Kynaston JA, et al. A systematic review and meta-analysis: tailoring asthma treatment on eosinophilic markers (exhaled nitric oxide or sputum eosinophils). Thorax. 2012;67:199-208.

47. GINA Report, Global Strategy for Asthma Management and Prevention, 2014. [Internet] [Acesso em 09 jun 2016]. Disponível em: http://www.ginasthma.org/local/uploads/files/GINA_Report_2014_Aug12.pdf

48. Reddel HK, Taylor DR, Bateman ED, Boulet LP, Boushey HA, Busse W, et al. An official American Thoracic Society/European Respiratory Society statement: asthma control and exacerbations; standardizing endpoints for clinical asthma trials and clinical practice. Am J Respir Crit Care Med. 2009;180:59-99.

49. Zacharasiewicz A, Wilson N, Lex C, Erin EM, Li AM, Hansel T, et al. Clinical use of noninvasive measurements of airway inflammation in steroid reduction in children. Am J Respir Crit Care Med. 2005;171:1077-82.

50. Wark PA, Gibson PG. Clinical usefulness of inflammatory markers in asthma. Am J Respir Med. 2003;2:11-9.

51. Nicolai T. The role of rigid and flexible bronchoscopy in children. Paediatr Respir ver. 2011;12:190-5.

52. Guillemaud JP, El-Hakim H, Richards S, Chauhan N. Airway pathologic abnormalities in symptomatic children with congenital cardiac and vascular disease. Arch Otolaryngol Head Neck Surg. 2007;133:672-6.

53. Aslan AT, Kiper N, Dogru D, Karagoz AH, Ozcelik U, Yalcin E. Diagnostic value of flexible bronchoscopy in children with persistent and recurrent wheezing. Allergy Asthma Proc. 2005;26:483-6.

54. Wood RE, The diagnostic effectiveness of the flexible bronchoscope in children. Pediatr Pulmonol. 1985; 1:188-92.

55. Ullmann N, Sacco O, Gandullia P, Silvestri M, Pistorio A, Barabino A, et al. Usefulness and safety of double endoscopy in children with gastroesophageal reflux and respiratory symptoms. Respir Med. 2010;104:593-9.

56. Colombo JL, Hallberg TK. Aspiration: a common event and a clinical challenge. Pediatr Pulmonol. 2012;47(4):317-20.

57. Farrell PM, Rosenstein BJ, White TB, Accurso FJ, Castellani C, Cutting GR, et al. Cystic Fibrosis Foundation.Guidelines for diagnosis of cystic fibrosis in newborns through older adults: Cystic Fibrosis Foundation consensus report. J Pediatr. 2008;153(2):S4-S14.

58. Parad RB, Comeau AM, Dorkin HL, Dovey M, Gerstle R, Martin T, et al. Sweat testing infants detected by cystic fibrosis newborn screening. J Pediatr. 2005;147(3 Suppl):S69-72.

59. Ooi CY, Dupuis A, Ellis L, Jarvi K, Martin S, Gonska T, et al. Comparing the American and European diagnostic guidelines for cystic fibrosis: same disease, different language? Thorax. 2012;67(7):618-24.

60. Katznelson D, Szeinberg A, Augarten A, Yahav Y. The critical first six months in cystic fibrosis: a syndrome of severe bronchiolitis. Pediatr Pulmonol. 1997;24:159-61.

ASMA NO LACTENTE, NA CRIANÇA E NO ADOLESCENTE

61. Rothbaum RJ. Complications of pediatric endoscopy. Gastrointest Endosc Clin N Am. 1996; 6:445-59.
62. Vandenplas Y, Rudolph CD, Di Lorenzo C, Hassall E, Liptak G, Mazur L, et al. Pediatric gastroesophageal reflux clinical practice guidelines: joint recommendations of the North American Society for Pediatric Gastroenterology, Hepatology and Nutrition (NASPGHAN) and the European Society for Pediatric Gastroenterology, Hepatology, and Nutrition (ESPGHAN). J Pediatr Gastroenterol Nutr. 2009;49:498-547.
63. Winter HS, Madara JL, Stafford RJ. Intraepithelial eosinophils: a new diagnostic criterion for reflux esophagitis. Gastroenterology. 1982;83:818.
64. Mahajan L, Wyllie R, Oliva L. Reproducibility of 24-hour intraesophageal pH monitoring in pediatric patients. Pediatrics. 1998; 101:260.
65. Rosen R, Amirault J, Giligan E, Khatwa U, Nurko S. Intraesophageal pressure recording improves the detection of cough during multichannel intraluminal impedance testing in children. J Pediatr Gastroenterol Nutr. 2014;58(1):22-6.
66. Fass R, Ofman JJ, Gralnek IM. Clinical and economic assessment of the omeprazole test in patients with symptoms suggestive of gastroesophageal reflux disease. Arch Intern Med. 1999;159:2161.
67. Green RH, Brightling CE, McKenna S. Asthma exacerbations and sputum eosinophil counts: a randomized controlled trial. Lancet. 2002;360:1715-21.
68. Fleming L, Tsartsali L, Wilson N. Non-invasive markers of inflammation as predictors of a severe exacerbation in children with problematical asthma. Thorax. 2008;63:Suppl. V11, A33.
69. Fitzpatrick AM, Brown LA, Holguin F. Nitric oxide oxidation products are increased in the epithelial lining fluid of children with severe asthma. J Allergy Clin Immunol. 2009;124:990-6.

CAPÍTULO 4

Fernanda de Córdoba Lanza
Gustavo Falbo Wandalsen

# Função Pulmonar em Lactentes

## INTRODUÇÃO

O crescimento pulmonar adequado nos primeiros anos de vida é de particular importância especialmente porque o término da alveolização, iniciado no terceiro trimestre de gestação, é finalizado por volta do oitavo ano de vida.[1] Vários fatores tornam o lactente mais suscetível a afecções respiratórias, como sistema imunológico em desenvolvimento, caixa torácica e pulmões em crescimento e músculos respiratórios não estruturados.[2] De fato, as infecções respiratórias em lactentes contribuem para o aumento da procura por serviço médico e incremento no número de hospitalizações e de óbitos. Estima-se que entre 40% e 60% das consultas médicas realizadas em lactentes sejam por queixas respiratórias e que praticamente todos eles tenham sido acometidos pelo menos uma vez por infecções do sistema respiratório. Dados internacionais indicam que cerca de 40% dos lactentes apresentarão crise de sibilância nos primeiros três anos de vida.[3,4] Há evidências, entretanto, que no Brasil essa prevalência seja bem maior.[5,6]

O avanço nos cuidados perinatais e neonatais tem contribuído com o aumento na sobrevida de crianças cada vez mais prematuras e com o consequente aumento no número de crianças com sequelas pulmonares pela prematuridade. Além disso, a exposição frequente a produtos tóxicos (tabaco, poluição ambiental) também é identificada como fator de incremento nas doenças respiratórias e comprometimento do desenvolvimento pulmonar.[7,8]

A avaliação da função pulmonar é ferramenta essencial para a compreensão da fisiologia pulmonar de lactentes. Nessa população, limitações técnicas, como a ausência de respostas aos comandos verbais, dificultam a sua realização. Nos últimos anos, o desenvolvimento de novas técnicas e o aperfeiçoamento das existentes possibilitaram grandes avanços nessa área, gerando perspectivas novas e promissoras no estudo da função pulmonar desses pequenos indivíduos.

A prova de função pulmonar em lactentes tem papel importante em diversas áreas de pesquisas e passou a ter aplicação efetiva no diagnóstico e manejo das doenças pulmonares prevalentes nessa faixa etária e em estudos epidemiológicos para acompanhamento de crianças com doenças respiratórias.

## PROVAS DE FUNÇÃO PULMONAR EM LACTENTES

A prova de função pulmonar é a mensuração de diversas variáveis do sistema respiratório.[9-14] Estas podem ser feitas separadamente ou em conjunto, dependendo do equipamento disponível. As diferentes variáveis mensuradas são descritas a seguir.

### Volume corrente

A avaliação do volume corrente (VC) é uma das técnicas mais antigas e simples de medida da função pulmonar. Parâmetros diferentes podem ser obtidos a partir da análise do VC, como tempo inspiratório, tempo expiratório, tempo total respiratório, tempo para alcançar o pico de fluxo expiratório ($t_{PTEF}$) e frequência respiratória (Figura 4.1). É recomendado o registro dos movimentos respiratórios espontâneos por pelo menos 30 segundos, em diferentes medições. As avaliações com a utilização de máscara facial acoplada a um pneumotacógrafo são as mais empregadas e padronizadas hoje, podendo ser realizado com ou sem sedação do lactente.[15]

O mecanismo de controle do tempo inspiratório sofre influências da mecânica respiratória e da sobrecarga aplicada, como distúrbios respiratórios obstrutivos ou restritivos.[16,17]

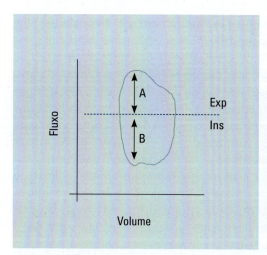
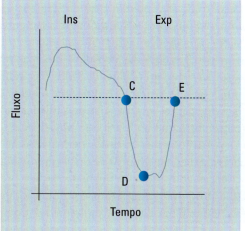

A: pico de fluxo expiratório; B: pico de fluxo inspiratório; C-D: tempo para alcançar o pico de fluxo expiratório ($t_{PTEF}$); C-E: tempo expiratório ($t_E$); CD/CE: relação $t_{PTEF}/t_E$; VC (volume corrente): inspiração + expiração.

**Figura 4.1** Formas diferentes de expressar as curvas de volume corrente e variáveis delas derivadas.

Em sobrecargas resistivas, o tempo mecânico é maior, enquanto em sobrecargas elásticas o tempo neural se alonga e, em ambas, há redução do volume inspirado e prolongamento do tempo inspiratório. Doenças que cursam com hipoxemia e hipercapnia também alteram o comando do centro respiratório e a contração diafragmática, alterando a frequência respiratória.[18]

O tempo expiratório pode ser modificado por obstrução laríngea ou por contração dos músculos abdominais. Nas sobrecargas elásticas há redução rápida do volume pulmonar, e nas resistivas o volume exalado é retardado. Ambos influenciarão o início da próxima inspiração, sendo esta mais ou menos precoce.[19]

A relação entre o $t_{PTEF}$ e o tempo expiratório ($t_{PTEF}/t_E$) é um dos parâmetros mais estudados nessa técnica. Ela é dependente da atividade muscular, da retração elástica e da resistência da via aérea.[20] Em crianças e lactentes, com obstrução das vias aéreas, o $t_{PTEF}/t_E$ está reduzido e associado à redução de fluxos pulmonares. Além disso, está reduzido em lactentes que desenvolverão doenças do trato respiratório inferior com sibilância, e em filhos de mães tabagistas mostrando alteração precoce do sistema respiratório.[21-23]

A simples análise do formato da curva do VC também pode trazer informações úteis, como a suspeita de obstrução fixa da via aérea, alteração de complacência pulmonar ou limitação grave ao fluxo expiratório.[10,15] Na Figura 4.2, são mostrados exemplos de VC de lactentes com doenças respiratórias crônicas e de um lactente normal. Nessa figura, pode-se visualizar as diferenças de formato das curvas do VC e dos valores de $t_{PTEF}/t_E$.

O interesse por essa técnica permanece até os dias atuais devido a sua simplicidade, baixo custo e possibilidade de realização na ausência de sedação.

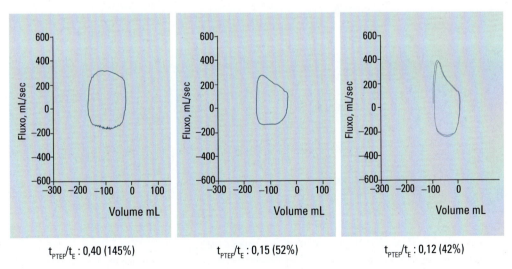

**Figura 4.2** Exemplos de volume corrente de lactentes com doenças respiratórias crônicas e de um lactente controle.

## Mecânica respiratória passiva

As medidas de mecânica respiratória passiva visam avaliar o sistema respiratório (pulmão e caixa torácica) na ausência de atividade muscular, mensurando a resistência (Rsr), a complacência (Csr) e a constante de tempo do sistema respiratório ($\varpi$sr).[22] A principal forma de se obter medidas de mecânica respiratória passiva é pelo método de oclusão da via aérea, única ou múltipla.

Para as medidas desses valores, considera-se o sistema respiratório um modelo unicompartimental e linear, definindo-o como um único elemento. O relaxamento completo dos músculos respiratórios em lactentes, necessário para a avaliação da mecânica passiva, é conseguido pela indução do reflexo de Hering Breuer (RHB), desencadeado pela rápida obstrução da via aérea (um segundo) ao início de uma expiração corrente.[15] A indução desse reflexo é obtida com maior sucesso durante os primeiros dois anos de vida.[24] Com a indução desse reflexo, grande parte da expiração é realizada na ausência de atividade muscular, evidenciada por um segmento linear na alça expiratória. A extrapolação do segmento linear da curva expiratória é utilizada para se estimar a constante de tempo, definida como o tempo necessário para o esvaziamento pulmonar. Desse modo, é possível o cálculo de outros parâmetros, como a Rsr e a Csr[25,26] (Figura 4.3).

Essa técnica admite que durante a oclusão da via aérea há equilíbrio das pressões do sistema respiratório e, assim, a medida da pressão de boca refletiria a pressão de retração elástica do pulmão. Isso apenas será verdadeiro se houver relaxamento completo dos músculos respiratórios durante a oclusão.[27-28]

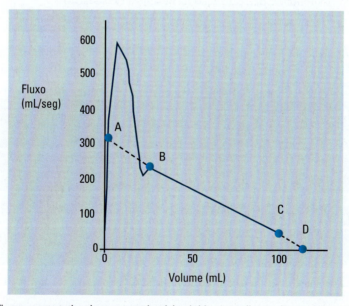

**Figura 4.3** Gráfico representativo da curva expiratória obtida na avaliação da mecânica passiva do sistema respiratório pela técnica de oclusão única.

Essa técnica tem sido utilizada em pesquisas de diversas doenças, no seguimento longitudinal da função pulmonar de lactentes sadios, assim como na avaliação de intervenções terapêuticas, como de agentes broncodilatadores, corticosteroides inalados, surfactante exógeno e técnicas de fisioterapia respiratória.[25, 29-34]

## Volumes pulmonares

Assim como nos adultos, os volumes pulmonares podem ser mensurados basicamente pelos métodos pletismográficos e pelos métodos de difusão. Em lactentes, a pletismografia de corpo total é o método mais empregado e estudado até o momento. Nessa avaliação, o lactente é colocado dentro de uma caixa hermeticamente fechada (pletismógrafo), de volumes conhecidos, dotados de sensores internos, sensíveis a pequenas variações de pressão. Ao final de uma inspiração corrente, a via aérea é ocluída e, desse modo, o lactente realiza esforços respiratórios sem que haja fluxo de ar para dentro ou fora dos pulmões. Assim, as variações da pressão na via aérea são correlacionadas com as variações de pressão dentro da caixa e é possível calcular o volume pulmonar no momento da oclusão. A capacidade residual funcional (CRF) é a medida mais utilizada nessa técnica e é definida como o volume pulmonar existente após uma expiração corrente, de outra forma, pela soma do volume residual (VR) e do volume de reserva expiratória (VRE). Para que os cálculos dos volumes pulmonares sejam precisos, é necessário que o escape de ar pelo pletismógrafo seja conhecido, e que não haja fuga de ar durante os movimentos respiratórios.[35-37]

De modo geral, valores reduzidos de CRF podem ser encontrados em lactentes com diminuição de complacência pulmonar e distúrbios de caixa torácica. Valores elevados são sugestivos de aprisionamentos aéreos, encontrados em doenças obstrutivas como a asma.[10,38] Valores de normalidade de CRF em função da idade e estatura são disponíveis na literatura e contribuem para a interpretação do exame.[39-41]

## Fluxos expiratórios forçados

As curvas de fluxo-volume foram obtidas pela primeira vez, em lactentes, em 1978, após o desenvolvimento da técnica de compressão toracoabdominal.[9] Essa técnica inicial foi rapidamente aprimorada com o desenvolvimento de uma jaqueta inflável e, desde então, consiste na forma mais utilizada para se estudar a expiração forçada de lactentes (Figura 4.4). Há duas técnicas distintas, a que analisa curvas obtidas a partir do volume corrente (parcial) e a que analisa curvas obtidas de volume pulmonar elevado (RVRTC).[40]

Nessas duas técnicas, uma jaqueta inflável, conectada a um grande reservatório de ar comprimido, é colocada em torno do tórax e abdome do lactente. Esse respira espontaneamente conectado a um pneumotacógrafo e a uma máscara facial (Figura 4.4). Quando o reservatório é liberado, a jaqueta é rapidamente inflada e uma curva expiratória forçada pode ser registrada pelo pneumotacógrafo. Curvas subsequentes são realizadas com pressão crescente de compressão da jaqueta até que não haja mais incremento nos fluxos e volumes expiratórios forçados (limitação de fluxo).[10,38]

Na técnica de expiração forçada parcial (PRTC), a compressão toracoabdominal é realizada após a inspiração normal em volume corrente (Figura 4.5). Nessa técnica, que

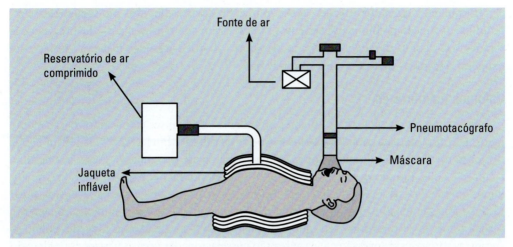

**Figura 4.4** Esquema representativo do equipamento utilizado para realizar manobras de compressão toracoabdominal rápida.

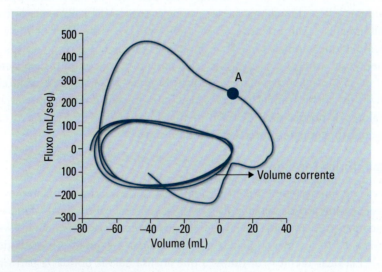

A: fluxo expiratório forçado no nível da capacidade residual funcional (VmaxCRF).

**Figura 4.5** Curva expiratória forçada parcial.

já foi amplamente utilizada, o principal parâmetro analisado é o fluxo expiratório máximo no nível da CRF (VmaxCRF). Inúmeros estudos de função pulmonar em lactentes já foram publicados empregando essa técnica, que é responsável por grande parte do conhecimento acumulado nessa área. Equações para cálculo de valores de normalidade obtidos por essa técnica em lactentes sadios estão disponíveis.[41,42] A técnica de PRTC apresenta, porém, algumas limitações. A análise de parâmetros é limitada à faixa do VC e seu principal parâmetro não é muito reprodutível, uma vez que o volume em que a compressão toracoabdominal é efetuada (CRF) não é estável. Há ainda dúvidas de que seja possível alcançar a limitação de fluxo em lactentes sem obstrução brônquica.[10]

Recentemente a técnica PRTC foi aperfeiçoada com a adição de fonte de ar comprimido e sistema de válvulas que permitem a administração de pressão positiva ao início da inspiração espontânea do lactente. Tal pressão, previamente determinada (20 ou 30 $cmH_2O$), aumenta a capacidade inspiratória da criança, simulando a inspiração forçada que se aproxima da capacidade pulmonar total (Figura 4.6). A repetição desse procedimento é capaz de induzir o RHB na maioria dos lactentes e permitir, assim, que a compressão toracoabdominal seja efetuada até o volume residual, sem interferência da inspiração espontânea do lactente.[42-45] A curva expiratória obtida é muito semelhante à espirometria de crianças maiores e adultos e permite o cálculo das mesmas variáveis: capacidade vital forçada (CVF), volume expiratório forçado em distintos tempos ($VEF_{0,5}$ e $VEF_{0,75}$) e fluxos expiratórios em diversas porções da CVF ($FEF_{50}$; $FEF_{75}$; $FEF_{25-75}$). Essa técnica, denominada compressão torácica rápida em volume pulmonar elevado (RVRTC), demonstrou ser menos variável que sua antecessora[46,47] e suficientemente sensível para detectar obstrução brônquica em lactentes assintomáticos, além de discriminar lactentes com distintos graus de distúrbios respiratórios.[10,12,48-50]

## Realização do exame

As provas de função pulmonar em lactentes são procedimentos relativamente complexos que devem ser realizados por equipe treinada e experiente. Diversos fatores contri-

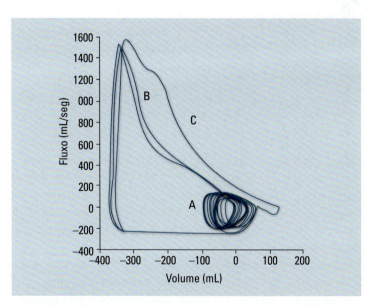

A: volume corrente; B: curvas expiratórias passivas após inflação a 30 $cmH_2O$; C: curva expiratória forçada após a compressão da jaqueta.

**Figura 4.6** Curva expiratória forçada com volume pulmonar elevado.

ASMA NO LACTENTE, NA CRIANÇA E NO ADOLESCENTE

buem para sua melhor interpretação, como a história clínica pregressa e atual, investigação de antecedentes familiares e pessoais, particularmente dos neonatais, e investigação de fatores de risco. Exame físico completo, mensuração de dados antropométricos e sinais vitais também devem ser realizados no dia do exame. Recomenda-se que cada laboratório possua fichas padronizadas para coleta e armazenamento desses dados. Esses procedimentos simples são fundamentais para a identificação de possíveis fatores que contraindicarão o exame, como infecção aguda e doença do refluxo gastresofágico. Atenção particular deve ser dada aos lactentes com história ou sinais de obstrução de via aérea alta que podem ser acentuados pela sedação.[51]

Embora alguns autores descrevam o estudo da função pulmonar em lactentes durante sono espontâneo, sem sedação, a grande maioria dos serviços envolvidos na sua avaliação emprega os derivados do Cloral como sedativo. Esses medicamentos são seguros, mas deve-se respeitar suas contraindicações, como cardiopatias e neuropatias (Quadro 4.1).[51] Visando minimizar o risco de regurgitação e aspiração, muitos laboratórios de função pulmonar em lactentes recomendam jejum de pelo menos três ou quatro horas antes da realização da prova.

**Quadro 4.1** Indicações e contraindicações das provas de função pulmonar em lactentes.

| Indicações | Contraindicações |
|---|---|
| • Detectar a presença de doença pulmonar; | • Refluxo gastresofágico; |
| • Avaliar e acompanhar crianças com doença obstrutiva ou restritiva crônica que não respondem ao tratamento clínico convencional; | • Neuropatias; |
| | • Cardiopatias, especialmente as arrítmicas; |
| | • Obstrução de via aérea superior; |
| • Definir a gravidade da doença respiratória e auxílio na terapia; | • Cirurgias torácicas e/ou abdominais recentes. |
| • Avaliar de modo objetivo os efeitos de terapias medicamentosas; | |
| • Desenvolver pesquisa científica. | |

É fundamental que o paciente seja monitorizado durante todo o exame. O monitoramento clínico deve ser constante, observando-se a presença de sinais clínicos de desconforto respiratório e insuflação gástrica. Além disso, é realizado o monitoramento contínuo da frequência cardíaca e da saturação de oxigênio. Fonte de oxigênio, sistema de aspiração, material de reanimação e intubação devem estar disponíveis, assim como de equipe treinada para tanto.

O posicionamento do lactente pode influenciar os resultados da avaliação, além de dificultar algumas medidas. Por isso, é importante que cada laboratório padronize a postura dos lactentes durante o exame. De modo geral, as provas de função pulmonar ainda são mais empregadas para pesquisa clínica,[52] mas há grande avanço nas perspectivas da sua realização com outros objetivos, como avaliação de técnicas de fisioterapia respiratória.[34]

## CONSIDERAÇÕES FINAIS

É consenso que a realização das provas de função pulmonar em adolescentes e crianças acima de seis anos faz parte da rotina de procedimentos para identificação de distúrbios respiratórios, observação de sua evolução e monitoramento do tratamento. Em lactentes, a avaliação da função pulmonar ainda é pouco divulgada, porém também pode auxiliar no diagnóstico e tratamento das pneumopatias em lactentes.

Os profissionais da saúde podem encontrar na análise da função pulmonar de lactentes elementos que auxiliarão na condução de sua terapia. O emprego dessa ferramenta pode auxiliar na definição diagnóstica, por vezes obscura, na determinação de gravidade e, assim, nortear os objetivos e planejamento do tratamento. As provas de função pulmonar em lactentes também podem auxiliar na compreensão de padrões fisiológicos pulmonares, bem como no acompanhamento de lactentes para observar a evolução de doenças. Portanto, novas perspectivas a respeito da prova de função pulmonar em lactentes têm sido observadas e promissores resultados advindos da sua execução contribuirão cada vez mais na assistência ao lactente.

## REFERÊNCIAS BIBLIOGRÁFICAS

1. Burri PH. Fetal and postnatal development of the lung. Annu Rev Physiol. 1984;46;617-28.
2. Thurlbeck WM. Postnatal human lung growth. Thorax. 1982;37:564-71.
3. OPS/OMS. Las condiciones de salud en las Américas. Publicação Científica. Washington: Organização Pan-Americana da Saúde/Organização Mundial da Saúde, 1994.
4. Glezen WP, Taber LH, Frank AL, Kasel JA. Risk of primary infection and reinfection with respiratory syncytial virus. Am J Dis Child. 1986;140:543-6.
5. Chong Neto H, Rosário Filho N, Solé D, Mallol J. Prevalência de sibilância recorrente em lactentes. J Ped (Rio J). 2007;83:357-62.
6. Dela Bianca A, Miyagi K, Camargo L, Cezarin D, Wandalsen G, Solé D. Estudo internacional de sibilâncias em lactentes (EISL):validação de questionário escrito para lactentes com até 36 meses de vida da cidade de São Paulo. Rev Bras Alerg Immunopatol. 2007;30:232-9.
7. Tager IB, Hanrahan JP, Tosteson TD, Castile RG, Brown RW, Weiss ST, et al. Lung function, pre and post natal smoke exposure and wheezing in the first year of life. Am Rev Respir Dis. 1993;147:811-7.
8. Wang X, Wypij D, Gold DR, Speizer FE, Ware JH, Ferris BG Jr, et al. A longitudinal study of effects of parenatal smoking on pulmonary function in children 6-18 years. Am J Respir Crit Care Med. 1994;149:1420-5.
9. Adler S, Wohl M. Flow–volume relationship at low lung volumes in healthy term newborn infants. Pediatrics. 1978;61:636-40.
10. Stocks J, Sly P, Tepper R, Morgan W. Infant Respiratory Function Testting. USA: Ed. Wiley liss, 1996.
11. Grunstein MM, Springer C, Godfrey S, Bar-Yisahy E, Vilozni D, Inscore SC, et al. Expiratory volume clamping, a new method to asses respiratory mechanics in sedates infants. J Appl Physiol. 1987;62:2107-14.
12. Jones M, Castile R, Davis S, Kisling J, Filbrun D, Flucke R, et al. Forced expiratory flows and volumes in infants - normative data and lung growth. Am J Respir Crit Care Med. 2000;161:353-9.

13. Tepper RS, Morgan WJ, Cota K, Wright A, Taussig LM. Physiologic grouwth and development of lung during the first year of life. Am Rev Respir Dis. 1986;134:513-9.
14. Martinez FD, Wright AL, Taussing LM, Holberg CJ, Halomen M, Morgan WJ. Asthma and wheezing in the first six years of life. N Engl J Med. 1995;332:133-8.
15. American Thoracic Society/European Respiratory Society. Statement: raised volume forced expirations in infants. Am J Respir Crit Care Med. 2005;172:1463-71.
16. Milic-Emili J, Grundtein M. Drive and timing components of ventilation. Chest. 1976;70:131-3.
17. Cutera R. Filtchev S, Merolla R, William G, Haluzka J, Ronchetti R. Analysis of expiratory pattern for monitoring bronchial obstruction in school age children. Pediatr Pulmonol. 1991;10:6-10.
18. Kosch P, Davenport P, Wozniak J, Stark A. Control of inspiratory duration in newborn infants. J Appl Physol. 1986;60:2007-14.
19. Kosch P, Davenport P, Wozniak J, Stark A. Control of expiratory duration in newborn infants. J Appl Physiol. 1985;58:575-81.
20. Strick S, Ellis E, LeSouef P, Sly P. Validation of respiratory inductante plethysmography for the measurement of tidal breathing parameters in newborn. Pediatr Pulmonol. 1992;14:187-91.
21. Martinez F, Morgan W, Wright A, Holberg C, Taussing L. Initial airway function is a risk for reccurrent wheezing respiratory illnesses during first three years of life. Am Rev Respir Dis. 1991;143:312-6.
22. American Thoracic Society/European Respiratory Society. Respiratory mechanics in infants: physiologic evaluations in health and disease. Am Rev Resir Dis. 1993;147:474-96.
23. Haland G, Carlsen K, Sandvik L, Devulapalli C, Kaas M, Petiersen P, et al. Reduced lung function at birth and the risk of asthma at 10 years of age. N Engl J Med. 2006;355:1682-9.
24. Rabbette PS, Costeloe KL, Stocks J. Persistence of the Hering Breuer reflex beyong the neonatal period. J Appl Physiol. 1991;71:474-80.
25. LeSouef PN, England SJ, Brayan AC. Passive respiratory mechanics in newborn and children. Am Rev Respir Dis. 1984;129:552-6.
26. Gappa M, Colin A, Goets I, Stocks J. Passive respiratory mechanics: the occlusion techniques. Eur Respir J. 2001;17:141-8.
27. Mortola JP, Hemmings G, Matsuoka T, Saiki C, Fox G. Referencing lung volume for measurements of respiratory system compliance in infants. Pediatr Pulmonol. 1993;16:248-53.
28. Stocks J, Nothen U, Sutherland P, Hatch D, Helms P. Improved accuracy of the occluson thecnique for assessing total respiratory compliance in infants. Pediatr Pulmonol. 1987;3:71-7.
29. Rutter N, Milner AD, Hiller EJ. Effect of bronchodilators on respiratory resistance in infants and young children with bronchiolitis and wheezy bronchitis. Arch Dis Child. 1975;50:719-22.
30. Tepper RS, Pagtakhan RD, Taussing LM. Non invasive determonation of total respiratory system compliance in infants by the weighted spirometer methodo. Am Rev Respir Dis. 1984;130:461-6.
31. Jarriel WS, Richardson P, Knapp RD, Hansen TN. A nonlinear resgression analysis of nonlinear, passive-deflation flow-volume plots. Pediatr Pulmonol. 1993;15:175-82.
32. Pfenniger J, Aebi C, BachmannD, Wagner BP. Lung mechanics and gas exchange in ventilated preterm infants during treatment of hyaline membrane disease with multiple doses of artificail surfactant. Pediatr Pulmonol. 1992;14:10-5.
33. Brundage KL, Moshini KG, Froese AB, Walker CR, Fixher JT. Dexamethasone therapy for bronchopulmonary dysplasia: improved respiratory mechanics without adrenal supperssion. Pediatr Pulmonol 1992;12:162-169.

34. Lanza FC. Técnica de fisioterapia respiratória expiração lenta e prolongada (ELPr): alterações funcionais pulmonares em lactentes sibilantes. Tese (Doutorado). São Paulo: Universidade Federal de São Paulo/Escola Paulista de Medicina, 2009. 88f. Programa de Pós-graduação em Pediatria.

35. DuBois AB, Botekho SY, Bedell GN, Marshall R, Cmroe JH. A rapid plethysmograph method for measuring TGV. J Clin Invest. 1956; 35: 322-326.

36. Polgar G. Airway resistence in the newborn infant. J Pediatr 1961; 59:915-921.

37. Auld PAM, Nelson NM, Cherry RB, Rudolph AJ, Smith CA. Measurement of thoracic gas volume in the newborn infant. J Clin Invest. 1963;42:476-482.

38. Stocks J, Godfrey S, Beardsmore C, Bar-Yishay E, Castile R, ERS/ATS Task force on Standards for Infant Respiratory Function Testing. Plethysmographic measurements of lung volume and airway resistance. Eur Respir J. 2001; 17: 302-12.

39. Tepper RS, Hiatt P, Eigen H, Scott P, Grosfeld J, Cohen M. Infnats with cystic fribosis: pulmonary function at diagnosis. Pediatr Pulmonol.1988;5:15-18.

40. Sly P, Tepper R, Henschen M, Gappa M, Stocks J, ERS/ATS Task force on Standards for Infant Respiratory Function Testing. Tidal forced expirations. Eur Respir J. 2000; 16: 741-48.

41. Hulskamp G, Hoo A, Ljungberg H, Lum S, Pillow JJ, Stocks J. Progressive Decline in Plethysmographic Lung Volumes in Infants Physiology or Technology? Am J Respir Crit Care Med. 2003;168:1003-9.

42. Henschen M, Stocks J, Hoo A, Dixon P. Analysis of forced expiratory maneuvers from raised lung volume in preterm infants. J Appl Physiol. 1998; 1989-1997.

43. Taussig L, Landau L, Godfrey S, Arad I. Determinants of forced expiratory flows in newborn infants. J Appl Physiol Respir Environ Exerc Physiol. 1998; 53:1220-7.

44. Martinez FD, Morgan WJ, Wright AL, Holgberg CJ, Taussing LM. Diminished lung function as a predisposing factor for wheezing respiratory illness in infants. N Engl J Med. 1988; 319:1112-1117.

45. Lum S, Hoo A, Stocks J. Effect of airway inflation pressure on forced expiratory maneuvers from raised lung volume in infants. Pediatr Pulmonol. 2002; 33:130-4.

46. Modl M, Eber E, Weinhandl E, Gruber W, Zach MS. Reproducibility of forced expiratory flow and volume measurements in infants with bronchiolitis. Pediatr Pulmonol. 1999; 28:429-35.

47. Mallol J, Aguirre VL, Wandalsen G. Variability of the raised volume rapid thoracic compression technique in infants with recurrent wheezing. Allergol Immunopathol (Madr) 2005; 33:74-9.

48. Wandalsen GF, La Scala CS, Lanza F, Molero Jr JC, Solé D. Influence of sighs in the raised volume rapid thoracic compression technique (RVRTC) in infants. Pediatr Pulmonol 2008; 43: 360-5.

49. Jones M, Howard J, Davis S, Kisiling J, Tepper R. Sensitivity of spirometric measurements to detect airway obstruction in infants. Am J Respir Crit Care Med. 2003; 167:1283-6.

50. Turner D, Lanteri C, LeSouef P, Sly P. Improved detection of abnormal respiratory function using forced expiration from raised lung volume in infants with cystic fibrosis. Eur Resp J. 1994; 7:1995-9.

51. Leiter JC, Knuth SI, Bartlett D. The effect os sleep deprivation on activity of genioglossus muscles. Am Rev Resp Dis. 1985, 132:1242-5.

52. Godfrey S; Bar-Yishay E; Avital A; Springer C. What is the role of tests of lung function in the management of infants with lung disease? Pediatr Pulmonol. 2003; 36:1-9.

**CAPÍTULO 5**

Edjane Figueiredo Burity
José Ângelo Rizzo

# Espirometria em Crianças Escolares e Adolescentes

## INTRODUÇÃO

A espirometria é um exame que mede a variação dos volumes e fluxos pulmonares durante uma manobra expiratória forçada realizada após inspiração máxima. É utilizada para diagnóstico, manejo e monitoramento de pacientes com diversas doenças respiratórias. Os parâmetros avaliados na espirometria são influenciados pela estatura, peso, idade, sexo, raça, fatores ambientais, prematuridade, cooperação do paciente e fatores técnicos.[1,2] Para sua realização, devem ser utilizados equipamentos que preencham as recomendações da Sociedade Torácica Americana/Sociedade Respiratória Europeia (ATS/ERS).[3] Os espirômetros mais recentes já têm inseridos em seus programas valores de referência para espirometria definidos por diversos autores. Deve-se escolher uma equação de referência que melhor se adeque à população a ser estudada.

A fim de determinar a gravidade da asma e avaliar seu controle, desde 2007 o Programa de Educação e Prevenção Nacional de Asma dos Estados Unidos (Expert Panel Report-3, -NAEPP-EPR3) recomenda o teste de espirometria como um método objetivo essencial para o diagnóstico e acompanhamento de asma na criança.[4-8] Não obstante a grande disseminação da diretriz NAEPP, a asma continua a ser subdiagnosticada, subtratada e inadequadamente acompanhada, e a espirometria, subutilizada.[9-11] Segundo o NAEPP, uma espirometria normal caracteriza-se por volume expiratório forçado no primeiro segundo ($VEF_1$) $\geq$ 80% do predito e a relação $VEF_1$/capacidade vital forçada (CVF) $\geq$ 85% do predito.[11] O fluxo expiratório forçado entre 25% e 75% da CVF ($FEF_{25-75}$) foi definido como normal quando $\geq$ 60% do predito.[11]

ASMA NO LACTENTE, NA CRIANÇA E NO ADOLESCENTE

Diversas exposições a poluentes ambientais e doenças podem resultar em alterações funcionais respiratórias na espirometria. A exposição ambiental pré e pós-natal à fumaça do tabaco (FAT) é um fator determinante na morbidade respiratória e na redução prematura da função pulmonar em crianças.[12-14] Demonstrou-se que a exposição à FAT, tanto intraútero quanto pós-natal, influencia a frequência dos sintomas respiratórios havendo uma relação dose-dependente entre exposição (um ou dois pais fumantes), os sintomas respiratórios e os índices espirométricos.[12,13,15-18]

Clough *et al.* identificaram que crianças atópicas, com 7 a 8 anos de idade, com tosse e sibilância, apresentavam $VEF_1$ significativamente mais baixo que aquelas não atópicas.[19] Outro estudo demonstrou que crianças com asma atópica apresentam quadro clínico mais grave, com potencial perda de função pulmonar durante a infância.[20-22]

Estudos recentes em crianças demonstraram que o remodelamento de vias aéreas (RVA) parece ocorrer precocemente na evolução da asma, ainda nos primeiros anos de vida.[23,24] Além disso, Covar *et al.* demonstraram que cerca de 25% das crianças com asma leve a moderada em idade escolar nos EUA apresentaram perda na função pulmonar em um intervalo de quatro anos, independentemente do tratamento com corticoide inalatório.[22,25] Estudo em crianças com asma persistente e com função pulmonar reduzida não responsiva a tratamento demonstrou associação entre a história de hospitalização por bronquiolite viral aguda (BVA), atopia e doença mais grave.[22]

Estudo brasileiro, em conjunto com pesquisadores do Chile, analisou a função pulmonar de 77 crianças e adolescentes (41 do Brasil e 36 do Chile) com bronquiolite obliterante pós-infecciosa (BOPI); todos apresentavam obstrução das vias aéreas de moderada a muito grave.[26]

## INDICAÇÕES

Na criança e no adolescente a espirometria é indicada para investigar e diagnosticar asma, tosse crônica, dispneia e/ou chiado recorrente e aos esforços, sequelas da bronquiolite viral aguda (bronquiolite obliterante), doença pulmonar obstrutiva crônica da infância (antes denominada displasia broncopulmonar), assim como para acompanhar o tratamento da asma e fibrose cística. Além disso, a espirometria também é indicada para a avaliação pulmonar de várias doenças, como doenças do tecido conjuntivo, hematológicas, oncológicas, neuromusculares, ataxia-telangiectasia, deformidades torácicas, como *pectus excavatum*, pré-operatório de cirurgias de abdome e tórax.[3,27,28]

Pacientes com quadro clínico característico de asma podem, após realizar uma espirometria, ter modificação em seu diagnóstico. Exemplos destes são pacientes que receberam posteriormente o diagnóstico de duplo arco aórtico, discinesia de laringe ou de cordas vocais e dispneia por ansiedade, antes tratados como asmáticos.[27-29]

## CONTRAINDICAÇÕES PARA A REALIZAÇÃO DE ESPIROMETRIA

São contraindicações relativas: presença de infecções do trato respiratório (como influenza), hemoptise de origem desconhecida, pneumotórax, aneurisma, hipertensão não controlada (mais frequente no adulto), cirurgia recente do abdome, tórax ou oftalmológica, assim como nos casos de náusea, vômito, dor, confusão mental ou demência.[3,28]

## VOLUMES E CAPACIDADES PULMONARES

Capacidade pulmonar total (CPT) é a quantidade de ar dentro dos pulmões após inspiração máxima. O volume de ar que permanece nos pulmões após uma exalação completa é definido como volume residual (VR). Ambos não são aferidos por espirometria, mas apenas por pletismografia ou técnica de diluição de gases. O volume de ar eliminado numa manobra expiratória forçada desde o início da CPT até o VR é a CVF, medida por espirometria.[3,30,31]

## ESPIROMETRIA FORÇADA

Os resultados espirométricos são expressos em curvas fluxo-volume e volume-tempo (Figura 5.1). Um esforço expiratório inicial submáximo será muito evidente na curva fluxo-volume e pouco evidente na curva volume-tempo. A curva fluxo-volume é importante para determinar o grau de colaboração do paciente no início da manobra expiratória e a curva volume-tempo para análise dos critérios de final de teste.[3,30] Em toda prova deve-se avaliar o tempo expiratório forçado (TEF). Para crianças maiores de seis anos de idade, é recomendado que o TEF seja ≥ três segundos.[3] Na Figura 5.3, são vistos os volumes e fluxos forçados de uma prova espirométrica.

## CAPACIDADE VITAL FORÇADA (CVF)

A CVF é um dos parâmetros mais importantes da manobra expiratória forçada. Corresponde ao volume máximo de ar que é expelido em uma manobra forçada a partir de uma inspiração máxima, expressa em litros. É essencial para o diagnóstico de doenças obstrutivas e para descartar processos restritivos. Está reduzida não só nas doenças restritivas mas também nas formas graves de doenças obstrutivas (asma, bronquiectasia) devido a tampões de muco e obstrução bronquiolar completa no final da expiração.[1,3,30]

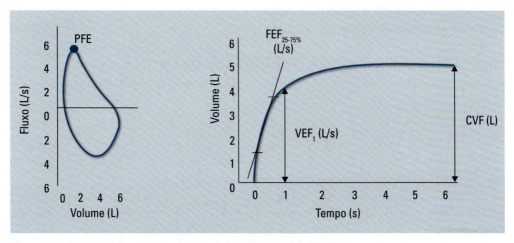

**Figura 5.1** Curvas de fluxo/volume (esquerda) e volume/tempo (direita).

ASMA NO LACTENTE, NA CRIANÇA E NO ADOLESCENTE

A restrição ao fluxo aéreo pode ser resultante do acúmulo de líquidos ou debris nos alvéolos ou interstício pulmonar, como ocorre na pneumonia e na fibrose pulmonar. Atelectasias ou lesões que ocupam espaço, como tumores ou derrame pleural, podem reduzir a CVF por reduzir ou comprimir o parênquima pulmonar. Doenças neuromusculares, como a *miastenia gravis* e deformidades da parede torácica, também são restritivas por limitar a mobilidade da parede torácica. Qualquer doença que afete a função de fole da parede torácica ou a distensibilidade do tecido pulmonar tende a reduzir a CVF. Portanto, a CVF é um achado funcional inespecífico.[30-31,34]

## VOLUME EXPIRATÓRIO FORÇADO NO TEMPO (VEF$_T$)

O volume expiratório forçado no primeiro segundo (VEF$_1$) é aquele expirado no primeiro segundo da manobra forçada. É a medida de função pulmonar mais útil clinicamente e é a medida básica do VEF$_T$.[1,32-33] Pode também ser avaliado em meio segundo (VEF$_{0,5}$) ou em outras unidades de tempo (VEF$_2$ ou VEF$_3$), mas, em geral, não são consideradas na prática clínica.

## PICO DE FLUXO EXPIRATÓRIO (PFE)

Está representado na curva fluxo-volume, como na Figura 5.1. A dependência do esforço torna o PFE um bom indicador da colaboração na fase inicial da expiração. Por outro lado, torna-o menos preciso que o VEF$_1$ na determinação de distúrbios obstrutivos. É útil para determinar variabilidade circadiana aumentada em pacientes com asma não controlada mediante medida domiciliar com aparelho portátil. Os valores são expressos em L/s nos espirômetros de laboratório e L/min nos aparelhos portáteis de uso domiciliar.[3,28]

## RAZÃO VEF$_T$/CVF

A razão mais utilizada é a relação VEF$_1$/CVF, medida em valor percentual. Está baixa nas doenças obstrutivas e preservada nas doenças restritivas; representa o mais sensível e específico indicador de obstrução das vias aéreas.[3,30]

## FLUXO EXPIRATÓRIO FORÇADO ENTRE 25 E 75% DA CVF (FEF$_{25-75}$)

O FEF$_{25-75}$, ou fluxo expiratório médio, é medido na manobra expiratória forçada e depende da CVF. Determina o fluxo num intervalo que inclui o fluxo de vias aéreas de médio e pequeno calibre. É retirado da curva com maior soma dos valores de VEF$_1$ e CVF. Embora seja menos esforço dependente que o VEF$_1$, é um parâmetro muito variável, principalmente no adulto. Na criança, devido à sua maior complacência pulmonar e ao curto tempo em que exala toda sua CVF, esta variabilidade é bem menor. Com o intuito de reduzir essa variabilidade, utiliza-se a relação FEF$_{25-75}$/CVF, já que o volume pulmonar guarda relação com o calibre das vias aéreas. Estudos recentes em crianças têm mostrado utilidade desse parâmetro na detecção de obstrução ao fluxo aéreo, adicionando sensibilidade à relação VEF$_1$/CVF (Figura 5.1).[1,3,35-37]

## INTERPRETAÇÃO DA ESPIROMETRIA[28,30]

1. Devem-se analisar as curvas fluxo-volume e volume-tempo para avaliar se as manobras de expiração forçada são aceitáveis e se os parâmetros espirométricos são reprodutíveis.
2. Pela forma da curva fluxo-volume e dos dados numéricos, identificar o padrão espirométrico: se normal, obstrutivo, restritivo ou misto. Comparar os valores encontrados do paciente com os valores previstos pela equação de referência adotada.
3. Nivelar a gravidade do padrão identificado pelo $VEF_1$.
4. Diagnosticar e tratar a doença identificada.

## ACEITABILIDADE E REPRODUTIBILIDADE DOS TESTES

As curvas são aceitáveis se livres de erros ou artefatos (hesitação ao iniciar o teste, término precoce, esforço inadequado, tosse) (Figura 5.2), se tiverem um bom início (volume retroextrapolado < 5% da CVF ou < 0,15 L, ou maior) e uma expiração satisfatória, de acordo com o padronizado pela ATS/ERS (TEF ≥ 3 segundos ou platô na curva volume-tempo) (Figura 5.3). São as curvas reprodutíveis se, após três curvas aceitáveis, houver entre as duas maiores CVF e entre os dois maiores valores de $VEF_1$ uma diferença ≤ 0,15 L.[3]

## IDENTIFICAÇÃO DO PADRÃO ESPIROMÉTRICO PELA CURVA FLUXO-VOLUME

- **Padrão normal**: a curva tem a forma de uma vela de barco com uma súbita ascensão formando um pico e então uma fase descendente formando um ângulo de 45° com a horizontal (Figura 5.1). São normais os valores de CVF e $VEF_1$ > 80% do previsto ou, preferencialmente, ≥ limite inferior do normal (LLN) e, relação $VEF_1/CVF$ ≥ LLN (5° percentil do predito).

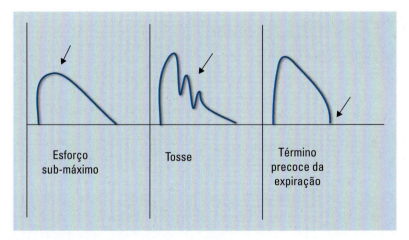

**Figura 5.2** Exemplos de curvas fluxo-volume inadequadas.

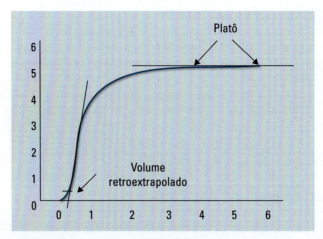

**Figura 5.3** Espirometria aceitável. Volume retroextrapolado e platô.

- **Padrão obstrutivo**: curva côncava indicando obstrução leve a grave, dependendo do grau de concavidade (Figura 5.4). Caracteriza-se por redução dos fluxos expiratórios em relação ao volume pulmonar expirado. Pode estar presente na asma, doença pulmonar obstrutiva crônica da infância, bronquiolite, bronquiectasias, dentre outras. São características de curvas com obstrução:
  1. $VEF_1/CVF < LLN$ (5º percentil do predito).
  2. Redução no fluxo a baixo volume pulmonar não é específica de doença de pequenas vias aéreas em pacientes individuais.

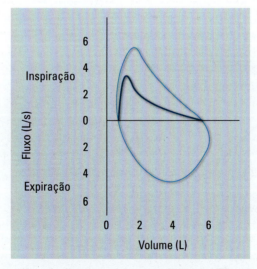

**Figura 5.4** Curva de fluxo-volume do tipo obstrutivo com redução do $VEF_1$ e da relação $VEF_1/CVF$. Notar a concavidade da curva descendente. A linha mais clara representa a curva prevista.

## ESPIROMETRIA EM CRIANÇAS ESCOLARES E ADOLESCENTES

3. Redução concomitante no $VEF_1$ e CVF é mais comumente causada por esforço insuficiente; pode raramente refletir obstrução de vias aéreas.
4. Confirmação de obstrução de vias aéreas requer medida de volumes pulmonares.
5. Medida absoluta de volumes pulmonares pode ajudar no diagnóstico de enfisema, asma e bronquite crônica. Pode também ser útil em acessar hiperinsuflação pulmonar.
6. Em obstrução grave, a CVF pode estar reduzida.

Nos últimos anos, têm se acumulado evidências de que, em crianças, a utilização do $FEF_{25-75}$, tanto o seu valor basal quanto sua variação pós-broncodilatador, são úteis no diagnóstico de pacientes com sintomas respiratórios, inclusive naqueles com apenas rinite alérgica. De 700 crianças asmáticas controladas e parcialmente controladas avaliadas por espirometria e testes alérgicos cutâneos, 44,7% tiveram $FEF_{25-75} < 65\%$ do predito. Dois preditores estiveram significativamente associados com redução do $FEF_{25-75}$: sensibilização a alérgenos perenes e $VEF_1 \leq 86\%$ do previsto, sugerindo que um $FEF_{25-75} < 65\%$ do previsto seja anormal.[38] Além disso, reduzido $FEF_{25-75}$ tem sido descrito como um potencial e sensível marcador para obstrução das vias aéreas, mesmo em asmáticos assintomáticos. Mais recentemente, o $FEF_{25-75}$ foi mostrado como capaz de predizer responsividade broncodilatadora ao salbutamol em pacientes com rinite alérgica sem outros sintomas.[37] Foi encontrada forte associação de $FEF_{25-75}$ reduzido com aumento das exacerbações, uso de esteroide e gravidade da asma.[37,39]

■ **Padrão restritivo**: curva pequena. Resulta em volumes pulmonares reduzidos, decorrente de doenças em que há depósito de líquidos, fibrina, células e outros materiais nos alvéolos e/ou interstício pulmonar (pneumonia, síndromes aspirativas, pneumonia intersticial, derrame pleural, atelectasia). Também pode estar presente em afecções que afetem a parede torácica ou os músculos respiratórios (Síndrome de Guillian-Barré, *miastenia gravis*, escoliose, cifose) assim como na obesidade, insuficiência cardíaca, doenças do tecido conectivo, oncológicas e hematológicas.[28,30]

Esse padrão caracteriza-se por redução da CPT medida apenas por pletismografia. Um distúrbio restritivo é apenas inferido quando o paciente tem CVF reduzida, $VEF_1/CVF$ e $FEF_{25-75}/CVF$ normais ou elevados, visto que distúrbios obstrutivos que determinam colabamento completo de grande parte das vias aéreas inferiores no final da expiração podem resultar nesse padrão. A morfologia da curva é similar a uma curva normal, só que com amplitude reduzida (Figura 5.5).[28,30]

■ **Padrão misto**: está presente quando a redução da CVF deve-se à combinação de processos obstrutivos e restritivo como em formas avançadas da fibrose cística nas quais bronquiectasias somam-se à fibrose e à inflamação do tecido adjacente.[28,30]

■ **Obstrução de vias aéreas altas (traqueia e laringe)**: a curva fluxo-volume nesta situação é facilmente reconhecível por suas características. A obstrução fixa da traqueia ou laringe (estenose ou tumor) resulta em curva achatada sem pico, tanto na inspiração quanto na expiração (Figura 5.6). Fluxo expiratório normal, mas inspiratório reduzido, é sugestivo de obstrução extratorácica das vias aéreas com alguma flexibilidade (p. ex., paralisia laríngea, dismorfismo facial, paralisia de cordas vocais).[28-30]

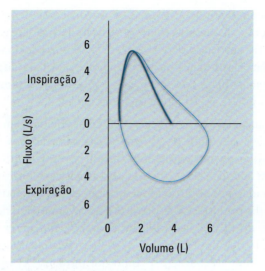

**Figura 5.5** Curva de fluxo-volume inferindo padrão do tipo restritivo com redução proporcional do $VEF_1$ e CVF. A linha mais clara corresponde à curva prevista.

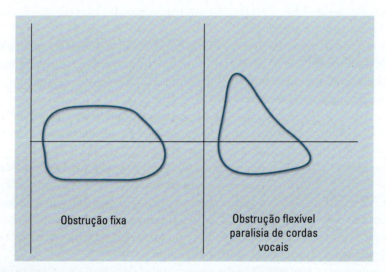

**Figura 5.6** Exemplos de obstrução de vias aéreas altas (laringe e traqueia).

## GRADUAÇÃO DA GRAVIDADE DO PADRÃO IDENTIFICADO[30]

Uma vez determinada a qualidade do teste, compara-se o melhor valor obtido de cada parâmetro com os valores de referência que melhor representem a população estudada.

A graduação da gravidade é realizada com a utilização do $VEF_1$ em porcentagem ($VEF_1\%$) do previsto, como explicitado na Tabela 5.1. O número de categorias e pontos de corte são arbitrários.

ESPIROMETRIA EM CRIANÇAS ESCOLARES E ADOLESCENTES

O $VEF_1$ pode, algumas vezes, falhar para identificar a gravidade de um defeito, especialmente em estágios muito graves da doença. O $VEF_1$% do previsto se correlaciona pobremente com sintomas e pode não predizer acuradamente a gravidade clínica ou prognóstica, para pacientes individuais.[30]

**Tabela 5.1** Graduação da gravidade do padrão identificado.

| 1. Gravidade de qualquer tipo de anormalidade (obstrutiva, restritiva ou mista) baseada no volume expiratório forçado em um segundo ($VEF_1$) | |
| --- | --- |
| Grau de gravidade | $VEF_1$ % do previsto |
| Leve | $\geq 70\% <$ LIN* |
| Moderada | $\geq 60 < 70\%$ |
| Moderada a grave | $\geq 50 < 60\%$ |
| Grave | $\geq 35 < 50\%$ |
| Muito grave | $< 35\%$ |

*LIN = limite inferior da normalidade.

## RESPOSTA AO BRONCODILATADOR

A resposta ao broncodilatador (RBD) é utilizada para avaliar a reversibilidade dos parâmetros espirométricos. O comportamento desses parâmetros, especialmente o $VEF_1$, após a administração de um broncodilatador é bastante útil na avaliação clínica dos pacientes. Contudo, é necessário orientar o paciente para não utilizar $\beta_2$ agonista de curta ou de longa ação nas últimas seis e 12 horas antes do teste, respectivamente. A RBD deve ser avaliada 15 minutos após a administração de quatro doses de 100 mcg de salbutamol aplicado por aerossol dosimetrado com espaçador.[1,30]

Os três métodos mais comuns de expressar a resposta ao broncodilatador são como percentagem do valor inicial (basal), percentagem do valor previsto e variação absoluta. Expressar a variação do $VEF_1$ e/ou CVF como uma percentagem do valor predito tem sido reportado como mais vantajoso que utilizar a variação percentual do basal. Isso porque este índice não se correlaciona com o $VEF_1$ basal, expressando assim a magnitude da resposta, independente do grau de obstrução.[1,30,34-35]

Em maiores de 12 anos com obstrução ao fluxo aéreo, considera-se variação significativa ao broncodilatador um aumento no $VEF_1 \geq 7\%$ do previsto e $\geq 0,20$ L. Em indivíduos do mesmo grupo etário, mas com espirometria normal, considera-se variação significativa um aumento no $VEF_1 \geq 10\%$ em relação ao valor previsto.[1] Em crianças menores de 12 anos, embora haja recomendações específicas em alguns estudos, esses parâmetros ainda não foram padronizados.[30] Alguns estudos definiram ponto de corte de resposta ao broncodilatador para crianças escolares e adolescentes em relação ao $VEF_1$ basal (pré-BD). Esses valores têm variado nesses estudos de $\geq 9\%$ a $\geq 14\%$.[40-41] Com relação ao $VEF_1$

CAPÍTULO **5**

previsto, apenas um estudo fez essa avaliação na faixa etária de seis a 20 anos encontrando o ponto de corte de $\geq$ 10%.[40] RBD negativa não afasta o diagnóstico de asma. Além disso, uma espirometria normal com resposta significativa ao broncodilatador nem sempre é indicativa de asma. Seu diagnóstico deve ser baseado na história, exame físico e presença de obstrução de vias aéreas na espirometria.[30,34-35] Pesquisa recente demonstrou que resposta ao broncodilatador >10% ($VEF_1$) está significativamente associada com controle inadequado da asma.[42]

## NOVOS CONCEITOS

Em crianças asmáticas com um $VEF_1$ normal, o $FEF_{25-75}$ deve ser considerado como uma variável espirométrica potencialmente importante, podendo ser utilizada como um marcador de resposta ao broncodilatador, gravidade da asma e de risco futuro para exacerbação da asma.[28] Foi demonstrado que uma resposta ao broncodilatador com variação percentual no $FEF_{25-75} \geq$ 30% aumentou o número de asmáticos diagnosticados em 53% quando comparado à utilização apenas da variação do $VEF_1$, como recomendado pelo NAEPP.[39] Pesquisa avaliando o $FEF_{25-75}$ encontrou que o ponto de corte de 65% do previsto foi 92% específico para predizer hiperresponsividade brônquica à metacolina.[43]

Estudos realizados em adultos têm demonstrado que ambos, o $VEF_1$ e principalmente o $FEF_{25-75}$, podem estar abaixo do valor normal predito em pacientes com rinite alérgica e apenas sintomatologia nasal,[44] e que o $FEF_{25-75}$ pode ser considerado como um marcador precoce de comprometimento brônquico em pacientes com rinite alérgica sem outros sintomas.[28] A duração da rinite alérgica e a sensibilização a ácaros são os principais fatores de risco para alteração espirométrica em pacientes com rinite alérgica apenas com sintomas nasais.[38] Pesquisas recentes em crianças têm confirmado esses achados observados em adultos em relação à presença de obstrução em pequenas vias aéreas em pacientes com rinite alérgica sem história de asma.[36,37,45] Tempo de duração da rinite alérgica e sensibilização a ácaros foram associados com anormalidades do $FEF_{25-75}$ e $VEF_1$. Essas observações fortalecem os conceitos prévios de que, mesmo na ausência de sintomas asmáticos, há envolvimento brônquico em pacientes com rinite alérgica.[37]

Equações de referência para espirometria propostas por Polgar e Promadhat, por Hsu et al. e por Mallozi (Brasil)[46] têm sido utilizadas para avaliação da função pulmonar em crianças e adolescentes. Estudo brasileiro comparando as três equações em crianças (7-14 anos) com diferentes IMC demonstrou aumento gradativo nos valores espirométricos da CVF e $VEF_1$ relacionados ao aumento do IMC.[46] Esses achados estão de acordo com alguns relatos da literatura[28,39,42] que mostraram correlação entre o IMC e a função pulmonar em adolescentes de ambos os sexos e em crianças com sobrepeso, exceto para os valores de $VEF_1$/CVF. Mesmo trabalhando com dois grupos isolados e distintos, Polgar e Mallozi encontraram resultados comparáveis em todas as faixas etárias, em ambos os sexos.[46] Entretanto, não foram observadas diferenças entre os valores de CVF e $VEF_1$ medidos em crianças com diferentes IMC e os valores previstos pela equação brasileira de Mallozi. Esta última adequou-se melhor para a amostra de crianças e adolescentes de 7 a 14 anos de idade. O IMC não foi um fator importante para o índice preditivo nessas equações;

portanto, elas podem ser utilizadas em crianças e adolescentes com diferentes IMC.[46] É importante considerar, todavia, que outro estudo, ao comparar pacientes eutróficos com obesos, relatou redução nos valores de CVF e $VEF_1$ proporcional ao aumento do IMC.[47]

Recentemente, uma força-tarefa da ERS (GLI – Iniciativa Global de Função Pulmonar) publicou a primeira equação de referência multiétnica para espirometria para toda a faixa etária de 3-95 anos/idade com dados de limite inferior do normal (LLN) e escore z, incluindo cinco grupos étnicos (26 países), porém com escassa representação da América do Sul. Foram incluídos apenas dados de crianças mexicanas.[48] Essa equação já foi endossada por diversas sociedades respiratórias em todo o mundo.[49] Alguns estudos já testaram a equação em populações multiétnicas e concluíram ser ela válida para essas populações.[49,50]

## REFERÊNCIAS BIBLIOGRÁFICAS

1. Sociedade Brasileira de Pneumologia e Tisiologia. Diretrizes para Testes de Função Pulmonar. J Pneumol. 2002;28(Supl 3):S1-S66.
2. Kotecha SJ, Watkins WJ, Paranjothy S, Dunstan FD, Henderson AJ, Kotecha S. Effect of late preterm birth on longitudinal lung spirometry in school age children and adolescents. Thorax. 2012;67(1):54-61.
3. Miller MR, Hankinson J, Brusasco V, Burgos F, Casaburi R, Coates A, et al. ATS/ERS Task Force. Standardisation of spirometry. Eur Respir J. 2005;26(2):319-38.
4. National Institutes of Health Heart Lung and Blood Institute. Guidelines for the diagnosis and management of asthma. Washington: NIH, 2007. p.1-60. Publication No. 08-5846.
5. Piecoro LT, Potoski M, Talbert JC, Doherty DE. Asthma prevalence, cost, and adherence with expert guidelines on the utilization of health care services and costs in a state Medicaid population. Health Serv Res. 2001;36:357-71.
6. Riekert KA, Butz AM, Eggleston PA, Huss K, Winkelstein M, Rand CS. Caregiver-physician medication concordance and undertreatment of asthma among inner-city children. Pediatrics. 2003;111:e214-20.
7. Halterman JS, Yoos HL, Kaczorowski JM, McConnochie K, Holzhauer RJ, Conn KM, et al. Providers underestimate symptom severity among urban children with asthma. Arch Pediatr Adolesc Med. 2002;156:141-6.
8. Bacharier LB, Strunk RC, Mauger D, White D, Lemanske RF Jr, Sorkness CA. Classifying asthma severity in children: mismatch between symptoms, medication use, and lung function. Am J Respir Crit Care Med. 2004;170:426-32.
9. Dombkowski KJ, Hassan F, Wasilevich EA, Clark SJ. Spirometry use among pediatric primary care physicians. Pediatrics. 2010;126:682-7.
10. Janson S, Weiss K. A national survey of asthma knowledge and practices among specialists and primary care physicians. J Asthma. 2004;41:343-8.
11. Schifano ED, Hollenbach JP, Cloutier MM. Mismatch between asthma symptoms and spirometry: implications for managing asthma in children. J Pediatr. 2014;165:997-1002.
12. Strachan DP, Cook DG. Health effects of passive smoking. Parental smoking and lower respiratory illness in infancy and early childhood. Thorax. 1997;52:905-14.
13. Cook DG, Strachan DP. Health effects of passive smoking. Parental smoking and prevalence of respiratory symptoms and asthma in school age children. Thorax. 1997;52:1081-94.
14. Strachan DP, Cook DG. Health effects of passive smoking. Parental smoking and childhood asthma: longitudinal and case control studies. Thorax. 1998;53:204-12.

15. Gilliland FD, Li YF, Peters JM. Effects of maternal smoking during pregnancy and environmental tobacco smoke on asthma and wheezing in children. Am J Respir Crit Care Med. 2001;163:429-36.
16. Jaakkola JJ, Jaakkola MS. Effects of environmental tobacco smoke on the respiratory health of children. Scand J Work Environ Health. 2002;28 Suppl 2:71-83.
17. Bandeira T, Trindade JC. Origem na idade pediátrica da doença pulmonar obstrutiva crónica do adulto. Parte 1: indicadores de risco na evolução. Acta Pediatr Port. 2004;35:225-31.
18. Constant C, Sampaio I, Negreiro F, Aguiar P, Silva AM, Salgueiro M, et al. Respiratory disease screening in school-aged children using portable spirometry. J Pediatr (Rio J). 2011;87(2):123-30.
19. Clough JB, Williams JD, Holgate ST. Effect of atopy on the natural history of symptoms, peak expiratory flow, and bronchial responsiveness in 7- and 8-year-old children with cough and wheeze. A 12-month longitudinal study [published erratum appears in Am Rev Respir Dis. 1992;146(2):540. Am Rev Respir Dis. 1991;143(4 Pt 1):755-60.
20. Castro-Rodriguez JA, Ramirez AM, Toche P, Pavon D, Perez MA, Girardi G, et al. Clinical, functional and epidemiological differences between atopic and nonatopic asthmatic children from a tertiary carehospital in a developing country. Ann Allergy Asthma Immunol. 2007;98(3):239-44.
21. Bottini N, Ronchetti F, Gloria-Bottini F, Stefanini L, Bottini E, Lucarini N. Atopic and non-atopic asthma in children. J Asthma. 2005;42(1):25-8.
22. Luisi F, Pinto LA, Marostica L, Jones MH, Stein RT, Pitrez PM. Função pulmonar persistentemente reduzida em crianças e adolescentes com asma. J Bras Pneumol. 2012;38(2):158-66.
23. Payne DN, Rogers AV, Adelroth E, Bandi V, Guntupalli KK, Bush A, et al. Early thickening of the reticular basement membrane in children with difficult asthma. Am J Respir Crit Care Med. 2003;167(1):78-82.
24. Saglani S, Payne DN, Zhu J, Wang Z, Nicholson AG, Bush A, et al. Early detection of airway wall remodeling and eosinophilic inflammation in preschool wheezers. Am J Respir Crit Care Med. 2007;176(9):858-64.
25. Covar RA, Spahn JD, Murphy JR, Szefler SJ. Progression of asthma measured by lung function in the childhood asthma management program. Am J Respir Crit Care Med. 2004;170(3):234-41.
26. Mattiello R, Mallol J, Fischer GB, Mocelin HT, Rueda B, Sarria EE. Função pulmonar de crianças e adolescentes com bronquiolite obliterante pós-infecciosa. J Bras Pneumol. 2010;36(4):453-9.
27. Dundas I, Mckenzie S. Spirometry in the diagnosis of asthma in children. Curr Opin Pulm Med. 2006;12(1):28-33.
28. Jat KR. Spirometry in children. Prim Care Respir J. 2013;22(2):221-9.
29. Rizzo, A; Rizzo, JA. Valor das Curvas de Fluxo-Volume no Diagnóstico da Obstrução da Laringe e da Traqueia. J Pneumol. 1981;7(4):223-6.
30. Pellegrino R, Viegi G, Brusasco V, Crapo RO, Burgos F, Casaburi R, et al. Interpretative strategies for lung function tests. Eur Respir J. 2005;26(5):948-68.
31. Castile RG, Davis SD. Pulmonary Function Testing in Children. In: Wilmott RW, Boat TF, Bush A, Chernick V, Deterding RR, Ratjen F. Kendig and Chernick's Disorders of the Respiratory Tract in Children. Philadelphia: Saunders, 2012.
32. Fuhlbrigge AL, Weiss ST, Kuntz KM, Paltiel AD. Forced expiratory volume in 1 second percentage improves the classification of severity among children with asthma. Pediatrics. 2006;118(2):e347-55.
33. Stout JW, Visness CM, Enright P, Lamm C, Shapiro G, Gan VN, et al. Classification of asthma severity in children: the contribution of pulmonary function testing. Arch Pediatr Adolesc Med. 2006;160(8):844-50.

34. Expert Panel Report 3 (EPR-3): Guideline for the Diagnosis and Management of Asthma – Summary Report 2007. J Allergy Clin Immunol. 2007;120(5 Suppl)S94-138.
35. Levya ML, Quanjerb PH, Bookerc R, Cooperd BG, Holmese S, Smallf IR. Diagnostic Spirometry in Primary Care. Proposed standards for general practice compliant with American Thoracic Society and European Respiratory Society recommendations. Prim Care Resp J. 2009; 18(3):130-47.
36. Ianieroa L, Saranza RJ, Lozanoa NA, Lozanoa A, Sasiaa LV, Ramírez BM, et al. Análisis de la curva flujo-volumen en niños y adolescentes com rinitis alérgica sin asma. Arch Argent Pediatr. 2013;111(4):322-7.
37. Ciprandi G and Capasso M. Association of childhood perennial allergic rhinitis with subclinical airflow limitation. Clin Exp Allergy. 2010;40(3):398-40.
38. Ciprandi G, Capasso M, Tosca M, Salpietro C, Salpietro A, Marseglia G, et al. A forced expiratory flow at 25-75% value <65% of predicted should be considered abnormal: a real-world, cross-sectional study. Allergy Asthma Proc. 2012;33(1):e5-8.
39. Rao DR, Gaffin JM, Baxi SN, Sheehan WJ, Hoffman EB, Phipatanakul W. The utility of forced expiratory flow between 25% and 75% of vital capacity in predicting childhood asthma morbidity and severity. Asthma. 2012;49(6):586-92.
40. Bussamra MH, Cukier A, Stelmach R, Rodrigues J. Evaluation of the magnitude of the bronchodilator response in children and adolescents with asthma. Chest. 2005;127:530-5.
41. Galant SP, Morphew T, Amaro S, Liao O. Value of the bronchodilator response in assessing controller naïve asthmatic children. J Pediatr. 2007;151(5):457-62.
42. Galanta SP and Nickersona B. Lung function measurement in the assessment of childhood asthma: recent important developments. Cur Opin Allergy Clin Immunol. 2010;10:149-54.
43. Alberts WM, Ferris MC, Brooks SM, Goldman AL. The FEF25-75% and the clinical diagnosis of asthma. Ann Allergy. 1994;73:221-5.
44. Mattiello R, Mallol J, Fischer GB, Mocelin HT, Rueda B, Sarria EE. Função pulmonar de crianças e adolescentes com bronquiolite obliterante pós-infecciosa. J Bras Pneumol. 2010;36(4):453-9.
45. Capasso M, Varricchio A, Ciprandi G. Impact of allergic rhinitis on asthma in children: effects on bronchodilation test. Allergy. 2010;65:264-8.
46. Drumond SC, Fontes MJF, Assis I, Duarte MA, Lamounier JA, Orlandi LCL, et al. Comparação entre três equações de referência para a espirometria em crianças e adolescentes com diferentes índices de massa corpórea. J Bras Pneumol. 2009;35(5):415-22.
47. Tenório LHS, Santos AC, Oliveira AS, Lima AMJ, Santos MSB. Obesidade e testes de função pulmonar em crianças e adolescentes: uma revisão sistemática. Rev Paul Pediatr. 2012;30(3):423-30.
48. Quanjer PH, Stanojevic S, Cole TJ, Baur X, Hall GL, Culver BH, et al. Multi-ethnic reference values for spirometry for the 3–95-yr age range: the global lung function 2012 equations. Eur Respir J. 2012;40:1324-43.
49. Brazzale DJ, Hall GL, Pretto JJ. Effects of adopting the new Global Lung Function Initiative 2012 reference equations on the interpretation of spirometry. Respiration. 2013;86:183-9.
50. Quanjer PH, Weiner DJ. Interpretative Consequences of Adopting the Global Lungs 2012 Reference Equations for Spirometry for Children and Adolescents. Pediatr Pulmonol. 2014;49:118-25.

**PARTE 2** Sensibilização/Alergia

CAPÍTULO 6

Inês C. Camelo-Nunes
Luis Felipe Ensina

# Atopia

## INTRODUÇÃO

A nomenclatura adotada em alergia tem-se revelado bastante heterogênea. A fim de assegurar a abordagem correta e segura de um tópico tão importante no dia a dia dos profissionais de saúde, julgamos altamente recomendável que se conheça e empregue a terminologia adequada.[1]

Alergia é uma reação de hipersensibilidade iniciada por mecanismos imunológicos e que pode ser mediada por anticorpos ou por células. Na grande maioria dos casos, o anticorpo responsável pela reação alérgica pertence ao isotipo IgE – alergias IgE mediadas. Na alergia não IgE mediada, o anticorpo envolvido na reação pode pertencer ao isotipo IgG, como ocorre, por exemplo, na anafilaxia devido a imunocomplexos contendo dextrano, bem como na clássica doença do soro. Já as dermatites de contato alérgicas são as principais representantes das doenças alérgicas mediadas por células (linfócitos T).

Alergia, em termos médicos, significa que o indivíduo manifesta sintomas com o contato com alérgeno(s) ao(s) qual(ais) está sensibilizado.

Já atopia é uma tendência pessoal ou familiar, frequente na infância e na adolescência, para se tornar sensibilizado e produzir grandes quantidades de anticorpos IgE em resposta à exposição a alérgenos. Como consequência, os indivíduos atópicos podem desenvolver sintomas característicos de doenças alérgicas IgE mediadas, como asma, rinoconjuntivite e eczema. Portanto, o termo atopia deve ser reservado para descrever a predisposição genética à sensibilização a alérgenos comuns durante exposição natural e não pode ser empregado enquanto a sensibilização não for devidamente comprovada mediante dosagem de IgE sérica ou pelos testes cutâneos de leitura imediata.

Nesse sentido, é necessário ser atópico para se tornar alérgico, mas o atópico não necessariamente progredirá para um estado alérgico (ou seja, nem todos os atópicos serão alérgicos).

## REAÇÃO DE HIPERSENSIBILIDADE TIPO I OU MEDIADA PELA IgE

Há mais de 100 anos sugeriu-se, pela primeira vez, que um fator solúvel no plasma ou no soro poderia ser o responsável pelos sintomas das doenças alérgicas e, há quase 50 anos, a IgE foi identificada como a molécula-chave mediando as chamadas reações de hipersensibilidade do tipo I (asma alérgica, rinite alérgica, dermatite atópica, alguns tipos de alergia a alimentos e substâncias, e alergia a picadas de insetos e anafilaxia). Desde então, muitos dos detalhes sobre a cascata inflamatória alérgica foram elucidados e hoje se sabe que a IgE exerce papel fundamental nessa cascata.

Os objetivos deste capítulo são rever, de modo sucinto, os eventos celulares e moleculares que são "postos em ação" pela IgE e examinar as evidências de sua participação na resposta alérgica IgE mediada, tanto de fase imediata (inflamação alérgica aguda) quanto de fase tardia (inflamação alérgica crônica). Os mecanismos dessa resposta são bastante complexos e contam com a participação e a interação de várias células, mediadores e citocinas que, em última análise, serão responsáveis pela gênese da típica inflamação alérgica IgE mediada (Figura 6.1).

### Fase de sensibilização da reação tipo I

A pele e as mucosas do trato gastrintestinal e do trato respiratório superior e inferior de todos os seres humanos são expostas, repetidas vezes, a quantidades mínimas (picogramas a nanogramas) de proteínas potencialmente alergênicas.

Nos contatos iniciais do indivíduo geneticamente predisposto à atopia com essas proteínas, ocorre a sensibilização. O processamento dos alérgenos por células apresentadoras de antígenos (CAA) origina peptídeos que se ligam a sítios de reconhecimento antigênico localizados em moléculas do complexo de histocompatibilidade classe II (MHC II).

Na etapa seguinte, a CAA apresenta o alérgeno ao linfócito T auxiliar (Th) denominado, nessa fase, de Th0 e que, nos alérgicos, sofre diferenciação, sobretudo Th2. O linfócito Th2 passa a liberar combinação característica de citocinas (p. ex., interleucina [IL] 3, IL-4,

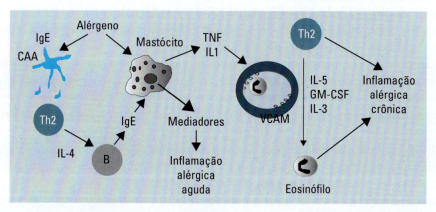

**Figura 6.1** Representação esquemática de algumas das interações celulares que ocorrem durante a reação de hipersensibilidade tipo I.

ATOPIA

IL-5, IL-9, IL-10, IL-13, fator estimulante de colônia granulócito-macrófago [GM-CSF]). Esse conjunto de citocinas, sobretudo a IL4 e a IL 13, estimula o linfócito B a produzir IgE.[2,3] A IgE assim produzida se fixa a receptores de alta afinidade (FcεRI) na membrana de mastócitos e basófilos e, além disso, a receptores de baixa afinidade (FcεRII ou CD23) na membrana de outras células, como eosinófilos e linfócitos B.[3,4]

Portanto, depois de repetidas exposições a baixas doses de alérgenos, os indivíduos atópicos desenvolvem anticorpos IgE específicos contra esses alérgenos – tonam-se sensibilizados. Exposições subsequentes iniciam resposta secundária que, na maioria dos casos, é bifásica, havendo uma resposta imediata (fase imediata) e outra tardia (fase tardia).

## Fase imediata da reação tipo I

### Resposta alérgica imediata ou inflamação alérgica aguda

Quando um alérgeno é introduzido nas vias aéreas, pele ou trato gastrintestinal de um indivíduo sensibilizado ocorre resposta alérgica imediata que atinge seu pico em 15 a 30 minutos após estímulo alergênico.[5]

O alérgeno ao qual o indivíduo é sensível fixa-se a duas moléculas de IgE específicas, ancoradas na membrana dos mastócitos e basófilos, ocasionando ativação celular com entrada de cálcio ($Ca^{++}$) do meio extracelular para o intracelular. O aumento de $Ca^{++}$ intracelular promove extrusão de grânulos que contém mediadores inflamatórios prontos, já formados (mediadores pré-formados). Dentre eles, destacam-se a histamina, os fatores quimiotáticos para neutrófilos e eosinófilos, as cininas, além de proteoglicans, proteases e hidrolases.

O aumento de $Ca^{++}$ intracelular também ativa a enzima fosfolipase $A_2$ que atua nos fosfolipídeos da membrana e origina o liso-PAF e o ácido araquidônico. O liso-PAF, sob a ação de uma acetiltransferase, se transforma em PAF (fator ativador de plaquetas). O ácido araquidônico, quando metabolizado pela via da cicloxigenase, dá origem a prostaglandinas (PG) e tromboxanas (TX) e, quando metabolizado pela via da lipoxigenase, origina os leucotrienos (LT).

Essas substâncias, por serem formadas no momento da ligação do alérgeno com a IgE, são denominadas mediadores neoformados (Figura 6.2).[4-6]

A atuação desse conjunto de mediadores (pré e neoformados) ocasiona contração da musculatura lisa, vasodilatação, aumento da permeabilidade vascular e das secreções glandulares, e estímulo de terminações nervosas sensoriais. Essas alterações, por sua vez, são responsáveis pelas manifestações clínicas típicas da fase imediata da reação alérgica (inflamação alérgica aguda). Portanto, no pulmão, por exemplo, ocorre broncoconstrição, edema e hipersecreção de muco. Já no nariz, o que se observa é coriza, prurido, obstrução nasal e espirros.[5,7]

Na anafilaxia, que, sem dúvida alguma, é a manifestação mais grave de alergia IgE mediada, observam-se: aumento da permeabilidade vascular (urticária, angioedema, edema laríngeo, distensão, cólicas abdominais); vasodilatação (eritema, cefaleia e hipotensão); contração do músculo liso (sibilância, isquemia do miocárdio, cólicas, diarreia, vômitos, incontinência, taquicardia, arritmia); diminuição da resistência vascular periférica (lipotímia, síncope); aumento da secreção mucosa (broncorreia, rinorreia); estimulação das

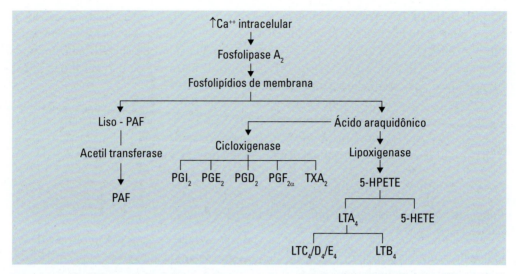

**Figura 6.2** Mediadores neoformados a partir da atuação da fosfolipase $A_2$ sobre os fosfolipídios da membrana celular.

terminações nervosas (prurido). O conjunto de todas essas reações pode levar, em última instância, ao choque anafilático.[8,9]

Os mastócitos também liberam grande variedade de citocinas pró-inflamatórias [p. ex., IL-1, IL-2, IL-3, IL-4, IL-5, GM-CSF e fator de necrose tumoral alfa (TNF-α)] que fornecem o aparato inicial necessário para o início da inflamação, promovendo alterações nas moléculas de adesão, recrutamento celular e possibilitando a sobrevivência das células inflamatórias no local da reação.[6] Portanto, a produção dessas proteínas pró-inflamatórias deixa claro que o mastócito contribui para a inflamação aguda e crônica.

As moléculas de adesão leucocitárias e endoteliais são extremamente importantes na migração das células inflamatórias para o local da inflamação durante as reações alérgicas. Tal recrutamento celular envolve sequência de eventos que inclui: marginação dos leucócitos ao longo das paredes da microvasculatura, adesão ao endotélio, transmigração através da parede dos vasos e migração em meio a gradiente quimiotático no compartimento extravascular (Figura 6.3).[4,10]

## Fase tardia da reação tipo I

### Resposta alérgica tardia ou inflamação alérgica crônica

A resposta tardia aos alérgenos tem sido demonstrada, tanto nas vias aéreas quanto na pele.[10,11] Não ocorre em todos os indivíduos e parece ser dose dependente, ou seja, quanto maior a dose do alérgeno, maior a chance de sua ocorrência.

Desse modo, além das alterações observadas na fase imediata, em alguns pacientes os sintomas reaparecem 4 a 8 horas após o contato inicial com o alérgeno mesmo sem nova estimulação alergênica.[4]

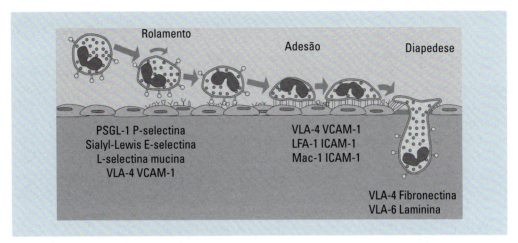

**Figura 6.3** Recrutamento de eosinófilos. Representação esquemática das interações de algumas moléculas de adesão, expressas no endotélio vascular e no eosinófilo.

Não se conhece a exata correlação que existe entre a resposta alérgica de fase imediata e de fase tardia.[12] Contudo, as evidências apontam para o papel das moléculas de adesão endoteliais para leucócitos, que têm sua expressão regulada positivamente por mediadores e citocinas, liberados durante a resposta alérgica.[4,5]

Portanto, ainda na fase imediata, mediadores derivados dos mastócitos e citocinas agem nas células endoteliais das vênulas pós-capilares, aumentando a permeabilidade vascular e a expressão de moléculas de adesão vasculares. Essas alterações aliadas à atuação de agentes quimiotáticos (p. ex., IL-5) fazem com que, num período relativamente livre de sintomas, ocorra infiltração secundária de leucócitos (notadamente eosinófilos e linfócitos) no local da reação alérgica.[4,5]

A infiltração de eosinófilos no(s) local(ais) em que a reação alérgica ocorre é elemento consistente na inflamação crônica e está presente na maioria dos pacientes.

Essas células, então, tornam-se ativadas e passam a liberar seus próprios mediadores, reativando muitas das reações inflamatórias da fase imediata e dando origem à segunda fase de alterações (manifestações clínicas) que caracterizam a fase tardia da inflamação alérgica.

Os eosinófilos têm muitos mediadores químicos pré-formados no interior de seus grânulos (p. ex., proteína catiônica eosinofílica, proteína básica principal, neurotoxina derivada do eosinófilo, peroxidase eosinofílica). São capazes, ainda, de sintetizar e liberar outros mediadores por ocasião da reação alérgica (p. ex., LTC4, PAF). Muitos desses mediadores, notadamente os pré-formados, causam intenso dano epitelial e hiper-reatividade das vias aéreas, da pele, enfim, dos locais onde são liberados.[13]

Enfim, os eosinófilos são importantes fontes de citocinas. Além da IL-3, IL-5 e GM-CSF, que possibilitam a sobrevivência dessas células, são liberadas ainda as chamadas citocinas quimiotáticas (p. ex., eotaxina e RANTES) que atraem mais eosinófilos para o sítio da inflamação.[14]

As células Th2 compreendem os linfócitos predominantes na inflamação alérgica e, mediante a liberação de seu perfil característico de citocinas (p. ex., IL-3, IL-4, IL-5, dentre outras), causam uma série de alterações que garantem a perpetuação da resposta.[13]

A IL-4, por exemplo, torna possível o crescimento e a diferenciação do linfócito B, aumenta a expressão de moléculas de adesão vasculares nas células endoteliais e promove *switching* para a produção de IgE. Além disso, fornece um *feedback* positivo aos linfócitos Th2 que mantém sua secreção de citocinas.[15]

A IL-5 estimula células progenitoras na medula óssea a se diferenciarem em eosinófilos e exerce papel fundamental na mobilidade dessas células.[16] Uma vez liberados na medula, os eosinófilos "viajam" através do fluxo sanguíneo e migram para tecidos nos quais reconhecem seus correceptores de adesão.[17] Estimula a diferenciação, a migração para o local da reação e o aumento da sobrevida de eosinófilos.

A IL-1 e o fator de necrose tumoral (TNF-$\alpha$), liberados após estímulo alergênico, são cruciais na expressão de moléculas de adesão em células endoteliais, o que é um pré-requisito para o recrutamento dos eosinófilos circulantes.[14] A eotaxina exerce papel importante no recrutamento inicial de eosinófilos, enquanto o recrutamento posterior dessas células parece estar na dependência de outras quimiocinas.[18]

Mais recentemente, várias citocinas pró-inflamatórias (IL-17A, IL-17F, IL-23, IL-25) foram identificadas como participantes da fisiopatologia e amplificação da inflamação alérgica. São produzidas por diferentes tipos celulares, como, por exemplo, o linfócito Th17 (IL-17A e IL-17F), macrófagos e células dendríticas (IL-23), ou mastócitos e células Th2 ativadas (IL-25).

## PRINCIPAIS CÉLULAS ENVOLVIDAS NA INFLAMAÇÃO ALÉRGICA

- **Mastócitos**: sua degranulação ocasiona a liberação de cascata complexa de mediadores responsáveis pelos sintomas agudos. Os mastócitos liberam, ainda, enzimas inflamatórias ou proteases (p. ex., triptase) e uma grande variedade de citocinas pró-inflamatórias, como GM-CSF, IL-3, IL-4 e IL-5. Essas citocinas fornecem o aparato necessário para o início da inflamação, promovem alterações nas moléculas de adesão, recrutamento celular e possibilitam a sobrevivência das células inflamatórias no local da reação.
- **Eosinófilos**: sua presença no local da reação alérgica contribui para a inflamação pela liberação de mediadores, degranulação e liberação de proteínas granulares e geração de citocinas. As proteínas granulares, como a proteína básica maior, a proteína catiônica eosinofílica, a neurotoxina derivada do eosinófilo e a peroxidase eosinofílica, estão envolvidas, por exemplo, no dano ao epitélio brônquico e na hiper-reatividade das vias aéreas. Os eosinófilos são, também, uma importante fonte de citocinas. Além da IL-3, IL-5 e GM-CSF, que possibilitam a sobrevivência dessas células, são liberadas também as chamadas citocinas quimiotáticas (p. ex., eotaxina e RANTES) que atraem mais eosinófilos para o sítio da inflamação.
- **Linfócitos**: são um importante componente da inflamação que ocorre nas doenças alérgicas. Após a exposição ao alérgeno, observa-se, principalmente, aumento no nú-

ATOPIA

mero de linfócitos T auxiliares (Th ou T CD4$^+$). Essas células, uma vez estimuladas, liberam citocinas que permitem diferenciá-las em dois tipos de L Th: Th1 e Th2. As células Th1 elaboram citocinas envolvidas em funções efetoras da imunidade mediada por células (IL-2 eINFγ), enquanto as células Th2 produzem citocinas que controlam e regulam as respostas mediadas por anticorpos (IL-4, GM-CSF, IL-5, IL-13).

As células Th2 compreendem os linfócitos predominantes na inflamação alérgica e auxiliam na perpetuação da resposta. A IL-4, por exemplo, liberada sobretudo pelo linfócito Th2, torna possível o crescimento e a diferenciação do linfócito B, aumenta a expressão de moléculas de adesão vasculares nas células endoteliais e promove *switching* para a produção de IgE.

- **Células epiteliais**: participam da inflamação alérgica pois funcionam como CAA e produzem citocinas, como GM-CSF, IL-6 e IL-8. Algumas dessas citocinas podem recrutar neutrófilos e eosinófilos e prolongar a sobrevida do eosinófilo no local da inflamação. A enzima sintetase induzida do óxido nítrico tem sido encontrada em células epiteliais, endoteliais e da musculatura lisa, bem como nas glândulas submucosas. O óxido nítrico têm efeitos vasodilatadores, broncodilatadores e exerce um importante papel na neurotransmissão, na defesa imune, na citotoxicidade, na frequência do batimento ciliar e na secreção de muco.
- **Neutrófilos** sua atuação, na fisiopatologia das doenças alérgicas, não está tão bem esclarecida quanto a das demais células. Contudo, por serem doenças inflamatórias, é natural se pensar que os neutrófilos sejam células efetoras importantes já que, normalmente, são as primeiras a serem recrutadas para o local de uma inflamação. Os produtos gerados pelos neutrófilos incluem, principalmente, radicais óxidos e várias proteases, além de PGs, LTs, TXs e PAF.
- **Macrófagos**: a exemplo do que ocorre com os neutrófilos, o papel dos macrófagos nas doenças alérgicas não está totalmente esclarecido e parece ser bastante complexo. São considerados potentes indutores da inflamação já que, quando ativados, liberam vários mediadores biologicamente ativos, como LTs, PGs, TXs e PAF. Além disso, são uma fonte rica de citocinas e exercem importante função nos processos de reparo e remodelamento tecidual que ocorrem na inflamação.
- **Moléculas de adesão**: são receptores de membrana celular e de matriz extracelular que possibilitam interações fundamentais em diversos processos biológicos. Durante as reações alérgicas, existem várias evidências a respeito da importância das moléculas de adesão leucocitárias e endoteliais na migração das células inflamatórias para o local da inflamação. Tal recrutamento celular envolve uma sequência de eventos, que incluem: marginação dos leucócitos ao longo das paredes da microvasculatura, adesão ao endotélio, transmigração através da parede dos vasos e migração em meio a um gradiente quimiotático no compartimento extravascular.

## PRINCIPAIS MEDIADORES DA INFLAMAÇÃO ALÉRGICA

- **Histamina**: liberada já durante a fase imediata, tem como principais ações: vasodilatação, constrição da musculatura lisa, aumento da permeabilidade vascular, aumento da secreção de muco. Esses efeitos ocorrem sobre uma enorme variedade de células, como células da musculatura lisa, neurônios, células glandulares (endócrinas e exócrinas), células sanguíneas e células do sistema imunológico.

■ **Leucotrienos**: são produzidos pela maioria das células que participam das reações inflamatórias. Nos neutrófilos, o LTA4 é convertido preferencialmente a LTB4. As demais células, como mastócitos e eosinófilos, produzem sobretudo LTC4, LTD4, LTE4. O LTB4 exerce importante papel quimiotático para neutrófilos e eosinófilos, além de aumentar a permeabilidade vascular. Os leucotrienos C4, D4 e E4 são potentes broncoconstritores e ocasionam aumento na produção de muco e da permeabilidade vascular.

■ **Prostaglandinas**: seus efeitos biológicos incluem modulação da contratilidade da musculatura lisa e da permeabilidade vascular, sensações de prurido e dor, e agregação plaquetária. Nos mastócitos, a principal PG liberada é a PGD2, enquanto as células epiteliais produzem, predominantemente, PGE2 e PGF $2\alpha$, as células endoteliais PGI2 e as plaquetas TXA2. A PGD2 é não somente o mais abundante produto da via da cicloxigenase originado pelos mastócitos como também o mais potente broncoconstritor. Promove, ainda, edema e aumento da secreção de muco nas vias aéreas superiores e inferiores.

■ **Fator ativador de plaquetas (PAF)**: produzido por várias das células que participam da resposta inflamatória, como mastócitos, macrófagos, neutrófilos e eosinófilos, tem como principais atividades biológicas a ativação plaquetária e de neutrófilos e a contração da musculatura lisa. Além disso, propicia o acúmulo de eosinófilos nas superfícies endoteliais, que é o primeiro passo para o recrutamento dessas células para os tecidos. Os eosinófilos, por sua vez, são também uma fonte geradora de PAF, atraem mais eosinófilos e potencializam, assim, a reação inflamatória. O PAF ainda estimula os eosinófilos a liberar suas proteínas e ocasionar dano epitelial e promove a expressão de receptores de baixa afinidade para a IgE em eosinófilos e monócitos.

■ **Cininas**: são hormonais potentes que se formam nos fluidos e tecidos durante a inflamação. Em seres humanos, foram identificadas três cininas: bradicinina, calidina e bradicinina. Embora existam algumas diferenças quantitativas entre elas, todas têm as mesmas propriedades farmacológicas básicas, incluindo broncoconstrição, vasodilatação e aumento da permeabilidade capilar. Além disso, induzem a liberação de outros mediadores inflamatórios, como PGs, LTs, PAF, neuropeptídeos e citocinas.

■ **Citocinas**: são pequenas proteínas secretórias produzidas por grande variedade de células estimuladas. Agem via receptores específicos, regulam e amplificam a resposta imunológica local. Quando comparadas à histamina, às PGs, aos LTs e aos demais mediadores pré e neoformados revelam-se substâncias inflamatórias mais potentes e mais estáveis. Além disso, têm a característica de serem produzidas por longos períodos de tempo. Portanto, são importantes mediadores para o desenvolvimento da inflamação que é característica das doenças alérgicas.

■ **Neuropeptídeos**: a substância P, a neurocinina A e o peptídeo relacionado ao gene da calcitonina têm atividade pró-inflamatória e estimulam a liberação de mediadores pelos mastócitos. Atuam promovendo broncoconstricção, vasodilatação, aumento da permeabilidade vascular e aumento da secreção de muco. Já o peptídeo intestinal vasoativo, o peptídeo histidina metionina e o peptídeo histidina isoleucina causam broncodilatação e vasodilatação, inibem a produção de muco, têm atividades anti-inflamatórias e inibem a liberação de mediadores pelos mastócitos.

## CONSIDERAÇÕES FINAIS

Embora as diversas doenças alérgicas tenham manifestações clínicas muito distintas, a inflamação alérgeno induzida é um denominador comum a todas elas. De fato, independentemente do agente etiológico envolvido nas doenças alérgicas, a via final que ocasiona as manifestações clínicas características passa pela liberação maciça de mediadores químicos vasoativos em diferentes locais.

Indivíduos alérgicos produzem anticorpos IgE específicos para antígenos estranhos que não são nocivos para os indivíduos não alérgicos. Depois de repetidas exposições a baixas doses de alérgenos, os indivíduos predispostos (atópicos) produzem IgE específica contra esses alérgenos – tornam-se sensibilizados. Exposições subsequentes iniciam resposta humoral secundária que, na maioria dos casos, é bifásica existindo uma resposta imediata (fase imediata) e outra tardia (fase tardia).

Na fase imediata, observa-se a extrusão de grânulos mastocitários e liberação de mediadores pré-formados. Dentre eles, destaca-se a histamina, que por si só pode explicar a maioria dos sinais e sintomas que ocorrem 15' até 1h após exposição ao alérgeno. Além dela, são liberados também fatores quimiotáticos, cininas proteoglicanos, proteases e hidrolases. Ocorre, ainda, liberação de mediadores neoformados, sintetizados a partir dos fosfolipídeos da membrana (PAF, LT, PG, TX). Os agentes quimiotáticos liberados na fase imediata causam influxo secundário de células inflamatórias para o local da reação (notadamente de eosinófilos), os quais liberam seus próprios mediadores e originam a segunda fase de alterações responsáveis pelas manifestações clínicas tardias – a fase tardia – que ocorre em alguns pacientes, horas após as manifestações imediatas, mesmo sem nova exposição ao desencadeante.

Vale ressaltar que embora a IgE seja apenas um dos componentes de uma reação imunológica altamente complexa, orquestrada pelo linfócito Th2, ela é sem dúvida alguma de importância central, tanto nas respostas de fase imediata quanto nas respostas de fase tardia, características das doenças alérgicas IgE mediadas.[19-22]

## REFERÊNCIAS BIBLIOGRÁFICAS

1. Johansson SG, Bieber T, Dahl R, Friedmann PS, Lanier BQ, Lockey RF, et al. Revised nomenclature for allergy for global use: Report of the Nomenclature Review Committee of the World Allergy Organization, October 2003. J Allergy Clin Immunol. 2004;113:832-6.
2. Verelli D. The regulation of IgE synthesis. Clin Allergy Immunol. 2002;16:179-96.
3. Prussin C, Metcalfe DD. IgE, mast cells, basophils, and eosinophils. J Allergy Clin Immunol. 2006;117:450-6.
4. Platts-Mills TA. The role of immunoglobulin E in allergy and asthma. Am J Respir Crit Care Med. 2001;164:S1-5.

5. Arshad SH, Holgate S. The role of IgE in allergen-induced inflammation and the potential for intervention with a humanized monoclonal anti-IgE antibody. Clin Exp Allergy. 2001;31:1344-51.
6. Williams CM, Galli SJ. The diverse potential effector and immunoregulatory roles of mast cells in allergic disease. J Allergy Clin Immunol. 2000;105:847-59.
7. Togias A. Unique mechanistic features of allergic rhinitis. J Allergy Clin Immunol. 2000;105:599-604.
8. Sampson HA, Munoz-Furlong A, Campbell RL, Adkinson NF Jr, Bock SA, Branum A, et al. Second symposium on the definition and management of anaphylaxis: summary report. Second National Institute of Allergy and Infectious Disease/Food Allergy and Anaphylaxis Network symposium. J Allergy Clin Immunol. 2006;117:391-7.
9. Simons FE. Anaphylaxis. J Allergy Clin Immunol. 2010;125(2 Suppl 2):161-81.
10. Fahy JV, Corry DB, Boushey HA. Airway inflammation and remodeling in asthma. Curr Opin Pulm Med. 2000;6:15-20.
11. Mitchell EB, Crow J, Rowntree S, Webster AD, Platts-Mills TA. Cutaneous basophil hypersensitivity to inhalant allergens in atopic dermatitis patients: elicitation of delayed responses containing basophils following local transfer of immune serum but not IgE antibody. J Invest Dermatol. 1984;83:290-5.
12. Arshad SH. Bronchial allergen challenge: a model for chronic allergic asthma?. Clin Exp Allergy. 2000;30:12-5.
13. Hansen I, Klimek L, Mösges R, Hörmann K. Mediators of inflammation in the early and the late phase of allergic rhinitis. Curr Opin Allergy Clin Immunol. 2004;4:159-63.
14. Broide DH. Molecular and cellular mechanisms of allergic diseases. J Allergy Clin Immunol. 2001;108:65-71.
15. Borish LC, Nelson HS, Lanz MJ, Claussen L, Whitmore JB, Agosti JM, et al. Interleukin-4 receptor in moderate atopic asthma: a phase I/II randomized placebo-controlled trial. Am J Respir Crit Care Med. 1999;160:1816-23.
16. Palframan RT, Collins PD, Severs NJ, Rothery S, Williams TJ, Rankin SM. Mechanisms of acute eosinophil mobilization from the bone marrow stimulated by interleukin: the role of specific adhesion molecules and phophatidylinositol 3-kinase. J Exp Med. 1998;9:1621-32.
17. Rothenberg ME. Eosinophilia. N Engl J Med. 1998;338:1592-600.
18. Rothenberg ME, MacLean JA, Pearlman E. Target disruption of the chemokine eotaxin partially reduces antigen-induced tissue eosinophilia. J Exp Med. 1997;185:785-90.
19. Oettgen HC, Geha RS. IgE in asthma and atopy: cellular and molecular connections. J Clin Invest. 1999;104:829-35.
20. Saini SS, MacGlashan DW Jr, Sterbinsky SA, Togias A, Adelman DC, Lichtenstein LM, et al. Down-regulation of human basophil IgE and FC epsilon RI alpha surface densities and mediator release by anti- IgE infusions is reversible in vitro and in vivo. J Immunol. 1999;162:5624-30.
21. Kisselgof AB, Oettgen HC. The expression of murine B cell CD23, in vivo, is regulated by its ligand, IgE. Int Immunol. 1998;10:1377-84.
22. Holgate S, Casale T, Wenzel S, Bousquet J, Deniz Y, Reisner C. The anti-inflamatory effects of omalizumab confirm the central role of IgE in allergic inflammation. J Allergy Clin Immunol. 2005;115:459-65.

**CAPÍTULO 7**

Renata R. Cocco
Lucila Camargo

# Métodos de Investigação da Sensibilização Alérgica em Crianças

## MÉTODOS *IN VIVO*

O diagnóstico laboratorial das doenças alérgicas é caracterizado particularmente pela identificação de imunoglobulinas E (IgE) específicas para o alérgeno suspeito. Sua indicação deve ser direcionada na vigência de suspeita clínica, com ou sem alterações no exame físico. Resultados positivos nem sempre retratam a presença de sintomas e por isso devem ser sempre interpretados por profissional experiente e mediante dados da anamnese.

Os testes *in vivo* compreendem os testes cutâneos de leitura imediata e tardia, intradérmicos e os testes de provocação oral, todos aqui abordados quanto à sua aplicabilidade em diferentes condições.

### Teste cutâneo de hipersensibilidade imediata (*prick* teste)

Os testes cutâneos de leitura imediata (TCLI) primam pela facilidade da técnica, rapidez dos resultados, baixo custo e alta sensibilidade, fatores que os tornam uma ferramenta bastante útil para o alergista em sua rotina clínica. São utilizados como adjuvantes da história clínica e exame físico para excluir ou confirmar a presença de IgE específica em um grande número de doenças alérgicas, como asma, rinite, conjuntivite alérgica, anafilaxias, alergias alimentares e certas substâncias.[1]

ASMA NO LACTENTE, NA CRIANÇA E NO ADOLESCENTE

A correlação entre resultados positivos do TCLI e sintomas clínicos é maior entre os aeroalérgenos do que entre alérgenos alimentares. Especialmente no diagnóstico de asma e/ou rinite alérgica, o teste apresenta alta sensibilidade e especificidade.

A técnica consiste na deposição de extratos comerciais (alérgenos) na região volar do antebraço do paciente, além de controles positivo (histamina, 10 mg/mL) e negativo (solução salina). Os extratos utilizados devem ser de procedência idônea e mantidos em condições adequadas de refrigeração. A pele deve estar em condições adequadas, sem a presença de lesões que interfiram na leitura do exame. Deve haver um espaço de pelo menos 2 cm entre uma gota e outra para que resultados falso-positivos sejam evitados. Por meio de um puntor, lanceta ou agulha apropriada, pressiona-se levemente a pele abaixo da gota depositada, a fim de levantar uma pequena porção da epiderme sem produzir sangramento. Para cada uma das substâncias testadas, devem-se utilizar diferentes puntores. A Tabela 7.1 descreve alguns erros comuns na execução do TCLI.

**Tabela 7.1** Erros comuns na execução do teste cutâneo de leitura imediata (*prick* teste).*

1. Deposição dos extratos em distância menor do que 2 cm entre eles (reações indistinguíveis)
2. Indução de sangramento: chance de falsos-positivos.
3. Penetração insuficiente do puntor: chance de falsos-negativos
4. Dispersão do extrato durante o teste

*Adaptada de Bousquet.[2]

A leitura deve acontecer em 15 a 20 minutos após a puntura. Os maiores e menores diâmetros das pápulas devem ser somados e divididos por dois. Pápulas maiores de 3 mm (diâmetro médio) são consideradas positivas, provenientes da liberação de histamina pelos mastócitos teciduais. Um halo eritematoso geralmente acompanha a pápula, decorrente da ação de estímulos neurogênicos. A presença de dermografismo deve ser avaliada antes do início do teste.

Alguns fatores podem influenciar os resultados do TCLI. Crianças menores de 5 anos de idade (mais frequentemente antes dos dois anos) podem apresentar diminuição da reatividade cutânea e, portanto, menor liberação de histamina pelos mastócitos locais. Outro fator de confusão seria o uso contínuo de determinados medicamentos, sobretudo anti-histamínicos e antidepressivos. As substâncias devem ser suspensas de acordo com a farmacocinética de cada uma das substâncias, bem como de seus respectivos metabólitos ativos. Anti-histamínicos clássicos reduzem a reatividade por até 24 horas; outros, de segunda geração, bloqueiam a reação cutânea por até 10 dias. Antidepressivos tricíclicos são capazes de inibir a formação de pápulas após algumas semanas de descontinuação do uso. Cursos rápidos de corticosteroides sistêmicos são menos problemáticos do que sua aplicação tópica (Tabela 7.2).

Embora seguro, o TCLI deve ser sempre realizado na presença de um médico para eventuais chances de reações sistêmicas. Equipamento de emergência deve estar sempre presente e deve-se evitar realizar o teste em pacientes muito sintomáticos.

MÉTODOS DE INVESTIGAÇÃO DA SENSIBILIZAÇÃO ALÉRGICA EM CRIANÇAS

**Tabela 7.2** Efeito inibitório de diferentes fármacos no teste cutâneo de leitura imediata.*

| Tratamento | Grau de inibição | Duração | Significância clínica |
|---|---|---|---|
| Anti-histamínico H1 via oral | ++++ | 2-7 dias | Sim |
| **Corticosteroides** | | | |
| • Sistêmico, curto prazo | 0 | | Não |
| • Sistêmico, longo prazo | Possível | | Não |
| • Inalado | 0 | | Não |
| • Tópico | +/++ | Até 7 dias | Sim |
| **Antidepressivos** | | | |
| Imipramina | ++++ | Até 21 dias | Sim |
| Fenotiazina | +/++ | Até 10 dias | Sim |
| Dopamina | + | | Não |
| Clonidina | ++ | | Não |
| **Outros tratamentos para alergias** | | | |
| Montelucaste | 0 | | Não |
| Imunoterapia específica | 0 /++ | | Não |
| Tratamento com luz UV, sistêmico (PUVA) | +++ | Até 4 semanas | Sim |

*Adaptada de Bousquet.[2]

## Prick to prick

Alérgenos instáveis ao calor e a falta de padronização de alguns extratos podem limitar a indicação do TCLI em algumas situações, especialmente nos casos de alergias alimentares. Diante da necessidade de se testar alérgenos não encontrados comercialmente sob a forma de extratos (frutas, legumes e outros alimentos de proteínas lábeis), o uso de produtos *in natura* pode auxiliar na detecção de sensibilização aos alimentos. A técnica é semelhante à do TCLI, com a puntura no alimento a ser testado e, sequencialmente, na pele da região volar do antebraço do paciente.

Não há indicação de *prick to prick* na investigação de alérgenos inalatórios na asma e/ou rinite alérgica.

## Testes intradérmicos

Indicados mais comumente para avaliação de resposta tardia, mediada por células e sem utilidade na investigação de alergia por aeroalérgenos. Embora alguns pacientes apresentem resultados positivos, seu valor clínico é desconhecido. Entretanto, podem ser in-

ASMA NO LACTENTE, NA CRIANÇA E NO ADOLESCENTE

dicados para avaliar respostas imediatas com envolvimento de IgE em algumas situações, como proteínas de venenos de insetos.

O teste consiste na inoculação de pequenas quantidades do antígeno na região dérmica (0,01-0,02 mL), o que pode provocar importantes reações locais e chance de reações sistêmicas.

## Testes cutâneos de leitura tardia (*patch* teste)

A principal indicação do teste é a avaliação de respostas tardias e mediadas por células, sem o envolvimento de anticorpos IgE. Dermatites de contato alérgicas correspondem à principal indicação.

Em algumas outras condições nas quais mais de um mecanismo esteja envolvido, como no caso das alergias alimentares mistas, o *patch* teste apresenta papel controverso pela falta de padronização na interpretação dos resultados.

Não há indicação para o teste de leitura tardia na investigação de alérgenos inalatórios.

## Teste de provocação oral (TPO)

O TPO é considerado o padrão-ouro no diagnóstico de alergias a alimentos e reações a medicamentos.[3]

Em ambas as situações, o teste deve ser realizado por médico experiente e em condições apropriadas, com material de ressuscitação cardiopulmonar disponível.

Para estabelecer a relação causal entre a ingestão de alimentos e sintomas referidos (muitas vezes incluindo reações do trato respiratório), o paciente recebe alimentos e/ou placebo em doses crescentes e intervalos regulares, com concomitante monitoramento de possíveis reações clínicas. Sua utilização na prática clínica diária é limitada pelos custos envolvidos, tempo necessário para sua realização e chance de reações graves.

De modo similar, o teste de provocação com substâncias consiste na exposição do paciente ao medicamento suspeito para avaliar a presença de possíveis reações. O resultado positivo não indica necessariamente a presença de IgE para o fármaco, mas define a relação entre o uso da medicação e os sintomas referidos.

## MÉTODOS *IN VITRO*

Nesse contexto, as metodologias de investigação de sensibilização alérgica baseiam-se na identificação da IgE, quer seja total, específica ou direcionada a componentes alergênicos. É fundamental ressaltar que a existência isolada de IgE sem correlação clínica configura apenas uma condição de sensibilização e não de doença alérgica.

A pesquisa por meio desses métodos pode ser realizada em qualquer faixa etária, desde as mais tenras idades, sendo indicada naquelas manifestações em que a fisiopatogenia da manifestação inclui a produção de IgE.

## IgE total

Trata-se apenas de um exame de triagem e tem valor limitado no diagnóstico. Embora valores altos sugiram a possibilidade de sensibilização alérgica, valores normais não são capazes de afastar a alergia.[4]

## IgE sérica específica

Apresenta as mesmas indicações que o teste cutâneo de hipersensibilidade imediata na investigação da sensibilização alérgica, sendo a opção quando aquele não é possível (dermatites extensas, impossibilidade de suspensão dos antialérgicos, casos de anafilaxia).[5]

Quanto maiores os níveis de IgE sérica específicas, maior a chance de o indivíduo ser alérgico, ou seja, apresentar sintomas.[6] No entanto, a simples presença da IgE específica não estabelece diagnóstico de alergia na ausência de sintomas condizentes à exposição alergênica.[7] Além disso, valores de IgE sérica específicos que determinam diagnóstico, os chamados valores de corte para diagnóstico, devem ser considerados no contexto em que foram estudados, ou seja, não devem ser extrapolados sem cautela para nossa população valores obtidos em estudos americanos, por exemplo.[8]

## Diagnóstico resolvido por componentes (CRD)

Enquanto a IgE sérica específica baseia-se na detecção de anticorpos da classe IgE direcionados a extratos alergênicos, o diagnóstico resolvido por componentes ou CRD (*Component Resolved Diagnosis*) especifica essa produção de IgE para os diversos componentes da fonte alergênica. Exemplificando, no primeiro investiga-se a fonte como um todo, como o ácaro *Blomia tropicalis*, enquanto, no segundo, seus componentes (Blo t 1, Blo t 2, Blo t 3 etc.). A importância disso está no fato de que a sensibilização a componentes específicos pode adicionar informações, como:

- Identificar padrão de sensibilização genuína (determinada por aquela fonte) *versus* cruzada (uma outra fonte foi a responsável pela sensibilização). Blo t 1 configura sensibilização primária pelo próprio ácaro, enquanto Blo t 10-tropomiosina- pode indicar que outra fonte que compartilha moléculas estruturalmente semelhantes – panalérgenos – (como camarão, baratas e outros ácaros) pode ter induzido essa sensibilização. A identificação correta da fonte sensibilizante primária é fundamental para a escolha de uma imunoterapia mais precisa e eficaz;[9]
- Correlacionar-se a informações prognósticas, fato que ocorre mais comumente em alergia alimentar. A sensibilização em maiores níveis ao componente ovomucoide do ovo associa-se a um alto risco de reação ao ovo cozido, além de cru, enquanto menores valores sugerem baixo risco de reação ao ovo cozido, ainda que a forma crua não seja tolerada.[10]

A investigação pelo CRD pode ser realizada de duas maneiras:[9]

1. **Solicitação de IgE específica para cada componente isoladamente:** é interessante em casos em que poucas fontes estão envolvidas;
2. **ImmunoCAP-ISAC (*microarray*):** constituído por um painel fixo de 112 componentes alergênicos de diversas fontes, dispostos em triplicata em uma lâmina de vidro. Embora o método exija apenas diminutas quantidades de soro – microlitros – sendo possível a coleta pela punção por ponta de dedo, o que seria menos traumático para crianças, a punção venosa periférica é ainda a realizada em nosso meio por falta de microcentrífugas nos laboratórios. Trata-se de um exame muito

ASMA NO LACTENTE, NA CRIANÇA E NO ADOLESCENTE

interessante em casos de polissensibilização, mas é necessário estar alerta que ainda não contempla muitos alérgenos encontrados em nosso meio, já que se trata de um exame fabricado na Europa.

## Teste de ativação de basófilos

Basófilos apresentam menos de 1% dos leucócitos circulantes e, assim como mastócitos, expressam receptores de alta afinidade para IgE. São ativados na resposta alérgica, liberando mediadores inflamatórios, como a histamina. É possível mensurar sua estimulação após incubação *in vitro* com alérgenos pela citometria de fluxo. Os basófilos são obtidos por punção periférica, mas têm o inconveniente de terem que ser processados em até 3 horas.[11]

Embora ainda não padronizado, o teste de ativação de basófilos já se mostrou específico e sensível no diagnóstico de reações mediadas por anticorpos da classe E direcionados a polens, veneno de himenópteros, alimentos, látex e medicamentos.[11]

Ainda não se trata de um exame disponível em laboratórios clínicos.

## REFERÊNCIAS BIBLIOGRÁFICAS

1. Carr TF, Saltoun CA. Chapter 2: Skin testing in allergy. Allergy Asthma Proc. 2012;33 Suppl 1:S6-8.
2. Bousquet J, Heinzerling L, Bachert C, Papadopoulos NG, Bousquet PJ, Burney PG, et al. Global Allergy and Asthma European Network; Allergic Rhinitis and its Impact on Asthma. Practical guide to skin prick tests in allergy to aeroallergens. Allergy. 2012;67(1):18-24.
3. Muraro A, Werfel T, Hoffmann-Sommergruber K, Roberts G, Beyer K, Bindslev-Jensen C, et al. EAACI food allergy and anaphylaxis guidelines: diagnosis and management of food allergy. Allergy. 2014;69(8):1008-25.
4. Kerkhof M, Dubois AEJ, Postma DS, Schouten JP, de Monchy JGR. Role and interpretation of total serum IgE measurements in the diagnosis of allergic airway disease in adults. Allergy. 2003;58:905-11.
5. Bacharier LB, Boner A, Carlsen K-H, Eigenmann PA, Frischer T, Götz M, et al. Diagnosis and treatment of asthma in childhood:a PRACTALL Consensus Report. Allergy. 2008;63:5-34.
6. Arroyave WD, Rabito FA, Carlson JC. The Relationship Between a Specific IgE Level and Asthma Outcomes: Results from the 2005-2006 National Health and Nutrition Examination Survey. J Allergy Clin Immunol Practice. 2013;1:501-8.
7. Global Strategy for Asthma Management and Prevention. [Internet] [Acesso em 09 jun 2016]. Disponível em: http//www.ginasthma.org/
8. Lopes de Oliveira LC, Aderhold M, Brill M, Schulz G, Rolinck-Werninghaus C, Clare Mills EN, et al. The value of specific IgE to Peanut and Its Component Ara h 2 in the Diagnosis of Peanut Allergy. J Allergy Clin Immunol Practice. 2013;1:394-8.
9. Canonica GW, Ansotegui IJ, Pawankar R, Schmid-Grendelmeier P, van Hage M, Baena-Cagnani CE, et al. A WAO – ARIA – GA²LEN consensus document on molecular-based allergy diagnostics. World Allergy Organ J. 2013;6(1):1-17.
10. Ando H, Movérare R, Kondo Y, Tsuge I, Tanaka A, Borre MP, et al. Utility of ovomucoid-specific IgE concentrations in predicting symptomatic egg allergy. J Allergy and Clin Immunol. 2008;122:583-8.
11. McGowan EC, Saini S. Update on the Performance and Application of Basophil Activation Tests. Curr Allergy Asthma Rep. 2013;13:101-9.

# SEÇÃO 2

# ASMA E SIBILÂNCIA

**PARTE 1**

# Epidemiologia, Fisiopatologia e Fatores Associados

CAPÍTULO 8

Carolina Sanchez Aranda
Dirceu Solé

# Prevalência e Impacto das Doenças Sibilantes e da Asma na Infância

## INTRODUÇÃO

Uma parcela significativa das crianças com asma desenvolve sintomas nos primeiros anos de vida, mas há grande dificuldade no seu diagnóstico, principalmente pela confusão com outras causas de sibilância e também pela complexidade na obtenção de medidas objetivas, como a realização de provas de função pulmonar nessa faixa etária.[1,2]

As duas principais causas de sibilância no lactente são a bronquiolite (BQL) e a asma. As infecções respiratórias, sobretudo as causadas por vírus, provavelmente têm papel fundamental entre os muitos fatores que influenciam o desenvolvimento da asma.[3] A BQL é a mais comum infecção viral do trato respiratório inferior no primeiro ano de vida. A dificuldade ocorre porque a BQL parece ser o primeiro episódio de sibilância de uma sequência desses eventos, gerando um debate se ela revela uma predisposição ou causa o desenvolvimento da asma.[4] O vírus sincicial respiratório e os rinovírus[5] são as principais causas BQL (Hansel *et al.*, 2013). Sua associação com a asma é evidente e já foi tema de várias pesquisas.[6]

## PREVALÊNCIA DE SIBILÂNCIA NO PRIMEIRO ANO DE VIDA

A persistência da sibilância ou sua recorrência (três ou mais episódios, SR) no lactente, em estudos epidemiológicos, tem sido apontada como sinônimo de asma. Sobretudo em países em desenvolvimento, a SR representa problema significativo de saúde pública. A

ASMA NO LACTENTE, NA CRIANÇA E NO ADULTO

aquisição de um instrumento padronizado aplicado a lactentes sobre sibilância e fatores associados (*Estudio Internacional de Sibilancia en Lactantes* – EISL)[7] tornou possível, pela primeira vez, conhecer-se a real dimensão da sibilância em lactentes de países desenvolvidos e em desenvolvimento, que revelou-se significativamente maior nestes últimos.[7,8]

O EISL foi idealizado como um estudo multicêntrico internacional com participação de países da América Latina (Brasil, Chile, Colômbia, México e Venezuela), da Espanha e da Holanda, cujos dados foram obtidos por questionário escrito e padronizado, validado para o português, espanhol e inglês, respondido pelos pais ou cuidadores de lactentes com 12 a 15 meses de vida.[7]

Os dados referentes ao Brasil estão resumidos na Tabela 8.1. Nela, verificamos que o relato de sibilância oscilou entre 27,7% e 63,6%; o de sibilância recorrente, entre 13,5% e 36,3%; e que entre 2,6% e 22,4% deles tinham, já no primeiro ano de vida, o diagnóstico de asma fornecido por um médico. Esses dados são superiores aos observados em outras localidades desenvolvidas[9] (Tabela 8.1).

**Tabela 8.1** Número de lactentes por centro (N) e prevalência de diferentes variáveis relacionadas com a sibilância no primeiro ano de vida: EISL Brasil.

| Centro | N | Sibilância (%) | SR (%) | Asma (%) | PS (%) | Hospital (%) |
|---|---|---|---|---|---|---|
| Belém[9] | 3.029 | 46,1 | 21,9 | 10,1 | 29,2 | 8,1 |
| Fortaleza[9] | 2.732 | 45,2 | 22,1 | 5,2 | 27,9 | 8,4 |
| Recife[9] | 1.063 | 43,0 | 25,0 | 9,2 | 35,1 | 9,0 |
| Maceió[10] | 1.177 | 40,5 | 21.4 | 7,3 | 24,8 | 9,0 |
| Belo Horizonte[9] | 2.532 | 50,4 | 27,5 | 11,8 | 35,7 | 15,8 |
| Cuiabá[11] | 1.060 | 27,7 | 13,5 | 2,6 | 17,8 | 3,9 |
| São Paulo[9] | 1.012 | 46,0 | 26,7 | 3,5 | 29,4 | 9,1 |
| Curitiba[9] | 3.003 | 45,0 | 22,6 | 4,9 | 26,0 | 5,7 |
| Blumenau[12] | 1.269 | 56,3 | 29,3 | 9,5 | 36,7 | 8,7 |
| Porto Alegre[9] | 1.016 | 63,6 | 36,3 | 22,4 | 45,0 | 17,6 |
| Uruguaiana[9] | 1.061 | 28,6 | 10,4 | 4,3 | 20,0 | 12,0 |
| Europa[9] | 5.063 | 34,4 | 15,0 | 4,7 | 16,9 | 4,1 |

SR = sibilância recorrente (três ou mais episódios); Asma = diagnóstico médico de asma; PS = idas ao pronto-socorro; Hospital = hospitalização por sibilância.

PREVALÊNCIA E IMPACTO DAS DOENÇAS SIBILANTES E DA ASMA NA INFÂNCIA

Entretanto, para avaliarmos a tendência temporal da prevalência da sibilância em uma determinada população, é necessário que a mesma avaliação ocorra empregando-se o mesmo instrumento de avaliação, em tempos diferentes. Desse modo, dados obtidos em São Paulo e Curitiba nos mostram que a prevalência da sibilância no primeiro ano de vida permanece alta e com poucas diferenças estatísticas. Entretanto, houve melhora no diagnóstico de asma ainda em uma pequena parcela da amostra (Tabela 8.2).

Em relação à morbidade, os resultados são diferentes nas duas cidades. Em Curitiba, os índices de hospitalização por sibilância e procura por serviços de urgência são menores que os observados em São Paulo (Tabela 8.2).

**Tabela 8.2** Características clínicas (%) dos lactentes em centros participantes das fases 1 (F1) e 3 (F3) do Estudio Internacional de Sibilancia em Lactentes (EISL) – comparação entre ambas.

| Característica | Curitiba[13,14] | | São Paulo[15,16] | |
|---|---|---|---|---|
| | F1 (n = 3.003) | F3 (n = 1.003) | F1 (n = 1.014) | F3 (n = 1.135) |
| Sibilância (%) | 45,4 | 40,6 | 46 | 44,6 |
| Sibilância recorrente (%) | 22,6 | 19,8 | 26,6 | 21,6 |
| Diagnóstico médico de asma (%) | 3,7 | 4,5 | 3,4 | 9,7 |
| Ida à emergência (%) | 15,6 | 8,3 | 29,3 | 29,5 |
| Hospitalização (%) | 3,9 | 2,5 | 9,0 | 14,5 |

## Morbidade da sibilância em lactentes

Não obstante a frequência elevada de sibilância no primeiro ano de vida observada em nosso meio, maior gravidade desses quadros tem sido documentada (Tabelas 8.1 e 8.3). Chama nossa atenção que 17,5% a 45,0% dos lactentes sibilantes no primeiro ano de vida procuraram serviço de urgência por episódio grave de sibilância, e que 3,9% a 17,6% foram hospitalizados por quadro intenso de sibilância (Tabela 8.1). Além disso, a taxa de hospitalização por pneumonia entre os lactentes com sibilância recorrente também foi elevada (7,4% a 38,5%) (Tabela 8.3).

Embora parcela significativa dos lactentes (2,6% a 22,4%) tenha sido diagnosticada com asma, o esquema de tratamento recebido é contraditório. Entre os com sibilância recorrente, que teoricamente reúnem as maiores chances de serem asmáticos, verificamos que o uso de medicamentos de controle, como corticosteroides inalados (13,5% a 32,7%) e antagonistas de receptores de leucotrienos (1,3% a 8,3%), foi menor do que o tratamento empregado para os episódios agudos, como agentes beta-2 agonista de curta duração (81,0% a 94,3%) ou corticosteroides orais (9,5% a 50%) (Tabela 8.3). Como podemos ver nas Tabelas 8.1 e 8.3, as diferenças nas taxas avaliadas existentes entre os diferentes centros refletem diferenças de condutas médicas, assim como no custo em saúde desses pacientes.

CAPÍTULO 8

95

ASMA NO LACTENTE, NA CRIANÇA E NO ADULTO

**Tabela 8.3** Lactentes com sibilância recorrente (N) por centro, história de pneumonia e uso de medicações no primeiro ano de vida – EISL Brasil.

| | N | Pneumonia (%) | SABA (%) | CEI (%) | ARLT (%) | CE orais (%) |
|---|---|---|---|---|---|---|
| Belém[10] | 662 | 28,5 | 91,0 | 25,3 | 1,5 | 28,7 |
| Fortaleza[10] | 444 | 36,3 | 85,3 | 22,9 | 2,9 | 36,7 |
| Recife[10] | 262 | 34,7 | 94,3 | 27,1 | 3,0 | 39,7 |
| Maceió[10] | 252 | 27,4 | 81,7 | 13,5 | 1,3 | 9,5 |
| Cuiabá[11] | 135 | 31,0 | 84,0 | 27,0 | 7,0 | 47,0 |
| São Paulo[10] | 270 | 38,5 | 88,9 | 15,5 | 2,9 | 45,9 |
| Curitiba[10] | 678 | 25,9 | 89,6 | 23,6 | 6,9 | 18,6 |
| Blumenau[12] | 372 | 7,4 | 85,6 | 24,5 | 8,3 | 26,0 |
| Uruguaiana[9] | 110 | 21,0 | 90,0 | 32,7 | – | 50,1 |

SABA = agente beta-2 agonista de curta duração inalado; CEI = corticosteroide inalado; ARLT = antagonista de receptores de leucotrienos; CE oral = corticosteroide oral.

Por outro lado, a evolução temporal da sibilância recorrente em lactentes de São Paulo revelou um paralelo ao aumento do diagnóstico médico de asma, assim como da gravidade, revelada por aumento de idas à emergência, aumento de hospitalizações por sibilância e por pneumonia (Tabela 8.4).

**Tabela 8.4** Características clínicas dos lactentes com sibilância recorrente e comparação entre as fases 1 (F1) e 3 (F3) do EISL realizadas em São Paulo – SP.[16]

| Característica | Sibilância recorrente | | p |
|---|---|---|---|
| | F1 (n = 270) | F3 (n = 289) | |
| Uso de SABA – n (%) | 240 (88,9) | 284 (98,3) | < 0,001 |
| Uso de CE inalados – n (%) | 41 (15,2) | 130 (45,0) | < 0,001 |
| Uso de ARLT – n (%) | 8 (2,9) | 34 (11,8) | < 0,001 |
| Uso de CE orais – n (%) | 127 (47,0) | 209 (72,3) | < 0,001 |
| Ida à urgência – n (%) | 193 (71,5) | 233 (80,6) | 0,01 |
| Hospitalização por sibilância – n (%) | 62 (23,0) | 119 (41,2) | < 0,001 |
| Diagnóstico de asma – n (%) | 28 (10,4) | 84 (29,1) | < 0,001 |
| Pneumonia – n (%) | 104 (38,5) | 116 (40,1) | 0,7 |
| Hospitalização pneumonia – n (%) | 46 (17,0) | 72 (24,9) | 0,02 |

SABA = agente beta-2 agonista de curta duração; CE = corticosteroide; ARLT = antagonista de receptores de leucotrienos.

## Persistência da sibilância em lactentes

Outro desafio com esses pacientes que iniciam quadro de sibilância no primeiro ano de vida é reconhecer quais persistirão com sibilância e serão definidos como tendo asma. Parte dos lactentes avaliados pelo EISL em São Paulo, Cuiabá e Maceió foi contatada, em média dois anos após a primeira avaliação, para verificar a evolução do seu quadro de sibilância. Dos pré-escolares contatados ($n = 677$), 513 pré-escolares (75,8%) permaneciam sem história de sibilância; 49 (7,2%) mantiveram sibilância recorrente (sibilância persistente); 62 (9,2%), inicialmente identificados como sem sibilância, apresentaram piora (sibilância tardia); 53 crianças (7,8%) apresentaram melhora dos sintomas; e 29 (4,2%) não apresentaram mais episódios de sibilância.

Portanto, a identificação dos fatores associados à sibilância persistente e com início tardio poderia auxiliar no diagnóstico precoce dos futuros asmáticos. Infecções de vias aéreas superiores (IVAS) frequentes (mais de três episódios) no período entre os contatos com essa população, associadas à história familiar de asma, foram os fatores mais relevantes na persistência e piora da sibilância.

Em resumo, a sibilância recorrente deve ser apontada como um quadro de pré-asma, por isso seu reconhecimento é de grande importância. Ela tem prevalência elevada no primeiro ano de vida, é de início precoce e tem alta morbidade. Mudanças nas políticas públicas atuais são necessárias para fornecer melhor atendimento a esses pacientes.

# PREVALÊNCIA DE ASMA EM CRIANÇAS E ADOLESCENTES

Até o surgimento do *International Study of Asthma and Allergies in Childhood* (ISAAC), a prevalência de asma entre crianças e adolescentes brasileiros era obtida em pequenos grupos populacionais, muitas vezes utilizando-se método não padronizado. Idealizado para maximizar o valor de estudos epidemiológicos em asma e doenças alérgicas, o ISAAC estabeleceu método padronizado que tornou possível a colaboração internacional. Idealizado para ser realizado em três fases sucessivas e dependentes, esse estudo reuniu casuística até então inimaginável no mundo e no Brasil.[17]

A compilação dos dados mundiais da primeira fase do ISAAC reuniu, pela primeira vez, número expressivo de crianças (6-7 anos; $n = 257.800$; 91 centros de 38 países) e de adolescentes (13-14 anos; $n = 463.801$; 155 centros de 56 países) jamais avaliado anteriormente, e mostrou grande variabilidade nas taxas observadas entre os diferentes centros participantes.[18]

No Brasil, a primeira fase foi concluída em 1996 e foi um verdadeiro divisor de águas no conhecimento da prevalência de asma e doenças alérgicas no país. Participaram dessa fase sete centros que viabilizaram a obtenção de dados confiáveis sobre a prevalência de asma, rinite alérgica e eczema atópico em crianças e adolescentes. Análise comparativa com todos os dados mundiais obtidos mostrou ser elevada a prevalência média de asma nas crianças e nos adolescentes (Tabela 8.5), sendo a oitava entre os centros de maior prevalência, países de idioma inglês e da América Latina.[19]

Outros pesquisadores, mesmo sem terem o reconhecimento do Comitê central do ISAAC, utilizaram o QE padrão e empregaram o protocolo e obtiveram dados de preva-

ASMA NO LACTENTE, NA CRIANÇA E NO ADULTO

lência que estão sumarizados na Tabela 8.5. A prevalência média de asma ativa foi 23,3% para os menores e 22,7% para os adolescentes (Tabela 8.5).

**Tabela 8.5** Prevalência de diagnóstico médico de asma (Asma) e de sibilos nos últimos doze meses (Sibilos, asma ativa) em vários centros brasileiros que utilizaram o protocolo do *International Study of Asthma and Allergies in Childhood* (ISAAC).

| Centro (região, referência) | 6-7 anos | | | 13-14 anos | | |
|---|---|---|---|---|---|---|
| | N | Sibilos | Asma | N | Sibilos | Asma |
| Belém (N)[20] | – | – | – | 1.426 | 26,4 | 22,1 |
| Recife (NE)[21] | 1.406 | 27,2 | 6,6 | 3.086 | 21,1 | 21,0 |
| Salvador (NE)[21] | – | – | – | 3.119 | 19,7 | 12,6 |
| Brasília (CO)[22] | 3.183 | 23,2 | 12,1 | 3.262 | 19,5 | 13,8 |
| Itabira (SE)[21] | 1.151 | 16,1 | 4,7 | 2.134 | 9,6 | 4,8 |
| Uberlândia (SE)[21] | 3.002 | 20,2 | 5,4 | 3.001 | 21,1 | 15,1 |
| Duque de Caxias (SE)[23] | 2.334 | 27,7 | 10,3 | 4.040 | 19,0 | 10,0 |
| Seropédica (SE)[24] | 856 | 31,1 | 10,0 | 1.108 | 15,0 | 9,9 |
| Ribeirão Preto (SE)[25] | 3.165 | 22,5 | 7,8 | 5.504 | 16,6 | 9,7 |
| São Paulo (SE)[21] | 3.005 | 21,3 | 6,1 | 3.008 | 23,3 | 10,0 |
| Curitiba (S)[21] | 1.664 | 22,9 | 6,6 | 3.008 | 18,4 | 8,6 |
| Porto Alegre (S)[21] | 2.976 | 23,5 | 16,8 | 3.196 | 24,7 | 21,9 |
| ISAAC fase I[21] | 13.604 | 23,3 | 9,5 | 20.554 | 22,7 | 16,6 |
| Total geral | 22.742 | 23,1 | 8,7 | 35.892 | 19,5 | 13,0 |

N = Norte; NE = Nordeste; CO = Cento-oeste; SE = Sudeste; S = Sul.

Passados sete anos de concluída a primeira fase, ocorreu a terceira fase,[26] quando o número de centros participantes aumentou significativamente, quer entre os de 6-7 anos (144 centros de 61 países), quer entre os de 13-14 anos (233 centros de 97 países), atingindo 1.187.496 estudantes avaliados. No mundo inteiro houve aumento discreto da prevalência média de asma atual entre os adolescentes (13,2% a 13,7%; incremento médio anual de 0,06%) e entre os escolares de 6-7 anos (11,0% a 11,6%; incremento médio anual de 0,13%). Na América Latina, esses incrementos médios foram mais elevados: 0,32%/ano para os adolescentes e 0,07%/ano para os de 6-7 anos.[27]

No Brasil, houve aumento do número de centros participantes para 21, assim como do número de crianças ($n = 23.422$) e de adolescentes entrevistados ($n = 58.144$), com centros representantes das diferentes regiões do país.[28] A prevalência média de asma foi 24,3% (oscilando entre 16,5% e 31,2%) e 19,0% (variando entre 11,8% e 30,5%) para crianças e adolescentes, respectivamente, sem relação com o nível socioeconômico.[29]

PREVALÊNCIA E IMPACTO DAS DOENÇAS SIBILANTES E DA ASMA NA INFÂNCIA

A análise dos dados oriundos dos centros participantes das duas fases nos mostrou que nesse intervalo a prevalência média de asma entre os adolescentes caiu de 22,7% para 19,9% (–0,4%/ano); apesar disso, ainda manteve-se entre as mais elevadas.[30]

Por ser o QE ISAAC padronizado disponível e de livre acesso, vários pesquisadores nacionais empregaram o protocolo ISAAC e ampliaram o número de localidades em que se obteve a prevalência de asma e que foram incorporados aos dados dos centros oficiais reconhecidos pelo ISAAC em Auckland, Nova Zelândia. Na Tabela 8.6, temos os dados dos escolares de 6-7 anos, e na Tabela 8.7, os dos adolescentes.

**Tabela 8.6** Prevalência de asma e sintomas relacionados em escolares (6-7 anos de idade) de diferentes centros brasileiros, determinada pelo *International Study of Asthma and Allergies in Childhood* (ISAAC).

| Centro | Ano | N | Asma ativa | Asma grave | Asma médico |
|---|---|---|---|---|---|
| **Norte** | | | | | |
| Manaus[31] | 2002/3 | 3011 | 24,4 | 6,6 | 20,8 |
| **Nordeste** | | | | | |
| Natal[31] | 2002/3 | 855 | 29,0 | 7,8 | 16,1 |
| Maceió[31] | 2002/3 | 1.990 | 24,3 | 7,4 | 9,6 |
| Aracaju[31] | 2002/3 | 2.443 | 16,5 | 4,5 | 11,3 |
| Feira de Santana[31] | 2002/3 | 440 | 20,7 | 5,2 | 6,4 |
| Salvador[31] | 2002/3 | 998 | 17,2 | 3,0 | 7,7 |
| Vitória da Conquista[31] | 2002/3 | 399 | 24,3 | 8,5 | 11,5 |
| **Centro-oeste** | | | | | |
| Alta Floresta[32] | 2007 | 1.072 | 21,4 | 6,0 | 5,8 |
| **Sudeste** | | | | | |
| Nova Iguaçu[31] | 2002/3 | 3.249 | 26,3 | 7,0 | 10,4 |
| São Paulo-Oeste[31] | 2002/3 | 3.312 | 31,2 | 8,4 | 7,1 |
| São Paulo-Sul[31] | 2002/3 | 3.047 | 24,4 | 4,8 | 6,3 |
| Santo André[31] | 2002/3 | 2.167 | 23,9 | 2,9 | 4,9 |
| São José Rio Preto[33] | 2004 | 3.794 | 18,8 | 2,8 | 5,9 |
| **Sul** | | | | | |
| Itajaí[31] | 2002/3 | 1.511 | 20,6 | 6,8 | 10,3 |
| Londrina[34] | 2008 | 3.600 | 22,0 | 3,5 | 10,4 |
| Total | 2002/3 | 23.422 | 24,3 | 6,1 | 10,3 |
| Total geral | | 32.188 | 23,5 | 5,7 | 9,7 |

Asma ativa = sibilos no último ano; asma grave = sibilância tão intensa capaz de impedir de dizer duas palavras seguidas nos últimos 12 meses; asma médico = asma diagnosticada por médico; N = número de participantes.

ASMA NO LACTENTE, NA CRIANÇA E NO ADULTO

**Tabela 8.7** Prevalência de asma e sintomas relacionados em adolescentes (13-14 anos de idade) de diferentes centros brasileiros, determinada pelo protocolo do *International Study of Asthma and Allergies in Childhood* (ISAAC).

| Centro | Ano | N | Asma ativa | Asma grave | Asma médico |
|---|---|---|---|---|---|
| **Norte** | | | | | |
| Belém[31] | 2002/3 | 1.773 | 23,1 | 5,0 | 32,8 |
| Manaus[31] | 2002/3 | 3.099 | 18,1 | 5,8 | 19,7 |
| **Nordeste** | | | | | |
| Natal[31] | 2002/3 | 1.020 | 18,9 | 5,2 | 16,2 |
| Recife[31] | 2002/3 | 2.865 | 19,1 | 4,1 | 18,0 |
| Caruaru[31] | 2002/3 | 3.026 | 17,9 | 5,0 | 19,7 |
| Maceió[31] | 2002/3 | 2.745 | 14,8 | 5,0 | 13,8 |
| Aracaju[31] | 2002/3 | 3.041 | 18,7 | 6,8 | 15,4 |
| Feira de Santana[31] | 2002/3 | 1.732 | 21,5 | 6,2 | 5,8 |
| Salvador[31] | 2002/3 | 3.020 | 14,6 | 5,9 | 13,7 |
| Vitória Conquista[31] | 2002/3 | 1.679 | 30,5 | 9,1 | 13,2 |
| São Luiz[35] | 2009 | 3.069 | 12,7 | 3,9 | 19,1 |
| Fortaleza[36] | 2007 | 3.015 | 22,6 | 3,5 | 11,6 |
| **Centro-oeste** | | | | | |
| Brasília[31] | 2002/3 | 3.009 | 19,7 | 5,1 | 14,8 |
| Alta Floresta[32] | 2007 | 999 | 12,4 | 2,6 | 6,1 |
| Cuiabá[37] | 2008 | 3.430 | 19,1 | 3,5 | 8,4 |
| **Sudeste** | | | | | |
| Belo Horizonte[31] | 2002/3 | 3.088 | 17,8 | 4,8 | 9,8 |
| Nova Iguaçu[31] | 2002/3 | 3.185 | 11,8 | 3,3 | 7,3 |
| São Paulo-Oeste[31] | 2002/3 | 3.181 | 21,9 | 5,6 | 8,9 |
| São Paulo-Sul[31] | 2002/3 | 3.161 | 18,7 | 2,9 | 10,4 |
| Santo André[31] | 2002/3 | 3.232 | 23,2 | 3,0 | 8,9 |
| Taubaté[38] | 2008 | 920 | 15,3 | 1,7 | 6,8 |
| São José do Rio Preto[39] | 2004 | 3.793 | 16,0 | 2,9 | 9,5 |

(*Continua*)

PREVALÊNCIA E IMPACTO DAS DOENÇAS SIBILANTES E DA ASMA NA INFÂNCIA

**Tabela 8.7** Prevalência de asma e sintomas relacionados em adolescentes (13-14 anos de idade) de diferentes centros brasileiros, determinada pelo protocolo do *International Study of Asthma and Allergies in Childhood* (ISAAC). *(Continuação)*

| Centro | Ano | N | Asma ativa | Asma grave | Asma médico |
|---|---|---|---|---|---|
| Pouso Alegre[40] | 2007 | 1.809 | 20,5 | 4,2 | 9,7 |
| Montes Claros[41] | 2000 | 3.770 | 15,8 | 3,2 | 23,8 |
| **Sul** | | | | | |
| Curitiba[31] | 2002/3 | 3.628 | 18,9 | 3,1 | 9,2 |
| Itajaí[31] | 2002/3 | 2.737 | 12,3 | 2,6 | 11,1 |
| Passo Fundo[31] | 2002/3 | 2.949 | 20,5 | 4,8 | 14,6 |
| Porto Alegre[31] | 2002/3 | 3.007 | 18,2 | 4,8 | 21,2 |
| Santa Maria[31] | 2002/3 | 3.057 | 15,3 | 3,8 | 11,1 |
| Tubarão/Capivari[42] | 2005 | 1.870 | 11,8 | 3,7 | 7,8 |
| Total[31] | 2002/3 | 58.144 | 19,0 | 4,7 | 13,6 |
| Total geral | | 80.819 | 18,3 | 4,3 | 12,5 |

Asma ativa = sibilos no último ano; asma grave = sibilância tão intensa capaz de impedir de dizer duas palavras seguidas nos últimos 12 meses; asma médico = asma diagnosticada por médico; N = número de participantes.

## Mortalidade por asma em crianças e adolescentes

A implantação de programas de combate à asma tem mudado os índices de morbidade e mortalidade até então conhecidos. O acesso à educação sobre asma, além da disponibilização de medicamentos, a partir de 2002, para as formas mais graves, tem sido apontado como o principal responsável por esses fatos.[43]

Estudo nacional avaliou as taxas de mortalidade por asma no período de 1998 a 2009 e constatou redução da taxa de mortalidade anual por asma, que foi de 1,68/100.000 habitantes para 1,32/100.000 habitantes. A redução ocorreu de modo mais expressivo nas regiões centro-oeste, sudeste e sul. Cifras mais elevadas foram observadas na região nordeste e norte, onde não houve redução significativa.[44]

Outro estudo avaliou as taxas de mortalidade por asma em crianças brasileiras de até 19 anos de vida durante os anos de 1980 a 2007. Observou queda significativa da taxa de mortalidade anual por asma, indo de 0,89/1000.000 habitantes a 0,30/100.000 habitantes, sendo a queda mais expressiva entre os menores de cinco anos.[45]

Em conclusão, após o estudo ISAAC, demonstrou-se de modo definitivo que a asma é uma doença de alta prevalência e impacto entre crianças e adolescentes brasileiros. Deve ser encarada como um real problema de saúde pública. Importantes variações regionais, ainda não bem esclarecidas, foram encontradas, assim como diversos fatores de risco. As avaliações seriadas realizadas pelo estudo sugerem que a prevalência de asma encontra-se estável no Brasil, porém mensurações adicionais são necessárias para confirmar tal tendência.

CAPÍTULO 8

ASMA NO LACTENTE, NA CRIANÇA E NO ADULTO

Não obstante os vários estudos realizados desde o seu início, ainda há muito a investigar com relação à asma e doenças alérgicas no Brasil. A grande miscigenação encontrada em nossa população é certamente um dos fatores que interferem com a clareza dos resultados e das relações entre as variáveis estudadas.

## REFERÊNCIAS BIBLIOGRÁFICAS

1. Martinez FD, Wright AL, Taussig LM, Holberg CJ, Halonen M, Morgan WJ. Asthma and wheezing in the first six years of life. The Group Health Medical Associates. N Engl J Med. 1995;332:133-8.
2. Martinez FD. The connection between early life wheezing and subsequent asthma: the viral march. Allergol Immunopathol (Madr). 2009;37:249-51.
3. Brand PL, Baraldi E, Bisgaard H, Boner AL, Castro-Rodriguez JA, Custovic A, et al. Definition, assessment and treatment of wheezing disorders in preschool children: an evidence-based approach. Eur Respir J. 2008;32:1096-110.
4. Ducharme FM, Tse SM, Chauhan B. Diagnosis, management, and prognosis of preschool wheeze. Lancet. 2014;383(9928):1593-604.
5. Jackson DJ, Lemanske RF Jr. The role of respiratory virus infections in childhood asthma inception. Immunol Allergy Clin North Am. 2010;30:513-22.
6. Hansbro NG, Horvat JC, Wark PA, Hansbro PM. Understanding the mechanisms of viral induced asthma: new therapeutic directions. Pharmacol Ther. 2008;117:313-53.
7. Mallol J, García-Marcos L, Aguirre V, Martinez-Torres A, Perez-Fernández V, Gallardo A, et al. The international study of wheezing in infants: questionnaire validation. Int Arch Allergy Immunol. 2007;144:44-50.
8. Garcia-Marcos L, Mallol J, Solé D, Brand PL. International study of wheezing in infants: risk factors in affluent and non-affluent countries during the first year of life. Pediatr Allergy Immunol. 2010;21:878-88.
9. Mallol J, García-Marcos L, Solé D, Brand P. International prevalence of recurrent wheezing during the first year of life: variability, treatment patterns and use of health resources. Thorax. 2010;65:1004-9.
10. Cavalcanti Dela Bianca AC, Wandalsen G, Prestes E, Lamenha M, Bessa O, Chong Neto H, et al. Treatment of wheezing in Brazilian infants in the first year of life. Pediatr Allergy Immunol. 2014;25:201-3.
11. Moraes LS, Takano OA, Mallol J, Solé D. Prevalence and clinical characteristics of wheezing in children in the first year of life, living in Cuiabá, Mato Grosso, Brazil. Rev Paul Pediatr. 2014;32:313-9.
12. Fogaça HR, Marson FA, Toro AA, Solé D, Ribeiro JD. Epidemiological aspects of and risk factors for wheezing in the first year of life. J Bras Pneumol. 2014;40:617-25.
13. Chong Neto HJ, Rosario N, Solé D, Mallol J. Prevalência de sibilância recorrente em lactentes. J Pediatr (Rio J). 2007;83:357-62.
14. Chong Neto HJ, Rosário N, Grassellis EA, Silvas FC, Bojarski L, Rosario CS, et al. Sibilância recorrente em lactentes: mudanças epidemiológicas. J Pediatr (Rio J). 2011;87:547-50.
15. Dela Bianca AC, Wandalsen GF, Mallol J, Sole D. Prevalence and severity of wheezing in the first year of life. J Bras Pneumol. 2010;36:402-9.
16. Aranda CS, Wandalsen GF, Fonzar LF, Dela Bianca ACC, Mallol J, Solé D. Risk factors for recurrent wheezing - International Study of Wheezing in Infants (EISL) Phase 3. Allergol Immunopathol. 2016;44(1):3-8.

PREVALÊNCIA E IMPACTO DAS DOENÇAS SIBILANTES E DA ASMA NA INFÂNCIA

17. Asher MI, Keil U, Anderson HR, Beasley R, Crane J, Martinez F, et al. International Study of Asthma and Allergies in Childhood (ISAAC): rationale and methods. Eur Respir J. 1995;8:483-91.

18. International Study of Asthma and Allergies in Childhood Steering Committee. Worldwide variation in prevalence of symptoms of asthma, allergic rhinoconjunctivitis, and atopic eczema: ISAAC. The International Study of Asthma and Allergies in Childhood (ISAAC) Steering Committee. Lancet. 1998;351:1225-32.

19. Stewart AW, Mitchell EA, Pearce N, Strachan DP, Weiland SK. The relationship of per capita gross national product to the prevalence of symptoms of asthma and other atopic diseases in children (ISAAC). Int J Epidemiol. 2001;30:173-9.

20. Prestes EX, Rozov T, Silva EMK, Kopelman BI. Prevalência de asma em escolares de 13 a 14 anos na cidade de Belém – Pará, Brasil. Rev Paul Ped. 2004;22:131-7.

21. Solé D, Yamada E, Vana AT, Werneck G, Solano de Freitas L, Sologuren MJ, et al. International Study of Asthma and Allergies in Childhood (ISAAC): prevalence of asthma and asthma-related symptoms among Brazilian schoolchildren. J Investig Allergol Clin Immunol. 2001;11:123-8.

22. Felizola MLBM, Viegas CAA, Almeida M, Ferreira F, Santos MCA. Prevalência de asma brônquica e de sintomas a ela relacionados em escolares do Distrito Federal e sua relação com o nível socioeconômico. J Bras Pneumol. 2005;31:486-91.

23. Boechat JL, Rios JL, Sant'Anna CC, França AT. Prevalência e gravidade de sintomas relacionados à asma em escolares e adolescentes no município de Duque de Caxias, Rio de Janeiro. J Bras Pneumol. 2005;31:111-7.

24. Rios JL, Boechat JL, Sant'Anna CC, França AT. Atmospheric pollution and the prevalence of asthma: study among schoolchildren of 2 areas in Rio de Janeiro, Brazil. Ann Allergy Asthma Immunol. 2004;92:629-34.

25. Costa SRR, Ferriani VPL. Prevalence of asthma and related symptoms in children and adolescents from public and private schools: an ISAAC study. J Allergy Clin Immunol. 2002;109:S28, abstract 120.

26. Ellwood P, Asher MI, Beasley R, Clayton TO, Stewart AW. The international study of asthma and allergies in childhood (ISAAC): phase three rationale and methods. Int J Tuberc Lung Dis. 2005;9:10-6.

27. Asher MI, Montefort S, Björkstén B, Lai CK, Strachan DP, Weiland SK, et al. Worldwide time trends in the prevalence of symptoms of asthma, allergic rhinoconjunctivitis, and eczema in childhood: ISAAC Phases One and Three repeat multicountry cross-sectional surveys. Lancet. 2006;368:733-43.

28. Weiland SK, Björkstén B, Brunekreef B, Cookson WO, von Mutius E, Strachan DP, et al. Phase II of the International Study of Asthma and Allergies in Childhood (ISAAC II): rationale and methods. Eur Respir J. 2004;24:406-12.

29. Solé D, Camelo-Nunes IC, Wandalsen GF, Mallozi MC, Naspitz CK. Is the prevalence of asthma and related symptoms among Brazilian children related to socioeconomic status? J Asthma. 2008;45:19-25.

30. Solé D, Melo KC, Camelo-Nunes IC, Freitas LS, Britto M, Rosário NA, et al. Changes in the prevalence of asthma and allergic diseases among Brazilian schoolchildren (13-14 years old): comparison between ISAAC Phases One and Three. J Trop Pediatr. 2007;53:13-21.

31. Solé D, Wandalsen GF, Camelo-Nunes IC, Naspitz CK. Prevalence of symptoms of asthma, rhinitis, and atopic eczema among Brazilian children and adolescents identified by the International Study of Asthma and Allergies in Childhood (ISAAC). Phase 3. J Pediatr (Rio J). 2006;82:341-6.

ASMA NO LACTENTE, NA CRIANÇA E NO ADULTO

32. de Farias MR, Rosa AM, Hacon SS, de Castro HA, Ignotti E. Prevalence of asthma in school-children in Alta Floresta- a municipality in the southeast of the Brazilian Amazon. Rev Bras Epidemiol. 2010;13:49-57.

33. Menin AMCR. Prevalência e gravidade dos sintomas de asma, rinite e eczema, em escolares de 6 a 7 anos, na cidade de São José do Rio Preto, SP, avaliados pelo ISAAC (International Study of Asthma and Allergies in Childhood) Tese Mestrado. USP, Faculdade de Medicina de Ribeirão Preto, SP. 2008.

34. Castro LK, Cerci Neto A, Ferreira Filho OF. Prevalence of symptoms of asthma, rhinitis and atopic eczema among students between 6 and 7 years of age in the city of Londrina, Brazil. J Bras Pneumol. 2010;36:286-92.

35. Lima WL, Lima EV, Costa MR, dos Santos AM, da Silva AA, Costa ES. Asthma and associated factors in students 13 and 14 years of age in São Luís, Maranhão State, Brazil. Cad Saude Pub. 2012;28:1046-56.

36. Luna M de F, Almeida PC, Silva MG. Asthma and rhinitis prevalence and co-morbidity in 13-14-year-old schoolchildren in the city of Fortaleza, Ceará State, Brazil. Cad Saude Pub. 2011;27:103-12.

37. Jucá SC, Takano OA, Moraes LS, Guimarães LV. Asthma prevalence and risk factors in adolescents 13 to 14 years of age in Cuiabá, Mato Grosso State, Brazil. Cad Saude Pub. 2012;28:689-97.

38. Toledo MF, Rozov T, Leone C. Prevalence of asthma and allergies in 13- to 14-year-old adolescents and the frequency of risk factors in carriers of current asthma in Taubaté, São Paulo, Brazil. Allergol Immunopathol (Madr). 2011;39:284-90.

39. Toledo EC. Prevalência e fatores de risco associados à asma em adolescentes residentes em São José do Rio Preto, São Paulo [tese de doutorado]. São Paulo: Faculdade de Medicina de São José do Rio Preto, 2009.

40. Maia JG, Marcopito LF, Amaral AN, Tavares BF, Santos FA. Prevalence of asthma and asthma symptoms among 13 and 14-year-old schoolchildren, Brazil. Rev Saude Pub. 2004;38:292-9.

41. Magalhães EF, Toporovski MS, Solé D, Kiertsman B. Prevalência e fatores de risco para asma em adolescentes de um município sulmineiro. Arq Med Hosp Fac Cien Med Santa Casa São Paulo. 2011;56:12-8.

42. Breda D, Freitas PF, Pizzichini E, Agostinho FR, Pizzichini MM. Prevalence of asthma symptoms and risk factors among adolescents in Tubarão and Capivari de Baixo, Santa Catarina State, Brazil. Cad Saude Pub. 2009;25:2497-506.

43. Stelmach R, Neto AC, Fonseca AC, Ponte EV, Alves G, Araujo-Costa IN, et al. A workshop on asthma management programs and centers in Brazil: reviewing and explaining concepts. J Bras Pneumol. 2015;41:3-15.

44. Souza-Machado CS, Souza-Machado A, Cruz AA. Asthma Mortality Inequalities in Brazil: Tolerating the Unbearable. Sci World J. 2012;article:625829.

45. Prietsch SOM, Zhang L, Catharino AR, Vauchinski L, Rodrigues FE. Mortalidade por asma em crianças brasileiras de até 19 anos de idade no período entre 1980 a 2007. J Pediatr (Rio J). 2012;88(5):384-8.

CAPÍTULO 9

**Rosa González-Pacheco**
**Manuel Sánchez-Solís**
**Luis Garcia-Marcos**

# Fatores de Risco para Sibilância e Asma

## INTRODUÇÃO

A asma é a doença crônica mais comum na infância, com aumento da prevalência em algumas áreas geográficas. A causa da doença é desconhecida, mas acredita-se que vários fatores ambientais influenciem seu desenvolvimento em indivíduos geneticamente suscetíveis. A distribuição não homogênea desses fatores em nível mundial explicaria as grandes variações na prevalência de asma entre as regiões bem como sua tendência. Provavelmente, não só a presença desses fatores ambientais contribui para o desenvolvimento da asma mas também a relação entre eles e o momento de sua exposição podem ser extremamente importantes.

Há grande número de estudos que pretendem lançar luz sobre essa situação de desconhecimento, mas, em muitos casos, o desenho destes, bem como a sua metodologia, não permitem estabelecer uma relação causal. A impossibilidade de realização de ensaios clínicos nessa área, por não ser eticamente correto, e o grande custo de um estudo de coorte com grande número de participantes fazem com que os pesquisadores optem por estudos metodologicamente não concebidos para estabelecer relações causais, como os casos-controles e os transversais. Além disso, muitos dos estudos ajustam seus resultados para fatores classicamente relacionados com a asma, como história familiar de alergia, mas não o fazem para outros potenciais fatores de confusão, o que faz com que os resultados sejam questionados.

Neste capítulo, pretendemos atualizar conhecimentos sobre os fatores de risco/proteção de sibilâncias e asma, para os quais se faz referência a revisões sistemáticas, metanálises, coortes ou estudos transversais com amostras de grande porte.

## FATORES DE RISCO/PROTEÇÃO

### Poluição do ar

A fase I do *International Study of Asthma and Allergies in Childhood* (ISAAC), realizado entre 1993-1995, mostrou grandes variações na prevalência de asma em todo o mundo e um dos fatores discutidos como possível responsável por essas diferenças foi a poluição do ar. No entanto, observou-se associação inversa entre o nível de poluição do ar (medido pela concentração de material particulado de 10 mícrons de diâmetro, ou $PM_{10}$) e a prevalência de sintomas de asma, ainda que a relação fosse fraca. Esse resultado foi contrário ao obtido na metanálise anterior, que concluiu que as oscilações de curto prazo poderiam ter efeitos diferentes em altas concentrações em longo prazo. Pelo contrário, encontrou-se uma relação direta entre a prevalência de sibilância e a alta exposição ao tráfego de caminhões. Vale ressaltar que, embora a exposição ao tráfego de caminhões fosse uma variável em nível individual, o nível de contaminação foi uma variável de nível médio, o que pode explicar a disparidade de resultados.[1]

A fase II do ISAAC, realizada no período de 2001-2003, observou aumento nos sintomas de asma em países em desenvolvimento e estabilização das altas taxas de prevalência nos países desenvolvidos, apontando uma relação com a urbanização progressiva em todo o mundo. Uma análise da possível influência da poluição ambiental foi novamente realizada (medida de acordo com a concentração de $PM_{2,5}$, dióxido de nitrogênio, ou $NO_2$, e nível médio de ozônio), sem que tenha sido encontrada uma associação.[2]

A metanálise realizada por Weinmayr *et al.* em 2010 sobre o possível efeito de curto prazo dos níveis ambientais de $PM_{10}$ e $NO_2$ no desenvolvimento de sibilo em crianças asmáticas estimou uma associação direta significativa com os níveis de $PM_{10}$, mas não com os de $NO_2$.[3] Nesta linha, Takenoue *et al.* realizaram outra metanálise para examinar a possível influência de $NO_2$ no desenvolvimento de sintomas de asma, mas desta vez em crianças não asmáticas, encontrando uma relação direta significativa.[4] A população de estudo diferente poderia explicar os resultados conflitantes encontrados.

### Clima

Determinadas condições climáticas têm sido associadas ao risco de uma exacerbação da asma, como inalação de ar frio e seco, produzindo alterações no calibre das vias respiratórias. No entanto, a relação entre os fatores meteorológicos e o desenvolvimento da asma é desconhecida devido à falta de evidência científica.

No estudo ISAAC foram reconhecidos dados sobre latitude, altitude, umidade e temperatura dos centros colaboradores, e sua análise refletiu uma falta de conexão entre esses fatores climáticos e a prevalência de asma em todo o mundo.[1]

Não foram realizados outros estudos globais para avaliar a possível relação entre o clima e a asma, dada a complexidade envolvida no seu estudo.

### Ambiente doméstico

O aumento da prevalência de asma nas últimas décadas coincidiu, como discutido anteriormente, com a progressiva urbanização em todo o mundo. As sociedades desen-

## FATORES DE RISCO PARA SIBILÂNCIA E ASMA

volvidas deixaram de passar grande parte de seu tempo no exterior para ficar em espaços fechados (casa, escola, escritório, centros comerciais, entre outros). Por essa razão, tem havido inúmeros estudos sobre as condições desses espaços fechados (sobretudo domésticos) que poderiam influenciar no desenvolvimento ou na exacerbação de sibilo ou asma.

## Endotoxina

A endotoxina é um componente da membrana celular de bactérias gram-negativas que consiste principalmente de lipopolissacarídeos. Quando ela entra nas vias respiratórias do hospedeiro, é reconhecida como um antígeno, desencadeando uma resposta de tipo Th1 ou Th2, deixando o hospedeiro imunizado contra bactérias que têm esse tipo de molécula na sua superfície.

Essa endotoxina é encontrada no interior das casas e sua concentração tem sido relacionada ao número de pessoas vivendo juntas, à presença de fumaça de tabaco, à presença de animais de estimação, roedores ou animais de criação.[5]

A exposição a esta endotoxina tem sido associada ao desenvolvimento de sibilos na primeira infância, mas há pouca evidência de uma relação com a presença de asma mais tarde na vida. A maioria dos estudos que examinaram a possível relação entre o desenvolvimento de asma na escola e a exposição à endotoxina é de estudos transversais, e alguns apresentaram associação positiva, enquanto outros, negativa.[5] Apenas dois estudos de coorte realizaram um acompanhamento dos participantes até a idade escolar, e nenhum dos dois observou desenvolvimento maior da asma em expostos.[6,7]

No entanto, as crianças asmáticas expostas à endotoxina parecem apresentar maior risco de exacerbações, exceto aquelas que vivem em fazendas.[5,8]

Há certas considerações que precisam ser feitas no momento da interpretação dos resultados desses estudos. A medição da exposição da criança à endotoxina é feita indiretamente pela aspiração da poeira do chão da casa; nenhum estudo mediu a exposição nasal direta. Além disso, mede-se apenas a endotoxina da poeira aspirada, sem se considerar as bactérias gram-positivas ou fungos que também podem estar presentes e podem ser os verdadeiros responsáveis pelos resultados dos estudos, ou podem modular o efeito produzido pela endotoxina. Nenhum estudo é capaz de estabelecer um limiar de concentração de endotoxina necessário para ter efeito sobre o hospedeiro, nem o tempo de exposição a ele.

## Ácaros da poeira

*Dermatophagoides farinae* e *Dermatophagoides pteronyssinus* são os principais ácaros domésticos, e sua concentração está associada aos níveis de umidade do local, triplicando quando a umidade relativa do ar é superior a 50%. Der f 1 e Der p 1 são, respectivamente, os principais alérgenos desses ácaros.

A sensibilização a aeroalérgenos (incluindo ácaros) é o principal fator de risco para o desenvolvimento de asma, e parece haver relação dose-resposta entre a exposição aos ácaros da poeira e a sensibilização alérgica a estes.[8] Contudo, alguns estudos concluem que essa relação pode ser mais complexa, influenciada por uma predisposição genética e modulada pela presença de outros fatores ambientais, como endotoxinas.[9]

ASMA NO LACTENTE, NA CRIANÇA E NO ADOLESCENTE

A exposição aos ácaros domésticos (> 10 μg/g de pó) está também associada a um risco aumentado de exacerbações nesses pacientes asmáticos com sensibilidade. É por essa razão que se aconselha evitar esse alérgeno nas diretrizes de prática clínica como uma prevenção secundária.[8] No entanto, a revisão sistemática realizada pela Cochrane, que incluiu 54 ensaios clínicos randomizados com mais de 3.000 participantes, concluiu que os métodos físicos e químicos para reduzir a exposição aos ácaros do pó, por serem ineficazes, não poderiam ser recomendados em pacientes sensibilizados. Essa falta de benefício clínico pode ocorrer pelo fato de as medidas não serem suficientes para reduzir a exposição. Além disso, pode ser parcialmente explicado pela baixa qualidade de alguns dos estudos incluídos.[10]

## Fungos

O aumento da temperatura e umidade em casas e escolas, bem como a má ventilação, favorecem a proliferação de fungos, como *Alternaria*, *Cladosporium*, *Penicillium* e *Aspergillus*.

A exposição a qualquer um desses fungos tem sido associada ao risco de sensibilização, maior probabilidade de crise asmática em crianças asmáticas e ao desenvolvimento de asma. No entanto, em estudos mais recentes, observou-se menor risco de desenvolvimento de asma em crianças expostas a determinados componentes desses alérgenos, como (1,3)-b-D-glucano e polissacarídeos extracelulares.[11]

As medidas para reduzir os níveis de fungos, como a melhoria do isolamento de casas e escolas, revelaram-se benéficas para o controle de sintomas de asma.[8]

## Baratas

Bla g 1 e Bla 2 g são os principais alérgenos de baratas ou blatódeos, e podem ser isolados nas secreções e fezes desses artrópodes. Esses alérgenos podem ser encontrados na poeira doméstica, com maior probabilidade se a casa estiver em uma área densamente povoada, em ambiente urbano ou de baixo nível socioeconômico, pois a infestação por baratas é mais comum. Há uma relação dose-resposta entre a exposição aos alérgenos das baratas e a sensibilização a estes, e esta sensibilização foi associada ao desenvolvimento de sibilos na primeira infância e asma em crianças maiores. Além disso, houve risco dobrado de internações e maior probabilidade de absenteísmo escolar em asmáticos sensibilizados à barata, em comparação com crianças asmáticas sensibilizadas a ácaros da poeira ou do gato.[8,12]

## Roedores

Mus m 1 e Mus m 2 são os principais alérgenos do rato, que podem ser encontrados na urina e no pelo deste roedor. São mais frequentemente detectados no pó ou ar ambiente com alimentos (despensas, cozinhas) de casas e escolas em áreas urbanas. Assim como os alérgenos anteriores, a exposição está associada ao aumento da probabilidade de sensibilização, sibilos no primeiro ano de vida, asma infantil e aumento da morbidade.[8,13]

## Exposição a cães/gatos

Fel d 1 e Can F 1 são os principais alérgenos de gatos e cães, respectivamente, e podem ser encontrados na saliva, pele e folículos pilosos desses animais. Além disso, podem

FATORES DE RISCO PARA SIBILÂNCIA E ASMA

ser encontrados no ar e pó de lares onde esses animais vivem, mas também em casas ou escolas onde não residem, porque eles são introduzidos em sapatos e roupas.[8] Esses alérgenos são responsáveis por agravar uma crise de asma em pacientes sensibilizados, embora não se comprove se a exposição a cão e/ou gato em uma idade jovem seja fator de risco para o desenvolvimento de asma.

Metanálise realizada por Takkouche revisou todos os artigos publicados sobre a exposição, em crianças ou adultos, a animais domésticos e a presença de asma. Ela incluiu 32 estudos, 19 casos-controles e 13 coortes e concluiu que a exposição ao gato diminuiu em 0,72 o risco de asma, enquanto a exposição ao cão ou a qualquer um dos dois aumentou o risco em 1,14 e 1,39, respectivamente. A grande diferença de idade das populações incluídas torna difícil a comparação dos resultados e tambémsaber o que realmente acontece na infância. Além disso, inclusão de estudos de casos-controles não possibilita estabelecer uma relação causal.[14]

Posteriormente, uma avaliação apenas de coortes pediátricos, onde foram incluídos nove estudos, embora apenas em três sibilos e/ou asma tenham sido o foco. A exposição pós-natal a gato/cão em todos os três estudos foi considerada como presença do animal em casa, enquanto a presença de asma ou sibilo foi determinada em várias idades pediátricas. Os três estudos discutiram um menor risco de sibilo e/ou asma associado à exposição a cão ou a ambos, mas não foram encontradas diferenças relacionadas com a exposição ao gato.[15]

## Exposição a animais de fazenda

A exposição a animais de fazenda tem sido associada a risco menor de sibilo e asma. Por exemplo, a metanálise realizada por Genuneit inclui 39 estudos sobre a exposição a animais de fazenda em crianças ou adultos e a presença de sibilo ou asma diagnosticado por um médico. Não obstante a elevada heterogeneidade encontrada (76%) para o diagnóstico de asma e sibilo no último ano, houve diminuição de 25% do risco em crianças expostas em comparação com as não expostas.[16]

Vários estudos observaram aumento da exposição a microrganismos em crianças que vivem em fazendas, que apresentavam menor prevalência de asma. Portanto, foi postulado que a exposição à endotoxina ou outros componentes bacterianos presentes em abundância no ambiente agrícola levou à diminuição no desenvolvimento de doenças mediadas por IgE.[17] Essa teoria é compatível com a chamada "Hipótese da higiene", discutida adiante. No entanto, outros estudos encontraram resultados opostos, como, por exemplo, o ISAAC fase III que mostrou aumento do risco de sibilos aos 6-7 anos, quando houve o contato frequente com animais de fazenda (pelo menos semanalmente) durante a gravidez ou primeiro ano de vida nas crianças de países não densamente povoados. Por outro lado, em países com grandes populações, nenhuma associação foi encontrada.[18] Esses resultados conflitantes podem ser devido a diferentes metodologias utilizadas nos estudos, incluindo diferentes pessoas, diferentes tempos de exposição ou sua frequência. Outra possível explicação para os resultados conflitantes de ISAAC seria que o aumento do risco nos países de baixa densidade populacional poderia ser devido ao fato de a asma ser principalmente não-IgE mediada, e a falta de associação em países densamente povoados pode ser causada por condições de higiene semelhantes no ambiente urbano e no rural.[17,18]

## Higiene

Alguns pesquisadores acreditam que é a melhoria das condições de higiene em casa que pode ter relação causal com a asma. Essa teoria, chamada de "Hipótese da higiene", postula que o menor grau de exposição a microrganismos, especialmente nos primeiros anos de vida, é o principal determinante do desenvolvimento de alergias e asma. Isto aconteceria pela predominância da resposta de tipo Th2, típica dos processos alérgicos, sobre a resposta Th1, característica dos processos infecciosos.[19] No entanto, contrariamente a essa teoria, estariam as altas taxas de prevalência em populações em desenvolvimento da América do Sul, que apresentam taxas de prevalência de asma muito elevadas, apesar de serem regiões pobres e com inúmeras doenças parasitárias. O Japão também não acompanha o argumento dessa hipótese, que é um país com baixa prevalência de asma, apesar de ser um país desenvolvido e com poucas infecções.

## Infecções

As infecções, virais, bacterianas ou fúngicas, podem ter um papel na asma, mas não na atopia. As infecções bacterianas e virais podem influenciar o desenvolvimento da doença, enquanto as virais e fúngicas parecem estar mais relacionadas com as exacerbações. Desse modo, esse fator de risco pode ser a causa dos valores elevados de prevalência encontrados nos países em desenvolvimento da América do Sul, onde predomina a asma não atópica.[20]

Da mesma maneira que a colonização de determinadas bactérias da mucosa intestinal (microbiota intestinal) parece influenciar o desenvolvimento de alergias alimentares, a colonização do epitélio respiratório, tanto nasal como pulmonar, poderia modular significativamente os efeitos dos agentes infecciosos externos e ser essencial na patogenia da asma. Huffnagle descobriu que as crianças asmáticas tinham mais proteobactérias em seu sistema respiratório, enquanto as não asmáticas, mais bacteroides.[21] Arbes e Matsui revisaram a literatura sobre a flora oral e presença de asma e/ou outras doenças alérgicas, mas não chegaram a uma conclusão.[22]

Outro problema por resolver é o impacto que os microrganismos de uma determinada localização geográfica produziriam na imunidade da população (também chamada imunidade ecológica) e se a resposta do indivíduo às infecções variaria, dependendo da imunidade ecológica.[23]

## Dieta

É possível que a diferente composição da dieta seja a causa da distribuição global diversa da asma. Isso explicaria as taxas mais baixas de prevalência em algumas regiões do mundo, como no Japão ou países do Mediterrâneo, onde há maior ingestão de antioxidantes e gorduras insaturadas sobre saturadas; e da alta prevalência em países saxões, onde há alto consumo de gordura saturada.[24]

Não vamos nos aprofundar neste assunto, já que há um capítulo para sua discussão.

FATORES DE RISCO PARA SIBILÂNCIA E ASMA

## Obesidade

O sobrepeso e a obesidade têm sido associados à presença de sintomas de asma na população infantil. Observou-se que a relação é de dose-resposta, com aumento do risco em indivíduos obesos em relação aos que apresentam sobrepeso.[25]

Esse assunto é tratado em outro capítulo, portanto, não será discutido em mais detalhes.

## Tabagismo passivo

Não só os fumantes são expostos aos danos causados pela fumaça do tabaco, mas os não fumantes, como a maioria da população infantil, também são suscetíveis aos efeitos nocivos do tabaco, porque o fumo passivo ou não tragado igualmente contém toxinas e materiais particulados, mesmo em quantidades maiores do que as partículas da fumaça direta ou inalada. É o que se denomina tabagismo passivo ou de segunda mão. Sabe-se, ainda, que alguns dos componentes do fumo, como a nicotina, o formaldeído, fenol, naftaleno, entre outros, permanecem no ambiente doméstico (ar, pó ou superfícies) semanas ou meses. Os lactentes são mais vulneráveis a essas substâncias devido a seu hábito de engatinhar e ingerir o que não é comestível. Esse contato com os componentes do tabaco é chamado de tabagismo terciário.[8]

Conhecendo-se os efeitos nocivos do tabaco, não é de admirar que o tabagismo passivo seja um fator de risco para desencadear uma crise de asma. Além disso, não é de se estranhar que a maioria dos estudos conclua que aumente o risco para o desenvolvimento de sibilo e asma na infância, embora não se possa afirmar ser a causa. Se assim fosse, não haveria crianças asmáticas de pais não fumantes.

A metanálise realizada por Tinuoye *et al.* incluiu 20 estudos sobre a prevalência de asma diagnosticada em lactentes, pré-escolares, escolares e adolescentes, e exposição à fumaça do tabaco. Eles encontraram um risco 1,32 vez maior de desenvolver a doença, embora tenha sido empregado o diagnóstico médico como a variável de desfecho, apesar da dificuldade diagnóstica nessa faixa etária.[26]

Outra metanálise, mas dessa vez somente com estudos de coorte, incluiu 79 estudos realizados em crianças e adolescentes com menos de 18 anos e concluiu que a exposição pré-natal foi associada a risco 1,41 vez maior de sibilos nos primeiros dois anos e de 1,85 de desenvolver asma nessa idade. A exposição pós-natal supunha risco 1,35 maior de sibilo nos lactentes, mas não aumentou significativamente o risco de asma nesse grupo. Os efeitos mantiveram-se em crianças depois de cinco anos de idade, e aumentou em 1,30 vez o risco de asma em escolares. Esses estudos, no entanto, têm limitações a serem comentadas, como o fato de que muitos deles não ajustarem os fatores de confusão, 6 dos 7 que incluíram adolescentes não consideravam se fumavam; os critérios para a inclusão de 12 estudos era que pais fossem alérgicos, e apenas 1 estudo mediu a cotinina em crianças como parâmetro objetivo do tabagismo passivo.[27]

## Ingestão de paracetamol

A ingestão de paracetamol está associada a risco 1,5 vez maior de apresentar sintomas de asma e aumenta de maneira dose-dependente. Este resultado tem sido reproduzido pelos vários estudos, diferentes grupos de idade, sexo, localização geográfica e diversidade cultural. Além disso, estudos prospectivos durante a infância mostram que a exposição ao paracetamol é anterior ao aparecimento da asma.

As infecções respiratórias são a principal causa de indicação de ingestão de paracetamol, dada sua alta prevalência na infância. Pelo fato de estas infecções também serem associadas ao desenvolvimento da asma em crianças, alguns autores têm preferido estudar o uso desse medicamento em mulheres grávidas e, assim, resolver esse possível fator de confusão. A conclusão desses estudos é unânime: a ingestão de paracetamol, a qualquer momento da gravidez, aumenta o risco, ainda que discretamente, de desenvolver os sintomas da asma nos filhos, e alguns também encontraram relação dose-resposta.

O principal mecanismo pelo qual o paracetamol aumenta o risco de asma pode ser por seu efeito oxidante ao reduzir a glutationa nas vias respiratórias. Além disso, os baixos níveis de glutationa nas células apresentadoras de antígeno podem favorecer o predomínio da resposta Th2 sobre a Th1. Outros mecanismos sugeridos são diminuição da resposta imune contra rinovírus, produzindo infecções mais prolongadas, e ausência de tempestade de citocinas típica da resposta de Th1 dos processos febris.[28]

## Ingestão de antibióticos

Postula-se que os antibióticos podem influir na patogenia da asma devido ao seu efeito anti-inflamatório. Esses fármacos, sobretudo os macrolídeos, induzem a apoptose de células inflamatórias e diminuem a produção de mediadores pró-inflamatórios da resposta Th1. Assim, haveria um desequilíbrio em relação à resposta Th2, típica de doenças alérgicas. Pensa-se também que os antibióticos podem ser um fator de risco para a asma, produzindo alteração da microbiota intestinal, que influenciaria o desequilíbrio até uma resposta Th2.

De acordo com a avaliação de Murk *et al.*, que analisaram 20 estudos, a ingestão de antibióticos no primeiro ano de vida aumentava o risco de asma em 1,52 vez. Os oito estudos retrospectivos demonstraram risco maior de 2,04, em comparação a 12 prospectivos, de 1,25, ainda assim significativos. Após o ajuste para indicação de antibiótico para infecções respiratórias, diminuiu o efeito para 1,16, mas permaneceu significativo. Esse mesmo risco ocorria para o desenvolvimento de asma aos dois anos de idade. Apenas três estudos observaram o uso de antibióticos na fase pré-natal, e também foi associado a aumento do risco de asma na prole de 1,24.[29]

Os diferentes resultados encontrados para os centros de estudo ISAAC também não explicaram as diferenças na prevalência de asma em todo o mundo.[1]

## Vacinação

Acredita-se que determinadas vacinas poderiam estimular apenas a resposta imune Th1, produzindo um desequilíbrio entre Th1/Th2 em favor do primeiro. Mas nem toda evidência científica apoia essa hipótese.

A vacinação contra a tuberculose ou BCG apresenta um risco de 0,86 na ocorrência de asma em crianças, de acordo com uma revisão de 23 estudos sobre o assunto, entre os quais foram incluídas 10 coortes.[10] No entanto, esse efeito protetor não foi objetivado em outros estudos de grande porte, como o ISAAC.[1] Neste último estudo também se avaliou a possível relação com outras vacinas, como a DTP (difteria-tétano-coqueluche) e sarampo, que foram inversamente relacionadas com a asma, mas apenas em crianças com idade entre 13 e 14 anos, não nos de 6 a 7 anos.[1]

## Função pulmonar reduzida

As crianças com sibilos recorrentes apresentam função pulmonar reduzida com padrão obstrutivo em comparação a controles saudáveis, e essa redução está presente antes dos episódios de sibilos em alguns deles, o que os predispõe a esses quadros. Dois grupos de sibilantes recorrentes podem ser estabelecidos de acordo com sua função pulmonar ao nascer: aqueles com diminuição da função e aqueles com função praticamente normal. O primeiro grupo desenvolveu sibilos recorrentes com infecções virais, embora a função pulmonar não piorasse e voltasse a ser assintomática ao longo dos anos (sibilantes transitórios). O segundo grupo apresenta declínio mínimo da função pulmonar em comparação com os não sibilantes, mas que se deteriora durante os primeiros anos de vida como resultado de uma inflamação crônica e outros fatores não bem estabelecidos (sibilantes persistentes). Este grupo possui risco elevado de asma no futuro.[30]

## Prematuridade e baixo peso

As crianças prematuras apresentam obstrução da via aérea durante a infância, objetivada como redução do volume expiratório forçado no primeiro segundo (ou $VEF_1$) em espirometria forçada.[31,32] Por conseguinte, têm risco aumentado de sibilo em qualquer idade.[31,32] De acordo com a revisão de Been de 30 estudos com mais de 1,5 milhão de crianças incluídas, as crianças prematuras tiveram 1,46 vez mais risco de apresentar sibilos durante a infância depois de ajustar os resultados para potenciais fatores de confusão, como o tabagismo materno ou história familiar de atopia. Esse risco aumentou para 2,81, se a idade gestacional fosse inferior a 32 semanas.[31] Os mecanismos subjacentes a essa associação são desconhecidos, mas poderiam estar relacionados com imaturidade pulmonar ou imunológica.

A inflamação, o tabagismo materno, transtornos metabólicos, hipoxia, retardamento do crescimento, entre outros, estão associados à prematuridade e têm sido associados a alteração da estrutura e amadurecimento pulmonar, bem como alterações do desenvolvimento do sistema imunitário. Essas inter-relações impedem a garantia de uma relação de causalidade entre prematuridade e asma.

O ganho ponderal rápido, mais prevalente em crianças com baixo peso, também tem sido associado a aumento do risco de asma. Isso torna difícil saber se o baixo peso ao nascimento realmente é um fator associado à asma, ou, na verdade, é o ganho de peso posterior rápido.[32]

## Amamentação

A amamentação apresenta propriedades anti-infecciosas e nutricionais que a alimentação artificial não tem, dada a sua composição. Ela tem sido associada a menor risco de sibilo infantil, mas não parece ser um fator de proteção para sibilâncias ou asma mais tarde na vida. Com o objetivo de estudar as sibilâncias em lactentes e pré-escolares, um estudo de coorte holandesa acompanhou 5.368 crianças até os quatro anos de idade. Observou-se que as crianças que não foram amamentadas tinham risco 1,44 vez maior de sibilância durante os quatro anos em relação aos que haviam recebido aleitamento materno por seis meses, e o risco aumentou no primeiro ano. Além disso, estimou-se um risco de 1,21 para sibilância aos quatro anos naqueles que não receberam aleitamento materno exclusivo por pelo menos quatro meses. Também, nesse caso, o efeito protetor do aleitamento materno foi maior no primeiro ano. Os autores concluíram que as associações pareciam estar parcialmente explicadas por infecções respiratórias e não por mecanismos de atopia.[33]

Com relação às sibilâncias/asma na criança em idade escolar, Brew *et al.* fizeram uma revisão na qual incluíram 31 publicações que estudaram a influência do aleitamento materno na presença de sibilâncias ou de ter sido diagnosticado com asma no último ano em crianças com idade acima de cinco anos. Comparou-se qualquer duração da amamentação com não haver sido amamentado, ou mais de 3-4 meses de aleitamento materno exclusivo dentro desse tempo. Nenhuma associação foi encontrada em ambos os casos em relação à prevalência de sibilância ou asma no último ano. Essa falta de associação pode ser devido à heterogeneidade entre os estudos.[34]

Os efeitos benéficos da amamentação sobre sibilâncias podem ser decorrentes de suas propriedades anti-infecciosas, e é por isso que diminui o risco de sibilâncias no lactente ou pré-escolar (sibilâncias transitórias), que na sua maioria têm uma etiologia viral; entretanto, não produziria qualquer efeito sobre as sibilâncias/asma do escolar que não têm origem infecciosa.

## Outros fatores

Há outros fatores que têm sido associados à sibilância e asma, embora com pouca evidência e contraditórios. O estresse materno é um possível fator de risco. Foi observado em primatas que o estresse na gravidez influencia o desenvolvimento da função imune da prole e, portanto, pode predispor à asma. Os níveis elevados de corticosteroides na mãe, devido ao estresse, podem atravessar a barreira placentária e poderiam ser responsáveis pela predominância da resposta imune de Th2 em Th1.[35]

Outros fatores que poderiam influenciar na patogenia da asma são os hormônios sexuais, hipertireoidismo, doença do refluxo gastresofágico, entre outros.

## CONSIDERAÇÕES FINAIS

Muitos fatores ambientais têm sido associados ao desenvolvimento de sibilos e asma, mas, na maioria dos casos, a evidência não é conclusiva e é impossível comprovar a relação causa-efeito.

São necessários mais estudos para estabelecer quais fatores são realmente envolvidos na etiologia dessas condições, que população é suscetível (considerando-se fatores genéticos e epigenéticos), se existe um nível de exposição a partir do qual seja um fator de risco (ou proteção) e em que fase do desenvolvimento da criança exerce seu efeito (pré-natal, pós-natal, primeira infância etc.).

Além disso, é preciso observar que determinados fatores de risco que são claros em uma população podem não ser em outra.

## REFERÊNCIAS BIBLIOGRÁFICAS

1. Asher MI, Stewart AW, Mallol J, Montefort S, Lai CK, Ait-Khaled N, et al. Which population level environmental factors are associated with asthma, rhinoconjunctivitis and eczema? Review of the ecological analyses of ISAAC Phase One. Respir Res. 2010;11:8.
2. Anderson HR, Butland BK, van DA, Brauer M, Strachan DP, Clayton T, et al. Satellite-based estimates of ambient air pollution and global variations in childhood asthma prevalence. Environ Health Perspect. 2012;120(9):1333-9.
3. Weinmayr G, Romeo E, De SM, Weiland SK, Forastiere F. Short-term effects of PM10 and NO2 on respiratory health among children with asthma or asthma-like symptoms: a systematic review and meta-analysis. Environ Health Perspect. 2010;118(4):449-57.
4. Takenoue Y, Kaneko T, Miyamae T, Mori M, Yokota S. Influence of outdoor NO2 exposure on asthma in childhood: meta-analysis. Pediatr Int. 2012;54(6):762-9.
5. Rennie DC, Lawson JA, Senthilselvan A, Willson PJ, Dosman JA. Domestic endotoxin exposure and asthma in children: epidemiological studies. Front Biosci (Elite Ed). 2012;4:56-73.
6. Celedon JC, Milton DK, Ramsey CD, Litonjua AA, Ryan L, Platts-Mills TA, et al. Exposure to dust mite allergen and endotoxin in early life and asthma and atopy in childhood. J Allergy Clin Immunol. 2007;120(1):144-9.
7. Litonjua AA, Milton DK, Celedon JC, Ryan L, Weiss ST, Gold DR. A longitudinal analysis of wheezing in young children: the independent effects of early life exposure to house dust endotoxin, allergens, and pets. J Allergy Clin Immunol. 2002;110(5):736-42.
8. Kanchongkittiphon W, Gaffin JM, Phipatanakul W. The indoor environment and inner-city childhood asthma. Asian Pac J Allergy Immunol. 2014;32(2):103-10.
9. Simpson A, John SL, Jury F, Niven R, Woodcock A, Ollier WE, et al. Endotoxin exposure, CD14, and allergic disease: an interaction between genes and the environment. Am J Respir Crit Care Med. 2006;174(4):386-92.
10. Gotzsche PC, Johansen HK. House dust mite control measures for asthma: systematic review. Allergy. 2008;63(6):646-59.
11. Tischer C, Chen CM, Heinrich J. Association between domestic mould and mould components, and asthma and allergy in children: a systematic review. Eur Respir J. 2011;38(4):812-24.
12. Rao D, Phipatanakul W. Impact of environmental controls on childhood asthma. Curr Allergy Asthma Rep. 2011;11(5):414-20.
13. Breysse PN, Diette GB, Matsui EC, Butz AM, Hansel NN, McCormack MC. Indoor air pollution and asthma in children. Proc Am Thorac Soc. 2010;7(2):102-6.
14. Takkouche B, Gonzalez-Barcala FJ, Etminan M, Fitzgerald M. Exposure to furry pets and the risk of asthma and allergic rhinitis: a meta-analysis. Allergy. 2008;63(7):857-64.
15. Lodge CJ, Allen KJ, Lowe AJ, Hill DJ, Hosking CS, Abramson MJ, et al. Perinatal cat and dog exposure and the risk of asthma and allergy in the urban environment: a systematic review of longitudinal studies. Clin Dev Immunol. 2012;2012:176484.
16. Genuneit J. Exposure to farming environments in childhood and asthma and wheeze in rural populations: a systematic review with meta-analysis. Pediatr Allergy Immunol. 2012;23(6):509-18.
17. May S, Romberger DJ, Poole JA. Respiratory health effects of large animal farming environments. J Toxicol Environ Health B Crit Rev. 2012;15(8):524-41.

18. Brunekreef B, von ME, Wong GK, Odhiambo JA, Clayton TO. Early life exposure to farm animals and symptoms of asthma, rhinoconjunctivitis and eczema: an ISAAC Phase Three Study. Int J Epidemiol. 2012;41(3):753-61.
19. Strachan DP. Hay fever, hygiene, and household size. BMJ. 1989;299(6710):1259-60.
20. Cooper PJ, Rodrigues LC, Barreto ML. Influence of poverty and infection on asthma in Latin America. Curr Opin Allergy Clin Immunol. 2012;12(2):171-8.
21. Huffnagle GB. The microbiota and allergies/asthma. PLoS Pathog. 2010;6(5):e1000549.
22. Arbes SJ, Jr., Matsui EC. Can oral pathogens influence allergic disease? J Allergy Clin Immunol. 2011;127(5):1119-27.
23. Brar T, Nagaraj S, Mohapatra S. Microbes and asthma: the missing cellular and molecular links. Curr Opin Pulm Med. 2012;18(1):14-22.
24. Garcia-Marcos L, Castro-Rodriguez JA, Weinmayr G, Panagiotakos DB, Priftis KN, Nagel G. Influence of Mediterranean diet on asthma in children: a systematic review and meta-analysis. Pediatr Allergy Immunol. 2013;24(4):330-8.
25. Mitchell EA, Beasley R, Bjorksten B, Crane J, Garcia-Marcos L, Keil U. The association between BMI, vigorous physical activity and television viewing and the risk of symptoms of asthma, rhinoconjunctivitis and eczema in children and adolescents: ISAAC Phase Three. Clin Exp Allergy. 2013;43(1):73-84.
26. Tinuoye O, Pell JP, Mackay DF. Meta-analysis of the association between secondhand smoke exposure and physician-diagnosed childhood asthma. Nicotine Tob Res. 2013;15(9):1475-83.
27. Burke H, Leonardi-Bee J, Hashim A, Pine-Abata H, Chen Y, Cook DG, et al. Prenatal and passive smoke exposure and incidence of asthma and wheeze: systematic review and meta-analysis. Pediatrics. 2012;129(4):735-44.
28. Martinez-Gimeno A, Garcia-Marcos L. The association between acetaminophen and asthma: should its pediatric use be banned? Expert Rev Respir Med. 2013;7(2):113-22.
29. Murk W, Risnes KR, Bracken MB. Prenatal or early-life exposure to antibiotics and risk of childhood asthma: a systematic review. Pediatrics. 2011;127(6):1125-38.
30. Sanchez-Solis M, Garcia-Marcos L. Lung function in wheezing infants. Front Biosci (Elite Ed). 2014;6:185-97.
31. Been JV, Lugtenberg MJ, Smets E, van Schayck CP, Kramer BW, Mommers M, et al. Preterm birth and childhood wheezing disorders: a systematic review and meta-analysis. PLoS Med. 2014;11(1):e1001596.
32. Duijts L. Fetal and infant origins of asthma. Eur J Epidemiol. 2012;27(1):5-14.
33. Sonnenschein-van der Voort AM, Jaddoe VW, van der Valk RJ, Willemsen SP, Hofman A, Moll HA, et al. Duration and exclusiveness of breastfeeding and childhood asthma-related symptoms. Eur Respir J. 2012;39(1):81-9.
34. Brew BK, Allen CW, Toelle BG, Marks GB. Systematic review and meta-analysis investigating breast feeding and childhood wheezing illness. Paediatr Perinat Epidemiol. 2011;25(6):507-18.
35. Wark PA, Murphy V, Mattes J. The interaction between mother and fetus and the development of allergic asthma. Expert Rev Respir Med. 2014;8(1):57-66.

CAPÍTULO **10**

Isabel R. Genov
Alessandra Pontillo

# Genética da Asma

## INTRODUÇÃO

A asma é uma doença inflamatória crônica das vias aéreas inferiores que resulta da complexa interação entre genética e fatores ambientais. Mais do que uma doença de entidade única, a asma consiste em síndromes que se sobrepõem[1] caraterizadas por gravidade variável dos três sintomas principais que afetam as vias aéreas: obstrução, hiper-responsividade e inflamação.

A inflamação brônquica é resultante de resposta imunológica tipo Th2 que leva ao aumento de citocinas, como a IL-4, IL-5 e IL-13. A IL-4, induzindo o aumento da produção de IgE específica e da expressão de receptores de alta e baixa afinidade à IgE nas células inflamatórias; está relacionada à ativação e degranulação de mastócitos e eosinófilos, com consequente broncoconstrição. Vários mediadores inflamatórios são liberados pelas outras células inflamatórias brônquicas: macrófagos (fator de necrose tumoral alfa [TNF-$\alpha$], IL-6, óxido nítrico) e neutrófilos (elastase), e pelas células epiteliais (endotelina-1, mediadores lipídicos, óxido nítrico). Essa ativação inflamatória resulta na alteração das vias aéreas (hipersecreção de muco, mudanças na função mucociliar e aumento da reatividade do músculo liso). A contribuição de cada evento inflamatório pode variar na patogênese; por exemplo, nem sempre a asma é IgE-mediada, o que leva a existência de vários endotipos da doença (Tabela 10.1).

Desde a observação de que a asma poderia ter apresentação familiar, foi aventada a existência de base genética comum que levou à realização de estudos nesse sentido. Já, nas últimas décadas foi possível o mapeamento do genoma humano e os avanços das tecnologias moleculares consentiram a identificação de fatores genéticos de risco envolvidos na patologia da asma e a quantificação do impacto destes na ocorrência da população em geral. É interessante enfatizar que a maioria dos *loci* gênicos que foram associados à asma estão relacionados às diferentes apresentações clínicas e formas da doença, ressaltando o conceito que a asma não é uma doença única, mas, sim, resultado de diferentes vias patogenéticas.

**Tabela 10.1** Endotipos da asma.

| | Características da doença | | | | | | |
|---|---|---|---|---|---|---|---|
| Endotipo da Síndrome de asma | Características clínicas | Biomarcadores | Fisiologia pulmonar | Genética | Histopatologia | Epidemiologia | Respota ao tratamento |
| Endotipo proposto | História, exame físico, comorbidades | Eosinofilia, FeNO, TCLI, IgE | BHR, $VEF_1$, reversibilidade | SNPs e vias | Características pulmonares | História natural, prevalência e fatores de risco | Resposta presente ou ausente a tratamento específico |
| Asma alérgica (adultos) | Sintomas associados a alérgenos, rinite alérgica | Teste cutâneo positivo, IgE e FeNO aumentados | Broncoespasmo alérgeno específico | SNPs de vias Th2 | Eosinofilia, espessamento da membrana basal subepitelias | Início na infância, história de eczema | Responde ao corticoide e omalizumab, possivelmente aos inibidores da via IL-4/IL-13 |
| Asma sensível à aspirina | Polipose, mais frequentemente em asma grave | Eosinofílica, aumento de LT urinário | Resposta ao desencadeamento por aspirina | Polimorfismo do gene LT | Frequentemente eosinofílica | Início adulto, doença grave, prognóstico pobre, prevalência de 2% a 5% | Responde aos anti-LT, especialmente aos inibidores da 5-LO |
| Miose broncopulmonar alérgica | Grave, produção de muco, duração longa em adultos | Eosinofilia no sangue, com aumento de IgE e IgE específica | Menos reversível/ obstrução aérea fixa | HLA e variantes raras de fibrose cística | Bronquiectasias/ eosinófilos e PMNs granulomatose broncocêntrica | Longa duração, início adulto, prognóstico pobre | Glicocorticoides, antifúngicos, possivelmente omalizumab |

| | | | | | | | |
|---|---|---|---|---|---|---|---|
| Índice de asma preditivo – positivo em sibilantes pré-escolares | >3 episódios/ano, 1 característica maior ou 2 menores | Eosinófilos frequentemente >4%, IgE específica a aeroalérgenos | Risco potencialmente aumentado de perda da função pulmonar | Desconhecido | Desconhecido | Mãe e pai com asma | Responde bem com uso diário de glicocorticoide |
| Asma grave de início tardio e hipereosinofílica | Exacerbações graves, doença de início tardio | Eosinofilia sanguínea | Resistente ao broncodilatador, queda da função pulmonar episódica, sensível ao corticoide | Sem evidência | Elevação da contagem de eosinófilos teciduais | Aproximadamente 20% da asma grave populacional | Sensível ao uso de glicocorticoide, frequentemente dependente de CE-oral, responde ao anti IL-5 |
| Asma em esquiadores | Gravidade leve a moderada, sintomas mais relacionados ao exercício, infecção do trato respiratório superior comumente associada | FeNO normal, contagem de eosinófilos sanguíneos normal, aumento de LTE4 urinário | Positivo no teste à metacolina ou exercício, geralmente negativo ao desencadeamento por manitol | Desconhecido | Espessamento da membrana basal subepitelial com baixo grau de inflamação não-eosinofílica, aumento de eosinófilos no escarro relacionados à duração e tempo da prática do esporte, BALT na mucosa de vias aéreas | 15% a 25% da elite de esquiadores, maior prevalência entre aqueles que treinam em ambiente seco e frio | Resposta pobre ao tratamento com glicocorticoide, melhora quando a intensidade do treino diminui |

FeNO = Fração de óxido nítrico exalado; TCLI = teste cutâneo de hipersenbilidade imediata; BHR = hiperresponsibidade brônquica; SNPs = *Single Nucleotide Polymorphism*; LT = leucotrieno; BALT = *bronchus-associated lymphoid tissue* (tecido linfóide associado ao brônquio).

Adaptada de Lötvall *et al.*, *J Allergy Clin Immunol* 2011, 127(2); 355-60.

ASMA NO LACTENTE, NA CRIANÇA E NO ADOLESCENTE

Este capítulo apresenta as abordagens para elucidação da genética da asma e resume os principais e mais recentes resultados obtidos nos estudos familiares (*family-based studies*), nos estudos caso-controle populacionais, na análise de genes candidatos ou de genoma inteiro (*whole genome analysis*).

# EVIDÊNCIAS PARA A BASE GENÉTICA DA ASMA

## Agregação familiar e asma

Para determinar se uma doença complexa tem um componente genético e qual a sua importância em relação aos fatores ambientais (doença monogênica ou multifatorial), o estudo da agregação familiar, no qual se assume que o ambiente seja compartilhado e os fenótipos sejam resultados da herdabilidade genética, é uma abordagem importante.

Agregação familiar significa a existência de uma maior frequência da doença em familiares próximos de indivíduos doentes do que em familiares de indivíduos que não tenham a doença. Os estudos familiares permitem estimar a razão dos riscos de recorrência ($\lambda R$) que é uma medida da agregação familiar da doença. $\lambda R$ é a razão entre o risco de doença entre irmãos de uma família afetada (primeiro indivíduo afetado de um *pedigree* ou caso-índice) e o risco da doença na população em geral. Um valor de $\lambda R$ elevado indica um envolvimento importante do componente genético. Nas doenças complexas, geralmente o $\lambda R$ não é muito alto e diminui para os familiares de segundo e terceiro graus, sugerindo que, à frente de fatores ambientais comuns, múltiplos genes estão envolvidos na etiologia da doença. Para distinguir o efeito dos fatores genéticos e ambientais que contribuem para a agregação familiar, são efetuados estudos com gêmeos mono e dizigóticos (geneticamente idênticos ou com 50% dos genes compartilhados, respectivamente) que estão submetidos a fatores ambientais comuns. A diminuição da taxa de concordância dos gêmeos monozigóticos para uma doença indica um componente genético multifatorial na etiologia da doença. As diferenças entre as taxas de concordância possibilitam estimar a *herdabilidade* ($h^2$), ou seja, a proporção de variação de uma característica quantitativa ou risco da doença para uma característica dicotômica que pode ser atribuída à variação genética.

A agregação familiar na asma foi observada precocemente no século 20.[2] Os primeiros estudos familiares realizados estabeleceram uma ocorrência aumentada de asma em parentes de indivíduos que apresentavam a doença quando comparados a parentes de indivíduos sem a doença. Muitos estudos nas décadas de 20 e 30[2,3] e estudos mais recentes[4-6] acharam resultados semelhantes na agregação familiar da asma. A princípio, esses modelos utilizavam questionários padronizados para avaliar a prevalência das doenças alérgicas nos pais e em seus filhos. Estudos com gêmeos conseguiram detectar de modo mais fácil que os efeitos genéticos não aditivos (efeitos dominantes ou epistáticos) e os efeitos ambientais mostravam maior concordância entre gêmeos monozigóticos em contraste com gêmeos dizigóticos.

Uma grande variação na herdabilidade da asma pode ser observada nos estudos com gêmeos: de 36 a 95%,[7-16] com percentagens maiores nos estudos que utilizaram critérios diagnósticos mais objetivos. Esses estudos reforçam, de um lado, a multifatorialidade da doença, enfatizando que a contribuição genética no desenvolvimento da asma não é elevada como no caso das doenças monogênicas (p. ex., $\lambda s \sim 500$ para fibrose cística, $\lambda s \sim 2$ para asma[17]), de

120

PARTE 1

outro, sugerem a existência de formas clínicas diferentes como resultado de uma base genética diferente. Desses estudos, advêm que a asma pode ser tratada de modo mais correto como uma doença genética complexa, manifestando-se pela interação do ambiente com múltiplos genes que conferem suscetibilidade, e se diferencia nas apresentações clínicas.

Com isso, a genética da asma faz com que a busca por *loci* que possam contribuir para o risco da doença de forma cumulativa seja extremamente difícil. Apesar disso, foi possível, por estudos familiares, a identificação de regiões do genoma humano que contribuem para a doença (Figura 10.1).

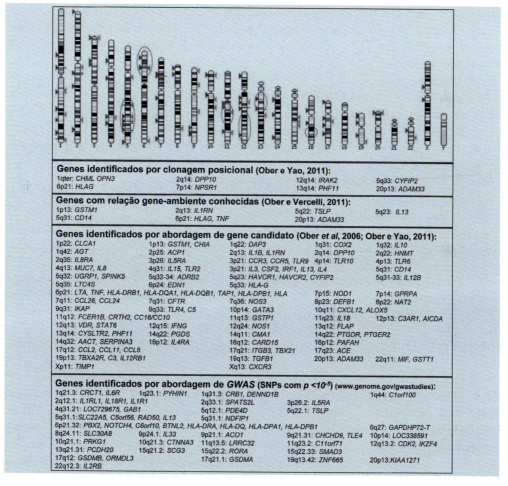

**Figura 10.1** *Loci* genéticos descobertos até o momento para o fenótipo asma. Genes identificados pela abordagem de gene candidato são evidenciados pelas setas em roxo à esquerda de cada cromossomo. Genes identificados por *GWAS* com $p < 10^{-5}$ foram representados por setas em verde à direita de cada cromossomo. Genes envolvidos em interações gene-ambiente são representados por barras vermelhas horizontais e genes identificados por clonagem posicional idem. Regiões evidenciadas como de pico para *linkage* são representadas pelos laços laranja nos cromossomos 5, 6, 11, 12, 13 e 16.

Adaptada de *R. A. Mathias*, 2014.

ASMA NO LACTENTE, NA CRIANÇA E NO ADOLESCENTE

Entre os *loci* associados à asma há uma grande variedade de modelos de herança. A avaliação de modelos genéticos complexos para herança, de modo a explicar a distribuição observada da asma em amostras de família,[18] proveu evidência para modelos codominantes de herança com uma correlação entre idade de início e número de alelos da doença,[3] modelos dominantes,[4] e mesmo modelos poligênicos e recessivos.[19-21]

## Estudos caso-controle na asma

O modelo caso-controle populacional é utilizado quando a frequência dos polimorfismos dos genes de interesse são comparados entre uma e outra população. Nesse tipo de modelo, os genes que teriam uma participação na doença são selecionados previamente, escolha esta que se embasa muitas vezes no conhecimento das vias de inflamação existentes na doença e os genes relacionados a essas vias. Por essa razão, esse tipo de modelo não é ideal para a descoberta de novas regiões do genoma que tenham associação com a asma.

Na situação de caso-controle, diz-se que um polimorfismo está associado a um perfil de proteção quando é encontrado em maior frequência na população não afetada – ou seja, não é o polimorfismo do gene em si que promove a proteção à ocorrência da asma, mas ele se encontra associado aos indivíduos que não apresentam asma, enquanto um polimorfismo é considerado associado à doença quando presente em maior frequência na população afetada pela doença. Um ponto a ser considerado na sequência dessa investigação é a avaliação em estudos celulares da produção de citocinas/ativação de genes, de modo a confirmarmos efetivamente a relação entre alteração no gene e alteração na função celular, com consequente inflamação tecidual e doença.

Particularmente em nosso país, onde há grande miscigenação e imigração de pessoas (não apenas entre as regiões do país, como também de outros países), um problema a mais se soma na análise de frequências de polimorfismos genéticos, sendo, portanto, importante que *a priori* busque-se a inclusão de pacientes com ascendência semelhante e que estejam expostos a ambientes geográficos próximos, evitando-se, assim, um maior viés na seleção dos participantes de um estudo, o que poderia levar a conclusões não fundamentadas.

## IDENTIFICAÇÃO DE GENES DE SUSCETIBILIDADE

A identificação dos genes de suscetibilidade para as doenças complexas baseia-se em duas abordagens utilizadas em diferentes etapas do estudo genético: *linkage* e associação. A análise de *linkage* para doenças complexas consiste no rastreamento sistemático do genoma e geralmente representa a primeira abordagem para identificar regiões do genoma que possuam genes de suscetibilidade para uma doença. Ela identifica regiões genômicas de grandes tamanhos que contêm muitos genes. Estudos de associação são utilizados para fazer o mapeamento fino dessas regiões. Marcadores genéticos utilizados nessas abordagens são sequências de DNA que apresentam duas ou mais variantes genéticas com uma frequência superior a 1% na população geral (frequência inferior a 1% é denominada mutação). Entre os marcadores mais utilizados temos: os microssatélites (repetições múltiplas de uma pequena sequência de 2 a 8 nucleotídeos), variações num único par de bases (*single nucleotide polymorphisms* – SNPs) e variações de número de cópias de segmentos genômicos (*copy number variations* – CNVs).

GENÉTICA DA ASMA

## Estudos de *linkage* e asma

A vantagem do mapeamento genético para identificação de gene relacionado à doença é que esse método não requer uma suposição prévia do gene candidato ou *locus* na biologia da asma – por isso chamado de abordagem livre de hipótese.

A primeira aplicação do princípio de abordagem do genoma inteiro foi a análise de *linkage*, uma estratégia de mapeamento que parte de famílias e é desenhada para detectar *loci* de suscetibilidade (regiões genéticas de suscetibilidade à doença, ou seja, que conferem risco para doença) com tamanhos de efeito grandes o suficiente para serem co-segregados (herdados) com a doença, seja em *pedigrees* grandes (análise de vários irmãos e seus filhos acometidos) ou famílias nucleares (um casal e o filho acometido) (Figura 10.2). Aqui, as famílias escolhidas têm um desenho que favorece a apuração desses casos de asma, tipicamente contém múltiplos indivíduos afetados e não afetados identificados em relação ao caso-índice e requerem a informação de genotipagem e fenotipagem de indivíduos afetados e não afetados (Figura 10.2 – *Linkage*).

A apuração que parte apenas de indivíduos afetados é uma alternativa de estudo em que o compartilhamento de alelos entre parentes afetados (irmãos/primos/tios asmáticos) é comparado com o compartilhamento esperado daquele alelo, considerando-se a distância de parentesco. Estudos que usam apenas a co-segregação genética permitem que a descoberta de novos genes e vias partindo do conceito de *linkage* possam ocorrer sem viés da biologia subjacente. Modelos de análise paramétricos que explicitamente especificam o modo de herança (dominante *versus* recessivo *versus* co-dominante) mostraram-se efetivos no mapeamento de variantes em doenças Mendelianas consideradas raras, como a fibrose cística.

No entanto, para doenças complexas, como é o caso da asma, em que a correlação entre mutações individuais e risco da doença (ou seja, penetração genética) é relativamente baixa, abordagens não paramétricas de análise estatística com menor poder são mais incomumente utilizadas. Esses métodos são limitados em detectar tamanhos de efeito pequenos (uma vez que observamos que os sinais descobertos até agora em estudos do genoma inteiro recaem em LOD $> 3,7$ e $p < 2 \times 10^{-5}$.[22] Como as regiões identificadas por *linkage* são tipicamente amplas (frequentemente com mais de 10 milhões de bases), que englobam vários genes, o efeito cumulativo destes pode explicar o sinal de *linkage*.

Em 1996, foi publicado[23] o primeiro estudo de *linkage* em famílias de indivíduos com asma. Desde então, mais de vinte regiões cromossômicas independentes foram identificadas, muitas das quais foram largamente replicadas em outras populações (cromossomos 2p, 4q, 5q21-33, 6p24-21, 11q13-21, 12q21-24, 13q12-14, 16q21-23 e 19q, Figura 10.1).[24]

Metanálises de larga escala que incluíram estudos de escaneamento de *linkage*[25,26] mostraram o valor de uma abordagem combinada na identificação do novo *locus* 2p21-p14 que não tinha sido identificado até então. As metanálises puderam mostrar a alta heterogeneidade entre os estudos, que pode refletir diferenças no desenho de estudo e na seleção de famílias, mas ainda ser um reflexo da complexidade intrínseca da asma.

Na primeira metanálise, apesar dos onze estudos incluídos de populações caucasianas asmáticas não indicarem ligação direta com asma (1.267 núcleos familiares, $n = 5.832$ indivíduos), foi possível mostrar a ligação de regiões do genoma e hiperresponsividade brônquica (2p12-q22.1, 6p22.3-p21.1 e 11q24.1-qter[26]).

## Figura 10.2

**Uma visão geral dos conceitos de análise de *linkage* e associação para a descoberta de *loci* de suscetibilidade à asma**

Uma população de referência de casos (asmáticos) e controles (não-asmáticos)

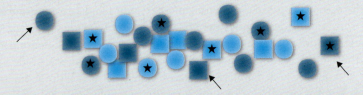

***Linkage* (ligação):** reflete a tendência dos segmentos do cromossomo de serem herdados de forma intacta dos pais para seus filhos. Aqui, todos os filhos compartilham do segmento cromossômico (azul) herdado da mãe, que não está compartilhado na geração não afetada, o que sugere a presença de um *locus* de suscetibilidade no segmento de cromossomo herdado.

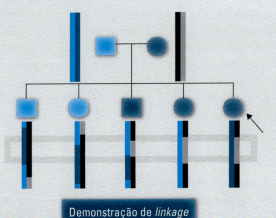

Demonstração de *linkage*

**Desequilíbrio de ligação (LD):** é a associação não randômica de alelos em dois ou mais *loci*. Aqui, o teste de associação irá identificar a correlação entre o *status* de SNPs no bloco de alta frequência de LD (azul) ocorrendo nos casos, o que poderia sugerir a presença de uma variante de doença não observada (D).

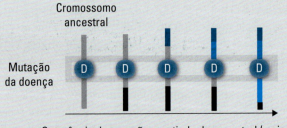

*(Continua)*

## Figura 10.2 (Continuação)

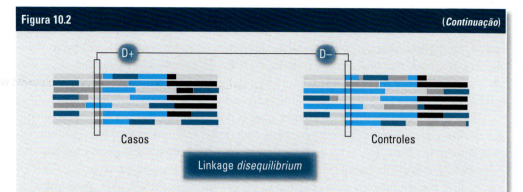

- Uma abordagem de compartilhamento de alelo que especificamente testa para co-segregação de um *locus* genético com um fenótipo em todos os indivíduos de uma mesma família. Depois, adiciona-se informações em outras famílias.
- Famílias são selecionadas com base em um caso índice (probando). Tipicamente, probandos são uma amostra específica de indivíduos afetados da população de referência ( ↑ ).
- Um alelo variante que co-segrega com o fenótipo tem que ser o mesmo alelo dentro daquela família, mas não precisa ser o mesmo alelo entre as famílias;
- Porque indivíduos que são muito próximos numa família compartilham amplas áreas de seus genomas, cerca de 500 marcadores polimórficos são suficientes para identificar a ligação (*linkage*);
- No entanto, como relativamente poucos eventos de recombinação são vistos dentro de uma mesma família, existe dificuldade em refinar a busca de variantes abaixo da magnitude de megabases.
- Tradicionalmente testes de associação de um alelo específico de uma variante genética com um fenótipo, são feitos entre indivíduos independentes, sem relação familiar.
- Indivíduos são selecionados com base no critério de doença (★) : casos = afetados/controles = não afetados.
- Um alelo que apresenta frequencia maior na população de casos, é considerado alelo de risco ou suscetibilidade.
- Por causa de *Linkage disequilibrium*, SNPs estão relacionados uns com os outros, desta forma "tag SNPs" são suficientes para captar toda a variação inter segmentos de *locus* de doença não aferidos.
- Existem dificuldades no processo de inferência da sequência das bases usando-se os tag SNPs, que ocorre quando uma variante de alelo é rara ou é comum, porém advém de múltiplos cromossomos ancestrais. Se é raro, a alteração de SNP não é identificada pela sequência de tag SNPs. Se é comum, porém procedente de múltiplos cromossomos ancestrais, então podem existir múltiplos haplótipos naquela variante.

Modificada de *Heterogeneity in Asthma*, Allan R. Brasier, Vol. 795, 2014. Springer US

Contudo, na análise de 20 diferentes populações de etnias diversas (3.024 núcleos familiares, com $n = 10.027$), uma segunda metanálise de estudos de *linkage* encontrou evidência de associação de asma com as regiões 2p21-p14 e 6p21 nas famílias europeias.[25]

Enquanto a análise de *linkage* em asma carece da replicação de achados entre os estudos, as metanálises enfatizam regiões selecionadas que podem ser robustas em estudos heterogêneos. De modo geral, a identificação de um único gene como a fonte de sinais de *linkage* altamente replicáveis tem sido limitada.

ASMA NO LACTENTE, NA CRIANÇA E NO ADOLESCENTE

O que fazer com uma região identificada como associada à asma, uma vez que uma região assim identificada pode conter dezenas de genes? Há a necessidade de afunilar a análise, de modo a alcançar a identificação dos genes e variantes causais usando-se a clonagem posicional, que tipicamente consiste no teste de associação de painéis com muitos SNPs através da região de ligação, de modo a definir as variantes e blocos de haplótipo correspondentes que mostram forte associação genética com a doença.

ADAM33 foi o primeiro gene com clonagem posicional.[27] Neste caso, primeiramente utilizaram-se da análise de *linkage* em famílias para evidenciar uma nova região de interesse no cromossomo 20p13(1), seguida da determinação da região homóloga no cromossomo 2 de ratos (previamente conhecido como associado à hiperresponsividade brônquica)(2), com análise em abordagem caso-controle (3) para validação dos achados em estudos de família (4) e demonstração de expressão do ADAM33 em células pulmonares (5). Esta sequência de trabalho tornou possível que as variantes do gene ADAM33 fossem selecionadas dentre 40 outros prováveis genes encontrados na região de *linkage* inicial.

Depois desse estudo, a determinação de novos genes e asma seguiram-se, como: *DPP10*[28] no 2q14, *PHF11*[29] no 13q14, *NPSR1*[30] no 7p14, *HLA-G*[31] no 6p21, *CYFIP2*[32] no 5q33, *IRAK2*[33] no 12q14,e *OPN3/CHML*[34] no 1qter.

Como já resumido e ilustrado na Figura 10.1, muitos dos genes presentes como os "mais associados" estão mapeados nas regiões dos "mais replicados por *linkage*".[35] Uma ilustração fantástica desse fenômeno é a ligação largamente replicada ao cromossomo 5q31-33, em que pelo menos 14 genes nesta região mostraram-se associados com asma e seu fenótipo atópico, incluindo algumas das associações mais replicadas (*IL4, IL13, CD14, ADRB2, SPINK5, LTC4S*).[35-37] Esta região também inclui um gene que foi posicionalmente clonado (*CYFIP2*),[32] genes com interações com o ambiente documentadas (*CD14, HLAG, ADAM33, IL13*),[38,39] e genes que influenciam a resposta a substâncias (*ADRB2, LTA, LTC4S*).[40]

Dada a natureza complexa da arquitetura da asma, incluindo os modelos poligênicos estabelecidos por interações múltiplas gene-gene e gene-ambiente, o risco relativo cumulativo ($\lambda_s$) conferido a cada *locus* é pequeno. É mais provável que famílias segreguem múltiplos *loci* que por isso determinam riscos específicos dentro de cada família, com grande heterogeneidade entre as famílias. É esperado que a próxima fronteira na genética da asma, que inclui o sequenciamento do genoma inteiro e, portanto, as regiões de *linkage* mais importantes, permitirá a avaliação direta dessa hipótese.

## ESTUDOS DE ASSOCIAÇÃO E ASMA

Os estudos de associação examinam a co-ocorrência de um marcador e de uma doença populacional e baseiam-se no conceito de desequilíbrio de ligação (*linkage disequilibrium* – LD). Dois *loci* dizem-se em desequilíbrio de ligação quando numa população as combinações possíveis dos alelos desses *loci* (haplótipos) estão presentes com frequência diferente, indicando que dois alelos são herdados mais provavelmente juntos que outros (Figura 10.2 – *linkage disequilibrium*). LD ocorre se dois *loci* são muito próximos de modo que a possibilidade de serem separados durante a meiose é baixa, por isso o estudo de LD é utilizado para regiões genômicas menores e para fazer uma análise fina dos resultados de *linkage* ou para testar genes candidatos.

Os estudos de associação caso-controle comparam a frequência de um determinado marcador genético em indivíduos afetados não relacionados (caso) e indivíduos não afetados (controle). Nesses estudos, é fundamental que a amostra de controles reflita a composição da amostra de pacientes em relação a fatores tais quais etnia, idade, gênero etc., para não incorrer em erros derivados da estratificação populacional.

Além disso, há estudos de associação baseados em famílias, com o teste de transmissão de desequilíbrio (TDT),[41] que tem a vantagem de não sofrer o problema da estratificação populacional, pois utiliza como controle interno a família.

Como no genoma há LD, e muitos genes podem ser representados por um pequeno número de haplótipos, estudos de associação podem analisar tanto genes candidatos quanto o genoma inteiro (*Genome Wide Association Study* – GWAS) utilizando conjuntos de marcadores desses haplótipos (tagSNPs).

## Estudos de associação de genes candidatos

Vários genes foram associados à asma pela análise de genes candidatos em diferentes populações e estes resultados já foram elegantemente resumidos em alguns artigos de revisão e estudos de populações.[35;42] Mais de cem *loci* denominados como abrigando os genes determinantes da asma e seus fenótipos alérgicos tiveram evidência baseada nessa abordagem, dos quais os mais replicados encontram-se listados na Figura 10.1. Portanto, os genes que conferem suscetibilidade à asma são categorizados em quatro classes principais:[42]

- Genes associados à imunidade inata e imunorregulação, incluindo receptores como *CD14, TLR2, TLR4, TLR6* e *TLR10*, citocinas como *IL10, TGFB1,STAT3* e moléculas de HLA-DR, -DP, -DQ, dentre outros;
- Genes associados à diferenciação de linfócitos Th2 e funções efetoras (*GATA3, TBX21, IL4, IL4RA, STAT6, IL12B, IL13, IL5, IL5RA*);
- Genes expressos nas células epiteliais e envolvidos na imunidade tecidual, migração de células, incluindo genes do *cluster* de quimoquinas CC (como *CCL2, CCL11, CCL5, CCL24, CCL26), SPINK5, FLG, CC16;*
- Genes que contribuem para alteração da função pulmonar, remodelamento pulmonar e gravidade da asma (*ADAM33, ADRB2, TNF, TGFB1, LTC4S, GSTP1, ALOX5, TBXA2R*).

## Estudos de associação do genoma inteiro

A existência de *microarrays*, que possibilitam a genotipagem de um grande número de variantes genéticas (cerca de 35 milhões de variantes, já catalogadas no *Thousand Genome Project*)[43,44] por um custo muito mais baixo, tornou possível a expansão dos estudos de genes candidatos ou genes de clonagem posicional para estudos de associação do genoma inteiro (GWAS).

Nesse processo, o genoma é visto composto por blocos nos quais a estrutura comum não precisa ser sempre sequenciada, apenas os SNPs podem apresentar mudanças. Esses

ASMA NO LACTENTE, NA CRIANÇA E NO ADOLESCENTE

blocos guardam relação entre si, e com essa prática diminui-se o custo de genotipagem para chegarmos aos alelos relacionados à doença.[45]

O primeiro *locus* a ser identificado por GWAS de estudos familiares e replicados em caso-controle foi o do cromossomo 17q21.[46] As variantes associadas estavam presentes em haplótipo comum e observadas em populações de ancestralidade diferente, que se expande por mais de 100 kb e inclui quatro genes: *ORMDL3*, *GSDMB*, *ZPBP2* e *IKZF3*. A associação desses quatro genes e asma tem sido a mais largamente reproduzida,[47-57] observada tanto em crianças como em adultos, e presente em vários grupos étnicos.[50]

Esse haplótipo apresenta potencial de atividades regulatórias, por estar associado à expressão de *ORMDL3*, *GSDMB* e *ZPBP2* e estudos de mapeamento fino funcional sugerem que a variante causal regula ainda a ligação diferencial da proteína CTCF,[58] que atua diretamente junto ao DNA, orquestrando, assim, a arquitetura da cromatina, da transcrição, do *splicing* de RNA, entre outras funções. Porém, ainda não foi esclarecido qual desses quatro genes seria o gene-alvo de todas as ações, dado o LD desse *locus* e seu impacto na expressão de outros múltiplos genes.

Outro gene identificado por GWAS como associado à asma e replicado de modo consistente é o *IL33*, o gene que codifica a interleucina 33 (IL-33) (**9q24**). Um estudo de associação de genoma inteiro demonstrou associação para asma em uma população asiática e nove europeias, de uma variante situada a ~6 kb acima de *IL33*.[59] Subsequentemente, outra variante situada a ~27 kb acima de *IL33* foi associada à asma no Consórcio GABRIEL – a maior metanálise de estudos de associação do genoma inteiro até o presente (mais de 26.000 indivíduos).[60] Uma segunda metanálise de nove GWAS de asmáticos norte-americanos – o Consórcio EVE – também replicou essa associação com variantes ~22 kb acima de *IL33*,[61] demonstrando consistência em seus achados por meio de populações de diversas etnias (euro-americanos, afro-americanos e hispano-americanos).

Contrastando com o *locus* 17q21 (com os genes *ORMDL3*, *GSDMB*, *ZPBP2* e *IKZF3*), IL-33 teve seus receptores, codificados por genes *IL1RL1/ST2*, resultantes em GWAS,[59-61] reforçando candidatos extremamente fortes e de biologia conhecida para asma.[62]

Produzida por mastócitos após a ativação mediada por IgE,[63] a interleucina-33 (IL-33), membro da família da IL-1, está diretamente envolvida na mediação de inflamação por eosinófilos e basófilos, bem como produção de IL-5, características-chave da doença alérgica. Expressão aumentada de IL-33 nas células de músculo liso das vias aéreas foi observada no epitélio das vias aéreas de pacientes com asma comparados a controles.[64-65] Seu receptor ST2 na sua forma solúvel (sST2), com gene no cromossomo 2q12.1, neutraliza a IL-33 ao funcionar como um "receptor-armadilha" (*decoy receptor*) e seu gene foi outro sinal robusto quanto à etnicidade encontrado por GWAS.[66] O ST2 sérico tem sido associado à asma atópica.[67] É mesmo surpreendente que dois genes na via da superfamília IL-1/*Toll-like* receptor (TIR), que surgiu como uma via principal na asma, foram ambos implicados independentemente como determinantes da asma em abordagens de GWAS, levando em consideração o mérito sem viés do modelo dos estudos de associação de genoma inteiro. É notório que outros genes de TLRs também foram implicados como determinantes da asma em abordagens de gene candidato, apresentados na Figura 10.1.

GENÉTICA DA ASMA

Não obstante esses achados, os GWAS apresentam também suas limitações. Os SNPs identificados em GWAS nem sempre são as variantes causais da asma em si, podendo, na maioria das vezes, ser marcadores que se encontram nas proximidades de alguma variante causadora da asma, que necessitaria de investigação adicional para descoberta.

Em função do número vasto de análises estatísticas aplicadas, o uso de análises mais estringentes são prática para evitar-se uma enxurrada de falsas descobertas, sendo usual a correção de Bonferroni dada por 0,05/$n$, em que $n$ é o número de testes realizados, ou número de SNPs abordados, e 0,05 é a razão de erro tipo I geralmente selecionada. Com isso, muitos dos sinais de associação não atingem valores significativos. Uma forma desse problema ser resolvido é a análise somada dos vários GWAS, sendo utilizado painéis de referência como o HapMap ou *Thousand Genomes* como padrão. Para tanto, a replicação SNP--a-SNP tem que ser consistente com a direção de efeito de risco, para que o que em uma análise de GWAS é considerada como alelo de risco não seja invertida em outra população com diferenças étnicas, em que o mesmo alelo considerado pode assumir outra direção de efeito, considerado, por exemplo, como alelo protetor.

Por fim, a análise de GWAS quase sempre ignora a presença de múltiplos *loci*, interações gene-gene e gene-ambiente. Não obstante essas limitações, GWAS conduzidos em asma foram bem-sucedidos na identificação de três *loci* (17q12, 9q24 e 2q12.1).

## INTERAÇÕES GENE-AMBIENTE EM ASMA

O papel dos fatores ambientais como determinantes-chave na inflamação alérgica e risco de asma já foram bem estabelecidos[68,69] e o potencial para interações gene-ambiente na asma já foi reconhecido.[70] No entanto, apesar da importância do ambiente na asma, e a necessidade de considerar a interação gene-ambiente de uma forma sistemática, poucos estudos nesse modelo foram conduzidos até o momento. Isto se deve à complexidade envolvida na sua execução, o que inclui a necessidade de uma amostra de grande tamanho, um grande número de modelos de interações a serem considerados e as dificuldades em aferir de modo acurado as exposições ambientais.[71,72] O desenho de um estudo que leva em consideração interações gene-ambiente (GxA) requer avaliação apurada tanto do fenótipo como do ambiente, e, dependendo da magnitude do efeito GxA, a necessidade do emprego de amostras maiores do que aqueles requisitados para detectar efeitos principais ou apenas *loci* genéticos.

A disponibilidade de populações replicáveis adequadas também é importante, ou seja, estudos adicionais em que tanto o gene como o ambiente sejam aferidos e as exposições ambientais sejam similares em efeito. Não obstante essas limitações, os primeiros estudos GxA (a maioria estudos de genes candidatos) relataram inúmeros exemplos de interações GxA em asma (Figura 10.1). Destes, o gene mais estudado é o *CD14*, um componente do complexo de sinalização dos receptores *Toll-like* (TLR) que facilita a resposta à endotoxina. Uma série de estudos de associação do polimorfismo funcional do promotor (*CD14-260CT*) revelou proteção à asma,[73] aumento ao risco de asma[74] e muitos estudos sem associação significativa.[43] Em indivíduos de ascendência africana, o efeito do polimorfismo *CD14-260CT* depende dos níveis domésticos de exposição à endotoxina, em que o genótipo

ASMA NO LACTENTE, NA CRIANÇA E NO ADOLESCENTE

TT aparentemente confere proteção à asma em ambientes de baixa exposição à endoto-xina, mas torna-se um fator de risco nos ambientes com alta exposição.[39] Este efeito GxA observado no polimorfismo *CD14 -260CT* replica-se em uma grande variedade de fenótipos associados à asma, incluindo IgE,[75] dermatite atópica,[76] sensibilização alérgica, eczema e sibilância.[77] Em todos esses exemplos, o efeito do polimorfismo difere com base na exposi-ção ambiental, e, de fato, o CD14 oferece uma excelente ilustração do quanto o ambiente ignorado pode levar à aparência de heterogeneidade genética em determinantes genéticos do risco de asma.

## A PRÓXIMA FRONTEIRA EM ESTUDOS DE ASSOCIAÇÃO: O SEQUENCIAMENTO DE DNA

Não obstante o sucesso precoce de estudos de associação de genoma inteiro ao iden-tificar novos *loci* da asma, há certa desaprovação já que, para doenças complexas de modo geral e asma de modo mais específico, a abordagem de GWAS não proveu discernimento suficiente para a contribuição genética no risco de asma. Apesar de mais de 30 GWAS já publicados, descrevendo 51 genes com $p$-valor $< 1,0 \times 10^{-5}$ especificamente para asma,[78] o risco genético cumulativo explicado pelas variantes associadas é relativamente baixo ($< 15\%$), impossibilitando o seu uso como marcador preditivo ou modelo diagnóstico clí-nico. Esse problema, denominado "herdabilidade perdida",[79] é de ocorrência frequente em GWAS, que são baseados na premissa da hipótese de doença comum/variante comum.[80-82] "Herdabilidade perdida" na verdade é simplesmente a herança "residual" ou o risco de doen-ça desprezado que não é considerado pelos *loci* genéticos identificados nos estudos de as-sociação de genoma inteiro. A origem da "herdabilidade perdida" pode incluir: variantes comuns com efeitos menores que recaem muito abaixo da significância determinada e apli-cada na abordagem GWAS; variantes raras com grandes efeitos ou variantes estruturais que são pobremente marcadas pelas plataformas comerciais de genotipagem dos GWAS; poder limitado para detectar interações e existência de fenômenos epigenéticos não mensuráveis na abordagem de GWAS. Há a discussão onde o que aparentemente é o sinal de uma variante comum nos estudos de associação de genoma inteiro poderia ser de fato a representação do sinal de múltiplas variantes raras subjacentes, dado o desequilíbrio de ligação.[83]

Desde o fim da década de 70, o sequenciamento determinado por Sanger era o único método de escolha para os estudos de sequenciamento. Peças-chave no desenvolvimento de tecnologia em 2005[84,85] tornaram possível a inauguração da era de técnicas de Sequen-ciamento da Próxima Geração (*Next Generation Sequencing – NGS*), o que implica no sequen-ciamento de milhares de amostras, permitindo a análise de sequências em paralelo e o aumento dramático de 96 amostras sequenciadas no contemporâneo sequenciador capilar de Sanger. Hoje, os sistemas NGS incluem SOLiD/Ion Torrent PGM da Life Sciences, Genome Analyzer/HiSeq 2000/MiSeq da Illumina e o GS FLX Titanium/GS Junior da Roche, entre outros que possibilitam o sequenciamento rápido tanto de regiões pré-defi-nidas do genoma (como todas as regiões codificadoras de proteínas do genoma, ou seja, exoma), tanto de genomas inteiros. Não obstante a crescente complexidade de análise computacional inerente a esses métodos, a diminuição dramática de custos envolvida nos sequenciamentos torna os estudos de associação que utilizam essa metodologia altamente atrativos. Estudos de sequenciamento do genoma inteiro e asma estão em seus estágios iniciais, e ainda permanece não esclarecido qual impacto eles apresentarão ao resolver o problema de "herdabilidade perdida".

Com relação à asma, uma observação que pode ser feita ao se observar a Figura 10.1 é que não há uma sobreposição dos genes identificados nos primórdios dos estudos de clonagem posicional e genes candidatos e o achado de que a maioria dos mais de cem genes estabelecidos como *loci* da asma nesses estudos iniciais não foi confirmada por meio dos estudos de associação de genoma inteiro. No caso da asma, argumenta-se que muitas das variantes associadas a esses genes simplesmente não são adequadamente registradas pelos ensaios comercialmente disponíveis para estudos de associação de genoma inteiro.[86] Com isso, é praticamente imperativo que os próximos estudos de associação de genoma inteiro sejam realizados com a nova tecnologia de sequenciamento, o que garantiria a cobertura completa de variantes comuns, cobertura satisfatória de variantes raras (provendo profundidade de sequenciamento adequado) e a descoberta de novas variantes em casos sequenciados. O ressequenciamento de alguns genes cujas variantes são raras ou de baixa frequência (como *AGT, DPP10, IKBKAP*) mostrou que existe a possibilidade destas na suscetibilidade à asma.[61]

De modo interessante, a contribuição das variantes raras na suscetibilidade à asma era predominantemente devida a variantes não codificadas, e estes resultados iniciais do ressequenciamento vislumbram a promessa do valor em realizarmos a transição da abordagem de estudo de associação do genoma inteiro dos *tagging*-SNPs das variantes comuns para o ressequenciamento no futuro próximo. Além disso, chama atenção para a variação abundante no genoma humano existente fora das áreas de codificação, do projeto desenvolvido pela Enciclopédia de Elementos de DNA (ENCODE),[87] no qual foi demonstrado que a vasta maioria do genoma humano participa em pelo menos um evento associado à bioquímica de RNA e/ou cromatina em ao menos um tipo de célula.

## HETEROGENEIDADE EM GENÉTICA DA ASMA

Não obstante a indiscutível base genética da asma, na qual mais de cem genes encontram-se envolvidos, a elucidação de variantes causais para explicar esse envolvimento está cheia de questões advindas de replicação entre estudos que surgem de uma variedade de argumentos, como a heterogeneidade do fenótipo da asma, na qual asma é definida como múltiplas síndromes que se sobrepõem,[88] sujeitas à interações com o ambiente,[42] e à alta probabilidade de heterogeneidade genética verdadeira (com grupos de genes diferentes determinando o risco de asma em populações distintas).

O sequenciamento em larga escala do genoma humano apresenta um potencial transformador para a heterogeneidade genética verdadeira,[45] com grandes chances de esclarecimento. Sinais de *linkage* e asma já foram demonstrados a despeito da heterogeneidade,[36] o mesmo quanto a estudos de genes candidatos [37,89] e GWAS.

Aparentemente, a trajetória da descoberta dos determinantes genéticos da asma apresentou vários sucessos, considerando a evolução que o desenho de estudos bem como a tecnologia desenvolvida para melhor desempenho de genotipagem em alta escala sofreram, possibilitando a evolução de pequenos estudos de *linkage* e estudos de famílias para metanálises de GWAS.[61,90]

Um dos grandes sucessos do GWAS foi a identificação do locus 17q21, permitindo sua validação em várias populações com ancestralidade distintas e fomentando a participação de quatro genes como associados no processo de asma (*ORMDL3*, *GSDMB*, *ZPBP2* e *IKZF3*); do locus 2q12.1, que alberga os genes *IL1RL1/ST2*, receptores de IL-33, e com ações de neutralização desta; e do locus 9q24, codificador da IL-33 em si. O maior mérito se encontra na replicação desses achados em estudos distintos e o modelo de estudo que é livre de hipótese, e mesmo assim demonstra a relação de genes que podem estar na base do processo inflamatório da asma.

Asma é a doença crônica mais comum da infância, e uma somatória de evidências indicam que variações epigenéticas poderiam mediar os efeitos da exposição ao ambiente no desenvolvimento e história natural da asma. A epigenética é o estudo das mudanças herdáveis por mitose ou meiose na expressão gênica que ocorrem sem alterarem diretamente a sequência do DNA.

A metilação do DNA, modificações das histonas e os microRNAs são as variações epigenéticas principais no ser humano e que hoje estão em investigação. Enquanto muitos estudos documentaram a relação da exposição ambiental que se relacionam à etiologia da asma com alterações epigenéticas, até o momento poucos estudos puderam ligar diretamente variações epigenéticas ao desenvolvimento de asma.

Na verdade, a epigenética funciona como um modelo de programação do DNA e a modo com que o controle dessa informação, presente em cada indivíduo, poderá ser modulado é um dos questionamentos que contribuem para o exercício de algumas possibilidades futuras, como:

- A necessidade de saber se a exposição ambiental poderia modular de modo estável alguns processos epigenéticos e ao mesmo tempo apresentar efeitos dinâmicos em outros;
- Se um indivíduo tiver suas células, que a princípio tem relação com o processo inflamatório da asma, modificadas por processos epigenéticos, isto poderia interferir no risco de asma e modular a história natural da asma?
- Existiriam janelas de desenvolvimento em que seria possível modularmos a exposição que propicia a suscetibilidade à asma?
- Existiriam efeitos sinérgicos entre exposição ambiental, variações genéticas e epigenéticas no risco de asma e história natural da asma?
- Poderiam estratégias de intervenção modular o perfil epigenético de modo a modificar o risco de asma e as exacerbações em crianças?
- Existem efeitos de exposição que são herdados ainda *in utero* e que são mediados epigeneticamente a ponto de afetar o risco de asma?

Acredita-se que, uma vez estas perguntas resolvidas, estaremos mais um passo à frente na compreensão da etiologia da asma e de como poderemos modificar o seu curso. A melhor compreensão desse próximo passo, a epigenética da asma, poderá, então, contribuir efetivamente na diminuição do custo social, pessoal e econômico gerado pela asma no mundo todo.

GENÉTICA DA ASMA

## REFERÊNCIAS BIBLIOGRÁFICAS

1. Barnes KC. Genetic studies of the etiology of Asthma. Proc Am Thorac Soc. 2011;8(2):143-8.
2. Wiener A, Zieve I, Fries J. The inheritance of allergic disease. Ann Eugen. 1938;7:141-62.
3. Schwartz M. Heredity in bronchial asthma; a clinical and genetic study of 191 asthma probands and 50 probands with Baker's asthma. Acta Allergol Suppl (Copenh). 1952;2:1-288.
4. Gerrard JW, Vickers P, Gerrard CD. The familial incidence of allergic disease. Ann Allergy. 1976;36(1):10-5.
5. Dold S, Wjst M, von Mutius E, Reitmeir P, Stiepel E. Genetic risk for asthma, allergic rhinitis, and atopic dermatitis. Arch Dis Child. 1992;67(8):1018-22.
6. Aberg N. Familial occurrence of atopic disease: genetic versus environmental factors. Clin Exp Allergy. 1993;23(10):829-34.
7. Edfors-Lubs ML. Allergy in 7000 twin pairs. Acta Allergol. 1971;26:249-85.
8. Duffy DL, Martin NG, Battistutta D, Hopper JL, Mathews JD. Genetics of asthma and hay fever in Australian twins. Am Rev Respir Dis. 1990;142:1351-8.
9. Laitinen T, Rasanen M, Kaprio J, Koskenvuo M, Laitinen LA. Importance of genetic factors in adolescent asthma: a population-based twin-family study. Am J Respir Crit Care Med. 1998;157:1073-8.
10. Skadhauge LR, Christensen K, Kyvik KO, Sigsgaard T. Genetic and environmental influence on asthma: a population-based study of 11,688 danish twin pairs. Eur Respir J. 1999;13:8-14.
11. Koeppen-Schomerus G, Stevenson J, Plomin R. Genes and environment in asthma: a study of 4 year old twins. Arch Dis Child. 2001;85:398-400.
12. Hallstrand TS, Fischer ME, Wurfel MM, Afari N, Buchwald D, Goldberg J. Genetic pleiotropy between asthma and obesity in a community-based sample of twins. J Allergy Clin Immunol. 2005;116:1235-41.
13. Van Beijsterveldt CE, Boomsma DI. Genetics of parentally reported asthma, eczema and rhinitis in 5-yr-old twins. Eur Respir J. 2007;29:516-21.
14. Fagnani C, Annesi-Maesano I, Brescianini S, D'Ippolito C, Medda E, Nistico L, et al. Heritability and shared genetic effects of asthma and hay fever: an Italian study of young twins. Twin Res Hum Genet. 2008;11:121-31.
15. Willemsen G, van Beijsterveldt TC, van Baal CG, Postma D, Boomsma DI. Heritability of self-reported asthma and allergy: a study in adult Dutch twins, siblings and parents. Twin Res Hum Genet. 2008;11:132-42.
16. Thomsen SF, van der Sluis S, Kyvik KO, Skytthe A, Backer V. Estimates of asthma heritability in a large twin sample. Clin Exp Allergy. 2010;40:1054-61.
17. Cookson WO, Palmer LJ. Investigating the asthma phenotype. Clin Exp Allergy. 1998;28:88-9, discussion 108-10.
18. Khoury MJ, Beaty TH, Cohen BH. Fundamentals of genetic epidemiology. New York: Oxford University Press, 1993.
19. Wang TN, Ko YC, Wang TH, Cheng LS, Lin YC. Segregation analysis of asthma: recessive major gene component for asthma in relation to history of atopic diseases. Am J Med Genet. 2000;93:373-80.
20. Holberg CJ, Elston RC, Halonen M, Wright AL, Taussig LM, Morgan WJ, et al. Segregation analysis of physician-diagnosed asthma in hispanic and non-hispanic white families. A recessive component? Am J Respir Crit Care Med. 1996;154:144-50.
21. Martinez FD, Holberg CJ. Segregation analysis of physician-diagnosed asthma in Hispanic and non-hispanic white families. Clin Exp Allergy. 1995;25:68-70, discussion 95-6.

ASMA NO LACTENTE, NA CRIANÇA E NO ADOLESCENTE

22. Lander ES, Kruglyak L. Genetic dissection of complex traits: guidelines for interpreting and reporting linkage results. Nat Genet. 1995;11:241-7.

23. Daniels SE, Bhattacharrya S, James A, Leaves NI, Young A, Hill MR, et al. A genome-wide search for quantitative trait loci underlying asthma. Nature. 1996;383:247-50.

24. Wills-Karp M, Ewart SL. Time to draw breath: asthma-susceptibility genes are identified. Nat Rev Genet. 2004;5:376-87.

25. Bouzigon E, Forabosco P, Koppelman GH, Cookson WO, Dizier MH, Duffy DL, et al. Meta-analysis of 20 genomewide linkage studies evidenced new regions linked to asthma and atopy. Eur J Hum Genet. 2010;18:700-6.

26. Denham S, Koppelman GH, Blakey J, Wjst M, Ferreira MA, Hall IP, et al. Meta-analysis of genome-wide linkage studies of asthma and related traits. Respir Res. 2008;9:38.

27. Van Eerdewegh P, Little RD, Dupuis J, Del Mastro RG, Falls K, Simon J, et al. Association of the ADAM33 gene with asthma and bronchial hyperresponsiveness. Nature. 2002;418:426-30.

28. Allen M, Heinzmann A, Noguchi E, Abecasis G, Broxholme J, Ponting CP, et al. Positional cloning of a novel gene influencing asthma from chromosome 2q14. Nat Genet. 2003;35:258-63.

29. Zhang Y, Leaves NI, Anderson GG, Ponting CP, Broxholme J, Holt R, et al. Positional cloning of a quantitative trait locus on chromosome 13q14 that influences immunoglobulin E levels and asthma. Nat Genet. 2003;34:181-6.

30. Laitinen T, Polvi A, Rydman P, Vendelin J, Pulkkinen V, Salmikangas P, et al. Characterization of a common susceptibility locus for asthma-related traits. Science. 2004;304:300-4.

31. Nicolae D, Cox NJ, Lester LA, Schneider D, Tan Z, Billstrand C, et al. Fine mapping and positional candidate studies identify hla-g as an asthma susceptibility gene on chromosome 6p21. Am J Hum Genet. 2005;76:349-57.

32. Noguchi E, Yokouchi Y, Zhang J, Shibuya K, Shibuya A, Bannai M, et al. Positional identification of an asthma susceptibility gene on human chromosome 5q33. Am J Respir Crit Care Med. 2005;172:183-8.

33. Balaci L, Spada MC, Olla N, Sole G, Loddo L, Anedda F, et al. IRAK-M is involved in the pathogenesis of early-onset persistent asthma. Am J Hum Genet. 2007;80:1103-14.

34. White JH, Chiano M, Wigglesworth M, Geske R, Riley J, White N, et al. Identification of a novel asthma susceptibility gene on chromosome 1qter and its functional evaluation. Hum Mol Genet. 2008;17:1890-903.

35. Ober C, Cox NJ, Abney M, Di Rienzo A, Lander ES, Changyaleket B, et al. Genome-wide search for asthma susceptibility loci in a founder population. The collaborative study on the genetics of asthma. Hum Mol Genet. 1998;7:1393-8.

36. Collaborative Study on the Genetics of Asthma (CSGA). A genome-wide search for asthma susceptibility loci in ethnically diverse populations. Nat Genet. 1997;15:389-92.

37. Ober C, Yao TC. The genetics of asthma and allergic disease: a 21st century perspective. Immunol Rev. 2011;242:10-30.

38. Baldini M, Vercelli D, Martinez FD. CD14: an example of gene by environment interaction in allergic disease. Allergy. 2002;57:188-92.

39. Zambelli-Weiner A, Ehrlich E, Stockton ML, Grant AV, Zhang S, Levett PN, et al. Evaluation of the CD14/-260 polymorphism and house dust endotoxin exposure in the barbados asthma genetics study. J Allergy Clin Immunol. 2005;115:1203-9.

40. Martinez FD, Graves PE, Baldini M, Solomon S, Erickson R. Association between genetic polymorphisms of the beta2-adrenoceptor and response to albuterol in children with and without a history of wheezing. J Clin Invest. 1997;100:3184-8.

41. Genov IR, Falcai A, Camargo L, Mallozi M, Ferriani V, Pontillo A, et al. Polymorphisms In IL10, TGFB, TLR4, TLR8 and ADBR2 Genes Resulted Associated To Asthma In Brazilian Family Trio Study. J Allergy Clin Immunol. 2014;133:AB68.
42. Vercelli D. Discovering susceptibility genes for asthma and allergy. Nat Rev Immunol. 2008;8:169-82.
43. Distefano JK, Taverna DM. Technological issues and experimental design of gene association studies. Methods Mol Biol. 2011;700:3-16.
44. Abecasis GR, Auton A, Brooks LD, DePristo MA, Durbin RM, Handsaker RE, et al. An integrated map of genetic variation from 1,092 human genomes. Nature. 2012;491:56-65.
45. Risch N, Merikangas K. The future of genetic studies of complex human diseases. Science. 1996;273:1516-7.
46. Moffatt MF, Kabesch M, Liang L, Dixon AL, Strachan D, Heath S, et al. Genetic variants regulating ORMDL3 expression contribute to the risk of childhood asthma. Nature. 2007;448:470-3.
47. Sleiman PM, Annaiah K, Imielinski M, Bradfield JP, Kim CE, Frackelton EC, et al. ORMDL3 variants associated with asthma susceptibility in North Americans of European ancestry. J Allergy Clin Immunol. 2008;122:1225-7.
48. Tavendale R, Macgregor DF, Mukhopadhyay S, Palmer CN. A polymorphism controlling ORMDL3 expression is associated with asthma that is poorly controlled by current medications. J Allergy Clin Immunol 2008;121:860-3.
49. Bouzigon E, Corda E, Aschard H, Dizier MH, Boland A, Bousquet J, et al. Effect of 17q21 variants and smoking exposure in early-onset asthma. N Engl J Med. 2008;359:1985-94.
50. Galanter J, Choudhry S, Eng C, Nazario S, Rodriguez-Santana JR, Casal J, et al. ORMDL3 gene is associated with asthma in three ethnically diverse populations. Am J Respir Crit Care Med. 2008;177:1194-200.
51. Hirota T, Harada M, Sakashita M, Doi S, Miyatake A, Fujita K, et al. Genetic polymorphism regulating orm1-like 3 (saccharomyces cerevisiae) expression is associated with childhood atopic asthma in a japanese population. J Allergy Clin Immunol. 2008;121:769-70.
52. Bisgaard H, Bonnelykke K, Sleiman PM, Brasholt M, Chawes B, Kreiner-Moller E, et al. Chromosome 17q21 gene variants are associated with asthma and exacerbations but not atopy in early childhood. Am J Respir Crit Care Med. 2009;179:179-85.
53. Wu H, Romieu I, Sienra-Monge JJ, Li H, del Rio-Navarro BE, London SJ. Genetic variation in orm1-like 3 (ORMDL3) and gasdermin-like (GSDML) and childhood asthma. Allergy. 2009;64:629-35.
54. Leung TF, Sy HY, Ng MC, Chan IH, Wong GW, Tang NL, et al. Asthma and atopy are associated with chromosome 17q21 markers in Chinese children. Allergy. 2009;64:621-8.
55. Halapi E, Gudbjartsson DF, Jonsdottir GM, Bjornsdottir US, Thorleifsson G, Helgadottir H, et al. A sequence variant on 17q21 is associated with age at onset and severity of asthma. Eur J Hum Genet. 2010;18:902-8
56. Flory JH, Sleiman PM, Christie JD, Annaiah K, Bradfield J, Kim CE, et al. 17q12-21 variants interact with smoke exposure as a risk factor for pediatric asthma but are equally associated with early-onset versus late-onset asthma in north Americans of European ancestry. J Allergy Clin Immunol. 2009;124:605-7.
57. Madore AM, Tremblay K, Hudson TJ, Laprise C. Replication of an association between 17q21 SNPs and asthma in a French-Canadian familial collection. Hum Genet. 2008;123:93-5.
58. Verlaan DJ, Berlivet S, Hunninghake GM, Madore AM, Lariviere M, Moussette S, et al. Allele-specific chromatin remodeling in the zpbp2/gsdmb/ormdl3 locus associated with the risk of asthma and autoimmune disease. Am J Hum Genet. 2009;85:377-93.

59. Gudbjartsson DF, Bjornsdottir US, Halapi E, Helgadottir A, Sulem P, Jonsdottir GM, et al. Sequence variants affecting eosinophil numbers associate with asthma and myocardial infarction. Nat Genet. 2009;41:342-7.

60. Moffatt MF, Gut IG, Demenais F, Strachan DP, Bouzigon E, Heath S, et al. A large-scale, consortium-based genomewide association study of asthma. N Engl J Med. 2010;363:1211-21.

61. Torgerson DG, Ampleford EJ, Chiu GY, Gauderman WJ, Gignoux CR, Graves PE, et al. Meta-analysis of genome-wide association studies of asthma in ethnically diverse North American populations. Nat Genet. 2011;43:887-92.

62. Wjst M, Sargurupremraj M, Arnold M. Genome-wide association studies in asthma: what they really told us about pathogenesis. Curr Opin Allergy Clin Immunol. 2013;13:112-8.

63. Hsu CL, Neilsen CV, Bryce PJ. IL-33 is produced by mast cells and regulates IgE-dependent inflammation. PLoS One. 2010;5:e11944.

64. Prefontaine D, Lajoie-Kadoch S, Foley S, Audusseau S, Olivenstein R, Halayko AJ, et al. Increased expression of il-33 in severe asthma: evidence of expression by airway smooth muscle cells. J Immunol. 2009;183:5094-103.

65. Prefontaine D, Nadigel J, Chouiali F, Audusseau S, Semlali A, Chakir JI, et al. Increased il-33 expression by epithelial cells in bronchial asthma. J Allergy Clin Immunol. 2010;125:752-4.

66. Sanada S, Hakuno D, Higgins LJ, Schreiter ER, McKenzie AN, Lee RT. IL-33 and ST2 comprise a critical biomechanically induced and cardioprotective signaling system. J Clin Invest. 2007;117:1538-49.

67. Oshikawa K, Kuroiwa K, Tago K, Iwahana H, Yanagisawa K, Ohno S, et al. Elevated soluble ST2 protein levels in sera of patients with asthma with an acute exacerbation. Am J Respir Crit Care Med. 2001;164:277-81.

68. Strachan DP. Hay fever, hygiene, and household size. BMJ. 1989;299:1259-60.

69. von Mutius E. Influences in allergy: epidemiology and the environment. J Allergy Clin Immunol. 2004;113:373-9, quiz 380.

70. Kauffmann F, Demenais F. Gene-environment interactions in asthma and allergic diseases: challenges and perspectives. J Allergy Clin Immunol. 2012;130:1229-40, quiz 1241-2.

71. Kraft P, Hunter D. Integrating epidemiology and genetic association: the challenge of gene environment interaction. Phil Trans Roy Soc Lond Ser B Biol Sci. 2005;360:1609-16.

72. Khoury MJ, Adams MJ Jr, Flanders WD. An epidemiologic approach to ecogenetics. Am J Hum Genet. 1988;42:89-95.

73. Leynaert B, Guilloud-Bataille M, Soussan D, Benessiano J, Guenegou A, Pin I, et al. Association between farm exposure and atopy, according to the CD14 C-159T polymorphism. J Allergy Clin Immunol. 2006;118:658-65.

74. Ober C, Tsalenko A, Parry R, Cox NJ. A second-generation genomewide screen for asthma susceptibility alleles in a founder population. Am J Hum Genet. 2000;67:1154-62.

75. Eder W, Klimecki W, Yu L, von Mutius E, Riedler J, Braun-Fahrlander C, et al. Opposite effects of CD14/-260 on serum IgE levels in children raised in different environments. J Allergy Clin Immunol. 2005;116:601-7.

76. Gern JE, Reardon CL, Hoffjan S, Nicolae D, Li Z, Roberg KA, et al. Effects of dog ownership and genotype on immune development and atopy in infancy. J Allergy Clin Immunol. 2004;113:307-14.

77. Simpson A, John SL, Jury F, Niven R, Woodcock A, Ollier WE, et al. Endotoxin exposure, CD14, and allergic disease: an interaction between genes and the environment. Am J Respir Crit Care Med. 2006;174:386-92.

78. Welter D, MacArthur J, Morales J, Burdett T, Hall P, Junkins H. The NHGRI GWAS Catalog, a curated resource of SNP-trait associations. Nucleic Acids Res 2014;42(Database issue):D1001-D1006.
79. Eichler EE, Flint J, Gibson G, Kong A, Leal SM, Moore JH, et al. Missing heritability and strategies for finding the underlying causes of complex disease. Nat Rev Genet. 2010;11:446-50.
80. Lander ES. The new genomics: global views of biology. Science. 1996;274:536-9.
81. Cargill M, Altshuler D, Ireland J, Sklar P, Ardlie K, Patil N, et al. Characterization of single-nucleotide polymorphisms in coding regions of human genes. Nat Genet. 1999;22:231–8.
82. Chakravarti A. Population genetics–making sense out of sequence. Nat Genet. 1999;21:56-60.
83. Dickson SP, Wang K, Krantz I, Hakonarson H, Goldstein DB. Rare variants create synthetic genome-wide associations. PLoS Biol. 2010;8:e1000294.
84. Margulies M, Egholm M, Altman WE, Attiya S, Bader JS, Bemben LA, et al. Genome sequencing in microfabricated high-density picolitre reactors. Nature. 2005;437:376-80.
85. Shendure J, Porreca GJ, Reppas NB, Lin X, McCutcheon JP, Rosenbaum AM, et al. Accurate multiplex polony sequencing of an evolved bacterial genome. Science. 2005;309:1728-32.
86. Rogers AJ, Raby BA, Lasky-Su JA, Murphy A, Lazarus R, Klanderman BJ, et al. Assessing the reproducibility of asthma candidate gene associations, using genome-wide data. Am J Respir Crit Care Med. 2009;179:1084-90.
87. ENCODE Project Consortium. An integrated encyclopedia of DNA elements in the human genome. Nature. 2012;489:57-74.
88. Barnes KC. Genetic studies of the etiology of asthma. Proc Am Thor Soc. 2011;8:143-8.
89. Ober C, Hoffjan S. Asthma genetics 2006: the long and winding road to gene discovery. Genes Immun. 2006;7:95-100.
90. Torgerson DG, Capurso D, Mathias RA, Graves PE, Hernandez RD, Beaty TH, et al. Resequencing candidate genes implicates rare variants in asthma susceptibility. Am J Hum Genet. 2012;90:273-81.

## CAPÍTULO 11

**Javier Mallol**

# Vírus, Sibilâncias e Asma

É provável que um dos mais importantes avanços na compreensão da origem e progressão clínica da asma brônquica, este dado pelo entendimento cada vez maior do papel desempenhado pelo vírus respiratório comum como iniciadores e configurações da resposta asmática, logo no período infantil, mas também como a causa mais frequente de crise ou de exacerbações de asma ao longo da vida.

## PAPEL DO VÍRUS NO INÍCIO DA ASMA

Quase todas as evidências disponíveis que relacionam vírus respiratórios com o início da asma sugerem infecções respiratórias virais (IRV) que ocorrem nos primeiros meses de vida, associadas com a asma nessa idade e também mais tarde na infância e na idade adulta. Os mecanismos que mediam os vírus respiratórios (isoladamente ou em coexistência com outros vírus e bactérias) para configurar ou provocar uma resposta do tipo asmática em um grupo de indivíduos suscetíveis não estão ainda bem definidos e necessitam de pesquisa intensiva. Em relação ao papel dos vírus respiratórios e exacerbações da asma, este demonstrou ser sobretudo para os tipos e subtipos do vírus da gripe comum, em especial o rinovírus humano (RVH) e vírus sincicial expiratório (VRS).[1] No entanto, as medidas que melhoram as técnicas de detecção biomolecular, outros vírus como o metapneumovírus, bocavírus humano, influenza, parainfluenza, coronavírus, adenovírus, enterovírus e também bactérias, aparecem associadas a risco aumentado de asma mais tarde na infância. De fato, foi mostrado que o metapneumovírus é uma causa importante de IRV nos primeiros anos de vida, com um espectro de doença semelhante a VRS,[2] e sua coexistência com VRS em lactentes com bronquiolite é um fator importante de gravidade; a presença de metapneumovírus foi detectada em 70% dos lactentes com bronquiolite grave pelo VRS que precisavam de cuidados intensivos e ventilação mecânica.

Embora a grande maioria das pesquisas demonstre que o tipo de agente viral envolvido, sobretudo RVH e VRS, seria primordial na relação IRV no lactente e asma na escola, alguns

ASMA NO LACTENTE, NA CRIANÇA E NO ADOLESCENTE

trabalhos recentes em lactentes de mães asmáticas apontam em outra direção, e demonstram que o aumento da frequência de IRV baixas e não o tipo de agente viral seria associado a um maior risco de asma mais tarde na infância,[3] sugerindo que o aumento da suscetibilidade dos indivíduos que sofrem de IRV (antecedente de asma materna) e inflamação das vias aéreas causada por essas infecções respiratórias tem um papel importante na indução e recorrência da asma. A existência de um grupo de indivíduos com mais suscetibilidade de apresentar infecções respiratórias virais comuns, com maior frequência e gravidade no período infantil, é apoiada por recentes estudos recentes de prevalência de sibilância em lactentes no âmbito comunitário (população não selecionada) naqueles que avaliaram amostras grandes dos lactentes durante o primeiro ano de vida.[4,5] Esses estudos demonstram que a maior frequência de IRV do tipo de resfriado comum (seis ou mais durante o primeiro ano) está significativamente associada a um maior número de episódios de sibilâncias (sete ou mais), com episódios de maior severidade obstrutiva brônquica (ver serviços de emergência e internações para sibilâncias) e prevalência de diagnóstico médico de asma seis vezes maior do que em crianças que tinham menos de seis resfriados ao ano. Os mesmos estudos indicam que a asma em pais, fumar durante a gravidez e menor nível socioeconômico são fatores de risco potentes para ter seis ou mais IRV (resfriados comuns) no primeiro ano de vida. No entanto, há fatores associados ao IRV, anteriores ou concomitantes (genéticos-ambientais), que podem aumentar o efeito do vírus no sistema respiratório.

A asma atópica na mãe ou pai (um fator de risco muito importante para a asma na infância) é também um fator prévio associado a infecções por RVH e a maior severidade das infecções pelo vírus, mas não em infecções por RSV; os lactentes com IRV por RVH seriam mais propensos a ter predisposição atópica familiar, o que poderia explicar, em parte, o aumento do risco de asma mais tarde.

O estresse materno pré-natal pela pobreza (pertencentes a minorias étnicas, dificuldades financeiras e circunstâncias difíceis da vida, violência na comunidade e vizinhança e condições de habitação deficiente) foi associado ao aumento da produção de IL-8 e ao fator de necrose tumoral alfa após estímulo microbiano.[6] No painel adaptável, o maior estresse foi associado ao aumento de IL-13 após estimulação de ácaros do pó de quarto e redução de interferon gama induzida pela fitoemaglutinina. Portanto, o estresse materno durante a gravidez está associado a alteração das respostas imune inatas e adaptativas no sangue do cordão umbilical, o que poderia se relacionar a aumento na predisposição a apresentar infecções virais e alergias na infância.[6]

No mesmo contexto de interpretação, deve se considerar que a maioria dos trabalhos que estuda a relação complexa entre o IRV em lactentes e asma em idade pré-escolar e escolar foi feita em países desenvolvidos e em crianças em risco para a asma. Portanto, é muito provável que, como isso ocorreu quando são incluídas nos estudos populações com diversas características culturais e socioeconômicas, os resultados sejam diferentes e com uma variabilidade importante entre os diferentes locais, como mostrado em estudos em escala global da prevalência de asma em alunos.[7] O baixo *status* socioeconômico é um forte fator de risco para maior frequência e severidade das infecções, tanto virais quanto bacterianas, do sistema respiratório em lactentes e crianças. Um estudo recente realizado nos EUA demonstrou que em crianças que vivem no centro da cidade (*inner city* ou áreas onde vivem populações pobres e minorias), os vírus predominantes são adenovírus, enquanto em populações suburbanas com mais recursos econômicos os vírus predominantes em IRV são RVH e VRS.[8] Esses resultados suportam informações anteriores de que crianças que vivem em áreas pobres das cidades, além de fatores de risco relacionadas com a pobreza, apresentam doenças respiratórias virais diferentes com outros tipos de vírus, que poderiam resultar em IRV mais grave e maiores complicações. Essas conclusões são importantes em termos de diferenças na etiologia de IRV determinada pelo *status* socioeconômico dessas populações que ocorre mesmo em cidades de países desenvolvidos e também pela possibilidade de consequências a longo prazo de início de infecções com adenovírus, especialmente pneumonias graves por sua relação com bronquiolite obliterante pós-infecciosa (BOPI).

Além dos fatores já descritos, também a seriedade do IRV em lactentes, sobretudo aqueles que necessitam de hospitalização, é um poderoso preditor de asma mais tarde na infância. Uma porcentagem elevada (50%) de crianças hospitalizadas com bronquiolite RSV no primeiro ano de vida terá asma em idade escolar e, embora em menor proporção, também na idade adulta. Cerca de 50% dos casos de asma nas crianças com histórico de bronquiolite durante a temporada de VRS na fase dos lactentes foi associada a bronquiolite; no âmbito populacional, 13% da asma foi associada a bronquiolite na fase infantil, na temporada de VRS.[9]

## MECANISMOS PELOS QUAIS O VÍRUS INDUZIRIA À ASMA

Não obstante a grande quantidade de informações publicadas até agora, há ainda muitas dúvidas, e não há concordância nem consenso sobre os mecanismos envolvidos, ou no início, nos quais vírus respiratórios causariam alterações imunológicas e a função das vias aéreas que restringiriam ao tipo, à magnitude e à evolução das respostas asmáticas. Embora de grande valor para um melhor entendimento da relação vírus-asma, a maioria dos estudos sobre a associação de vírus respiratórios em crianças e asma mais tarde na infância é observacional e, portanto, evita uma relação precisa de causalidade. Por exemplo, as crianças com uma infecção do trato respiratório inferior desencadeada por rinovírus têm mais risco de asma do que as crianças que não experimentam tal episódio; no entanto, isso poderia ser também devido à natureza da asma subjacente, a uma predisposição familiar, ao efeito concomitante de certos fatores ambientais, ou a doença do trato respiratório inferior, independentemente do agente desencadeante.

Os mecanismos pelos quais os vírus respiratórios induziriam a asma não são totalmente conhecidos e incluiriam, entre outras, alterações causadas pelo vírus no epitélio do trato respiratório, na função celular inflamatória com liberação de citocinas e mediadores pró-inflamatórios, alteração da função das células endoteliais microvasculares que levam ao edema da parede das vias aéreas, alterações das funções das células do músculo liso das vias aéreas e a regulação neural do tônus das vias aéreas, pela liberação e ativação de neuropeptídeos broncoativos, ou modulação da influência do sistema neuronal adrenérgico, não colinérgico, no tônus das vias respiratórias. Embora muitos desses fatores sejam relativamente bem estudados em adultos e em um nível experimental, no entanto, sua real participação na indução viral de asma nas crianças é mal compreendida. A presença aumentada de algumas quimiocinas, como CCL5 (RANTES), no epitélio nasal no momento da bronquiolite e o desenvolvimento da sensibilização alérgica aos 3 anos estão associados à

ASMA NO LACTENTE, NA CRIANÇA E NO ADOLESCENTE

possibilidade de desenvolvimento de asma.[10] Em relação a exacerbações asmáticas associadas ao RVH, alguns autores propuseram que a infecção RVH na asma conduziria a uma maior liberação de quimiocinas (CXCL8/IL-8), que atraem os neutrófilos para as vias respiratórias onde eles liberam HNP1-3 (peptídeo de neutrófilo humano 1-3), que aumenta ainda mais a neutrofilia e, provavelmente, a inflamação das vias aéreas.[11]

A infecção direta do trato respiratório é um fato em IRVs comuns. RVHs, como todos os vírus respiratórios, podem infectar diretamente o trato respiratório inferior e persistem no sistema respiratório por muito tempo; a resposta das vias aéreas e do sistema imune a tal persistência viral, bem como seu papel na manutenção e recorrência de asma, ou associações com outras doenças pulmonares obstrutivas crônicas, não é bem desconhecida, mas é desconfiada e frequentemente encontrada em pacientes asmáticos, com ou sem exacerbações. Alguns autores têm relatado que infecções persistentes com VRS em pacientes com doença pulmonar obstrutiva crônica (DPOC) estão associadas a um acelerado declínio da função pulmonar. É possível que a ativação de moléculas inibitórias no epitélio das vias aéreas induzida pelo vírus VRS possa explicar, em parte, as infecções persistentes desse vírus.[12] A persistência de RVH no sistema respiratório das crianças ocorre com muita frequência e tem sido descrita que, em crianças asmáticas, o RVH foi detectável seis semanas após uma exacerbação de asma em mais de 40% das crianças, e que as exacerbações asmáticas foram mais graves em pacientes com persistência do RVH, sugerindo que a gravidade de asma aguda pode estar relacionada a uma infecção mais prolongada e mais grave; em alguns desses pacientes, o RVH foi detectável até seis meses após a exacerbação asmática.[13] Isso não ocorre apenas com RVH, e outros estudos mostram que, após o início de uma infecção respiratória aguda por enterovírus, estes podem persistir na mucosa nasal por três semanas.

A presença ubíqua do vírus do resfriado comum (sempre presente em todas as idades), sobretudo o RVH, e a possibilidade de persistência no sistema respiratório por um longo tempo devem ser consideradas para as interpretações da associação RVH e exacerbações de asma. Além disso, a maioria dos estudos longitudinais disponíveis são em indivíduos com alto risco de asma (filhos de pais atópicos ou asmáticos) e, portanto, seus resultados, como já mencionado, podem não se aplicar à população em geral. Não há nenhuma informação em relação a estudos realizados em populações de baixa renda socioeconômica, como os dos países em desenvolvimento; além disso, extrapolações dos resultados de estudos em países desenvolvidos podem estar incorretas.

É provável que qualquer que sejam os tipos e subtipos de vírus causadores, as coexistências com vírus e bactérias, a frequência e gravidade das infecções respiratórias virais, características ambientais e genética (suscetibilidade), populacionais ou individuais, entre outros fatores, a interação de vírus ou outros agentes infecciosos com o sistema respiratório humano poderia começar antes do nascimento, durante o período uterino, ou antes. Há evidências sugerindo que a progressão para um fenótipo asmático poderia estar ligada a um regulamento epigenético de genes associados à inflamação e remodelação, e também com o endereçamento de Th células em direção a uma resposta imunológica do tipo Th2; assim, as alterações epigenéticas associadas a esse padrão de ativação genética poderiam desempenhar um papel no desenvolvimento da asma na primeira infância.[14]

A relação ou associação entre o vírus e bactérias com asma em lactentes está ganhando importância emergente, mas ainda não está clara. Recentemente, tem-se demonstrado que a infecção por rinovírus melhora a detecção de patógenos bacterianos específicos em crianças com e sem asma. Além disso, essas descobertas sugerem que a *M. catarrhalis* e *S. pneumoniae* contribuem para a severidade das doenças das vias respiratórias, como a exacerbação da asma. Portanto, na presença de RVH, *S. pneumoniae* foi associado a um aumento em exacerbações de asma moderada, enquanto *M. catarrhalis*, detectado em conjunto com RVH, aumenta os sintomas de gripes, asma ou ambos, em comparação com pacientes com somente RVH. Independentemente da presença ou ausência de RVH, o *H. influenzae* não está associado aos sintomas respiratórios.[15] Nesse sentido, há evidências que indicam que crianças que tiveram asma em idade escolar também tinham uma resposta imune alterada (IL-10, IL-13, IL17) a bactérias patogênicas, como *H. influenzae*, *M. catarrhalis* e *S. pneumoniae* na fase infantil. Os autores propõem que uma resposta imune anormal de bactérias patogênicas que colonizam as vias respiratórias no início da vida podem levar à inflamação crônica das vias respiratórias e à asma em crianças.[16] Recém-nascidos de mães asmáticas e colonizados na faringe com *S. pneumoniae*, *H. influenzae*, *M. catarrhalis*, ou uma combinação desses organismos, têm risco maior de ter asma nos primeiros anos de vida.[17] No entanto, surge aqui a questão de saber se a relação de risco é em função da presença dessas bactérias por si ou é a sinergia de presença bacteriana, além de outros fatores (filhos de mães asmáticas) que atuam em indivíduos em risco para a asma.

Não obstante a vasta informação disponível em relação a qual infecção por vírus respiratório sincicial (VRS) nos primeiros meses de vida está associada a sibilâncias recorrentes, e posteriormente com asma em idade escolar, então, a demonstração irrefutável da causalidade é escassa. No caso do VRS, especialmente em recém-nascidos prematuros, isso é explicado porque estudos observacionais não podem determinar se a infecção por VRS é a causa de sibilância recorrente ou é o primeiro indício de vulnerabilidade pulmonar preexistente em prematuros (talvez em menor grau, isso também poderá ser aplicável ao primeiro ano de vida). Recentemente foi relatado que poderia haver relação causal entre a infecção respiratória por VRS e SR,[18] que poderia ser demonstrado pelo uso de anticorpo monoclonal resposta palivizumab (anti-VRS) em recém-nascidos prematuros saudáveis, o que resultou em redução significativa da obstrução brônquica (sibilâncias) durante o primeiro ano de vida, mesmo após o término do tratamento. Esses resultados implicam na infecção com VRS como um mecanismo causal de sibilância recorrente durante o primeiro ano de vida desses prematuros.

Há evidência que sugere que as respostas para as infecções virais em crianças seriam pela imunidade inata ou por uma alteração na produção de interferons ou uma resposta equivocadamente amplificada pela produção de diversas interleucinas e outros produtos. No entanto, foi demonstrado recentemente que as células epiteliais das crianças com sibilâncias ou atopia não têm defeito intrínseco na produção de interferon beta ou delta,[19] mas uma maior carga viral está associada a atopia e sibilâncias, sugerindo uma resposta antiviral alterada a HRV e VSR não influenciada pela produção de interferons. Outros autores demonstraram que, em resposta à infecção viral por HRV-16, as células epiteliais brônquicas aumentam a liberação de citocinas inflamatórias para ativar a resposta imune e parar ou diminuir a replicação viral. Na asma atópica, há maior expressão de citocinas Th2 que podem aumentar os efeitos da inflamação induzida pela infecção por rinovírus, e este aumento é independente dos efeitos da replicação do vírus. Ficou demonstrado ex-

ASMA NO LACTENTE, NA CRIANÇA E NO ADOLESCENTE

perimentalmente que a infecção neonatal com RVH é capaz de produzir alterações meta-plásicas na mucosa brônquica e hiper-responsividade brônquica, aparentemente mediadas por IL-25 e células linfoides inatas tipo TH2.[20] Nos seres humanos, descobriu-se que os prematuros com infecção respiratória baixa pelo RHV-C têm mais sibilâncias, utilizam remédios para problemas respiratórios, apresentam mais dias com sibilâncias e utilizam mais o inalador,[21] sugerindo que a espécie do vírus e as características de vulnerabilidade respiratória do hospedeiro teriam um papel misto e importante na indução de sintomas de asma na infância. Lactentes de IRV por RVH-C estão associados a mais internações e sibilâncias recorrentes mais graves.

O motivo pelo qual as infecções respiratórias causadas por esses vírus na fase lactante são capazes de induzir e modular o desenvolvimento de uma resposta asmática em alguns indivíduos não é definido; no entanto, evidências sugerem que esses vírus poderiam atuar por diversos caminhos, entre os quais as respostas mediadas pela imunidade inata, que podem resultar não só de uma forma asmática para responder das vias aéreas mas também no desenvolvimento de respostas alérgicas, nas quais o vírus RNA teria um papel importante.[22] A suscetibilidade de sofrer IRV nos primeiros meses de vida é maior em crianças com histórico familiar de asma e isso é muito importante porque aqueles lactentes que estão em maior risco de ter bronquiolite viral são também os que têm maior risco de desenvolver asma mais tarde.[23] Isso reforçaria a presença de um determinante genético compartilhado para maior suscetibilidade ou predisposição a respostas asmáticas e virais, desencadeada predominantemente por certos vírus, como VRS e HRV; no entanto, ele precisa ser demonstrado. Hoje, não está definido se essas reações a vírus respiratórios são devido a uma alteração apenas às respostas da imunidade inata (em termos de déficit ou disfunção), ou são o resultado direto de interação precoce desses vírus ou outros agentes infecciosos ou contaminates-irritantes, com a via aérea em etapas pré e pós-natal). Uma evidência nesse sentido é que a exposição pré-natal ao tabaco e vírus expiratório está claramente relacionada a maior prevalência de infecções respiratórias e asma em lactentes e crianças.[24,25] A associação do tabaco materno com sibilâncias ou infecções respiratórias em seus filhos ou filhas transcende a infância, e adultos jovens fumantes que tiveram infecção respiratória por VRS no período lactante têm alto risco de sofrer de asma.

O papel das infecções virais durante a gravidez e a presença de sibilâncias recorrentes ou asma nos lactentes, ou posteriormente na vida, não foi suficientemente estudado e é possível que as mudanças funcionais e estruturais que ocorrem na via aérea de sujeitos "suscetíveis" na fase pós-natal em resposta a infecções por vírus respiratórios ou outras noxas tenham começado na gravidez. Nessa fase vulnerável de crescimento e desenvolvimento, é provável que os vírus respiratórios, como outros agentes irritantes (tabaco), determinem em indivíduos suscetíveis a alterações imunológicas e funcionais depois que se expressaram como respostas asmáticas ao IRV. Além disso, o tabagismo materno durante a gravidez tem sido associado a mudanças epigenéticas, como a metilação alterada do DNA e desregulação da expressão de micro-RNA; alguns autores relataram que o tabagismo da avó materna e da mãe durante a gravidez pode aumentar o risco de asma na infância,[26] possivelmente por meio de modificações epigenéticas. No entanto, ainda falta muita evidência nesse sentido para uma melhor compreensão de como e quando as alterações epigenéticas causadas pelo tabaco pré-natal ou outros agentes químicos ou biológicos afetariam a saúde respiratória de crianças. Ainda assim, as características com que nascem alguns indivíduos (hereditária ou adquirida na vida pré-natal) podem afetar muito a sua saúde respiratória e tem sido demonstrado que as crianças de mães asmáticas e naqueles com hiper-reatividade bronquial aos 30 dias de vida são muito mais suscetíveis de desenvolver bronquiolite grave e asma na idade escolar do que aqueles sem HRB.[27]

Sabe-se que durante a gravidez os vírus respiratórios que afetam a mãe atravessam a barreira placentária e possivelmente eles também afetem o sistema respiratório, ou de outro modo, o feto. No caso de HRV, foi demonstrado que células da mucosa brônquica fetal têm receptores funcionais (I-CAM1, *Toll*-R3) para esses vírus, o que poderia iniciar ou mediar uma resposta contra o vírus pela imunidade inata. Murphy *et al.*[28] demostraram que filhos de mães que têm infecções respiratórias virais durante a gravidez têm mais sibilâncias, mais eczemas e sintomas de asma percebidos pelos pais. Além disso, as mulheres asmáticas grávidas têm mais resfriados comuns durante a gravidez que as mulheres grávidas sem asma. Os resfriados durante a gravidez estão associados a resultados adversos maternos e gravidez. É surpreendente a pouca informação em termos do efeito das infecções respiratórias virais comuns na gravidez, que são de alta frequência e estão associados a problemas respiratórios na infância, não só em termos de maior prevalência de asma, mas de outras patologias infecciosas ou alérgicas. Essa é uma linha de pesquisa que, necessariamente, deveria ser expandida para melhor compreender o papel dos fatores pré-natais como IRV (ou outros fatores ambientais) durante a gravidez e o aumento da prevalência das infecções respiratórias virais em lactentes e crianças, e, claro, a relação entre infecções virais respiratórias durante os primeiros meses de vida e asma ou outra doença pulmonar crônica em fases posteriores.

## VÍRUS COMO AGENTES DESENCADEANTES DE ASMA AGUDA (EXACERBAÇÕES)

A relação entre resfriados comuns e exacerbações asmáticas em qualquer idade é um fato amplamente conhecido desde sempre. As IRV por RVH e outros vírus em asmáticos está frequentemente associada à perda do controle da asma ou aumento da severidade dos sintomas que leva a um aumento no uso de medicamentos para a asma e consultas de emergência em muitos desses pacientes. Na associação entre IRV e exacerbações da asma, os mecanismos da asma induzida por esses vírus muitas vezes permanecem incertos. Em revisões recentes sobre o tema, foram descritas várias maneiras pelas quais RVH (e possivelmente outros vírus) poderiam produzir exacerbações de asma,[29] como desregulação imune por respostas aberrantes, tanto exageradas quanto deficientes. As citocinas de imunidade inata derivadas do epitélio que alteram as resposta Th2, como IL-25, IL-33, linfopoietina estromal do timo, têm sido implicadas como mediadores na exacerbação da asma associadas ao vírus nesses pacientes.

Recentemente, foi mostrado que a detecção nasal única de RVH está associada a um risco significativo maior de sintomas de asma na vida diária das crianças asmáticas, enquanto os fatores dependente do hospedeiro, o genótipo do vírus, os fatores ambientais teriam um mínimo ou nenhum efeito sobre a proporção de infecções virais e sintomas de asma.[30]

Há evidências de estudos de coorte que indicam que crianças com infecções virais de início precoce e repetidas durante o primeiro ano, bem como aqueles com IRV grave,

ASMA NO LACTENTE, NA CRIANÇA E NO ADOLESCENTE

têm risco muito maior de asma na idade escolar. As novas técnicas de detecção viral com PCR demonstraram que as crianças em situação de risco para a asma e alergia, que tiveram IRAs por RVH, têm quase 10 vezes mais asma na idade escolar do que aqueles que não tiveram RVH.[31,32] Outros autores têm mostrado que as infecções respiratórias por RVH em crianças pequenas estão associadas à função pulmonar menor aos oito anos de idade, mas indicam que ainda é necessário demonstrar se a função pulmonar baixa aos oito anos é a causa ou o efeito da obstrução brônquica por rinovírus.[33] Em lactentes asmáticos, tem-se mostrado que as infecções respiratórias comuns (o resfriado comum) produzem diminuição significativa da função pulmonar,[34] e em crianças mais velhas e adultos indica que o vírus do resfriado comum (sobretudo RVH) é capaz de produzir diretamente mudanças bruscas também na área baixa, produzindo exacerbações em crianças asmáticas e diminuído significativamente sua função pulmonar durante IVR. Em crianças com exacerbações de asma ocorridas durante um resfriado comum, foram medidas a função pulmonar espirométrica e não foi observada resposta funcional após 400 mcg de salbutamol. A razão para a diminuição das vias aéreas inferiores durante as infecções virais agudas não é conhecida, mas é provável que durante o resfriado comum haja edema da mucosa, congestão venosa, aumento das secreções brônquicas mediados por vários agentes biológicos (histamina, fator de necrose tumoral alfa, interleucinas, moléculas de adesão) e a ação local de vários elementos celulares. É possível que o efeito dos vírus respiratórios comuns nas vias aéreas inferiores seja predominantemente por meio de alterações inflamatórias agudas da mucosa brônquica resultante predominantemente do edema da mucosa, o que poderia contribuir mais do que o broncoespasmo à obstrução brônquica, e explicaria, em parte, o efeito pobre de broncodilatadores e outras medicações (corticoides) nesses pacientes asmáticos. Uma observação comum na prática clínica é que as crianças com exacerbações de asma provocadas por IVR necessitam de doses mais elevadas e muitas vezes não apresentam resposta adequada à BD nem outras medidas terapêuticas, e a obstrução brônquica parece melhorar à medida que o seu IRV melhora. Alguns autores têm mostrado que crianças com asma aguda e sintomas de IRV requerem mais doses de agonistas beta$_2$ que aqueles que têm sintomas de resfriado, especialmente quando se detecta RVH, sugerindo que a presença de sintomas de IRV em crianças com asma aguda pode ser um indicador clínico de que medidas terapêuticas mais intensivas são necessárias.[35]

Ainda que os estudos variem em métodos e seleção de pacientes, foi descrito, na maioria das vezes, que a detecção de vírus em exacerbações asmáticas varia entre 50% e 90%, sendo o mais frequente RVH. Duas décadas atrás, já havia sido relatado que IRVs foram associados com 80%-85% das exacerbações de asma em estudantes.[36] Embora hoje em dia seja amplamente aceito, há uma década e meia que se sabe que os rinovírus são capazes de infectar diretamente o trato respiratório inferior – como se observou a presença de RVH16 nas lavagens broncoalveolares de adultos alérgicos que foram inoculados experimentalmente demonstrando que este vírus pode estar envolvido diretamente nas exacerbações asmáticas durante as condições respiratórias virais em indivíduos sensíveis que produzem aumento direto na inflamação local. A infecção experimental com RVH16 em humanos porduz aumento da responsividade brônquica à histamina e nas biópsias da mucosa brônquica foram encontrados infiltrados linfocitários e eosinófilos que poderiam estar relacionados a mudanças na responsividade brônquica e a asma. *In vitro*, demonstrou-se que na utilização de culturas de células epiteliais brônquicas para infectar RVH14 houve diminuição acentuada da resistência transepitelial com acentuado aumento da penetração de alérgenos, indicando que a infecção por RVH produz danos à barreira epitelial e permite alérgenos penetrar mais eficientemente em direção aos tecidos subeepiteliais, onde eles possam causar aumento da inflamação alérgica.[37] Referiram que aumento da permeabilidade epitelial também poderia facilitar a passagem das bactérias ou seus produtos, outros vírus, irritantes ou contaminantes ambientais para a submucosa. A alta frequência de infecções respiratórias por vírus do resfriado comum e seu efeito produzindo alteração da barreira epitelial cada vez que ocorrem poderiam acabar provocando uma resposta específica contra o vírus e também contra os diversos agentes presentes no ar inspirado (alérgenos, contaminantes e outros agentes presentes no ar que respiramos). Em indivíduos suscetíveis, ou que faltam mecanismos imunes para controlar a situação, isso poderia levar a uma inflamação crônica e a alterações estruturais (remodelação).

Os vírus mais frequentemente detectados em exacerbações de asma em crianças são o RVH e VRS, com predominância marcante da primeira. Sabe-se que os vírus respiratórios induzem exacerbação da asma e hiper-responsividade brônquica (HRB), que pode durar, segundo alguns autores, entre quatro e 11 semanas em ambos atópicas e não atópicas, no entanto, a prevalência das exacerbações atópica é maior e HRB é significativamente mais longa, o que pode explicar o papel de atopia como um fator de risco para a persistência asma. Isso é consistente com a persistência de HRV no sistema respiratório após exacerbações de asma em crianças. O vírus é ainda detectável em mais de 40% dos pacientes em seis semanas após exacerbação, e em poucos com até seis meses após a infecção. As exacerbações parecem ser mais graves em pacientes com persistência de HRV, sugerindo que a gravidade da asma aguda poderia estar ligada a infecções mais prolongadas e severas por RV. Em pré-lactentes e lactentes com bronquite obstrutiva aguda (sibilâncias), há também longa persistência de RVH (5-6 semanas), mas também enterovírus (2-3 semanas) na mucosa nasal dessas crianças.

A pesquisa disponível sugere que haveria predisposição para infecções virais respiratórias e resposta asmática em crianças, o que parece ser a prévia da sensibilização alérgica. A existência de uma predisposição pré-natal para as respostas das vias aéreas inferiores foi comprovada por Chawes *et al.*,[27] que demonstraram que a hiper-responsividade brônquica no primeiro mês de vida é um fator de risco para apresentar tanto bronquiolite grave como asma aos sete anos – indica uma predisposição própria do hóspede para uma resposta das vias aéreas em vez de uma relação causal da bronquiolite com a asma, que nestes estudos foi independente do agente viral detectado em crianças com bronquiolite. Em adultos asmáticos demonstrou-se que a inoculação experimental de rinovírus pode aumentar a resposta brônquica à metacolina por um longo período de tempo e, sob condições clínicas, a inflamação das vias aéreas durante a resfriados comuns causadas por vírus diferentes (influenza A, rinovírus, adenovírus, vírus sincicial respiratório e coronavírus) seria significativamente maior em asmáticos do que em indivíduos saudáveis.

Em lactentes com sibilância recorrente e histórico de asma nos pais com obstrução das vias aéreas é detectada nos primeiros dias de IRV sintomática, é provável que seja o resultado de uma ação precoce de mediadores relacionados com vírus no trato respiratório de indivíduos suscetíveis, como crianças com asma, lactantes com sibilância recorrente em risco de asma. Ao mesmo tempo, isso sugere que as infecções repetidas por vírus respiratórios comuns naqueles indivíduos facilita a resposta asmática com IRV subsequentes. Essa resposta funcional, que poderia ser definida precocemente, pode indicar a forte relação entre a exacerbação da asma e IRVs. Portanto, os mecanismos potencialmente envolvidos na obstrução das vias respiratórias induzida por vírus em asmáticos estão relacionados com o efeito específico do vírus no epitélio das vias respiratórias, mas também pelas características da ativação imunológica local e sistêmica, estado imunológico do hospedeiro, sinergia do vírus com alérgenos e poluentes do ar (tráfico, tabaco), condições socioeconômicas (baixas), condições meteorológicas (estação fria) e aspectos genéticos, como sexo masculino e atopia. Embora todos eles possam desempenhar um papel em conjunto, os mecanismos responsáveis pelo estreitamento das vias aéreas induzidas por vírus respiratórios em crianças bem como aqueles que desencadeiam sintomas recorrentes de asma mais tarde na infância permanecem incertos.

Como mostrado anteriormente, o resfriado comum nos primeiros três meses de vida é um fator de risco significativo para sibilâncias recorrentes durante o primeiro ano de vida[4,5] confirmando que a resposta de tipo asmático pode ser configurada nos primeiros meses de vida e ser acionada mais tarde na vida por diferentes fatores, sobretudo o vírus respiratório. Ainda é incerto se os vírus são capazes de causar uma resposta específica que favorece sibilâncias recorrentes ou asma, que IRV simplesmente expõe ou revela uma predisposição genética, ou ambos. Descobrimos também que os principais fatores de risco para ter resfriados frequentes durante o primeiro ano de vida (seis ou mais) são sexo masculino, asma nos pais, rinite nos pais, baixo estado socioeconômico e fumo na gravidez. Os fatores genéticos e ambientais também estão associados ao aumento da frequência de episódios de sibilância durante o primeiro ano de vida, sustentando a forte associação entre IRAS e episódios de sibilância. Isso sugere uma ligação pré-natal entre a predisposição a infecções virais e sibilância recorrente, formando um grupo de indivíduos com maior sensibilidade para apresentar resfriados comuns frequentes e sibilâncias recorrentes. Em nosso estudo, apenas 37% das crianças com seis ou mais resfriados comuns durante o primeiro ano de vida tiveram sibilâncias recorrentes, o que apoia o conceito de um grupo de indivíduos suscetíveis (genética-epigenética), uma vez que nem todas as crianças com IRV frequente apresentariam sibilâncias ou asma dos lactentes. Além disso, 51% das crianças com SR tinham seis ou mais IRV em comparação com apenas 17% das crianças que não tiveram sibilâncias recorrentes. Tal observação sugere que ambas as respostas das vias aéreas (viral e asmática) teriam um determinante comum que já estaria estabelecido na vida pré-natal, e que nesses indivíduos resultaria em um maior número de infecções respiratórias virais e, por sua vez, maior prevalência e gravidade da sibilância recorrentes ou exacerbações asmáticas. Evidências atuais indicam que a IRV, apesar de ter papel importante, não é motivo suficiente para induzir o início e desenvolvimento da asma nem para causar exacerbações de asma, apesar de estar intimamente relacionada com ambas as situações. Os vírus do resfriado comum são onipresentes, e até mesmo afetam várias vezes por ano todos os seres humanos no curso da vida, mas apenas alguns poucos desenvolvem asma.

A familiar e intrigante complexidade do espectro da asma também é evidente em relação ao vírus-asma, e o mais provável é a ação do vírus dentro do conjunto dos múltiplos fatores que determinam a predisposição (suscetividade), indução (início) progressão (frequência, gravidade, remissão) e a variabilidade das respostas asmáticas associadas a IRV e outros agentes. A extensa informação atual sugere um papel importante de vírus respiratórios, especialmente RVH e VRS no início e exacerbações da asma, que fornece a base, ainda incipiente, mas promissora, para avançar nos esforços para uma futura prevenção primária.

## REFERÊNCIAS BIBLIOGRÁFICAS

1. Jackson DJ, Lemanske RF Jr. The role of respiratory virus infections in childhood asthma inception. Immunol Allergy Clin North Am. 2010;30:513-22.
2. Williams JV, Harris PA, Tollefson SJ, Halburnt-Rush LL, Pingsterhaus JM, Edwards KM, et al. Human metapneumovirus and lower respiratory tract disease in otherwise healthy infants and children. N Engl J Med. 2004;350:443-50.
3. Bønnelykke K, Vissing NH, Sevelsted A, Johnston L, Bisgaard H. Association between respiratory infections in early life and later asthma is independent of virus type. J Allergy Clin Immunol. 2015;136(1):81-6.
4. Mallol J, García-Marcos L, Solé D, Brand P. International prevalence of recurrent wheezing during the first year of life: variability, treatment patterns and use of health resources. Thorax. 2010;65:1004-9.
5. Garcia-Marcos L, Mallol J, Solé D, Brand PL. International study of wheezing in infants: risk factors in affluent and non-affluent countries during the first year of life. Pediatr Allergy Immunol. 2010;21:878-88.
6. Wright RJ, Visness CM, Calatroni A, Grayson MH, Gold DR, Sandel MT, et al. Prenatal maternal stress and cord blood innate and adaptive cytokine responses in an inner-city cohort. Am J Respir Crit Care Med. 2010;182:25-33.
7. Mallol J, Crane J, von Mutius E, Odhiambo J, Keil U, Stewart A. The International Study of Asthma and Allergies in Childhood (ISAAC) Phase Three: a global synthesis. Allergol Immunopathol (Madr). 2013;41:73-85.
8. Gern JE, Pappas T, Visness CM, Jaffee KF, Lemanske RF, Togias A, et al. Comparison of the etiology of viral respiratory illnesses in inner-city and suburban infants. J Infect Dis. 2012;206:1342-9.
9. James KM, Gebretsadik T, Escobar GJ, Wu P, Carroll KN, Li SX, et al. Risk of childhood asthma following infant bronchiolitis during the respiratory syncytial virus season. J Allergy Clin Immunol. 2013;132:227-9.
10. Bacharier LB, Cohen R, Schweiger T, Yin-Declue H, Christie C, Zheng J, et al. Determinants of asthma after severe respiratory syncytial virus bronchiolitis. J Allergy Clin Immunol. Jul;130(1):91-100.e3, 2012.
11. Rohde G, Message SD, Haas JJ, Kebadze T, Parker H, Laza-Stanca V, et al. CXC chemokines and antimicrobial peptides in rhinovirus-induced experimental asthma exacerbations. Clin Exp Allergy. 2014;44:930-9.
12. Matsumoto K, Inoue H. Viral infections in asthma and COPD. Respir Investig. 2014;52:92-100.
13. Kling S, Donninger H, Williams Z, Vermeulen J, Weinberg E, Latiff K, et al. Persistence of rhinovirus RNA after asthma exacerbation in children. Clin Exp Allergy. 2005;35:672-8.
14. Collison A, Siegle JS, Hansbro NG, Kwok CT, Herbert C, Mattes J, et al. Epigenetic changes associated with disease progression in a mouse model of childhood allergic asthma. Dis Model Mech. 2013;6:993-1000.
15. Kloepfer KM, Lee WM, Pappas TE, Kang TJ, Vrtis RF, Evans MD, et al. Detection of pathogenic bacteria during rhinovirus infection is associated with increased respiratory symptoms and asthma exacerbations. J Allergy Clin Immunol. 2014;133:1301-7.

16. Larsen JM, Brix S, Thysen AH, Birch S, Rasmussen A, Bisgaard H. Children with asthma by school age display aberrant immune responses to pathogenic airway bacteria as infants. J Allergy Clin Immunol. 2014;133:1008-13.
17. Bisgaard H, Hermansen MN, Buchvald F, Loland L, Halkjaer LB, Bonnelykke K, et al. Childhood asthma after bacterial colonization of the airway in neonates. N Engl J Med. 2007;357:1487-95.
18. Blanken MO, Rovers MM, Molenaar JM, Winkler-Seinstra PL, Meijer A, Kimpen JL, et al. Dutch RSV Neonatal Network. Respiratory syncytial virus and recurrent wheeze in healthy preterm infants. N Engl J Med. 2013;368:1791-9.
19. Spann KM, Baturcam E, Schagen J, Jones C, Straub CP, Preston FM, et al. Viral and host factors determine innate immune responses in airway epithelial cells from children with wheeze and atopy. Thorax. 2014;69:918-25.
20. Hong JY, Bentley JK, Chung Y, Lei J, Steenrod JM, Chen Q, et al. Neonatal rhinovirus induces mucous metaplasia and airways hyperresponsiveness through IL-25 and type 2 innate lymphoid cells. J Allergy Clin Immunol. 2014;134:429-39.
21. Drysdale SB, Alcazar M, Wilson T, Smith M, Zuckerman M, Lauinger IL, et al. Respiratory outcome of prematurely born infants following human rhinovirus A and C infections. Eur J Pediatr. 2014;173:913-9.
22. Cheung DS, Grayson MH. Role of viruses in the development of atopic disease in pediatric patients. Curr Allergy Asthma Rep. 2012;12:613-20.
23. Wu P, Dupont WD, Griffin MR, Carroll KN, Mitchel EF, Gebretsadik T, et al. Evidence of a causal role of winter virus infection during infancy in early childhood asthma. Am J Respir Crit Care Med. 2008;178:1123-9.
24. Mallol J, Koch E, Caro N, Sempertegui F, Madrid R. Prevalence of respiratory diseases during the first year of life in infants whose mothers smoked tobacco during pregnancy. Rev Chil Enferm Respir. 2007;23:23-9.
25. Murphy VE, Mattes J, Powell H, Baines KJ, Gibson PG. Respiratory viral infections in pregnant women with asthma are associated with wheezing in the first 12 months of life. Pediatr Allergy Immunol. 2014;25:151-8.
26. Li YF, Langholz B, Salam MT, Gilliland FD. Maternal and grandmaternal smoking patterns are associated with early childhood asthma. Chest. 2005;127:1232-41.
27. Chawes BL, Poorisrisak P, Johnston SL, Bisgaard H. Neonatal bronchial hyperresponsiveness precedes acute severe viral bronchiolitis in infants. J Allergy Clin Immunol. 2012;130:354-61.
28. Murphy VE, Powell H, Wark PA, Gibson PG. A prospective study of respiratory viral infection in pregnant women with and without asthma. Chest. 2013;144:420-7.
29. Hammond C, Kurten M, Kennedy JL. Rhinovirus and asthma: a storied history of incompatibility. Curr Allergy Asthma Rep. 2015;15:502.
30. Tovey ER, Stelzer-Braid S, Toelle BG, Oliver BG, Reddel HK, Willenborg CM, et al. Rhinoviruses significantly affect day-to-day respiratory symptoms of children with asthma. J Allergy Clin Immunol. 2015;135:663-9.e12.
31. Jackson DJ, Gangnon RE, Evans MD, Roberg KA, Anderson EL, Pappas TE, et al. Wheezing rhinovirus illnesses in early life predict asthma development in high-risk children. Am J Respir Crit Care Med. 2008;178:667-72.
32. Kusel MM, de Klerk NH, Kebadze T, Vohma V, Holt PG, Johnston SL, et al. Early-life respiratory viral infections, atopic sensitization, and risk of subsequent development of persistent asthma. J Allergy Clin Immunol. 2007;119:1105-10.
33. Guilbert TW, Singh AM, Danov Z, Evans MD, Jackson DJ, Burton R, et al. Decreased lung function after preschool wheezing rhinovirus illnesses in children at risk to develop asthma. J Allergy Clin Immunol. 2011;128:532-8.

34. Mallol J, Aguirre V, Wandalsen G. Common cold decreases lung function in infants with recurrent wheezing. Allergol Immunopathol (Madr). 2010;38:110-4.
35. Rueter K, Bizzintino J, Martin AC, Zhang G, Hayden CM, Geelhoed GC, et al. Symptomatic viral infection is associated with impaired response to treatment in children with acute asthma. J Pediatr. 2012;160:82-7.
36. Johnston SL, Pattemore PK, Sanderson G, Smith S, Lampe F, Josephs L, et al. Community study of role of viral infections in exacerbations of asthma in 9–11 year old children. Br Med J. 1995;310:1225-8.
37. Gangl K, Waltl EE, Vetr H, Cabauatan CR, Niespodziana K, Valenta R, et al. Infection with Rhinovirus Facilitates Allergen Penetration Across a Respiratory Epithelial Cell Layer. Int Arch Allergy Immunol. 2015;166:291-6.

## CAPÍTULO 12

Hector Badellino
Alvaro Teijeiro

# Hiper-responsividade Brônquica e Remodelamento das Vias Aéreas

## INTRODUÇÃO

A asma é definida como uma doença inflamatória crônica das vias aéreas na qual as células e elementos extracelulares desempenham um papel importante. A inflamação crônica está associada a hiper-responsividade das vias aéreas que leva a episódios recorrentes de sibilos, dificuldade respiratória, sensação de aperto no peito e tosse, sobretudo à noite ou pela manhã. Esses episódios estão associados a obstrução ao fluxo de ar que pode ser reversível espontaneamente ou com tratamento.[1]

Na asma, existem interações complexas entre os componentes genéticos e a exposição ao ambiente que provocam processos inflamatórios crônicos dentro das vias aéreas, e induzem ao desenvolvimento da limitação do fluxo de ar e hiper-responsividade dela diante de uma grande variedade de estímulos.[2]

A hiper-responsividade brônquica (HRB) consiste no estreitamento excessivo da luz no ar produzido pela contração da musculatura lisa da parede do brônquio a estímulos que normalmente só causam uma resposta insuficiente ou mesmo nula.[3] Esse comportamento anormal é uma das características mais significativas da asma, ainda que não a exclua. A HRB também pode ser detectada em situações como a bronquite crônica, fibrose cística, rinite, sarcoidose, estenose mitral etc., ou mesmo em indivíduos saudáveis após uma infecção viral do trato respiratório ou exposição a poluentes atmosféricos.[4]

Ao se descrever essa condição, são dois os principais aspectos que merecem se ter em conta: os mecanismos patogenéticos e os métodos de registo e quantificação.

## MECANISMOS PATOGÊNICOS DA HIPER-REATIVIDADE BRÔNQUICA

A HRB é o resultado de dois fatores individuais e bem definidos: hipersensibilidade e hiper-reatividade.[3,5-7] De acordo com os modelos *in vitro* de interação fármaco-receptor e sua interpretação mais clássica do fenômeno, o aumento da sensibilidade ocorre quando há contração antes de concentrações de estímulo mais baixas do que o normal. Por outro lado, a hiper-reatividade (desenvolvimento de uma maior resposta contrátil) é causada por alterações nas propriedades e comportamento do próprio tecido excitável.

Hipersensibilidade e hiper-reatividade podem ser detectadas no laboratório de exploração funcional quando se constroem curvas de dose-resposta "completas" para um agonista broncoconstritor em indivíduo normal e no asmático e se comparam sua posição no eixo de ordenadas e suas morfologias (Figura 12.1).

No caso da asma, a gênese da HRB é determinada pelo processo inflamatório que caracteriza a doença.[4] Há, pelo menos parcialmente, a associação inflamação-hiper-resposta.[8,9] Brusasco *et al.*,[6,9] têm discutido em profundidade esse ponto; a conclusão desses estudos parece bastante clara: na asma, a inflamação e a hiper-responsividade são mantidas em relacionamento bastante imperfeito: a presença da primeira, não resulta necessariamente no desenvolvimento da segunda. No entanto, nem todos os pesquisadores compartilham deste enfoque.

Halley e Drazen,[9] por exemplo, recordam a esse respeito que o grau de HRB detectado em *in vitro* utilizando Testes de Provocação não é o resultado de um mediador ou o resultado de um único mecanismo, e qualquer tentativa de integrar os dois aspectos em

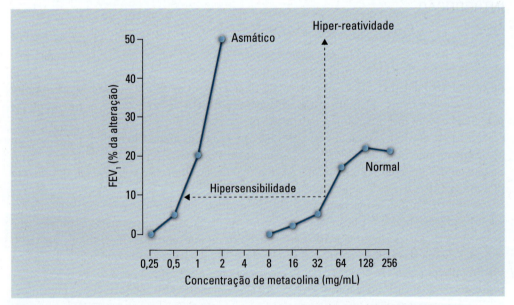

**Figura 12.1** Alterações no volume expiratório forçado no primeiro segundo ($FEV_1$) produzidos após inalação de concentrações crescentes de metacolina no indivíduo saudável e asmático. O desvio para a esquerda da curva obtida no asmático reflete a hipersensibilidade e sua inclinação máxima, a hiper-responsividade.[15]

uma única dimensão pode levar a deduções demasiado simplistas que esquecem o conjunto real do problema.

De acordo com O´Byrne e Inman, na patogenia da HRB estão implícitos fatores genéticos e ambientais e, um fator importante, que os mecanismos responsáveis pela origem da HRB, na asma e sua evolução ao longo do tempo, possivelmente sejam diferentes (Figura 12.2).[4]

Estudos mais recentes confirmam essa interação. A descoberta do gene PCDH1 (o que seria um gene de suscetibilidade) dá desenvolvimento HRB, apresentando um defeito estrutural na integridade do epitélio do trato respiratório, a primeira linha de defesa contra substâncias inaladas.[10] Por outro lado, von Mutius *et al.* observaram que a HRB não esteve associada a polimorfismos PCDH1, mas a associações significativas com subfenótipos de asma. Polimorfismos protocadherin-1 afetam especificamente o desenvolvimento de asma não atópica em crianças. Embora esse grupo sugira que estudos funcionais são necessários para investigar mais a fundo o papel de Pcdh1 na HRB e no desenvolvimento de asma.[11]

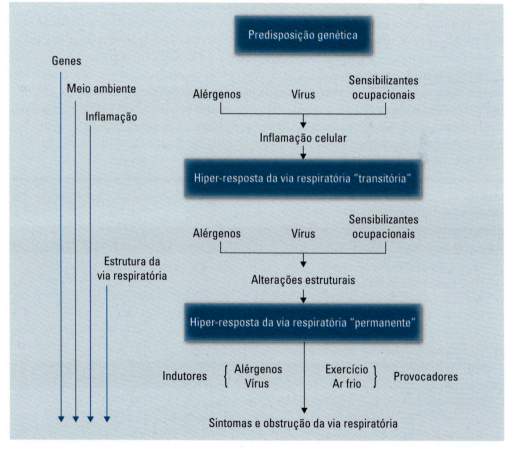

**Figura 12.2** Interação de fatores genéticos e ambientais na patogenia da inflamação e hiper-responsividades brônquicas que caracterizam a asma.
Modificada de O'Byrne e Inman.[2]

ASMA NO LACTENTE, NA CRIANÇA E NO ADOLESCENTE

Na coorte de PIAMA, descobriram que variantes do gene VEGF (fator de cresci-mento endotelial vascular) são associadas à função pulmonar em idade escolar, mas não ao nascimento, o que sugere estar VEGF, no desenvolvimento da função pulmonar pós-natal, envolvido na remodelação das vias respiratórias e no desenvolvimento da asma.[12] Um es-tudo analisou CASP10 como um potencial modificador do fenótipo da asma, especifica-mente com a obstrução das vias respiratórias e HRB.[13]

Em qualquer caso, a questão ainda pendente de resposta definitiva é por que o mús-culo liso das vias respiratórias (MLVR) do paciente asmático desenvolve ao mesmo tem-po hipersensibilidade e hiper-responsividade. Tem sido descrita uma série de modelos mecânicos que pretendem explicar o surgimento de HRB na asma desde as mudanças estruturais que experimentam o trato respiratório como resultado do ciclo de inflamação--remodelamento.[14,15] Talvez o mais interessante desses modelos é que o aumento da ca-mada muscular ou espessamento dos compartimentos das vias aéreas – interno (epitélio, membrana basal, lâmina reticular e tecido conjuntivo frouxo) e externo (tecido conjuntivo frouxo entre camada muscular e parênquima circundante) – facilitam a manutenção da hiper-resposta a estímulos broncoconstritores, mesmo na ausência de uma inflamação agu-da[15,16] (Tabela 12.1). No entanto, e na opinião de diferentes autores, essas interpretações explicam bem a hiper-reatividade mas não a hipersensibilidade.[17]

Uma alternativa que, a princípio, poderia explicar as duas qualidades (hipersensibili-dade e hiper-reatividade) foca na questão da existência de defeitos no sistema regulatório da contratilidade do miócito e o acoplamento excitação-resposta.[18]

Uma hipótese final, misturada a algum tempo por diferentes grupos de trabalho, concentra-se na origem de HRB asmática na perda de algum fator operativo para in-

**Tabela 12.1** Mudanças estruturais e funcionais na via respiratória do asmático e sua implicação na patogenia da hiper-resposta brônquica.

| Mudanças estruturais |
| --- |
| • Espessamento interno da parede da via respiratória (secreções na luz brônquica) |
| • Espessamento da adventícia |
| • Espessamento da capa muscular |
| • Hipertrofia e hiperplasia de MLVR |
| • Depósito do tecido conectivo |
| • Espessamento – fibrose de todas as capas |

| Mudanças funcionais |
| --- |
| • Diminuição do calibre basal da via respiratória e amplificação de encurtamento de MLVR |
| • Aumento de encurtamento de MLVR por diminuição das cargas estáticas e dinâmicas |
| • Incremento da força do músculo liso |
| • Aumento da força radial de MLVR |
| • Diminuição da distensibilidade da via respiratória e adaptação de MLVR a comprimentos curtos |

MLVR = músculo liso da via respiratória.

HIPER-RESPONSIVIDADE BRÔNQUICA E REMODELAMENTO DAS VIAS AÉREAS

divíduos saudáveis, e com a função de modular e limitar a contratilidade "normal" de MLVR.[19,20]

## Fatores de risco para HRB

Foram encontrados fatores de risco diferentes, como bronquiolite, que em menores de dois anos de idade e nível socioeconômico baixo interagem na hiper-responsividade brônquica na infância.[21] É mais comum e mais grave em meninas, embora não se encontre diferenças de gênero na função pulmonar e estado atópico.[22] Contudo, estudos encontraram associação com atopia[23] ao documentar que entre os pacientes sensibilizados a aerolérgenos domésticos manifestavam HRB mais grave.[24] O grau de atopia parece ser um fator importante na capacidade de resposta à AMP, mas não em resposta à metacolina, e, portanto, poderia ser um marcador de inflamação das vias aéreas na asma.[25] A variável peso e a reatividade são muito importantes, tal como a obesidade parece induzir redução de fluxos da via aérea superior associado a algum grau de alterações pró-inflamatórias.[26]

Há clara associação entre asma e DRGE (doença do refluxo gastresofágico); HRB é mais importante em crianças com asma e DRGE (havendo melhora quando se trata esta última).[27]

A idade de aparição da HRB tem sido amplamente estudada. Henderson *et al.* observaram o aparecimento da mesma após os 18 meses de idade. Isso teria implicações potenciais para a sincronização das influências ambientais sobre o início da sibilância atópica na primeira infância.[23] Um estudo australiano descobriu que a associação entre asma e HRB é acentuada no final do primeiro ano.[28] A infecção por rinovírus e a exposição precoce a animais levam à sensibilização e estão associadas ao aumento da reatividade brônquica durante a infância.[29] Além disso, a HRB aos 10 anos tem sido identificada como preditor significativo, mas modesto, de asma ativa seis anos mais tarde.[30]

Considerando a idade, a capacidade de responsividade das vias aéreas é mais grave entre as mulheres pós-púberes com asma do que em homens.[31]

A coorte de Tucson descobriu que a HRB aos seis anos de idade e o gênero feminino foram fatores preditores de asma recém-diagnosticada em adultos jovens.[32]

Não obstante sua falta de especificidade, o estudo da HRB na asma é uma ferramenta útil para estabelecer, especialmente o diagnóstico da patologia, avaliar indiretamente a extensão da inflamação e para monitorar a resposta terapêutica e o grau de controle alcançado.[33]

## HIPER-RESPONSIVIDADE BRÔNQUICA E REMODELAÇÃO

Hoje, os conceitos sobre a patogênese da asma em adultos reconhecem a presença de inflamação persistente das vias aéreas mesmo em suas formas leves, independentemente da etiologia.[2] De fato, há evidências de que os mediadores liberados por células inflamatórias, recrutadas e ativadas dentro do tecido das vias aéreas têm o potencial para produzir HRB e limitação do fluxo aéreo. Em indivíduos predispostos, a inflamação persistente levaria à "remodelação" das vias aéreas.[34] Este termo refere-se a alterações estruturais na superfície da via respiratória, induzida pela libertação de mediadores por parte de células inflamatórias ativadas, com a perda de células epiteliais no lúmen dos brônquios e através

ASMA NO LACTENTE, NA CRIANÇA E NO ADOLESCENTE

de mecanismos complexos parcialmente conhecidos, que levam à reparação dos tecidos. Isso inclui a ativação de células epiteliais sobreviventes e células mesenquimais e do endotélio vascular subjacente, com o aumento das moléculas de adesão e libertação de citocinas pró-inflamatórias, quimoquininas e fatores de crescimento de tecidos.[35,36] Como resultado desse processo, duas condições diferentes são alcançadas: regeneração *ad integrum*, sem vestígios de lesão anterior, ou substituição do parênquima respiratório "normal" por tecido cicatricial, por meio do depósito de quantidades significativas de colágeno (especialmente dos tipos III e V ), fibronectina e polissacarídeos (como ácido hialurônico).[34]

Até recentemente, a remodelação das vias respiratórias foi considerada um fenômeno secundário que se desenvolveu no final da doença como resultado de inflamação crônica. Portanto, ela tem recebido menos atenção do que o componente inflamatório, e sua relevância na patogênese da doença ainda é controversa.[34] Observou-se, na maioria das vezes, que anomalias na reatividade brônquica e patologia da asma são reversíveis, tanto espontaneamente como com tratamento. No entanto, o estudo de biópsias brônquicas mostrou áreas de danos e metaplasia epitelial, espessamento da membrana basal subepitelial, aumentando o número de miofibroblastos, hipertrofia e hiperplasia das fibras musculares, hiperplasia das glândulas mucosas, neoangiogênese e composição e deposição alterada de matriz extracelular.[37] Essas descobertas, originalmente em adultos, foram confirmadas em numerosos estudos em crianças, fornecendo evidências de sua existência em estados recentes da asma infantil,[38,39] mesmo antes do início dos sintomas e do diagnóstico.[34]

Estudos recentes realizados na população pediátrica têm enfatizado a detecção dessas alterações estruturais que ocorrem na asma em adultos, alcançando resultados surpreendentes em sua caracterização, idade de início e, provavelmente, relacionados com os processos inflamatórios que ocorrem na asma.[39-41]

## REMODELAÇÃO DAS VIAS AÉREAS NA ASMA INFANTIL: FISIOPATOLOGIA

Vários componentes desempenham papel importante na patogênese da remodelação das vias aéreas na asma infantil. Será abordado cada um deles, com as mudanças que ocorrem e seu papel no quadro complexo e parcialmente conhecido que leva a mudanças estruturais verificadas na asma.

### Epitélio brônquico

Sob circunstâncias normais, o epitélio forma uma barreira muito bem regulada e quase impermeável pela presença de junções firmes (*tight junctions*). Esses complexos proteicos no perímetro apical da célula epitelial são formados por ocludinas, claudinas e proteínas de adesão transmembranal que conectam as células adjacentes, tornando possível a comunicação entre elas e regulando o câmbio intercelular. Além disso, a integridade estrutural também é mantida por meio da interação célula-célula e célula-matriz extracelular por junções de adesão (E-caderina), desmossomas e hemidesmossomas. Embora tenham esses mecanismos de ligação, as partículas e outros estímulos chegam às células e tecidos subepiteliais. Os antígenos com atividade proteolítica, como Der p1 de ácaros, e proteases de

HIPER-RESPONSIVIDADE BRÔNQUICA E REMODELAMENTO DAS VIAS AÉREAS

pólen produzem uma perturbação dessas junções intercelulares, facilitam a penetração de antígenos e aumentam a sua apresentação às células dendríticas.[42]

É amplamente aceito que o epitélio brônquico de asmáticos é anormal. Há maior suscetibilidade a danos causados por oxidantes e apoptose em relação ao epitélio de indivíduos normais.[43] Estudos de microscopia eletrônica e imuno-histoquímica mostraram que as junções firmes (*tight juntions*) estavam alteradas. Medições de resistência pós-epitelial realizadas em culturas de células epiteliais diferenciadas apresentaram maior permeabilidade e menor resistência em pacientes asmáticos que em não asmáticos. Naqueles que estavam sob a influência de fumaça de cigarro, a permeabilidade era ainda maior do que nos fumantes não asmáticos.[38]

Por muitos anos, a descamação epitelial tem sido descrita como um achado patológico em pacientes com asma fatal, mas estudos mais recentes com biópsias em pacientes com asma grave não só mostraram danos na camada epitelial, mas também evidências de danos pela expressão de fatores de estresse celular, como a *"Heat Shot Protein* (HSP) 70, aumento na expressão dos receptores do fator de crescimento epidérmico (EGFRs), como outros receptores envolvidos na imunidade inata, incluindo CD40 *Tool-Like Receptors* (TLRs).[38] Esses marcadores de estresse e lesão celular são expressos em formas leves de asma em adultos e formas moderadas a graves de asma infantil. A lâmina reticular (membrana basal) de biópsias de pacientes asmáticos mostram-se mais espessas do que o normal, com aumento do depósito de colágeno tipo III.[44] Barbato *et al.*[39] documentaram que, em adição ao espessamento da membrana basal, houve perda aumentada do epitélio brônquico em biópsias de crianças com asma leve a moderada, de 2 a 15 anos, em comparação com crianças saudáveis, assim como em crianças atópicas sem asma. Estratificando a análise de acordo com a idade, observou-se que as crianças com asma menores de seis anos de idade tiveram mais perda epitelial e maior espessamento da membrana basal em comparação com os controles da mesma idade. Essas observações sugerem que o conceito de "sinal de passagem" entre o epitélio e o mesênquima constituem a Unidade Trófica Epitelial-Mesenquimática (EMTU)[45,46] Desse modo, a ativação da EMTU, um terreno adequado para a imunidade alterada pelo fenótipo Th2, produziu a persistência da obstrução das vias aéreas.[45]

Sob circunstâncias normais, a lesão do epitélio brônquico levaria à reparação por "primeira intenção" de tal epitélio. No epitélio de pacientes asmáticos, a expressão de EGFR está aumentada, sobretudo em áreas onde tenha ocorrido perda do epitélio colunar, e também em áreas onde o epitélio está intacto. Recentemente, Kicic *et al.*[47] demonstraram em crianças com asma leve um aumento da produção de citocinas e quimocinas, como autacoides (PGE2) e IL-6 por células epiteliais cultivadas, indicando um perfil intrínseco de secreção como a origem da doença mais do que um processo inflamatório secundário da via aérea. Esses resultados apoiam o modelo da asma como uma "ferida que não cicatriza".

## Membrana basal

Em adultos e crianças, há um achado comum em pacientes asmáticos que é a hialinização e espessamento da membrana basal (lâmina reticular). Essas alterações patológicas são acompanhadas por aumento no número e atividade dos miofibroblastos subepiteliais,

ASMA NO LACTENTE, NA CRIANÇA E NO ADOLESCENTE

com capacidade para depositar mais matriz, incluindo tenacita C, fibronectina e colagéno do tipo I, III e V. Elas têm sido observadas no início da doença e não são consideradas o resultado de inflamação crônica das vias aéreas.[48] Em estudo recente, Kim *et al.* estudaram 19 crianças asmáticas (idades entre 11 e 15 anos) e documentaram em biópsias obtidas por broncoscopia espessamento marcado da membrana basal em comparação com os pacientes sem asma. Encontraram associação positiva com gênero, atopia avaliada pelos níveis séricos de IgE total e específica para Der p, e não com a duração da asma, função pulmonar, idade, hiper-reatividade brônquica, contagem de eosinófilos, nem com a gravidade clínica da asma.[49] Payne *et al.* obtiveram resultados semelhantes em crianças em idade escolar. A baixa associação entre o espessamento da membrana basal e a duração dos sintomas ou gravidade da asma sugere a possibilidade de que o espessamento da membrana basal seja um fenômeno no início precoce da doença e, uma vez estabelecido o espessamento, varia pouco ao longo do tempo nesse indivíduo.[48]

## Músculo liso brônquico

O espessamento acentuado da camada muscula lisa do brônquico contribui para aumentar o espessamento da parede brônquica observada na asma. Em secções transversais dos brônquios, o aumento da espessura da camada muscular pode ser devido ao aumento do número celular (hiperplasia), aumento do tamanho (hipertrofia) ou aumento da matriz extracelular.[49]

Entretanto, estudos mais recentes concentram-se na capacidade do músculo liso brônquico intervir diretamente modulando a resposta inflamatória das vias aéreas. Essa capacidade de imunomodulação da célula muscular seria materializada através das Moléculas de Adesão Celular (CAM), manifestações de quimocinas e através da ativação de *Toll-like Receptors* (TLRs). Alguns estudos têm demonstrado *in vivo* e *in vitro* que células T ativadas se aderem avidamente a células musculares por meio de moléculas de adesão: ICAM1, VCAM1 e CD44. Assim, atraem outras células envolvidas no processo inflamatório, como neutrófilos e eosinófilos, produzindo maior massa muscular e contribuindo para a HRB. As quimocinas desempenham um papel importante no recrutamento e tráfico de células inflamatórias durante a exposição a alérgenos. Embora uma variedade de células sejam recrutadas por elas, novas evidências sugerem que as células do músculo liso brônquico podem ser uma importante fonte de quimocinas na submucosa em indivíduos com asma (eotaxina, RANTES, CXCL8, MCP1, 2 e 3), recrutando e retendo células inflamatórias, amplificando, assim, o processo inflamatório para a ação de um alérgeno. Os TLR são moléculas que reconhecem componentes virais ou bacterianos e causam uma resposta inflamatória. A célula do músculo bronquial expressa TLRs e, quando ativados, induzem a produção de citocinas e aumentam a resposta contrátil aos agonistas.[51]

## MATRIZ EXTRACELULAR

Esse material amorfo é formado por fluidos e pela combinação de proteoglicanos e glicosaminoglicanos. A matriz extracelular reconhece várias funções: integridade estrutural, equilíbrio de fluidos, migração celular, montagem de estruturas de proteínas, elaboração

HIPER-RESPONSIVIDADE BRÔNQUICA E REMODELAMENTO DAS VIAS AÉREAS

de citocinas e fatores de crescimento e atividade osmótica. Tem-se observado aumento na matriz extracelular entre as fibras musculares lisas, aumentando a área muscular e alterando o cumprimento da parede brônquica. Estudos na matriz proteica têm demonstrado aumento na deposição de colágeno, sobretudo subtipos I, III e IV.[50]

As enzimas proteolíticas, como Metaloproteinases de Matriz (MMP), são constantemente liberadas na via aérea e degradam os componentes extracelulares da matriz extracelular (ECM), como o colágeno tipo IV, que é o principal componente da membrana basal epitelial. Ao avaliar crianças com asma, verificou-se que os níveis de MMP-9 e seu inibidor TIMP-1 eram muito altos em células de lavado broncoalveolar de pacientes com asma comparados aos controles – cerca de 30 e 35 vezes, respectivamente.[52] Em contraste, num outro estudo[53] realizado em crianças com asma estável, observou-se redução acentuada na MMP-9 e da relação MMP-9/TIMP-1 no lavado broncoalveolar, em comparação com os controles. Desse modo, o desequilíbrio entre as MMPs e seus inibidores pode ocorrer em crianças com asma, indicando um desequilíbrio na atividade de protease/antiprotease e, assim, na membrana basal, que pode desempenhar um papel significativo na remodelação das vias respiratórias.[34]

## NEOANGIOGÊNESE

Em um estudo conduzido na expectoração induzida em crianças asmáticas[54] (média de idade $9,6 \pm 3,5$ anos), mediu-se os níveis de dois fatores angiogênicos, o Fator de Crescimento do Endotélio Vascular (VEGF) e angiogenina durante um ataque agudo e seis semanas após o início da terapia. Notou-se níveis significativamente elevados de ambos os fatores em crianças com crises asmáticas, em comparação com controles saudáveis. Esses valores foram maiores com o aumento da gravidade da asma, mostrando uma correlação negativa com os valores de FEV1. A hipótese é de que em crianças asmáticas a superfície epitelial pode acionar a remodelação das vias aéreas pela liberação de fatores de crescimento mitóticos e fibrogênio, que pode promover o angioneogênese, também sustentada por Barbato *et al.*[39] Esses autores também mostraram que o número de vasos subepiteliais e eosinófilos também estavam aumentados em crianças atópicas sem asma, o que abre a possibilidade de que mudanças estruturais e inflamatórias ocorram mais cedo na história natural da doença, salientando que algumas das mudanças patológicas podem estar associadas com atopia sem sintomas de asma.

## REMODELAÇÃO: COMO E QUANDO?

Durante a primeira metade da gravidez, ocorre a formação dos brônquios e, portanto, qualquer processo que aconteça pode afetar o desenvolvimento dos brônquios e o seu calibre. Há uma clara relação entre influência genética e as questões ambientais determinadas pelo cigarro em mães tabagistas, que se manifesta como obstrução brônquica importante após o nascimento. Os trabalhos de Gilliland e depois Kabesch e von Mutius[55,56] demonstraram claramente a relação entre ausência do genótipo GSTM1 (*Glutathione S Transferase* M1) e tabagismo em gestantes. Naquelas mães que fumavam e não apresentavam tal genó-

ASMA NO LACTENTE, NA CRIANÇA E NO ADOLESCENTE

tipo, foi significativa a presença de asma de início precoce, asma persistente, asma induzida por exercício, visitas a salas de emergências e uso de medicações de resgate em seus filhos. As mães fumantes portadoras do gene não mostraram efeitos deletérios em seus filhos.

Estudos realizados em humanos, analisando autópsias de pacientes falecidos por Síndrome da Morte Súbita do Lactante e comparados a controles que morreram de outras causas, não se pode comprovar que haver diferença significativa na distância entre os pontos alveolares acessórios e um espessamento da camada interna brônquica em casos de exposição pré-natal ao cigarro.[57] Se analisarmos juntos os achados em modelos animais e humanos, pode-se concluir que a exposição ao cigarro na gravidez pode causar uma forma de remodelação que consiste no aumento dos tipos de colágeno I e III, no espessamento do revestimento da parede brônquica e na maior distância entre os pontos alveolares acessórios, com consequências funcionais em função de uma alteração de conformidade das vias aéreas brônquicas.[58]

Em estudo conduzido por Saglani et al.[59] em crianças de três meses a cinco anos que apresentavam sibilância grave recorrente, referidas por seus pais, foram realizadas biópsias para avaliar a remodelação e o componente inflamatório da parede brônquica. Foram obtidos os seguintes resultados:

- O espessamento da membrana basal foi significativo no grupo com sibilância confirmadas pelos pais, em comparação aos controles e aos menores de dois anos que não tiveram diferenças significativas no espessamento da membrana basal comparado aos controles, embora, após essa idade, a diferença tenha sido significativa;
- Não foi possível demonstrar qualquer diferença entre os pacientes atópicos ou não atópicos de nenhum grupo nem na presença de infiltrado não eosinofílico (CD4, CD8, CD45 e neutrófilos).

Em pacientes de seis a 18 anos com asma grave,[48] Payne et al. compararam os sinais de remodelação e inflamatórios com crianças normais e adultos asmáticos leves a graves e verificaram espessamento significativo da membrana basal em crianças asmáticas em comparação aos controles saudáveis, mas sem diferenças com adultos asmáticos. Tampouco houve relação com a duração da asma, com algum marcador inflamatório nem com a terapia com anti-inflamatórios inalados. Em outro estudo realizado em crianças em idade escolar[60] comprovou-se perda de epitélio, espessamento da membrana basal, aumento da musculatura lisa brônquica e de infiltrado eosinofílico. O último foi correlacionado à duração dos sintomas, fato de suma importância[39] do ponto de vista das implicações clínicas. Algumas dessas alterações também foram vistas em alérgicos não asmáticos, mas a relação entre atopia sem asma e alterações estruturais na rede brônquica são frutos de controvérsia. Analisados como um todo, esses estudos mostram que a infiltração e algumas conclusões de remodelação estão presentes nas fases iniciais da idade escolar, e que pelo menos quando se trata de remodelação não parece ser progressiva.[58]

## ESTUDO DE HIPER-RESPONSIVIDADE BRÔNQUICA

A análise da HRB é realizada no laboratório de exploração funcional usando-se substâncias que, como a histamina ou metacolina, causam broncoconstrição ao agir "direta-

HIPER-RESPONSIVIDADE BRÔNQUICA E REMODELAMENTO DAS VIAS AÉREAS

mente" nas células envolvidas na gênese da limitação de fluxo (MLVR, endotélio vascular brônquico, células produtoras de muco etc.). No entanto, a existência de hiper-resposta também pode ser evidenciada por agentes que causam a redução do tamanho das vias aéreas de maneira "indireta", estimulando inicialmente células inflamatórias ou neurais que, uma vez ativadas, produzem mediadores apropriados para causar a diminuição da luz brônquica (Tabela 12.2). Essa diferença proeminente explica porque o grau de correlação entre estímulos "diretos" e "indiretos" é não significante e, ainda mais, porque as informações de cada um deles traz uma exibição particionada, não intercambiável e se complementaria às alterações presentes no trato respiratório do paciente com asma.[33]

**Tabela 12.2** Estímulos diretos e indiretos utilizáveis para o estudo da hiper-resposta brônquica.[33]

**Estímulos diretos**

- Agonistas colinérgicos (acetilcolina, metacolina, carbacol)
- Histamina
- Prostaglandina $D_2$
- Leucotrienos $C_4$, $D_4$, $E_4$

**Estímulos indiretos**

- Estímulos físicos
- Exercícios
- Hiperventilação isocapínica com ar frio
- *Sprays* não isotônicos (manitol, *sprays* de água destilada hiper ou hipotônicos)
- Estímulos farmacológicos
- Adenosina
- Taquicininas
- Bradicinina
- Metabissulfito/$SO_2$
- Propranolol
- Endotoxina (lipopolissacarídios)
- Fator ativador das plaquetas
- Ozônio
- Agentes seletivos
- Alérgenos
- Aspirina e outros anti-inflamatórios não esteroides

O número de estímulos "indiretos" é amplo e inclui, entre outros, estímulos farmacológicos, estímulos físicos e agentes seletivos.[61] De todos eles, talvez, o que mais interessou nos últimos anos é a adenosina ou, mais corretamente, seu antecessor de maior solubilidade em água: adenosina 5'- monofosfato (AMP). Através de inalação, AMP desencadeia uma broncoconstrição em indivíduos com asma e não muda o tônus das vias aéreas da

ASMA NO LACTENTE, NA CRIANÇA E NO ADOLESCENTE

população saudável. Essa resposta é consequência da liberação de histamina de mastócitos, uma vez ativados os receptores $A_{2B}$ localizados na sua superfície, ainda que também outros mediadores estejam envolvidos.[61,62]

Como broncoconstritor, o AMP é um terço menos potente que a histamina e um sexto menos potente que a metacolina. A HRB diante da AMP mantém uma relação muito mais próxima com a inflamação asmática do que a HRB detectada com estímulos "diretos".

A exposição repetida ao AMP leva ao desenvolvimento de taquifilaxia.[61] Há estudos que têm comparado os métodos e confirmaram que correlação mais forte de resposta broncoconstritora (RBD) com AMP $PC_{20}$ que com $PC_{20}$ metacolina sugere que o BDR pode ser melhor refletido por BHR segundo a avaliação de desencadeamento com AMP que por metacolina.[63]

Atualmente, já existem publicadas várias recomendações e regulamentos para realizar os testes de provocação, tanto com estímulos "diretos" como "indiretos".[64] Os mais comuns na prática diária são aqueles que utilizam a metacolina ou histamina como agentes broncoconstrictores, administrados por via inalatória (respiração espontânea de *spray* por 2 min ou emprego do dosímetro de cinco inalações máxima de *spray*).[65] O parâmetro da função pulmonar a ser utilizado, a fim de medir as mudanças no calibre das vias aéreas, deve ser escolhido considerando-se o que se tenta encontrar. Se o objetivo é ter sensibilidade, vamos utilizar medidas que não requerem respirações profundas (p. ex., sGaw ou condutância específica). Se o objetivo é ganhar especificidade, recorremos a provas -($FEV_1$)- que exigem o contrário.[66]

Há várias maneiras de expressar os resultados obtidos. Quando empregamos o $FEV_1$, a forma mais comum é o PC20-$FEV_1$, ou seja, a concentração teórica de histamina ou metacolina que produz uma queda no $FEV_1$ de exatamente 20% em relação ao seu valor inicial.[5,65] Esse valor é obtido por considerar os valores de concentração antes e após o teórico causando o declínio do $FEV_1$ em 20%, mediante fórmulas de interpolação.[59,60] Se forem utilizadas doses cumulativas, então estima-se o PD20-$FEV_1$.[60] A maioria dos indivíduos não asmáticos têm PC20 de metacolina superiores a 16 mg/mL.[3,60] Em uma coorte de crianças de sete anos com risco elevado de asma, as provas de provocação com metacolina usando um valor de corte de PC20 de 3 mg/mL deram a soma máxima de especificidade mais sensibilidade. Para contextos em que se deseja maior sensibilidade ou especificidade, pode-se preferir outros pontos de corte.[66] O valor diagnóstico máximo para asma de um teste positivo com metacolina ou histamina ocorre quando a probabilidade prévia de asma varia entre 30% e 70%.[64] No entanto, como já observado no início dessa análise, a maior utilidade do teste reside no seu elevado valor preditivo negativo.[4] Além disso, existem estudos sobretudo em pediatria que documentaram que os baixos valores $FEF_{25-75}$ poderiam prever HRB grave em crianças, especialmente naqueles com rinite alérgica associada. Portanto, os baixos valores de $FEF_{25-75}$ (58,5%) poderiam sugerir BHR em crianças.[67,68]

O ponto de corte ideal de queda no $FEV_1$ após exercício foi de 13% com sensibilidade de 63% e especificidade de 94%. Para os desafios da inalação, o ponto de corte ideal para a dose de metacolina ou de histamina, causando uma queda de 20% no $FEV_1$ foi, 6,6 mmol, com sensibilidade de 92% e especificidade de 89%. Os valores de corte não foram signi-

164

PARTE 1

HIPER-RESPONSIVIDADE BRÔNQUICA E REMODELAMENTO DAS VIAS AÉREAS

ficativamente afetados pela gravidade da asma e fornecem dados objetivos para avaliar os resultados de provocação brônquica em crianças e adultos jovens.[69]

## ESTÍMULOS INDIRETOS

A prova de provocação com manitol pode ser uma ferramenta diagnóstica mais útil do que o teste de esforço para identificar HRB em uma população pediátrica com asma alérgica intermitente ou rinite alérgica por ser reprodutível, rápida, simples e bem tolerada.[70] O Estudo ISAAC fase II mostrou que a associação entre sibilância e HRB em nível individual foi diferente entre os centros, e esta heterogeneidade em grande parte pode ser explicada pelo efeito da atopia.[71]

A broncoprovocação (BPB) com solução salina hipertônica pode ser útil para o diagnóstico de asma, atingindo sensibilidade de 85% em adultos e 75% em crianças, e especificidade de praticamente 100%.[72,73] A resposta à inalação de salina hipertônica mantém notável relação com a presença de sintomas respiratórios e o consumo de medicação de resgate.[74,75] Além disso, na detecção de broncoespasmo induzido por exercício, poderia alcançar resultados semelhantes à provocação pelo exercício[76] e até mesmo ligeiramente superior em crianças.[77] No entanto, em muitos casos, seu uso clínico pode estar esmaecido com a introdução do manitol.

Outro instrumento para avaliar HRB em crianças pré-escolares com asma é a oscilometria de impulso (IOS), cujo parâmetro PC80 _Xrs5 poderia ser útil para os testes de provocação brônquica.[77] Do mesmo modo, com a sua medida de resistência de 5 Hz, facilita a diferenciação significativa da função pulmonar basal entre crianças asmáticas e saudáveis. Além disso, a reatância pode ser um substituto adequado para PC20 nos testes de provocação com metacolina.[77] Outro método de diagnóstico é a técnica do balanço forçado (FOT), que se assemelha à espirometria para a medição da broncoconstrição e, portanto, pode ser considerado para a detecção de HRB em crianças asmáticas. Seu uso requer cooperação mínima, impondo menos estresse e pode ser particularmente favorável no diagnóstico de asma em idade precoce.[77]

## CONSIDERAÇÕES FINAIS

Se começarmos a partir de estudos em adultos que indicavam que repetidos processos inflamatórios levavam à remodelação das vias respiratórias, hoje podemos mostrar que essa afirmação não corresponde à realidade da criança. É claro que já ocorrem algumas mudanças estruturais no útero sem ter relação com processos inflamatórios da via aérea. As investigações conduzidas em crianças menores de um ano não conseguiram mostrar sinais de remodelação ou a presença de inflamação eosinofílica. Contudo, ainda permanece não resolvido o dilema do que acontece depois desse momento até os dois anos em que começam a mostrar sinais de remodelação na via aérea, não indicando qualquer relação com a inflamação eosinofílica. É claro que a presença da remodelação da via aérea ocorre no início da doença, mesmo antes de os sintomas se tornarem evidentes, e parece não haver progressão nessas mudanças estruturais.

CAPÍTULO 12

165

ASMA NO LACTENTE, NA CRIANÇA E NO ADOLESCENTE

O estudo da HRB, sobretudo sua fisiopatologia, fatores de risco e métodos de avaliação no consultório é muito importante. Não obstante sua falta de especificidade, o estudo da HRB na asma é uma ferramenta útil para estabelecer e, acima de tudo, excluir o diagnóstico dessa patologia, avaliar indiretamente a magnitude da inflamação e monitorar a resposta terapêutica e o grau de controle obtido.

## REFERÊNCIAS BIBLIOGRÁFICAS

1. Global Strategy for Asthma Management and Prevention. NHI publication. N° 02-3659. [Internet] [Acesso em 09 jun 2016]. Disponível em: www.ginasthma.org
2. Guidelines for the diagnosis and management of asthma. Publication N° 02-3659. Bethesda: National Institutes of Health, National Heart, Lung and Blood Institutes, 2002.
3. Boushey HA, Holtzman MJ, Sheller JR, Nadel JA. Bronchial hyperreactivity. Am Rev Respir Dis. 1980;121:389-413.
4. O'Byrne PM, Inman MD. Airway hyperresponsiveness. Chest. 2003;123:411S-6S.
5. Lötvall J, Inman M, O'Byrne P. Measurement of airway hyperresponsiveness: new considerations. Thorax. 1998;53:419-24.
6. Brusasco V, Crimi E. Methacholine provocation test for diagnosis of allergic respiratory diseases. Allergy. 2001;36:1114-20.
7. Sterk PJ, Bel EH. Bronchial hyperresponsiveness: the need for a distinction between hypersensitivity and excessive airway narrowing. Eur Respir J. 1989;2:267-74.
8. Brusasco V, Crimi E, Pellegrino R. Airway responsiveness in asthma: not just a matter of airway inflammation. Thorax. 1998;53:992-8.
9. Haley KJ, Drazen JM. Inflammation and airway function in asthma. What you see is not necessarily what you get. Am J RespirCrit Care Med. 1998;157:1-3.
10. Koppelman GH. Identification of PCDH1 as a novel susceptibility gene for bronchial hyperresponsiveness. Am J Respir Crit Care Med. 2009 Nov 15;180(10):929-35.
11. Toncheva AA, von Mutius E. Genetic variants in Protocadherin1, bronchial hyper-responsiveness, and asthma subphenotypes in German children. Pediatr Allergy Immunol. 2012 Nov;23(7):636-41.
12. Kreiner-Møller, Bisgaard HE. VEGFA variants are associated with pre-school lung function, but not neonatal lung function. ClinExp Allergy. 2013 Nov;43(11):1236-45.
13. Smith AK, Ampleford EJ. Association of polymorphisms in CASP10 and CASP8 with FEV (1)/FVC and bronchial hyperresponsiveness in ethnically diverse asthmatics. Clin Exp Allergy. 2008 Nov;38(11):1738-44.
14. James AL, Paré PD, Hogg JC. The mechanics of airway narrowing in asthma. Am Rev Respir Dis. 1989;139:242-6.
15. Perpiñá Tordera M. Hiperrespuesta bronquial en el asma. Patogenia y medición Arch Bronconeumol. 2004;40 (Supl 5):8-13.
16. Wiggs BR, Bosken C, Paré PD, James A, Hogg JC. A model of airway narrowing in asthma and in chronic obstructive pulmonary disease. Am Rev Respir Dis. 1992;145:1251-8.
17. Parameswaran K, Janssen LJ, O'Byrne P. Airway hyperresponsiveness and calcium handling by smooth muscle: a "deeper look". Chest. 2002;121(2):621-4.
18. Horowitz A, Menice CB, Laporte R, Morgan KG. Mechanisms of smooth muscle contraction. Physiol Rev. 1996;76:967-1003.

HIPER-RESPONSIVIDADE BRÔNQUICA E REMODELAMENTO DAS VIAS AÉREAS

19. Fish JE, Ankin MG, Kelly JF, Peterman VI. Regulation of bronchomotor tone by lung inflation in asthmatic and nonasthmatic subjects. J Apl Physiol. 1981;50:1079-86.

20. Seow CY, Fredberg JJ. Historical perspective on airway smooth muscle: the saga of a frustrated cell. J Appl Physiol. 2001;91:938-52.

21. Leem JH, Kim HC. Interaction between bronchiolitis diagnosed before 2 years of age and socio-economic status for bronchial hyperreactivity. Environ Health Toxicol. 2011;26:e20.

22. Collins RA, Sly PD. Risk factors for bronchial hyperresponsiveness in teenagers differ with sex and atopic status. J Allergy Clin Immunol. 2011 Aug;128(2):301-7.

23. Henderson J, Woodcock A. Associations of wheezing phenotypes in the first 6 years of life with atopy, lung function and airway responsiveness in mid-childhood. Thorax. 2008 Nov;63(11):974-80.

24. Harmanci K. Factors affecting bronchial hyperreactivity in asthmatic children. J Asthma. 2008 Nov;45(9):730-4.

25. Suh DI. Bronchial hyperresponsiveness to methacholine and adenosine 5'-monophosphate, and the presence and degree of atopy in young children with asthma. Clin Exp Allergy. 2011 Mar;41(3):338-45.

26. Consilvio NP, Di PilloS. The reciprocal influences of asthma and obesity on lung function testing, AHR, and airway inflammation in prepubertal children. Pediatr Pulmonol. 2010 Nov;45(11):1103-10.

27. Khoshoo V, Mohnot S. Bronchialhyperreactivity in non-atopic children with asthma and reflux: effect of anti-reflux treatment. Pediatr Pulmonol. 2009 Nov;44(11):1070-4.

28. Turner SW, Le Souëf PN. Childhood asthma and increased airway responsiveness: a relationship that begins in infancy. Am J Respir Crit Care Med. 2009 Jan 15;179(2):98-104.

29. Kotanicmi-Syrjänen A. Wheezing due to rhinovirus infection in infancy. Bronchial hyperresponsiveness at school age. Pediatr Int. 2008 Aug;50(4):506-10.

30. Riiser A, Hovlandy. Does bronchial hyperresponsiveness in childhood predict active asthma in adolescence? Am J RespirCrit Care Med. 2012 Sep 15;186(6):493-500.

31. Tantisira KG, Colvin R, Tonascia J, Strunk RC, Weiss ST, Fuhlbrigge AL.Airway responsiveness in mild to moderate childhood asthma: sex influences on the natural history. Am J Respir-Crit Care Med. 2008 Aug 15;178(4):325-31.

32. Stern DA, Morgan WJ, Halonen M. Wheezing and bronchial hyper-responsiveness in early childhood as predictors of newly diagnosed asthma in early adulthood: a longitudinal birth-cohort study. Lancet. 2008 Sep 20;372(9643):1058-64.

33. Joos FG. Bronchial hyperresponsiveness: too complex to be useful? Curr Opin Pharmacol. 2003;3:233-8.

34. Baena-Cagnani CE, Rossi G, Canónica GW. Airway remodelling in children: when does it starts? Curr Opin Allergy Clin Immunol. 2007;7:196-200.

35. Rossi GA. Airway remodelling: structure and physiology. Pediatr Pulmonol. 2004;26(S):100-2.

36. Vignola AM, Mirabella F, Constanzo G, Di Giorgi R, Gjomarkaj M, Bellia V, et al. Airway remodelling in asthma. Chest 2003;123:4175-25.

37. Busse W, Elías J, Sheppard D, Banks-Schlegel S. Airway remodelling and repair. Am J Respir Crit Care Med. 1999;160:1035-42.

38. Hackett TL, Knight DA. The role of epithelial injury and repair in the origins of asthma. Curr Opin Allergy Clin Immunol. 2007;7:63-8.

39. Barbato A, Turato G, Baraldo S, Bazzan E, Calabrese F, Panizzolo C, et al. Epitelial damage and angiogenesis in the airways of children with asthma. Am J Respir Crit Care Med. 2006;174:975-81.

ASMA NO LACTENTE, NA CRIANÇA E NO ADOLESCENTE

40. Pohunek P, Warner JO, Turtikova J, Kudrmann J, Roche WR. Markers of eosinophilic inflammation and tissue re-modelling in children before clinically diagnosed bronquial asthma. Pediatr Allergy Immunol. 2005;16:43-51.

41. Saglani S, Malmtröm K, Pelkonen AS, Malmberg LP, Lindahl H, Kajosaari M, et al. Airway remodelling and inflammation in symptomatic infant with reversible airflow obstruction. Am J Respir Crit Care Med. 2005;171:722-7.

42. Knight D. Increased permeability of asthmatic ephitelial cells to pollutants. Does this mean that they are intrinsically abnormal? Clin Exp Allergy. 2002;32:1263-5.

43. Bayram H, Rusznak C, Khair OA, Sapsford RJ, Abdelaziz MM. Effect of ozone and nitrogen dioxide on the permeability of bronquial epithelial cell cultures of nonasthmatic and asthmatic subjects. Clin Exp Allergy. 2002;32:1285-92.

44. Fedorov IA, Wilson SJ, Davies DE, Holgate ST. Epitelial stress and structural remodelling in childhood asthma. Thorax. 2005;60:389-94.

45. Holgate S. The airway epithelium is central to the pathogenesis of asthma. Allergol Int. 2008;57:1-10.

46. Holgate ST, Davies DE, Powel RM, Howarth PH, Haitchi HM, Holloway JM. Local, genetic and environmental factors in asthma disease pathogenesis: cronicity and persistence mechanisms. Eur Respir J. 2007;29:793-803.

47. Kicic A, Sutanto EN, Stevens PT, Knight DA, Stick SM. Intrinsic biochemical and functional differences in bronchial epithelial cells of children with asthma. Am J Respir Crit Care Med. 2006;174:1110-8.

48. Payne DN, Rogers AV, Adelroth E, Bush A, Bandi V, Guntupalli KK, et al. Early thickening of the reticular basement membrane in children with difficult asthma. Am J Respir Crit Care Med. 2004;170:683-90.

49. Kim ES, Kim SH, Kim KW, Park JW, Kim YS, Sohn MH, et al. Basement membrane thickening and clinical features of children with asthma. Allergy. 2007;62:635-40.

50. James AL, Wenzel S. Clinical relevance of airway remodelling in airway disease. Eur Respir J. 2007;30:134-55.

51. Tliba O, Amrani Y, Panettieri RA. Is airway smooth muscle the "missing link" modulating airway inflammation in asthma. Chest. 2008;133:236-42.

52. Tang LF, Du LZ, Chen ZM, Zou CC. Levels of matrix metalloproteinase-9 and its inhibitor in bronchoalveolar lavage cells of asthmatic children. Fetal Pediatr Pathol. 2006;25:1-7.

53. Dohety GM, Kamoth SV, de Courcey F, Christie SN, Chisakuta A, Lyons JD, et al. Children with stable asthma have reduced airway matrix metalloproteinase-9 tissue inhibitor of metalloproteinase-1 ratio. Clin Exp Allergy. 2005;35:1168-74.

54. Abdel-Rahman AM, el Sahrigy SA, Bakr SI. A comparative study of two angiogenic factor: vascular endotelial growth factor and angiogenin in induced sputum from asthmatic children in acute attack. Chest. 2006;129:266-71.

55. Gilliland PD, Li YF, Dubeau L, Berhane K, Avol E, McConnell R, et al. Effects of glutathione S-transferase M1, maternal smoking during pregnancy, and environmental tobacco smoke on asthma and wheezing in children. Am J Respir Crit Care Med. 2002;166:457-63.

56. Kabesch M, Hoefler C, Carr D, Leupold W, Weiland SK, von Mutius E. Glutathione-S transferase defiency and maternal smoking increase childhood asthma. Thorax. 2004;59:59-73.

57. Elliot JG, Carrol NG, James Al, Robinson PJ. Airway alveolar attachment points and exposure to cigarette smoke in utero. Am J Rerpir Crit Care Med. 2003;167:45-9.

58. Bush A. How early do airway inflammation and remodelling occur? Allergol Int. 2008;57:11-9.

HIPER-RESPONSIVIDADE BRÔNQUICA E REMODELAMENTO DAS VIAS AÉREAS

59. Saglani S, Payne D, Zhu J, Wan Z, Nicholson A, Bush A, et al. Early detection of airway remodelling and eosinophilic inflammation in preschool wheezers. Am J Respir Crit Care Med. 2007;176:858-64.

60. Barbato A, Turato G, Baraldo S, Bazzan E, Calabrese F, Tura M, et al. Airway inflammation in chilhood asthma. Am J Respir Crit Care Med. 2003;168:798-803.

61. Polosa R, Holgate ST. Adenosine bronchoprovocation: a promising marker of allergic inflammation in asthma? Thorax. 1997;52:919-23.

62. PerpiñáTordera M, De Diego Damiá A, Martínez Pérez E. Nuevos aspectos sobre el estudio de la hiperrespuesra bronquial en el asma. La adenosina. Arch Bronconeumol. 2002;38(Supl 7):16-21.

63. Suh DI, Lee JK, Kim CK, Bronchial hyperresponsiveness to methacholine/AMP and the bronchodilator response in asthmatic children. Eur Respir J. 2011 Apr; 37(4):800-5.

64. Juniper EF, Cockcroft DW, Hargreave FE. Histamine and methacholine inhalation tests: tidal breathing method; laboratory procedure and standardisation. 2.ed. Lund: AB Draco, 1994.

65. Crapo RO, Casaburi R, Coates AL. Guidelines for methacholine and exercise challenge testing-1999. Am J RespirCrit Care Med. 2000;161:309-29.

66. Carlsten C, Dimich-Ward H. Airwayhyperresponsiveness to methacholine in 7-year-old children: sensitivity and specificity for pediatric allergist-diagnosed asthma. Pediatr Pulmonol. 2011;46(2):175-8.

67. Ciprandi G. Forced expiratory flow between 25 and 75% of vital capacity might be a predictive factor forbronchial hyperreactivity in children with allergic rhinitis, asthma, or both. Allergy Asthma Proc. 2011 Sep-Oct;32(5):e22-8.

68. Ciprandi G, Signori A. Relationship between bronchial hyperreactivity and bronchodilation in patients with allergic rhinitis. Ann Allergy Asthma Immunol. 2011 Jun;106(6):460-6.

69. Godfrey S, Springer C, Bar-Yishay E, Avital A. Cut-off points defining normal and asthmatic bronchial reactivity to exercise and inhalation challenges in children and Young adults. Eur Respir J. 1999;14:659-68.

70. Decimo F. Evaluation of bronchial hyperreactivity with mannitol dry powder challenge test in a paediatric population with intermittent allergic asthma or allergic rhinitis. Int J Immunopathol Pharmacol. 2011 Oct-Dec;24(4):1069-74.

71. Büchele G, Strachan DP. ISAAC Phase Two Study Group. International variations in bronchial responsiveness in children: findings from ISAAC phase two. Pediatr Pulmonol. 2010 Aug;45(8):796-806.

72. Araki H, Sly PD. Inhalation of hypertonic saline as a bronchial challenge in children with mild asthma and normal children. J Allergy ClinImmunol. 1989;84:99-107.

73. Leuppi JD, Anderson SD, Brannan JD, Belousova E, Reddel HK, RodwellLT.Questionnaire responses that predict airway response to hypertonic saline. Respiration. 2005;72:52-60.

74. Woolcock AJ, Peat JK, Salome CM, Yan K, Anderson SD, Schoeffel RE, et al. Prevalence of bronchial hyperresponsiveness and asthma in a rural adult population. Thorax. 1987;42:361-8.

75. Jee HM, Kwak JH, Jung da W. Useful parameters of bronchial hyperresponsiveness measured with an impulse oscillation technique in preschool children. J Asthma. 2010 Apr;47(3):227-32.

76. Kim HY, Shin YH. Resistance and reactance in oscillation lung function reflect basal lung function and bronchial hyperresponsiveness respectively. Respirology. 2009;14(7):1035-41.

77. Peták F. Spirometry and forced oscillations in the detection of airway hyperreactivity in asthmatic children. Pediatr Pulmonol. 2012;47(10):956-65.

**CAPÍTULO 13**

Rosana Câmara Agondi
Pedro Giavina-Bianchi

# Inflamação das Vias Aéreas e Biomarcadores

## INTRODUÇÃO

A asma é uma doença inflamatória crônica das vias aéreas inferiores causada por uma interação complexa entre o sistema imunológico e fatores ambientais, como alérgenos e poluentes inorgânicos. É heterogênea, muitas vezes considerada uma síndrome, apresentando alterações estruturais e funcionais caraterísticas, tendo como resultados comuns a hiper-responsividade brônquica e a obstrução ao fluxo aéreo variável ao longo do tempo.[1-3]

A etiologia da asma é multifatorial e envolve interação complexa entre predisposição genética, eventos no início da vida e exposição ambiental. O *status* asmático é assim caracterizado por indicadores subjetivos e objetivos diferentes. A asma pode ser avaliada objetivamente pela quantidade de medicamento utilizada no controle da doença, pelas ausências no trabalho ou escola, monitoramento do pico de fluxo expiratório (PEF), espirometria e resposta aguda broncodilatadora a um $\beta_2$-agonista de curta duração.[4]

A alergia respiratória é responsável por cerca de 50% das etiologias da asma nos adultos e 80%, nas crianças.[5] Portanto, na maioria das vezes, a asma está associada à sensibilização das vias aéreas a alérgenos comuns, como os ácaros da poeira doméstica, fungos, baratas, epitélio de animais e pólens.[6,7]

O mecanismo de hipersensibilidade envolvido na asma alérgica é o tipo I ou de hipersensibilidade imediata, que é mediada pela imunoglobulina (Ig) E. Após o contato com um aeroalérgeno, o indivíduo atópico produz IgE específica para este alérgeno, o qual desencadeará uma resposta imune inflamatória nos contatos subsequentes.[6]

## CARACTERÍSTICAS DA INFLAMAÇÃO ALÉRGICA

Durante a sensibilização alérgica, os alérgenos inalados são capturados pelas células apresentadoras de antígenos na via aérea e apresentados ao linfócito T. O meio de citocinas promove a diferenciação das células T para linfócitos T *helper* (Th) 2. Classicamente, a via Th2 está associada à inflamação eosinofílica desencadeada por alérgenos ou parasitas que entrem em contato com a barreira epitelial. Como primeira linha de defesa, as células dendríticas capturam os antígenos e causam uma resposta em cascata após a ligação dos LT *helper* (Th) nos linfonodos regionais. No caso da resposta Th2, os LT CD4$^+$ se tornam células Th2 e iniciam a produção de citocinas IL-4, IL-5, IL-9 e IL-13. As citocinas IL-4 e IL-13 induzem a troca de classe (*switching*) das imunoglobulinas, resultando na produção de IgE pelos linfócitos B. Estas IgE se ligam a receptores de alta afinidade, chamados de FcεRI, presentes na superfície dos mastócitos e basófilos.[1]

Em exposições subsequentes aos mesmos alérgenos, eles se ligam às moléculas de IgE fixas aos receptores de alta afinidade para o fragmento Fc da IgE (FcεRI). Quando ocorre a ligação cruzada entre moléculas de IgE adjacentes por alérgenos bivalentes ou multivalentes, a agregação dos FcεRIs desencadeia um processo de sinalização intracelular complexo, ativa essas células e leva à liberação e síntese de diversos mediadores biológicos pré-formados e neoformados, que apresentam múltiplas funções, muitas vezes redundantes.[8]

Em princípio, essas células secretam os mediadores pré-formados, que incluem as aminas biogênicas, como histamina, triptase, quimase, carboxipeptidase, proteoglicanos, dentre outros. Na sequência, os mastócitos secretam os mediadores derivados do metabolismo do ácido araquidônico, as prostaglandinas ($PgD_2$) e os leucotrienos ($LTC_4$ e $LTD_4$), e sintetizam citocinas, como IL-1, IL-3, IL-4, IL-5, IL-6, IL-9, IL-13, e fatores de crescimento. Esses mediadores atuam em conjunto e induzem a broncoconstricção, o aumento da permeabilidade vascular e vasodilatação, a quimiotaxia de leucócitos para o sítio inflamatório (especialmente os eosinófilos) e a secreção de muco. Clinicamente, após a exposição ao alérgeno, ocorre estreitamento brônquico rápido resultante desta ativação dos mastócitos dependente da IgE. Essa fase caracteriza a resposta imediata da reação.[1,8]

Após um período de 4 a 12 horas, com o recrutamento celular sobretudo dos eosinófilos, ocorre a denominada fase tardia da hipersensibilidade tipo I. Essa fase é caracterizada pela ativação dos eosinófilos, com a liberação de diversos mediadores e proteínas dos grânulos citoplasmáticos, assim como dos neutrófilos e linfócitos. Os grânulos dos eosinófilos liberam proteínas básicas citotóxicas e outros mediadores inflamatórios. A proteína básica principal (MBP) representa cerca de 50% das proteínas dos grânulos específicos e é tóxica para as células de mamíferos por promover a ruptura das camadas de lipídeos das membranas. Outras proteínas básicas, como a proteína catiônica eosinofílica (ECP) e a neurotoxina derivada de eosinófilo (EDN), têm atividade de ribonuclease (RNase) e propriedade neurotóxica. Além disso, apresentam atividade antiviral e diminuem a infectividade do vírus sincicial respiratório, em decorrência da atividade RNase. A peroxidase eosinofílica (EPO), outra proteína básica, produz espécies reativas de oxigênio que são citotóxicas para vários microrganismos, como helmintos, fungos e bactérias, e para o epitélio brônquico.[9,10]

A broncoprovocação específica com o alérgeno para o qual o indivíduo está sensibilizado é caracterizada pela presença de resposta clínica imediata, que representa a ativação dos mastócitos, IgE-dependente e, em cerca de 50% dos pacientes, uma resposta clínica tardia com reaparecimento dos sintomas. A fase tardia ocorre 4 a 8 horas após a exposição ao alérgeno, em decorrência do recrutamento e ativação dos eosinófilos.[8] Os mediadores liberados pelos mastócitos são também responsáveis pelo estreitamento brônquico em resposta a outros estímulos, como exercício, ar frio, fumaça, mas sem uma fase tardia associada.[7]

A inflamação e o remodelamento brônquicos são característicos da asma e compreendem um infiltrado inflamatório eosinofílico, hiperplasia das glândulas mucosas e caliciformes, produção excessiva de muco, espessamento reticular da membrana basal com deposição de colágeno na matriz extracelular, hipertrofia e hiperplasia da musculatura lisa brônquica, descamação epitelial e hiper-responsividade brônquica. O remodelamento brônquico caracteriza-se pela presença de componente fibrótico com aumento do depósito de tecido conectivo e proliferação de fibroblastos e miofibroblastos. Ainda não está esclarecido se a inflamação precede o remodelamento brônquico ou se os dois componentes se desenvolvem em paralelo.[10]

A citocina IL-5 é um regulador sistêmico muito importante da dinâmica dos eosinófilos nos humanos, sendo essencial para maturação e ativação destas células. Localmente, a IL-5 atua como quimiotático e causa migração dos eosinófilos para os sítios de lesão, assim como de mastócitos, em combinação com a IL-9. A IL-13 tem várias funções efetoras: apresenta ação semelhante à IL-4 na indução de IgE, induz alterações na produção de muco pelas células epiteliais e causa metaplasia de células caliciformes. Entretanto, comparado com as citocinas IL-4, IL-5 e IL-9, a IL-13 tem efeito mais extenso sobre a musculatura lisa brônquica e na hiper-responsividade brônquica nos modelos animais.[1]

O padrão de contato do sistema imunológico com os alérgenos é determinante no processo de sensibilização. Muitos fatores interferem na probabilidade de sensibilização: genótipo do hospedeiro, tipo de alérgeno, concentração de alérgeno no ambiente e se a exposição ocorre junto com agentes que podem estimular ou inibir o processo de sensibilização. Esses agentes incluem certos ligantes de receptores *Toll-like*, como endotoxinas que promovem respostas Th1 (como proposto na hipótese da higiene), mas que podem ser capazes de aumentar o desenvolvimento de resposta Th2 em certas circunstâncias.[6,5] Outros agentes que podem aumentar a sensibilização alérgica são as chitinas, que são encontradas em muitos organismos, como alguns que são fontes importantes de alérgenos, e os poluentes ambientais.[7]

A quantidade, a frequência e/ou via de exposição do alérgeno, assim como o tipo (mieloide e/ou plasmacitoide) e características fenotípicas da subpopulação de células dendríticas que participam na resposta são determinantes. Dependendo do padrão de contato, diferentes respostas imunes podem ser observadas: resposta Th2 clássica (alergia clínica); resposta mediada pela IL-10 e por células T regulatórias; resposta celular Th2 que resulte em altas concentrações de IgG4 alérgeno-específicas.[8]

Fatores genéticos e ambientais que interferem no epitélio, como sua permeabilidade para alérgenos, podem favorecer o subsequente desenvolvimento de resposta Th2. Por exemplo, mutações de perda de função na FLG (gene da filagrina) que codifica a filagrina (proteína que promove a organização dos filamentos intermediários de células escamosas na pele) diminuem a função de barreira da pele e estão associadas a doenças atópicas.[7] Tais mutações de FLG têm sido identificadas em cerca de 10% dos indivíduos de ascendência europeia e pode ocorrer em cerca de 50% dos pacientes que desenvolvem dermatite atópica. Pacientes com mutações de FLG e dermatite atópica apresentam risco aumentado para o desenvolvimento de asma, embora a expressão de proteínas de filagrina não tenha sido detectada nos pulmões.

Um defeito na função da barreira epitelial aumenta a probabilidade de sensibilização a alérgenos e pode contribuir para o desenvolvimento de resposta imune sistêmica com manifestações clínicas em diversos órgãos, como os pulmões. Os alérgenos, em sua grande maioria, são proteínas (alguns são lipídeos ou carboidratos) e muitos, incluindo o principal alérgeno do ácaro da poeira doméstica, Der p 1, são proteases. Algumas dessas proteases podem diretamente reduzir a função de barreira epitelial.[8]

## MECANISMOS DE CRONICIDADE E GRAVIDADE DA ASMA

Os mecanismos para a persistência da asma não estão completamente esclarecidos. A broncoscopia com fibra óptica, a biópsia tecidual e o lavado broncoalveolar auxiliaram nessa investigação. Mesmo nas formas mais leves, a asma demonstra todas as características da inflamação crônica, envolvendo persistência de mastócitos, eosinófilos e ativação de linfócitos T, facilitado pela expressão de moléculas de adesão nos microvasos. O benefício do efeito anti-inflamatório do corticoide foi mostrado pela depleção de mastócitos, eosinófilos e linfócitos T, pela privação de citocinas necessárias para a ativação, recrutamento e sobrevida dessas células.[7]

## A ASMA COMO UMA DOENÇA EPITELIAL

Em 1989, Holgate *et al.* foram os primeiros a valorizar o remodelamento da membrana basal subepitelial brônquica. Unicamente na asma, há lesão epitelial, descamação epitelial e ativação de miofibroblastos epiteliais que secretam colágenos reparadores. Mais recentemente, descobriu-se que o epitélio de crianças e adultos com asma adquire características de cicatrização epitelial crônica, sendo mais suscetível à lesão e falha de reparação adequada. Evidências adicionais demonstram que a integridade das *tight junctions*, que controlam a permeabilidade epitelial e conferem a estabilidade e sobrevida das células colunares epiteliais, está gravemente comprometida na asma. Esse defeito na barreira persiste independentemente da inflamação brônquica. Tal defeito na barreira física facilita o rompimento do epitélio por insultos ambientais inflamatórios, como os alérgenos, microrganismos e poluentes, que aumentam a ativação imunológica e a inflamação local.[7]

Portanto, em contraste com o epitélio normal que "cura por primeira intenção sem formação de cicatrização", o epitélio dos asmáticos responde à lesão com cicatrização por intenção secundária, com excesso de secreção de fatores de crescimento, acarretando metaplasia mucosa, fibrose, angiogênese e aumento da musculatura lisa brônquica, que

INFLAMAÇÃO DAS VIAS AÉREAS E BIOMARCADORES

caracterizam o remodelamento. Os componentes do remodelamento brônquico, o espessamento da membrana basal com depósito de colágeno III, a produção epitelial de TGF- e metaplasia mucosa, estão presentes independentes do estímulo inicial que desencadeou a resposta inflamatória com influxo de eosinófilos.[7]

## CÉLULAS LINFOIDES INATAS

Um subgrupo grande de asmáticos graves e com inflamação eosinofílica brônquica não é atópico e apresenta nível de IgE sérico total normal, sugerindo que a fisiopatologia da inflamação eosinofílica possa ser induzida independentemente de alérgeno exógeno. Uma nova classe de células pode ser a ligação entre a resposta Th2 e a inflamação eosinofílica persistente nos pacientes sem alergia. Em 2010, as células linfoides inatas (ILCs) foram identificadas. As ILC-2s, uma subclasse das ILCs, são capazes de produzir grandes quantidades de IL-5 e IL-13, mas não IL-4, o que as tornam candidatas atraentes para orquestrar a resposta imune nos pacientes com inflamação eosinofílica não atópica. O paradigma atual para o papel dessas células ILC-2 é que a ruptura da barreira epitelial por desencadeantes externos, por exemplo, um vírus, causa danos epiteliais e aumento da produção de IL-25, IL-33 e linfopoietina de estroma tímico (TSLP) por células epiteliais.[1]

## BIOMARCADORES

Por consenso, o diagnóstico da asma é baseado no quadro clínico e na medida da função pulmonar. Alguns procedimentos que são utilizados como "marcadores", que incluem espirometria, medidas de PEF e as broncoprovocações direta (histamina, metacolina), indireta (adenosina, salina hipertônica) ou específica (alérgeno), são utilizados para avaliar a presença e extensão da limitação ao fluxo aéreo e da hiper-responsividade brônquica.[4] Porém, a patogênese da asma envolve componentes não inflamatórios e inflamação brônquica, que é uma marca da asma.

Devido à heterogeneidade da asma, uma classificação em fenótipos e endótipos foi sugerida, baseada nos aspectos clínicos, no perfil inflamatório e na resposta ao corticosteroide inflamatório (CI). O infiltrado inflamatório brônquico pode ser classificado em eosinofílico e não-eosinofílico e pode ser documentado por meios invasivos e não invasivos.[11] Alguns biomarcadores da inflamação eosinofílica e sua relação com tratamento, corticosteroide e anticorpos monoclonais podem ser observados na Tabela 13.1.

Embora o padrão-ouro para investigar inflamação brônquica *in vivo* seja a broncoscopia com lavado broncoalveolar (LBA) e biópsia brônquica, este é um procedimento invasivo e que impede seu uso repetido para monitorização da asma, sobretudo como uso rotineiro nas crianças. A inflamação brônquica também pode ser avaliada por métodos menos invasivos, pela coleta de escarro induzido (análise de sobrenadantes do escarro) e pela coleta não invasiva por análise do ar exalado. A contagem citológica diferencial nas amostras de escarro induzido, medidas da fração do óxido nítrico exalado (FeNO) e análise da acidez, temperatura e mediadores inflamatórios no condensado do exalado respiratório, são métodos mais factíveis para monitorizar a asma.[4]

**Tabela 13.1** Biomarcadores da inflamação eosinofílica e resposta ao tratamento com corticosteroide e anticorpos monoclonais.

| Biomarcador | Associação com resposta ao tratamento | Invasividade | Comentário |
| --- | --- | --- | --- |
| FeNO | Corticosteroide, anti-IL-13, anti-IL4/13, anti-IgE | Não invasiva | Fácil, rápido, não específico, barato |
| IgE sérica | Não associado | Mínimo | Não há associação clara entre a IgE como um biomarcador e a resposta ao tratamento ou resultado clínico |
| Periostina | Anti-IL-13 | Mínimo | Efeito demonstrado com anti-IL-13, alto custo |
| Eosinofilia periférica | Anti-IL-5, anti-IL-4/13 (?) | Mínimo | Geralmente disponível, alto impacto clínico, indica resposta anti-IL-5, mas não está claro para IL-4/13 |

Fonte: Hilvering & Pavord, 2015.

A inflamação brônquica é a característica central da asma e os anti-inflamatórios, como CI, o tratamento de escolha para asma. Portanto, monitorizar a inflamação brônquica deveria ser parte do plano de manejo dos pacientes. Entretanto, a avaliação da asma por testes funcionais e da pesquisa do perfil inflamatório não demonstra, muitas vezes, boa correlação entre si. A espirometria mostra-se normal em muitas crianças com asma grave e a extensão da inflamação brônquica e a reatividade se correlacionam fracamente.[4]

O eosinófilo é uma célula efetora importante na asma e seu número aumentado no escarro e no sangue periférico é reconhecido como um biomarcador de inflamação atópica ativa. Os níveis de eosinofilia identificam dois fenótipos clínicos de asma: asma eosinofílica e não eosinofílica.[12]

Embora o CI seja o principal medicamento de controle para a asma, uma proporção considerável de pacientes não responde a esse tratamento. A variabilidade na resposta é atribuída aos vários mecanismos envolvidos na inflamação brônquica, além do infiltrado eosinofílico. Diversos biomarcadores associados ao processo fisiopatológico da asma e a resposta ao tratamento poderiam ser úteis em personalizar o cuidado do paciente com asma.[12]

As biomoléculas que passam por alterações celular, bioquímica ou molecular e que são mensuráveis nas amostras biológicas, como lavado broncoalveolar, lavado nasal, sangue ou tecido pulmonar, podem ser consideradas potenciais marcadores da asma. Essas moléculas são denominadas biomarcadores e são utilizadas para diagnóstico e prognóstico de asma.[2] Na última década, os valores de fração exalada de óxido nítrico (FeNO) e contagem de eosinófilos no escarro têm sido utilizados como marcadores biológicos da inflamação brônquica.[12]

## ESCARRO INDUZIDO

A coleta de escarro é amplamente utilizada para diagnóstico e monitorização dos pacientes com asma. A análise do escarro induzido torna possível a determinação dos fenótipos inflamatórios de acordo com a composição granulocítica, denominadas eosinofílica, neutrofílica, mista (eosinófilos e neutrófilos) ou paucigranulocítica (sem aumento de neutrófilos ou eosinófilos). Considera-se infiltrado celular eosinofílico quando a proporção de eosinófilos é maior ou igual a 3% das células presentes no escarro.[7,11]

Os eosinófilos têm sido implicados na patogênese da asma de longa data. Os estudos anatomopatológicos *post mortem* de pacientes que morreram por crise de asma mostraram infiltrado inflamatório com eosinófilos ativados. Muitos estudos com asmáticos crônicos demonstraram que a presença de eosinófilos (sangue, LBA, escarro induzido, biópsia) estava relacionada com a gravidade da doença, a perda do controle da doença quando o corticosteroide era retirado e também com a persistência dos sintomas em alguns pacientes com asma grave, apesar da utilização do corticosteroide. Na maioria das vezes, o fenótipo eosinofílico está associado à boa resposta ao corticosteroide. Comumente, pacientes com asma de difícil controle podem ser divididos em fenótipo inflamatório neutrofílico ou eosinofílico que não responde ao corticosteroide.[7]

O ajuste da dose de corticosteroide de acordo com a porcentagem de eosinófilos no escarro previne a exacerbação da asma. Essa contagem de eosinófilos tende a se alterar dependendo do tratamento vigente.[11]

Várias limitações metodológicas impedem que o escarro induzido seja aplicado amplamente no monitoramento da asma. É difícil se obter o escarro induzido, sobretudo nas crianças, e os pacientes podem apresentar broncoespasmo após inalação de solução hipertônica (utilizada na indução do exame). Há necessidade de pessoal qualificado para processar e analisar as amostras logo após o procedimento. Por fim, há uma reprodutibilidade questionável sobre os biomarcadores no escarro, variável de centro para centro.[4]

## MEDIDA DE ÓXIDO NÍTRICO EXALADO

Na década de 90, demonstrou-se que a FeNO estava elevada nos pacientes com asma quando comparados com controles saudáveis. A principal vantagem da medida de FeNO é que esta pode ser obtida em indivíduos cooperativos, mesmo em pré-escolares.[4]

O óxido nítrico é um mediador biológico e uma molécula citotóxica que tem papéis importantes, fisiológicos e patológicos. Ele é sintetizado a partir do aminoácido L-arginina pela enzima óxidonítrico-sintase (NOS). Existem três isoformas diferentes de NOS nos seres humanos, a constitutiva, a endotelial e a induzível (iNOS). A iNOS é a isoforma predominante envolvida na produção de óxido nítrico nas vias aéreas e está associada à patogênese de diversas doenças, incluindo a asma. Ela tem sido encontrada no epitélio brônquico e nas células inflamatórias de pacientes com asma, mas raramente em pacientes não asmáticos. A ativação da iNOS nas vias aéreas de asmáticos ocorre em resposta a citocinas inflamatórias, via uma variedade de mecanismos celulares. A fração de óxido nítrico exalado (FeNO) nos asmáticos se correlaciona com marcadores inflamatórios. A medida de FeNO é não invasiva e reprodutível.[13]

ASMA NO LACTENTE, NA CRIANÇA E NO ADOLESCENTE

A detecção do óxido nítrico pode ser feita instantaneamente por meio de analisadores de quimioluminescência, ou pela coleta do ar exalado em bolsas de Mylar. Essas medidas são simples, sensíveis e não invasivas. Os valores da FeNO se correlacionam com a eosinofilia brônquica e se associam com a hiper-responsividade brônquica. Os valores de FeNO nos indivíduos saudáveis e na população asmática se sobrepõem, mas os valores de FeNO são maiores nos asmáticos comparados com os indivíduos sem doença. Posteriormente, os estudos demonstraram que os valores elevados de FeNO nos pacientes com asma indicavam risco para exacerbação e melhor resposta clínica ao corticosteroide inalado ou oral. A FeNO é influenciada pela idade, gênero, dieta e exercícios extenuantes antes da realização da coleta. Além de monitorizar a inflamação brônquica, a FeNO pode ser utilizada para verificar a aderência ao tratamento, prever exacerbações de asma e ajustar o tratamento anti-inflamatório.[4,12]

Diversos estudos foram direcionados para determinar a relação entre FeNO e outros marcadores da inflamação brônquica. A melhora da asma com CI foi associada à redução de FeNO, que também se correlacionou com outros biomarcadores, como contagem de eosinófilos periféricos e nível sérico de proteína catiônica eosinofílica. Alguns autores observaram a associação de FeNO com a perda de controle da asma leve a moderada quando o CI foi suspenso. Alterações da FeNO se correlacionaram significativamente com os sintomas de asma, função pulmonar, eosinofilia do escarro e grau de HB.

Entretanto, os estudos são controversos em relação à utilização de FeNO para orientar as alterações do tratamento e prevenir exacerbações. Alguns estudos mostraram maior controle da asma quando o tratamento era orientado pela FeNO, enquanto outros observaram utilização de doses maiores de CI nos pacientes monitorizados.[4] Há evidências de que a sensibilidade e a especificidade da FeNO como sinônimo de eosinofilia do escarro é modesta, e, além disso, a relação entre a eosinofilia no escarro e a FeNO parece ser independente do controle da asma. Posteriomente foi observado que a terapia anti-IL-5 diminuiu a contagem de eosinófilos no escarro, mas não afetou a FeNO.

## BIOMARCADORES NO CONDENSADO EXALADO RESPIRATÓRIO

O condensado exalado respiratório (*exhaled breath condensate* – EBC) é facilmente obtido pelo resfriamento do ar exalado, com a cooperação passiva do indivíduo. Os condensados exalados contêm grande número de mediadores que refletem as alterações no revestimento das vias aéreas, como adenosina, amônia, metabólitos do ácido araquidônico, citocinas, fatores de crescimento, e podem ser obtidos com métodos simples e não invasivos.[4,11]

O pH foi talvez o biomarcador mais facilmente e amplamente estudado no condensado exalado. A acidificação da via aérea ocorre devido à presença de citocinas pró-inflamatórias e acarreta aumento da viscosidade do muco, diminuição da frequência de batimentos ciliares e contração da musculatura lisa brônquica. Na asma, o pH encontra-se reduzido. Alguns estudos não observaram correlação entre EBC e LBA para qualquer biomarcador. Um obstáculo da pesquisa de EBC é a dificuldade técnica na mensuração dos baixos níveis de moléculas inflamatórias.[4]

## BROMOTIROSINA URINÁRIA

Após a ativação, os eosinófilos liberam proteínas catiônicas, altos níveis de espécies de oxigênio reativo e diversas citocinas. A peroxidade eosinofílica converte o peróxido de hidrogênio, originado do *burst* respiratório, em ácido hipobrômio, um oxidante brominante reativo, que modifica os resíduos da proteína tirosina, levando à formação da bromotirosina que é excretada pela urina (BrTyr). Portanto, a BrTyr seria a digital da ativação eosinofílica e este produto altamente estável pode ser detectado no sangue e urina.[12]

Cowan *et al.* avaliaram a utilidade de um painel de biomarcadores (pesquisa de eosinófilo no escarro induzido, FeNO e BrTyr urinário) na identificação da presença de inflamação atópica e estresse oxidativo para prever resposta clínica ao corticosteroide. A combinação de valores de FeNO elevados e níveis elevados de BrTyr urinário apresentou utilidade clínica superior a outras combinações para prever uma resposta clínica favorável a terapia com CI, associada à melhora no escore ACQ (*Asthma Control Questionnaire*), ao volume expiratório forçado no primeiro segundo (VEF$_1$) ou à hiper-responsividade brônquica. A atopia é um fator relevante no aumento de FeNO, independente dos eosinófilos, pois o FeNO pode permanecer aumentado nos pacientes atópicos, apesar da supressão da inflamação eosinofílica brônquica pelo corticosteroide. Portanto, essa combinação de medidas poderia ser utilizada dispensando a realização do escarro induzido.[12]

## PERIOSTINA SÉRICA

A periostina sérica é um dos candidatos a biomarcadores com foco na asma eosinofílica. É uma proteína secretada que foi isolada primeiramente em linhagem de células osteoblásticas e associada à fibrose subepitelial em resposta a IL-4 e IL-13. Em 2011, observou-se que a administração do anticorpo monoclonal Lebrikizumabe (anti-IL-13) acarrretava melhora da função pulmonar nos pacientes com altos níveis de periostina sérica. Portanto, a periostina foi sugerida como um biomarcador sérico para pacientes respondedores ao lebrikizumabe. Outro estudo demonstrou correlação de níveis de periostina com o grau de eosinofilia brônquica.[11]

## YKL-40

A YKL-40 é uma proteína do tipo chitinase e considerada um biomarcador potencial da asma. Os níveis de YKL-40 encontram-se elevados no soro e pulmões dos pacientes adultos com asma e se correlacionam com a gravidade da doença. Nas crianças, a YKL-40 é mais elevada naquelas com asma resistente ao tratamento.[11]

## GALECTINA-10

A galectina-10 é um constituinte importante dos eosinófilos humanos e sua presença no escarro mostrou correlação forte com concentrações de eosinófilos no escarro. A medida de galectina-10 pode ser uma alternativa para a contagem de eosinófilos no escarro (isolada ou em combinação com outros biomarcadores) devido à galectina-10 estar presente

ASMA NO LACTENTE, NA CRIANÇA E NO ADOLESCENTE

somente no fenótipo eosinofílico. Entretanto, novos estudos demonstrando a eficiência do teste são necessários.[11]

## OUTRAS ANÁLISES

Algumas proteínas naturais que são alvos de alguns medicamentos são consideradas uma classe de biomarcadores conhecidas como "alvos medicamentosos". Há interesse crescente no desenvolvimento de biomarcadores diagnósticos para diferenciar "asma alérgica" de outras doenças pulmonares inflamatórias e também para monitorizar novos medicamentos biológicos que atuem em biomoléculas que participem na regulação da patogênese da asma e que poderiam ser mais eficazes do que os medicamentos químicos tradicionais, como os corticosteroides. A abordagem inclui a genômica, a proteômica e a epigenômica. O estudo integrado desses sistemas pode proporcionar maior compreensão da fisiopatogenia da doença.[2]

Mais recentemente surgiram as análises metabolômicas no condensado exalado e na urina para uma variedade de metabólitos que estão relacionados à inflamação brônquica. Os dados metabólicos globais representam a expressão da resposta metabólica multiparamétrica dos sistemas vivos ao estímulo fisiopatológico. A metabolômica é o estudo das moléculas pequenas (< 1 kDa) originadas da atividade metabólica celular. As novas técnicas analíticas como ressonância nuclear magnética, o nariz eletrônico e a espectrometria de massa estão se tornando mais acessíveis para mensurar novos biomarcadores para asma. A metabolômica comumente é realizada no sangue ou urina, mas pode ser realizada em outros biofluidos e culturas de células. O nariz eletrônico é outro método não invasivo e promissor para o estudo das metabolômicas. Essa técnica combina resposta a partir de uma matriz de nanossensores que reagem a diversas frações de compostos orgânicos voláteis (VOCs) na respiração, causando uma digital específica.[4]

Vários biomarcadores novos têm sido propostos para analisar diferentes aspectos dos componentes não inflamatórios da asma. Alguns exemplos incluem: metaloproteinase de matriz-12 no escarro; desmosina e isodesmosina na urina, plasma e escarro para a degradação de elastina no tecido de matriz; e mucina brônquica no escarro para hipersecreção de muco.[4]

## CONSIDERAÇÕES FINAIS

Em vista dessa natureza complexa da patogênese da asma, é inútil acreditar que um simples biomarcador possa proporcionar todas as informações necessárias sobre a inflamação brônquica.[4] Biomarcadores potenciais, reprodutíveis, não invasivos e não influenciados pelo tratamento necessitam ser desenvolvidos e esforços significativos deveriam ser feitos para se obter biomarcadores confiáveis que pudessem orientar um tratamento personalizado com base nos fenótipos e endótipos da asma.[11]

Ambos, escarro induzido e FeNO, têm papel importante no monitoramento da asma. Não há um único teste para diagnóstico e acompanhamento da asma, mas muitos biomarcadores existentes são úteis no manejo da doença.[4]

## REFERÊNCIAS BIBLIOGRÁFICAS

1. Hilvering B, Pavord I. What goes up must come down: biomarkers and novel biologicals in severe asthma. Clin Exp Allergy. 2015;45(7):1162-9.
2. Sicar G, Saha B, Bhattacharya SG, Saha S. Allergic asthma biomarkers using systems approaches. Frontiers Gen. 2014;4:308.
3. Global Initiative for Asthma. [Internet] [Acesso em 09 jun 2016]. Disponível em: www.ginasthma.org
4. Leung TF, Ko FWS, Wong GWK. Recent advances in asthma biomarker research. Ther Adv Respir Dis. 2013;7:297-308.
5. Walford HH, Doherty TA. Diagnosis and management of eosinophilic asthma: a US perspective. J Asthma Allergy. 2014;7:53-65.
6. Johansson SOG, Bieber T, Dahl R, Friedmann PS, Lanier BQ, Lockey RF, et al. Revised nomenclature for allergy for global use: Report of the Nomenclature Review Committee of the World Allergy Organization, October 2003. J Allergy Clin Immunol. 2004;113:832-6.
7. Holgate ST. Mechanisms of Asthma and Implications for Its Prevention and Treatment: A Personal Journey. Allergy Asthma Immunol Res. 2013;5:343-7.
8. Galli SJ, Tsai M, Piliponsky AM. The development of allergic inflammation. Nature. 2008;454:445-54.
9. Rosenberg HF, Dyer KD, Foster PS. Eosinophils: changing perspectives in health and disease. Nat Rev. 2013;13:9-22.
10. Wadsworth SJ, Sin DD, Dorscheid D. Clinical update on the use of biomarkers of airway inflammation in the management of asthma. J Asthma Allergy. 2011;4:77-86.
11. Kim M-A, Shin YS, Pham LD, Park H-S. Adult asthma biomarkers. Curr Opin Allergy Immunol. 2014;14:49-54.
12. Cowan DC, Taylor R, Peterson LE, Cowan JO, Palmary R, Williamson A, et al. Biomarker-based asthma phenotypes of corticosteroid response. J Allergy Clin Immunol. 2015;135(4):877-83.
13. Majida H, Kaoa C. Utility of exhaled nitric oxide in the diagnosis and management of asthma. Curr Opin Pulm Med. 2010;16:42-7.

**CAPÍTULO 14**

Fabíola Isabel Suano de Souza
Roseli Oselka S. Sarni

# Obesidade, Nutrição e Asma

## INTRODUÇÃO

A obesidade e a asma apresentam padrões epidemiológicos similares com incremento na prevalência ao longo das últimas décadas. Esse incremento paralelo das duas doenças levou muitos investigadores a postularem uma conexão entre elas, embora a casualidade dessa relação ou o confundimento por alguns fatores ainda seja motivo de debates.[1]

A prevalência de excesso de peso é crescente. No Brasil, uma em cada três crianças com idades entre cinco e nove anos está acima do peso e, entre os 10 e 19 anos de idade, o sobrepeso aumentou seis vezes para o gênero masculino (3,7%, em 1975, e 21,7%, em 2009) e três vezes para o gênero feminino (7,6%, em 1975, e 19,4%, em 2009) em trinta anos.[2] Em especial, a prevalência de síndrome metabólica tem aumentado significativamente, e mais de dois milhões de crianças nos Estados Unidos da América (EUA) têm hoje essa condição, definida por hipertensão, dislipidemia aterogênica e intolerância à glicose. Segundo a Organização Mundial de Saúde (OMS), cerca de 235 milhões de pessoas no mundo apresentam asma. Nos EUA, a prevalência é de cerca de 8% e 9% para adultos e crianças, respectivamente. Na América Latina, a metade dos países apresenta prevalência superior a 15%; no Brasil, para crianças de 13-14 anos, é de 13,3%.[3]

A par dos fatores genéticos, os fatores nutricionais, como a dieta materna durante a gestação e lactação, a alimentação nos dois primeiros anos de vida e a obesidade em crianças e adolescentes têm sido postulados como hipóteses implicadas na asma.

Acredita-se que a relação entre as duas doenças pode ocorrer por uma interação bidirecional. Por exemplo, obesos asmáticos são mais propensos a apresentar síndrome metabólica comparativamente aos não asmáticos, sugerindo que a asma *per se* pode aumentar o risco da síndrome. Similarmente, a síndrome metabólica tem sido implicada no incremento da gravidade da asma. Um aspecto que sugere uma relação causal entre as doenças diz respeito ao fato de ocorrer melhora na função pulmonar, nos sintomas e no controle da asma com intervenções para redução de peso em indivíduos asmáticos com sobrepeso/obesidade.[4]

Há três hipóteses descritas para explicar a associação entre obesidade e asma. A **primeira teoria** é centrada no papel de nutrientes específicos, como consumo de antioxidantes e gordura saturada com dano oxidativo aos pulmões ou redução na capacidade de defesa contra agentes biológicos ou químicos. Recentemente, o papel da deficiência da vitamina D tem sido aventado, tendo em vista a participação dessa vitamina em mecanismos relacionados ao sistema imunológico e autoimunidade; entretanto, as conclusões de ensaios clínicos utilizando altas doses de vitamina D ainda permanecem controversas.

Uma **segunda teoria** é centrada nos efeitos da adiposidade, em especial a abdominal, na redução da capacidade pulmonar total, da capacidade residual funcional, do diâmetro das vias aéreas periféricas e alteração na estrutura e função da musculatura lisa dos brônquios, resultando em hiper-responsividade das vias aéreas.

A **terceira teoria**, mais recente e mais aceita, é baseada em mecanismos inflamatórios que participam em ambas as condições. Na obesidade, a gordura visceral está associada com o incremento na expressão de mediadores que amplificam e propagam a resposta inflamatória local e sistêmica. Há recrutamento de células inflamatórias por citocinas, como a *monocyte chemoattractant protein*-1, e a síntese direta de citocinas pró-inflamatórias, como interleucina 6 (IL-6), fator de necrose tumoral alfa (TNF-$\alpha$), *transforming growth fator* (TGF) $\beta$1 e eotaxina. A consequente alteração no balanço das vias imunomoduladoras Th1 e Th2, favorecendo a última, tem sido postulado como um dos mecanismos pelo qual a obesidade poderia aumentar o risco de asma ou modificar o fenótipo da doença.

O aumento na ingestão lipídica favorece o incremento nos ácidos graxos livres circulantes que ativam as respostas imunes, como o *Toll-like receptor* 4 (TLR-4), levando a estímulo na inflamação sistêmica e da via aérea. O tecido adiposo também secreta adipocinas, como a leptina. Os receptores de leptina estão presentes em células epiteliais alveolares e brônquicas e a leptina induz à ativação de macrófagos alveolares e tem efeitos indiretos nos neutrófilos. Além disso, a leptina promove proliferação Th1, induzindo o aumento da ativação de neutrófilos pelo TNF-$\alpha$. A adiponectina, como uma adipocina anti-inflamatória, tem efeitos benéficos em modelos animais de asma, especialmente no sexo feminino. Na gestação, revisão recente mostrou que a obesidade associa-se a aumento na chance de asma na criança.[3]

Adicionalmente à relação entre obesidade e asma, fortes evidências sugerem que a obesidade relaciona-se com resistência insulínica e diabetes tipo 2 (DM2). O DM2 e a resistência insulínica associam-se com prejuízo na função pulmonar, e alguns estudos têm mostrado que a associação pode ocorrer mesmo na ausência de DM2 e apesar do controle do índice de massa corporal (IMC). A resistência insulínica e o consequente hiperinsulinismo interferem nos efeitos anti-inflamatórios da insulina e aumentam a reatividade brônquica pela inibição dos receptores muscarínicos pré-sinápticos M2. Adicionalmente, as serina/treonina quinases, como a c-Jun-NH2-terminal quinases, são ativadas pela via de sinalização dos TLR e inibem a sinalização da insulina.[4]

A associação entre resistência insulínica e asma tem sido documentada em estudos recentes com crianças e adolescentes. Jimenez *et al.*, avaliando crianças e adolescentes obesos ($n = 143$, idades de 4 a 15 anos), encontraram associação entre os valores do *homeostatic model assessment* (HOMA) e sensibilização alérgica (avaliada pelo teste cutâneo de leitura imediata) e com o diagnóstico médico de asma alérgica.[5]

A dislipidemia também pode afetar o recrutamento das células do sistema imunológico para o pulmão na asma. As baixas concentrações de HDL colesterol foram associadas com incremento no risco de asma na adolescência, e um estudo recente envolvendo 85.555 adultos demonstrou que a hipertrigliceridemia e a queda nas concentrações de HDL colesterol associaram-se com sibilância, apoiando o seu papel como biomarcador de inflamação.[6] Scichilone *et al.* descreveram em asmáticos leves concentrações mais baixas de LDL-1 e LDL-2 que são menos inflamatórios e elevação nas concentrações de LDL-3 e LDL-4 que são mais pró-inflamatórios. As concentrações de LDL-3 foram negativamente associadas com a função pulmonar, sugerindo sua contribuição nas alterações inflamatórias das vias aéreas.[7]

O estudo *Cardiac Artery Risk Detection in Appalachian Communities* (CARDIAC) realizado na Virgínia, EUA, envolvendo 18.000 crianças, mostrou pela primeira vez fortes evidências de associação entre obesidade e asma. A análise confirmou que a prevalência de asma aumenta com o incremento no IMC, mas somente quando o IMC atinge os pontos de corte definidos como obesidade (para ambos os sexos); não foi verificada diferença na prevalência de asma entre crianças com sobrepeso e eutróficas. Outra conclusão importante desse estudo é que a asma associa-se com hipertrigliceridemia e resistência insulínica, independentemente do IMC. A insulina em excesso pode alterar diretamente a fisiologia das células pulmonares. Os achados sugerem forte influência das vias metabólicas na imunidade inata e adaptativa envolvidas na patogênese da asma e enfatizam a importância do adequado manejo dietético e/ou farmacológico precoce, visando o melhor controle da asma crônica na criança.[8]

O conhecimento da ação da insulina sobre o epitélio pulmonar deve crescer bastante nos próximos anos a partir da recente aprovação de uso da insulina inalatória para tratamento do diabetes melito. Resultados preliminares sugerem que a insulina inalada reduz o volume expiratório forçado em 1 segundo ($VEF_1$). Os mecanismos relacionados seriam a exacerbação da resposta de linfócitos Th2, degranulação mastocitária e HRB, resultando em broncoconstrição.[9]

## DIETA E ASMA

### Padrões dietéticos

Vários padrões dietéticos têm sido associados ao risco para desenvolvimento de doenças respiratórias. A dieta do Mediterrâneo foi descrita como protetora na redução de doenças respiratórias alérgicas em estudos epidemiológicos. A dieta consiste no consumo elevado de alimentos de origem vegetal minimamente processados, frutas, verduras legumes, leguminosas, cereais integrais, castanhas e sementes, peixes, azeite de oliva, vinho, baixo consumo de carne vermelha e consumo moderado de leite e derivados. Estudos mostraram que a aderência à dieta na faixa etária pediátrica é inversamente associada à atopia e tem efeito protetor na sibilância e asma. A aderência à dieta do Mediterrâneo du-

ASMA NO LACTENTE, NA CRIANÇA E NO ADOLESCENTE

rante a gestação reduziu o risco de sibilância persistente e de atopia em crianças em 78% e 45%, respectivamente.

A dieta ocidental, típica dos países desenvolvidos, é caracterizada por alto consumo de grãos refinados, carne vermelha e curada, doces, frituras e alto consumo de leite e derivados. Esse padrão foi associado ao aumento no risco de asma em crianças. O consumo frequente de alimentos tipo *fast food* aliado a um comportamento alimentar desfavorável, como, por exemplo, o hábito de ingerir salgadinhos e alimentos industrializados, também foi associado à presença de asma, sibilância e hiperresponsividade de vias aéreas. Em adultos, esse tipo de padrão foi associado ao aumento no número de exacerbações de asma, mas não relacionado com risco para a doença.

A redução de fibras na dieta contribui para modificações na biodiversidade da microbiota intestinal, fator de risco comum para a obesidade e doenças alérgicas. Mudanças na composição da microbiota intestinal relacionam-se com inflamação (aumento da proteína C reativa, IL-6, IL-1β e fator de necrose tumoral alfa), quebra na homeostase intestinal e maturação do sistema imunológico, com alteração na barreira intestinal e aumento na circulação sistêmica de endotoxinas. Os produtos de fermentação de fibras prebióticas, os ácidos graxos de cadeia curta, têm efeitos anti-inflamatórios, contribuem para a integridade intestinal e redução nas endotoxinas circulantes em modelos experimentais. Estudos experimentais e em humanos apontam para um papel benéfico dos probióticos, como o *Lactobacillus rhamnosus* administrados à mãe no final da gestação na modulação de genes relacionados ao TLR na placenta e intestino fetal. Futuros estudos com tamanho amostral expressivo na gravidez são necessários para avaliar os efeitos da microbiota na inter-relação entre os efeitos metabólicos e imunológicos.

## Consumo de frutas, verduras e legumes (F,V,L)

O consumo adequado de F,V,L tem sido investigado com relação à presença de antioxidantes, vitaminas, minerais, fibras e fitoquímicos com benefícios potenciais para o trato respiratório e sistema imunológico. Saadeh *et al.* mostraram que o consumo adequado de frutas era associado a baixa frequência de sibilância e que o consumo de verduras associava-se a baixa prevalência de sibilância e asma em crianças entre oito e 12 anos de idade.[10]

Metanálise recente envolvendo adultos e crianças, incluindo 12 coortes, 4 estudos caso-controle e 26 transversais mostrou que o consumo alto de F,L,V reduzia o risco de sibilância em crianças, e que a ingestão desses alimentos era negativamente associada ao risco de asma.[11] Os resultados avaliando o impacto do consumo de F,V,L em gestantes na redução do risco de asma em crianças ainda são controversos.

Portanto, há considerável evidência sugerindo o efeito protetor do consumo elevado de F,V,L na redução do risco de asma em crianças e adultos.

## Ácidos graxos poli-insaturados de cadeia longa da família ômega 3 e consumo de peixes

Os ácidos graxos poli-insaturados de cadeia longa da família ômega 3 provenientes de fontes marinhas e suplementos apresentam efeitos anti-inflamatórios por meio de vá-

OBESIDADE, NUTRIÇÃO E ASMA

rios mecanismos, como a incorporação nas membranas celulares e síntese diferenciada de eicosanoides. Estudos experimentais mostraram que eles reduzem a produção de prostaglandina E2 (pró-inflamatória), leucotrieno B4 e a atividade do fator nuclear NFκB, potente fator de transcrição inflamatório. Eles também regulam negativamente a produção de IL-1B, TNF-α por monócitos e macrófagos, diminuem a expressão de moléculas de adesão nos monócitos e células endoteliais e reduzem a produção de radicais livres nos neutrófilos. A relação entre o consumo de ômega 3 e condições respiratórias em crianças é contraditória. O consumo de peixes fontes de ômega 3 na gestação foi associado ao efeito protetor no risco de asma aos cinco anos em filhos de mães asmáticas, e uma revisão sistemática recente dos estudos avaliando a suplementação de ômega 3 na gestação encontrou redução no risco de asma em crianças.[12]

Ensaios clínicos randômicos investigando a suplementação materna com óleo de peixe durante a gestação demonstraram efeitos imunomoduladores benéficos em sangue de cordão, redução na sensibilização a alérgenos e na ocorrência de doenças alérgicas nas crianças. A suplementação durante a gravidez reduz o estresse oxidativo neonatal, a produção de leucotrieno B4 por neutrófilos, a qual se correlaciona com menor resposta inflamatória mediada pelo *Toll-like receptor* 4. Há duas revisões sistemáticas recentes concluindo que há evidências insuficientes para recomendar a suplementação com óleo de peixe ou com ácidos graxos (como o ácido aracdônico) para prevenção e tratamento da asma.[13,14]

Portanto, os dados que avaliam os possíveis efeitos benéficos da suplementação de ômega 3 na asma são heterogêneos, não havendo evidências suficientes para sua preconização na asma. Embora pareçam promissores, ainda não há evidências fortes que apoiem o uso rotineiro com desfechos positivos em relação à asma.

## Minerais, antioxidantes e estresse oxidativo

Os antioxidantes são importantes na proteção contra os efeitos deletérios do estresse oxidativo nas vias aéreas, uma característica das doenças respiratórias, como a asma. O estresse oxidativo nas vias aéreas é produzido nos pulmões em decorrência da exposição a poluentes, irritantes químicos ou por resposta celular inflamatória. O aumento de radicais livres nas vias aéreas leva à inflamação via ativação do NFκB e do aumento na expressão de genes de mediadores pró-inflamatórios. Os antioxidantes incluem vitamina C, vitamina E, flavonoides e carotenoides e estão abundantemente presentes em frutas, verduras, legumes, castanhas, óleos vegetais, vinho tinto e suco concentrado de uva. Embora os antioxidantes tenham um papel na proteção a doenças alérgicas, há também uma preocupação teórica que a suplementação poderia incrementar a capacidade de diferenciação Th2 (por inibir o estresse oxidativo) e favorecer o desenvolvimento de asma e doenças alérgicas. À semelhança de outros nutrientes, a dose, época de início e duração da suplementação em fases precoces da vida podem ser críticos para os resultados.

Os antioxidantes podem também ser importantes na asma durante a gestação. O consumo elevado de antioxidantes por mulheres asmáticas durante a gravidez mostrou impacto positivo no crescimento fetal.

Os carotenoides são pigmentos de plantas e incluem; α e β caroteno, licopeno, luteína e β criptoxantina. Esse grupo de antioxidantes lipossolúveis têm se mostrado benéfico para a saúde respiratória, tendo em vista sua habilidade em lidar com radicais livres, reduzindo o estresse oxidativo. O licopeno, presente predominantemente em tomates, foi positivamente associado com melhora na função pulmonar em asmáticos. Estudos de intervenção com licopeno mostraram que a suplementação seria capaz de suprimir a resposta inflamatória por neutrófilos na via aérea.

A vitamina C tem sido entusiasticamente estudada pelos benefícios na asma. Estudos *in vitro* com linhagens de células endoteliais mostraram que a vitamina C foi capaz de inibir a ativação do NFκB pela IL-1 e TNF-α e bloquear a produção de IL-8 via mecanismos não dependentes de sua atividade antioxidante. Em crianças, estudos observacionais avaliando o consumo de frutas ricas em vitamina C mostram resultados controversos. A suplementação de vitamina C também não mostrou impacto na redução do risco de asma. A suplementação de vitamina C (500 mg/dia) em 179 grávidas fumantes levou a melhor função pulmonar e redução no risco de sibilância nos recém-nascidos até um ano de idade.[15] Não há, até o momento, fortes evidências de benefícios de suplementação da vitamina C na redução do risco de asma.

A família vitamina E compreende 4 tocoferóis e 4 tocotrienóis, sendo os mais presentes na dieta e nos tecidos o α-tocoferol e γ-tocoferol. A vitamina E atua sinergicamente com a vitamina C na neutralização de radicais livres. O alfatocoferol é a forma de vitamina E que auxilia na manutenção da integridade das membranas celulares por inibir a peroxidação lipídica. O consumo de vitamina E inferior à recomendação foi descrito em mulheres grávidas com história familiar positiva para doenças alérgicas e, estudo recente em modelos animais enfatizou que o α-tocoferol pode ser importante para mães alérgicas na gestação. Além disso, estudos observacionais sugerem que o consumo materno reduzido de vitamina E associou-se com incremento no risco de asma e sibilância na criança.

Os flavonoides são potentes antioxidantes com ações anti-inflamatórias e antialérgicas devido, em parte, à sua habilidade em neutralizar radicais livres. Tanaka *et al.* descreveram benefícios dos flavonoides no desenvolvimento e progressão da asma.[16]

Adicionalmente à participação na defesa antioxidante, experimentos *in vitro* evidenciam efeitos na resposta imunológica mediada por IgE, como secreção de histamina por mastócitos, mudança na produção de citocinas Th2 para Th1, diminuição na ativação do NFkB e inibição do TNF-α. Em humanos, evidências de estudo caso-controle em adultos mostrou que o consumo de maçã e vinho tinto foi associado à redução na prevalência e gravidade da asma. Faltam estudos avaliando os efeitos de flavonoides na dieta materna e desfechos respiratórios na criança. Um estudo encontrou associação positiva entre o consumo de maçã na gestação e redução da asma nas crianças aos cinco anos de idade.

O estresse oxidativo tem sido reconhecido como potencial mecanismo pelo qual a obesidade pode incrementar a gravidade da asma. O sistema renina-angiotensina-aldosterona, um potente indutor do estresse oxidativo, é frequentemente ativado em pacientes com síndrome metabólica e resulta em incremento nas concentrações de angiotensina II. A angiotensina II parece estar envolvida no remodelamento da via aérea e ser capaz de desencadear hiperresponsividade brônquica. A suplementação com antioxidantes foi sugerida para modular os efeitos de lesões de vias aéreas em pacientes com asma. Estudo randômico conduzido com crianças asmáticas no México avaliou o impacto da suplementação combinada das vitaminas C e E comparativamente ao placebo. A suplementação atenuou o comprometimento da função pulmonar nas crianças com formas moderadas ou graves da doença.[17]

Estudos epidemiológicos são promissores quanto à associação entre a vitamina D e a saúde respiratória; entretanto, os mecanismos envolvidos ainda não foram plenamente elucidados. A vitamina D parece ter papel protetor contra a suscetibilidade e severidade de infecções que podem deflagrar a asma; na forma ativa ($1,25\ (OH)_2D$), modifica a produção de catelicidinas e defensinas que matam as bactérias e induzem ao reparo tecidual. Estudos *in vitro* apontam para uma ligação entre a vitamina D e o remodelamento da via aérea. Evidências provenientes de estudos epidemiológicos associam baixas concentrações de vitamina D com sibilância e infecções recorrentes, mas a ligação com asma é fraca e inconsistente. Em crianças, baixas concentrações de vitamina D foram relacionadas a piora na função pulmonar, aumento no uso de corticosteroide e no número de exacerbações. A deficiência de vitamina D na gestação (18 semanas), em estudo observacional, foi associada à sibilância e piora na função pulmonar aos seis anos de idade e ao aumento do risco de asma em meninos. Mais evidências provenientes de estudos de suplementação são necessárias antes da adoção rotineira de administração dessa vitamina.

Alguns minerais apresentam efeito protetor para a saúde respiratória. Em crianças, o aumento na ingestão de magnésio, cálcio e potássio foi inversamente relacionado à prevalência de asma. O magnésio pode ter efeito broncodilatador em pacientes com asma. O consumo baixo de magnésio por crianças foi associado a efeitos negativos na musculatura lisa na asma grave, com piora da função pulmonar. A ingestão de selênio é mais baixa em asmáticos comparativamente a não asmáticos, e as concentrações plasmáticas maternas são inversamente associadas ao risco de asma nas crianças. Estudo randômico em adultos com asma não mostrou benefícios com a suplementação de selênio. A ingestão adequada de minerais parece ser importante, ainda que as evidências para suplementação sejam fracas.

## INFLUÊNCIAS NUTRICIONAIS NA PROGRAMAÇÃO EPIGENÉTICA

A nutrição no início da vida, especialmente da concepção até os dois anos de idade (os primeiros 1.000 dias), tem grande influência na predisposição futura a doenças crônicas não transmissíveis. Mais recentemente tem sido postulado que um dos principais mecanismos por meio dos quais a nutrição pode influenciar o desenvolvimento futuro de doenças é a epigenética. Os mecanismos epigenéticos podem ser definidos como uma rede de processos biológicos que regulam a expressão de genes para produzir mitoticamente mudanças herdáveis na função celular, sem modificar a sequência do DNA. Esses processos envolvem a metilação do DNA, modificação das histonas e os micro-RNAs. Em relação à asma, sabe-se que a exposição materna ao cigarro e poluição do ar aumentam o risco, enquanto a dieta rica em legumes, verduras, frutas e peixe reduzem o risco. Estudo-piloto recente encontrou diferenças na metilação do DNA entre crianças com obesidade e asma, com obesidade sem asma, asmáticas não obesas e controles saudáveis. Os obesos asmáticos têm incremento na metilação do FCER2 e TGFB1, modificações associadas à diferenciação das células T e aumento na ativação dos macrófagos, fatores envolvidos na patogênese da asma associada à obesidade.[18]

ASMA NO LACTENTE, NA CRIANÇA E NO ADOLESCENTE

Estudos experimentais prévios sugerem que o desbalanço na dieta no período da gestação interfere no desenvolvimento e inervação pulmonar, levando à hiper-reatividade da via aérea, independentemente da dieta pós-natal. Além do mais, a dieta no período pré-natal pode afetar também a defesa imune inata e adaptativa, tornando a criança mais suscetível a infecções (p. ex., vírus sincicial respiratório e rinovírus), que podem predispor a chiado recorrente e asma.[1]

## Folato e metilação do DNA epigenética

Na década de 90, ensaios clínicos randômicos descreveram que a suplementação com ácido fólico no período periconcepcional reduzia o risco de ocorrência de defeitos do tubo neural. Nos últimos 20 anos, tem sido enfatizada a importância da suplementação de 400 $\mu$g/dia pelo menos um mês antes e três meses após a concepção aliada ao consumo de dieta balanceada e equilibrada. Estudo australiano mostrou que a exposição *in utero* superior a 500 $\mu$g/dia no último trimestre de gravidez aumentou o risco de asma e eczema.[19,20] Metanálise e revisão sistemática não encontrou associação entre a suplementação materna com ácido fólico no período periconcepcional (antes e durante o primeiro trimestre da gravidez) e asma na faixa etária de 0 a oito anos. Os achados sugerem que a época de exposição ao folato na vida intrauterina parece ser crítica para o desenvolvimento da asma. Mais estudos são necessários para clarear essa associação.

Até que mais estudos sejam conduzidos, parece haver um consenso de que a avaliação nutricional, orientação de uma alimentação balanceada e equilibrada e a abordagem aos distúrbios nutricionais, como a obesidade, devem fazer parte do tratamento das doenças alérgicas.

## REFERÊNCIAS BIBLIOGRÁFICAS

1. Perez MK, Piedimonte G. Metabolic asthma: is there a link between obesity, diabetes, and asthma? Immunol Allergy Clin North Am. 2014;34(4):777-84.
2. Ministério do Planejamento, Orçamento e Gestão Instituto Brasileiro de Geografia e Estatística - IBGE Diretoria de Pesquisas Coordenação de Trabalho e Rendimento. Pesquisa de Orçamentos Familiares 2008-2009: Antropometria e Estado Nutricional de Crianças, Adolescentes e Adultos no Brasil. Rio de Janeiro 2010.
3. Forno E, Gogna M, Cepeda A, Yañez A, Solé D, Cooper P, et al. Asthma in Latin America. Thorax. 2015;70(9):898-905.
4. Serafino-Agrusa L, Spatafora M, Scichilone N. Asthma and metabolic syndrome: Current knowledge and future perspectives. World J Clin Cases. 2015;3(3):285-92.
5. Sánchez Jiménez J, Herrero Espinet FJ, Mengibar Garrido JM, Roca Antonio J, Peños Mayor S, Peñas Boira Mdel M, et al. Asthma and insulin resistance in obese children and adolescents. Pediatr Allergy Immunol. 2014;25:699-705.
6. Fenger RV, Gonzalez-Quintela A, Linneberg A, Husemoen LL, Thuesen BH, Aadahl M, et al. The relationship of serum triglycerides, serum HDL, and obesity to the risk of wheezing in 85,555 adults. Respir Med. 2013;107(6):816-24.
7. Scichilone N, Rizzo M, Benfante A, Catania R, Giglio RV, Nikolic D, et al. Serum low density lipoprotein subclasses in asthma. Respir Med. 2013;107(12):1866-72.

8. Ice CL, Cottrell L, Neal WA. Body mass index as a surrogate measure of cardiovascular risk factor clustering in fifth-grade children: results from the coronary artery risk detection in the Appalachian Communities Project. Int J Pediatr Obes. 2009;4(4):316-24.

9. Singh S, Prakash YS, Linneberg A, Agrawal A. Insulin and the lung: connecting asthma and metabolic syndrome. J Allergy (Cairo). 2013;2013:627384.

10. Saadeh D, Salameh P, Baldi I, Raherison C. Diet and allergic diseases among population aged 0 to 18 years: myth or reality? Nutrients. 2013;5(9):3399-423.

11. Seyedrezazadeh E, Moghaddam MP, Ansarin K, Vafa MR, Sharma S, Kolahdooz F. Fruit and vegetable intake and risk of wheezing and asthma: a systematic review and meta-analysis. Nutr Rev. 2014;72(7):411-28.

12. Klemens CM, Berman DR, Mozurkewich EL. The effect of perinatal omega-3 fatty acid supplementation on inflammatory markers and allergic diseases: a systematic review. BJOG. 2011;118(8):916-25.

13. Kakutani S, Egawa K, Saito K, Suzuki T, Horikawa C, Rogi T, et al. Arachidonic acid intake and asthma risk in children and adults: a systematic review of observational studies. J Nutr Sci. 2014;3:e12.

14. Wendell SG, Baffi C, Holguin F. Fatty acids, inflammation, and asthma. J Allergy Clin Immunol. 2014;133(5):1255-64.

15. McEvoy CT, Schilling D, Clay N, Jackson K, Go MD, Spitale P, et al. Vitamin C supplementation for pregnant smoking women and pulmonary function in their newborn infants: a randomized clinical trial. JAMA. 2014;311(20):2074-82.

16. Tanaka T, Takahashi R. Flavonoids and asthma. Nutrients. 2013;5(6):2128-43.

17. Romieu I, Sienra-Monge JJ, Ramírez-Aguilar M, Téllez-Rojo MM, Moreno-Macías H, Reyes--Ruiz NI, et al. Antioxidant supplementation and lung functions among children with asthma exposed to high levels of air pollutants. Am J Respir Crit Care Med. 2002;166(5):703-9.

18. Rastogi D, Suzuki M, Greally JM. Differential epigenome-wide DNA methylation patterns in childhood obesity-associated asthma. Sci Rep. 2013;3:2164.

19. Dunstan JA, West C, McCarthy S, Metcalfe J, Meldrum S, Oddy WH, et al. The relationship between maternal folate status in pregnancy, cord blood folate levels, and allergic outcomes in early childhood. Allergy. 2012;67(1):50-7.

20. Whitrow MJ, Moore VM, Rumbold AR, Davies MJ. Effect of supplemental folic acid in pregnancy on childhood asthma: a prospective birth cohort study. Am J Epidemiol. 2009;170(12):1486-93.

**PARTE 2** Abordagem e Manejo

**CAPÍTULO 15**

Adriana Azoubel Antunes
Ana Caroline C. Dela Bianca Melo
Dirceu Solé

# Diagnóstico e Classificação da Asma em Escolares e Adolescentes

## INTRODUÇÃO

Asma é doença heterogênea, caracterizada por inflamação crônica das vias aéreas e pela história de sintomas respiratórios, como sibilância, falta de ar, aperto no peito e tosse, que variam ao longo do tempo e em intensidade, juntamente com limitação variável ao fluxo aéreo expiratório. Essas variações são geralmente desencadeadas por fatores como exercícios, exposição a alérgenos e irritantes, mudanças de temperatura e infecções respiratórias por vírus.[1] Salienta-se que o processo inflamatório brônquico característico está presente mesmo em pacientes com formas leves da doença e fora dos períodos de exacerbação.

Seu início é comum na infância precoce, especialmente em meninos, e a atopia está presente na maioria das crianças asmáticas após os três anos. A atopia é o fator predisponente mais forte para o desenvolvimento de asma na infância.[2,3] Na adolescência, problemas relacionados à adesão ao tratamento e ao tabagismo ativo podem dificultar o manejo da doença. Nessa faixa etária, observa-se maior prevalência da asma entre as meninas, sobretudo naquelas com obesidade e puberdade precoce.[4]

## FENÓTIPOS DE ASMA

A asma pode se apresentar clinicamente de diferentes maneiras, e a classificação pode ser feita de acordo com o seu fenótipo.[5] O parâmetro mais amplamente utilizado para classificar a asma tem sido a existência ou não de atopia. As pesquisas realizadas nas últimas duas décadas têm verificado a natureza heterogênea dos quadros de asma, caracterizando estes pacientes com fenótipos distintos. Entre crianças na fase escolar e adolescentes, o fenótipo de asma mais comum é o atópico ou asma alérgica. Esse também é o mais fácil de reconhecer, uma vez que está associado a antecedentes pessoais ou familiares de doenças alérgicas, como dermatite atópica, rinite alérgica, alergia alimentar ou a medicamentos. A asma alérgica geralmente tem início nos primeiros anos de vida, ou mesmo na fase escolar ou na adolescência. A avaliação do escarro induzido desses pacientes antes do início do tratamento identifica, na maioria das vezes, presença de inflamação eosinofílica das vias aéreas. Alguns pacientes com asma não apresentam associação com atopia, sendo considerados portadores de asma não alérgica. O processo inflamatório das vias aéreas desse fenótipo demonstra predomínio de neutrófilos, podendo-se identificar também eosinófilos ou poucas células inflamatórias. É um fenótipo mais frequente em adultos, podendo estar presente na infância e na adolescência, e manifesta-se quase sempre como asma grave, com má resposta ao tratamento com corticosteroide inalado.[1,6]

Mais recentemente, tem-se percebido que outros fatores seriam igualmente relevantes na classificação fenotípica desses indivíduos, considerando aí a idade de início dos sintomas, a gravidade das crises e a necessidade de medicamentos anti-inflamatórios, além da própria história de atopia. Exemplos dessas situações seriam a asma alérgica de início precoce, a asma tardia relacionada à obesidade e a asma não alérgica grave com exacerbações frequentes.[7]

Entre os escolares, ainda é possível identificar os com asma induzida por vírus. Nesse fenótipo, mais comum entre os pré-escolares, os sintomas desaparecem completamente entre os episódios de sibilância e, normalmente, seguem-se a uma infecção respiratória viral, havendo remissão das crises na fase escolar ou mais tardiamente.[8]

Asma em obesos é um fenótipo bem caracterizado, embora a natureza e a causalidade dessa associação não estejam bem esclarecidas. Alguns pacientes obesos com asma apresentam hiper-reatividade brônquica, sintomas respiratórios importantes, inflamação não eosinofílica em vias aéreas e ausência de controle dos sintomas.[1]

## AVALIAÇÃO E DIAGNÓSTICO

O diagnóstico de asma torna-se mais fácil em crianças maiores de seis anos e nos adolescentes do que em lactentes, devido à existência de história clínica mais definida, melhor caracterização dos sinais e sintomas e menor incidência de sibilância associada a infecções respiratórias virais, além da possibilidade de realização de exames de função pulmonar.

Há algum tempo, tem sido observado que a prevalência de asma na infância é maior entre os meninos. A razão para essa diferença entre os gêneros não está bem esclarecida. Estudos sugerem que isso pode ser justificado pelo tamanho reduzido das vias aéreas dos meninos em relação ao tamanho dos pulmões, e pelos fluxos expiratórios forçados dos meninos, em média 20% menores do que meninas durante o primeiro ano de vida, quando esses parâmetros são corrigidos pela estatura.[9,10]

Na adolescência, ocorre mudança desse padrão, e a asma torna-se mais prevalente e mais grave entre as adolescentes.[6,11] Estudos sugerem que tanto as alterações hormonais quanto as exposições ambientais específicas dos gêneros contam para essa diferença. As adolescentes estão mais propensas do que os meninos a experimentar cosméticos, fragrâncias e outros precipitantes potenciais de sintomas de asma. Elas também participam mais das tarefas domésticas, o que podem aumentar a sua exposição a substâncias irritantes, como produtos de limpeza e poeira.[12,13]

## ANAMNESE

A identificação de sintomas respiratórios recorrentes, como sibilância, dispneia, aperto no peito ou tosse, associados à limitação ao fluxo aéreo expiratório norteiam a avaliação clínica. O padrão de sintomas é importante, uma vez que os mesmos sintomas respiratórios podem surgir devido outras condições que não a asma. A história clínica deve ser a mais completa possível, abordando detalhadamente os sintomas pulmonares e extrapulmonares e seus fatores desencadeantes, além do histórico familiar, das condições de vida e terapêuticas instituídas antes. Nessa doença, alguns aspectos da anamnese são bastante significativos, como o início dos sintomas, evolução, número de crises, história de internação pregressa, comorbidades (p. ex., otites, sinusites), período intercrise (sintomas noturnos, duração), apresentação das crises (sintomas, duração, intensidade e frequência, número de exacerbações graves, necessidade de hospitalização ou consultas em serviços de urgência), presença de atopia (rinite, dermatite, sintomas do trato gastrintestinal) e resposta aos broncodilatadores.

O Quadro 15.1 resume as características típicas da asma que, quando presentes, aumentam a probabilidade do diagnóstico.

---

**Quadro 15.1** Características clínicas que sugerem asma.[1]

- Presença de mais de um sintoma (sibilância, dispneia, tosse, aperto no peito)
- Sintomas geralmente pioram à noite ou ao despertar, com melhora durante o dia
- Sintomas variam ao longo do tempo e em intensidade
- Sintomas são desencadeados por infecções virais, exercício, exposição a alérgenos, mudanças de tempo, emoções ou irritantes, como poluição, fumaça de cigarro ou mofo.

---

Tradicionalmente, as queixas de asma em crianças e adolescentes são episódicas. No entanto, uma pequena parte dos pacientes têm asma mais grave e podem apresentar sintomas contínuos, intensificados nas exacerbações. Dificuldade para falar, vômitos e alterações do nível de consciência podem ser encontrados em crises graves. Em alguns pacientes asmáticos, a tosse pode ser um sintoma isolado, sem a presença de sibilos e/ou chiado, sendo diagnosticados como portadores de "asma – variante tosse".[1] Esses pacientes, geralmente crianças, costumam apresentar sintomas noturnos e a função pulmonar, cuja avaliação é importante ser documentada, pode ser normal. É preciso considerar os diagnósticos diferenciais desse tipo de asma, como o refluxo gastresofágico, gotejamento posterior de rinofaringe, sinusite crônica e disfunção de cordas vocais.[14]

ASMA NO LACTENTE, NA CRIANÇA E NO ADOLESCENTE

Na suspeita de asma, a resposta aos tratamentos já empregados deve sempre ser investigada, e a boa resposta clínica aos agentes broncodilatadores é indicativa da doença. Do mesmo modo, é fundamental para a classificação de gravidade e de controle da asma a investigação, na história clínica, da frequência dos sintomas noturnos e diurnos, do uso de medicação de alívio, de limitações às atividades físicas e de faltas à escola e, quando possível, de variações da função pulmonar. Uma parte dos asmáticos apresenta broncoespasmo induzido por exercício. Esses pacientes manifestam caracteristicamente tosse e/ou sibilos alguns minutos após a prática de atividades físicas intensas, geralmente com melhora espontânea.[15]

Alguns pontos associados à maior probabilidade de exacerbação grave e óbito por asma devem ser questionados na anamnese. Entre eles, destacam-se: uso frequente de corticosteroide sistêmico; três ou mais visitas a serviços de urgência no último ano; exacerbação grave prévia com necessidade de ventilação mecânica; problemas psicossociais; asma lábil; uso acentuado de medicação de alívio; presença de comorbidades.

A criança ou o adolescente devem ser estimulados a participar de sua consulta, fornecendo informações sobre seus sintomas e o impacto da asma sobre a sua qualidade de vida. A família deve ser questionada e receber informações quanto ao conhecimento do diagnóstico, tabus sobre o tratamento e aceitação da doença, aumentando, assim, a adesão ao tratamento a ser proposto. Pais e filhos geralmente têm diferentes percepções sobre a responsabilidade que cada um deve ter para os cuidados com os fatores desencadeantes e tratamento da asma, e a transferência da responsabilidade do manejo da asma dos pais para os adolescentes é um processo complexo e não linear que acontece ao longo de vários anos.[11] Portanto, é importante discutir esses aspectos com o paciente e seus cuidadores.

Os antecedentes familiares devem identificar história familiar de asma, bronquite, rinite ou eczema. O nível de escolaridade dos pais, as condições de moradia, identificando a presença de animais domésticos, poeira, mofo, tabagismo passivo e a frequência em creche ou escola devem ser abordados. É de grande importância verificar o impacto da doença e a existência de limitação de atividades, prejuízo da qualidade de vida do paciente e seus familiares, número de faltas escolares, o efeito no crescimento e desenvolvimento da criança ou adolescente e, ainda, o impacto econômico que a doença causa na renda familiar.

## EXAME FÍSICO

Na maioria das vezes, o exame físico da criança asmática é normal quando não há exacerbação. Sibilos, taquipneia e sinais de dispneia são os achados mais comuns das crises. Nessas ocasiões, os sibilos são difusos e expiratórios, tornando-se inspiratórios e expiratórios em graus mais intensos de obstrução brônquica. Retração supraclavicular e contração dos músculos cervicais, retração subcostal e abdominal são sinais clínicos que se associam com maior grau de obstrução brônquica. A presença isolada de sibilos inspiratórios não é característica de asma e outros diagnósticos devem ser pesquisados nesses pacientes.

Crianças em bom estado geral, tranquilas, são menos propensas a apresentar crise grave do que crianças ansiosas ou agitadas durante a exacerbação. A presença de cianose, dificuldade de fala, rebaixamento do nível de consciência, bradicardia e ausência de murmúrio vesicular à ausculta são sinais de falência respiratória iminente e indicam necessidade de atuação imediata.

Não há nenhum sinal clínico isolado capaz de predizer a gravidade da crise de asma. O exame físico deve incluir, além da avaliação torácica, a avaliação do estado geral da criança, do seu nível de consciência, das vias aéreas superiores e a mensuração dos sinais vitais, principalmente a frequência respiratória (FR) e a frequência cardíaca (FC). Quando disponível, a medida do pico de fluxo expiratório (PEF) pode ser utilizada para colaborar a identificar a gravidade da crise no serviço de urgência. Os níveis de saturação de O2 também são utilizados como parâmetro de gravidade das crises, e em crianças a meta é manter a saturação de oxigênio no sangue arterial $\geq$ 95%.[15] Esse parâmetro, juntamente com as medidas da FR, FC, ausculta pulmonar, uso da musculatura acessória e presença de dispneia, devem ser utilizados para a reavaliação do paciente asmático em crise, identificando a resposta ao tratamento instituído e definindo qual o próximo passo do tratamento daquela crise (ver Capítulo 18 – Exacerbação de Asma).

Avaliação da cavidade nasal, dos olhos, ouvidos e da orofaringe deve ser realizada na busca de sinais de rinite, infecção do trato respiratório superior e complicações anatômicas (pólipos, desvio de septo, hipertrofia de tonsilas faríngeas). A avaliação cutânea também é recomendada, e lesões eczematosas e pele seca podem ser sinais de dermatite atópica.

## DIAGNÓSTICO DIFERENCIAL

O diagnóstico de asma em crianças é difícil porque a presença de sintomas respiratórios episódicos, especialmente sibilância e tosse, também são comuns em crianças não asmáticas, sobretudo entre os lactentes. Outras condições, como a rinossinusite crônica, o refluxo gastresofágico e a obesidade, podem ainda coexistir com a asma e perpetuar os sintomas respiratórios, que podem ser erroneamente atribuídos apenas à asma. Nesses indivíduos, o controle da asma pode ser mais difícil.[16]

Outras causas que levam ao surgimento de sibilância, tosse e falta de ar devem ser considerados e excluídos antes da conclusão do diagnóstico. A presença de infecções de vias aéreas de repetição, sintomas neonatais ou muito precoces, o mau desenvolvimento pôndero-estatural e alterações cardiovasculares sugerem um diagnóstico alternativo para asma. No Quadro 15.2, apresentamos os diagnósticos diferenciais de asma mais frequentes entre crianças e adolescentes.

## CLASSIFICAÇÃO DA GRAVIDADE DA ASMA

Na abordagem do paciente asmático, faz-se necessária a classificação da doença levando em consideração sobretudo o controle dos sintomas, sendo o paciente classificado em bem controlado, parcialmente controlado ou não controlado.[3] O nível de controle da asma poderá ser observado em cada paciente pela melhora obtida após o tratamento instituído (redução ou mesmo ausência de sintomas). Esse controle será determinado pela predisposição genética individual, meio ambiente, medicações em uso e fatores psicossociais. O controle da asma tem importância tanto nos sintomas quanto em estabelecer um possível risco futuro,

ASMA NO LACTENTE, NA CRIANÇA E NO ADOLESCENTE

**Quadro 15.2** Diagnósticos diferenciais de asma na infância e adolescência de acordo com a periodicidade dos sintomas respiratórios.

| Sintomas intermitentes | Sintomas persistentes |
| --- | --- |
| Asma | Fibrose cística |
| Hiper-responsividade brônquica secundária a infecções virais | Tuberculose |
| Doença do refluxo gastresofágico | Rinossinusite crônica |
| Disfunção de cordas vocais | Displasia broncopulmonar |
| Distúrbios da deglutição | Imunodeficiência primária |
| Pneumonias afebris | Bronquiolite obliterante<br>Discinesia ciliar primária<br>Cardiopatias congênitas<br>Malformações congênitas (vasculares, traqueobrônquicas)<br>Aspiração de corpo estranho |

uma vez que o paciente poderá estar livre de sintomas; entretanto, por ter apresentado uma crise grave no último ano, apresenta um risco aumentado de exacerbações futuras.[17]

Na avaliação do controle da asma, deverão ser seguidas as recomendações existentes no Quadro 15.3, adaptado do GINA.[1]

**Quadro 15.3** Avaliação do controle da asma.

**1. Avaliação do controle da asma – controle de sintomas e riscos futuros**

- Avaliar o controle de sintomas nas últimas quatro semanas
- Identificar possíveis fatores desencadeantes, limitação fixa ao fluxo aéreo ou efeitos colaterais
- Avaliar a função pulmonar no início do tratamento, após 3-6 meses e, depois, periodicamente

**2. Avaliar o tratamento**

- Registrar o nível atual ou nível de tratamento em que o paciente se encontra
- Observar a técnica de inalação, efeitos colaterais e aderência ao tratamento
- Checar se o paciente tem um plano escrito de tratamento de crises
- Questionar as atitudes do paciente com relação ao controle de sua doença

**3. Avaliar comorbidades**

- Rinite, rinossinusite, refluxo gastresofágico, obesidade, apneia obstrutiva do sono, depressão e ansiedade podem contribuir para uma piora dos sintomas, da qualidade de vida e, portanto, comprometer o controle da asma.

DIAGNÓSTICO E CLASSIFICAÇÃO DA ASMA EM ESCOLARES E ADOLESCENTES

Na avaliação do controle dos sintomas em crianças escolares, são levados em consideração a frequência desses sintomas, a limitação de atividades corriqueiras (prática de esportes, vida social) e a utilização de medicação de resgate. Mais recentemente, foram elaborados escores para avaliar o nível de controle da asma; entre eles destacam-se o Teste de Controle de Asma na infância (c-ACT)[18] e o Questionário de Controle de Asma (ACQ)[19] – são ferramentas numéricas que auxiliam na avaliação da controle de sintomas, embora não sejam validados para a utilização na língua portuguesa abaixo dos 12 anos de idade.

De acordo com as respostas obtidas na avaliação dos sintomas dos pacientes (Quadro 15.4), estes poderão ser classificados em bem controlados, parcialmente controlados ou não-controlados.

**Quadro 15.4** Controle de sintomas de asma.

| Nas últimas quatro semanas o paciente: | Nível de controle |
|---|---|
| • Apresentou sintomas diurnos mais de duas vezes <br> • Teve despertares noturnos <br> • Necessitou de medicações de resgate mais do que duas vezes <br> • Apresentou limitação das atividades devido à asma | **Bem controlado** – respondeu NÃO a todas as perguntas <br> **Parcialmente controlado** – respondeu SIM a 1-2 perguntas <br> **NÃO controlado** – respondeu SIM a 3-4 perguntas |

Os pacientes também podem ser classificados, de acordo com a gravidade da doença, em leve, moderado ou grave. Essa classificação poderá ser realizada quando o paciente se encontra em seguimento e não é estática, podendo variar de acordo com o nível desse controle.

Asma leve é aquela bem controlada com os níveis 1 ou 2 propostos para o tratamento, ou seja, quando se faz necessária apenas a utilização de medicação de resgate nas crises ou a utilização de corticosteroides inalados em baixa dosagem ou antileucotrienos para seu controle.

Asma moderada é aquela que necessita de broncodilatador de longa ação (LABA) para seu controle, associado ao corticosteroide inalado em baixa dosagem. Corresponde ao terceiro nível proposto para o tratamento.

A asma grave requer os níveis 4 ou 5 para controle, ou seja, alta dose de corticosteroide inalado associado ao LABA, ou mesmo quando permanece não controlada com a utilização dessas medicações.

# EXAMES COMPLEMENTARES

## Exames de imagem

Os exames de imagem em asma têm como indicação principal a exclusão de outros possíveis diagnósticos, como massas mediastinais e atelectasias,[20] ou para identificação de complicações. O radiograma do tórax, nas incidências posteroanterior e lateral, é normalmente solicitada na primeira avaliação da criança com sintomas sugestivos de asma.[5]

ASMA NO LACTENTE, NA CRIANÇA E NO ADOLESCENTE

Na grande maioria dos asmáticos, o radiograma de tórax é normal, podendo-se encontrar sinais de aprisionamento aéreo (retificação diafragmática, aumento do diâmetro antero-posterior) nos casos mais graves. Nesses pacientes, também podem ser observados sinais de inflamação pulmonar crônica, como espessamento de paredes brônquicas e sinais de infecções pregressas, como traves fibróticas. Radiograma de tórax não é indicado de forma rotineira na avaliação das crises de asma, devendo ser limitadas a casos com má resposta ao tratamento medicamentoso ou na suspeita de aspiração de corpo estranho, pneumonia, pneumotórax ou pneumomediastino.

A indicação da tomografia computadorizada de tórax em crianças com suspeita de asma limita-se à exclusão de outros prováveis diagnósticos. Por sua capacidade de avaliar os campos pulmonares de forma mais detalhada, a tomografia computadorizada tem sido cada vez mais empregada na investigação de casos graves ou que não respondem ao tratamento, o que deve levantar a suspeita de outro diagnóstico que não asma. Na tomografia de tórax de pacientes com asma, os achados de aprisionamento aéreo e de remodelamento das vias aéreas não são raros.[21] Em asmáticos graves, pode-se encontrar ainda padrão de atenuação em mosaico, semelhante ao observado na bronquiolite obliterante.

## Provas de função pulmonar

As medidas de função pulmonar são utilizadas para verificar a reversibilidade, a variabilidade e a gravidade da obstrução ao fluxo aéreo e podem ajudar a confirmar o diagnóstico. São de grande utilidade no seguimento objetivo de crianças com doenças respiratórias, podendo avaliar e documentar o impacto de intervenções terapêuticas.

Entre as provas de função pulmonar existentes, a espirometria é a mais empregada na asma, tanto no estudo de adultos como em crianças. Essa prova é utilizada para determinar fluxos e volumes expiratórios forçados e necessita da colaboração e compreensão do paciente. No entanto, trata-se de um teste de realização simples, que crianças maiores de seis anos normalmente são capazes de realizar de modo aceitável e reprodutível. No seguimento da criança asmática, muitas vezes é mais importante considerar os valores dos parâmetros encontrados em relação aos seus próprios valores anteriores do que em relação aos valores de referência.

A obstrução reversível ao fluxo aéreo faz parte da própria definição da asma e seu achado auxilia muito o diagnóstico da doença. A avaliação da resposta aos broncodilatadores é realizada pela observação na variação do volume expiratório forçado no primeiro segundo ($VEF_1$), após 15 minutos da administração de agente $\beta_2$-agonista (200 a 400 $\mu g$ de salbutamol ou equivalente). Aumento igual ou superior a 12% do $VEF_1$ basal ou a 7% no valor previsto indica resposta positiva. De modo semelhante, 20% de incremento no valor basal do $VEF_1$ após curso curto de corticosteroide oral também é indicativo de asma.[22]

## Investigação da atopia

A demonstração de sensibilização atópica é útil para identificar os fatores de risco para surgimento dos sintomas entre os asmáticos atópicos e para tomar medidas de controle ambiental individualizadas para cada paciente (ver Capítulo 6 – Atopia e Capítulo 7 – Métodos de Investigação da Sensibilização Alérgica em Crianças). Apesar da sua importância no diagnóstico e orientação da maioria das crianças e adolescentes asmáticos, a ausência de sensibilização alérgica não determina a exclusão do diagnóstico de asma.

Cerca de 80% dos asmáticos também apresentam rinite alérgica,[1] sendo indispensável confirmar a existência dessa comorbidade, que também deverá receber abordagem medicamentosa. Estudos demonstram que a ausência do tratamento concomitante da rinite pode dificultar o controle da asma e determinar maior número de exacerbações e procura por serviços de urgência.

## Marcadores de inflamação

Os biomarcadores revelam informações sobre a doença estudada e podem ser usados para identificar o risco de morbidade, identificar fenótipos ou monitorar atividade da doença, bem como identificar a efetividade do tratamento instituído (ver Capítulo 13 - Inflamação das Vias Aéreas e Biomarcadores).[23] O biomarcador ideal é aquele obtido de forma não invasiva, reprodutível, facilmente medido e que oferece informações sobre processos fisiopatológicos essenciais com excelentes índices de sensibilidade, especificidade e valores preditivos positivos e negativos. O uso de biomarcadores em vias aéreas de crianças ainda é um grande desafio e mais estudos são necessários para identificar sua utilidade. Hoje, os exames de imagem e espirometria fornecem informações importantes, porém esses métodos apresentam limitações significativas para avaliação da asma na infância. Eventos que ocorrem episodicamente, como a broncoconstricção, podem não ser identificados em quadros iniciais ou leves, e essas avaliações podem ser normais, apesar de o paciente apresentar sintomas.[23] Um grupo de trabalho dos EUA propôs os biomarcadores mais relevantes para o desfecho da asma em ensaios clínicos, sendo eles a triagem com múltiplos alérgernos, a avaliação da eosinofilia periférica, a medida da fração exalada de óxido nítrico (FeNO), a contagem de eosinófilos no escarro induzido, a dosagem de leucotrienos urinários e dosagem sérica de IgE total e alérgeno-específica.[24]

## Testes de provocação

Em casos de dúvida no diagnóstico ou de discrepância entre os sintomas e as provas de função pulmonar, pode-se indicar a realização dos testes de provocação brônquica.[1] Esses testes apresentam excelente sensibilidade no diagnóstico de asma, com baixa especificidade, uma vez que diversas doenças podem cursar com aumento da responsividade brônquica.[25] A metacolina e a histamina são as substâncias mais utilizadas e com testes mais bem padronizados, nos quais se mede a dose ou a provocação desses agentes capaz de reduzir o $VEF_1$ basal em 20%.

Existem diversos protocolos descritos para testes de provocação com exercício, os quais apresentam elevada especificidade para o diagnóstico de asma, mas com baixa sensibilidade. O exercício deve ser intenso e sustentado por alguns minutos, realizado em bicicleta ergométrica ou na esteira. Redução nos valores de função pulmonar costuma ser observada alguns minutos após o término do exercício e queda no $VEF_1$ entre 10% e 15% define o teste positivo.[25]

ASMA NO LACTENTE, NA CRIANÇA E NO ADOLESCENTE

## REFERÊNCIAS BIBLIOGRÁFICAS

1. Global Strategy for Asthma Management and Prevention, Global Initiative for Asthma (GINA) 2014. [Internet] [Acesso em 09 jun 2016]. Disponível em: http://www.ginasthma.org/
2. Sly PD, Boner AL, Bjorsten B, Bush A, Custovic A, Eigenmann PA, et al. Early identification of atopy in the prediction of persistent asthma in children. Lancet. 2008;372:1100-6.
3. Bisgaard H, Szefler S. Prevalence of asthma-like symptoms in young children. Pediatr Pulmonol. 2007;42:723-8.
4. de Marco R, Locatelli F, Sunyer J, Burney P. Differences in incidence of reported asthma related to age in men and women. A retrospective analysis of the data of the European Respiratory Health Survey. Am J Respir Crit Care Med. 2000;162:68-74.
5. Bacharier L, Boner A, Carlsen K, Eigenmann P, Frischer T, Gotz M, et al. Diagnosis and treatment of asthma in childhood: a PRACTALL consensus report. Allergy. 2008;63:5-34.
6. Payne D, Bush A. Phenotype-specific treatment of difficult asthma in children. Paediatr Respir Rev. 2004;5(2):116-23.
7. Panico L, Stuart B, Bartley M, Kelly Y. Asthma trajectories in early childhood: identifying modifiable factors. PLoS One. 2014;9(11):e111922.
8. Brand PL, Baraldi E, Bisgaard H, Boner AL, Castro-Rodriguez JA, Custovic A, et al. Definition, assessment and treatment of wheezing disorders in preschool children: an evidence-based approach. Eur Respir J. 2008;32:1096-110.
9. Hoo AF, Dezateux C, Hanrahan JP, Cole TJ, Tepper RS, Stocks J. Sex-specific prediction equations for Vmax(FRC) in infancy: a multicenter collaborative study. Am J Respir Crit Care Med. 2002;165:1084-92.
10. Tepper RS, Morgan WJ, Cota K, Wright A, Taussig LM. Physiologic growth and development of the lung during the first year of life. Am Rev Respir Dis. 1986;134(3):513-9.
11. Buford TA. Transfer of asthma management responsibility from parents to their school-age children. J Pediatr Nurs. 2004;19(1):3-12.
12. Almqvist C, Worm M, Leynaert B. Impact of gender on asthma in childhood and adolescence: A GA2LEN review. Allergy. 2008;63(1):47-57.
13. Clark NM, Valerio MA, Gong ZM. Self-regulation and women with asthma. Curr Opin Allergy Clin Immunol. 2008;8(3):222-7.
14. Gibson PG, Chang AB, Glasgow NJ, Holmes PW, Katelaris P, Kemp AS, et al. CICADA: cough in children and adults: diagnosis and assessment. Australian cough guidelies summary statement. Med J Aust. 2010;192:265-71.
15. Stirbulov R, Bernd L, Solé D. IV Diretrizes brasileiras para o manejo da asma. Rev Bras Alergia Imunopatol. 2006;29:222-45.
16. Hedlin G, Konradsen J, Bush A. An update on paediatric asthma. Eur Respir Rev. 2012;21(125):175-85.
17. Boulet LP, FitzGerald JM, Reddel HK. The revised 2014 GINA strategy report: opportunities for change. Curr Opin Pulm Med. 2015;21(1):1-7.
18. Roxo J, Ponte EV, Ramos D, Pimentel L, D'Oliveira A, Cruz AA. Portuguese-language version of the Asthma Control Test: validation for use in Brazil. J Bras Pneumol. 2010;36(2):159-66.
19. Leite M, Ponte EV, Petroni J, D'Oliveira A, Pizzichini E, Cruz AA. Evaluation of the asthma control questionnaire validated for use in Brazil. J Bras Pneumol. 2008;34(10):756-63.
20. Wandalsen N, Solé D, Naspitz C. A mediastinal tumor in an asthmatic boy. J Asthma. 1992;29:407-9.
21. de Jong P, Müller N, Paré P, Coxson H. Computed tomographic imaging of the airways: relantionship to structure and function. Eur Respir J. 2005;26:140-52.

## DIAGNÓSTICO E CLASSIFICAÇÃO DA ASMA EM ESCOLARES E ADOLESCENTES

22. I Consenso Brasileiro sobre espirometria. J Pneumol. 1996;22:105-64.
23. Taylor DR. Using biomarkers in the assessment of airways disease. J Allergy Clin Immunol. 2011;128:927-34.
24. Szefler SJ, Wenzel S, Brown R, Erzurum SC, Fahy JV, Hamilton RG, et al. Asthma outcomes: biomarkers. J Allergy Clin Immunol. 2012;129:(Suppl. 3):S9-S23.
25. American Thoracic Society. Guidelines for methacholine and exercise challenge – 1999. Am J Respir Crit Care Med. 2000;161:309-29.

**CAPÍTULO 16**

Gustavo Falbo Wandalsen
Dirceu Solé

# Diagnóstico de Asma no Lactente

## INTRODUÇÃO

A asma é uma doença crônica muito prevalente no Brasil. Em estudo multicêntrico internacional foi documentado prevalência média de sibilos no último ano de 24% entre escolares e de 19% em adolescentes brasileiros.[1] Grande parte dos asmáticos apresenta sintomas durante a infância, muitos já no primeiro ano de vida.[2]

As doenças que cursam com sibilância na infância precoce também são muito comuns e representam uma das principais causas de procura à atenção médica nessa faixa etária. De acordo com dados do estudo EISL (*Estudio Internacional de Sibilancias en Lactantes*), que avaliou a prevalência, gravidade e fatores de risco para sibilância no primeiro ano de vida em diferentes centros brasileiros, a prevalência de sibilos alguma vez variou de 43% (Recife) a 64% (Porto Alegre), enquanto a prevalência de sibilância recorrente (pelo menos três episódios prévios) variou entre 22% e 36%.[3]

Diversas doenças ou fenótipos de sibilância se sobrepõem nos primeiros anos de vida e o diagnóstico da asma em lactentes e crianças pequenas não é simples de ser feito. Entre os fatores que dificultam seu diagnóstico estão a falta de um marcador objetivo e específico da doença nessa faixa etária e a limitação nos exames complementares, como na avaliação da função pulmonar.

## FENÓTIPOS DE SIBILÂNCIA NO LACTENTE E NA CRIANÇA

Diversos fenótipos de sibilância em lactentes e crianças já foram descritos por diferentes grupos de pesquisadores. Esses fenótipos são identificados em estudos prospectivos de coorte. A seguir, são listadas características dos fenótipos mais conhecidos:[4]

ASMA NO LACTENTE, NA CRIANÇA E NO ADOLESCENTE

- **Sibilantes transitórios:** crianças que sibilam de forma transitória nos primeiros anos de vida, induzidos basicamente por infecções virais. São marcadores desse grupo a função pulmonar reduzida ao nascimento, presença de tabagismo passivo e ausência de características atópicas (eosinofilia, história familiar de asma). Apresentam sintomas que regridem espontaneamente com o crescimento. Não são asmáticos.
- **Sibilantes persistentes:** crianças que iniciam sintomas de forma precoce e persistem sibilando na idade escolar. Neste grupo, as características típicas de asma e atopia estão presentes, como história familiar de asma, sensibilização alérgica e presença de doenças atópicas (rinite, eczema). São asmáticos.
- **Sibilantes tardios:** crianças que apresentam asma de início mais tardio, na idade pré-escolar. Tipicamente costumam permanecer sintomáticos até a idade adulta. Além disso, apresentam características atópicas.

Outros fenótipos já foram adicionados a esses, como o dos sibilantes episódicos graves e o dos sibilantes persistentes precoces. Os sibilantes episódicos graves são caracterizados por exacerbações infrequentes de intensidade moderada a grave, mas sem sintomas durante o período entre as exacerbações.[5] Essas crianças usualmente apresentam características de atopia. Os sibilantes persistentes precoces são uma derivação dos sibilantes transitórios, com persistência dos sintomas até o início da adolescência.

Os vírus estão relacionados com quase todos os episódios de sibilância em lactentes. Estudos demonstraram que o rinovírus humano e o vírus sincicial respiratório (VSR) são os mais implicados, com quadros de sibilância recorrente e asma. O VSR é o responsável por grande parte das infecções das vias aéreas inferiores em lactentes, sendo clássica sua associação com sibilância recorrente na infância. Até o momento ainda não está esclarecido se há relação causal direta entre a infecção (bronquiolite) pelo VSR e o desencadeamento de asma, sendo observada perda gradativa da força dessa associação com a idade.[6] Estudos recentes identificaram que sibilância durante infecção pelo rinovírus no primeiro ano é um forte marcador para asma, sobretudo quando há evidências de sensibilização alérgica.[7]

## DIAGNÓSTICO CLÍNICO DE ASMA

A anamnese é a principal ferramenta disponível para o diagnóstico das principais causas de sibilância e da própria asma na infância. Ela deve ser a mais completa possível, abordando obrigatoriamente a idade de início dos sintomas, fatores desencadeantes e agravantes das exacerbações, frequência dos sintomas e a resposta aos tratamentos empregados.[8] Sintomas extrapulmonares, histórico familiar e condições de vida também devem ser questionados.

A presença de sintomas típicos é de grande importância no diagnóstico de asma em lactentes. Sibilos são os sintomas mais característicos da doença, particularmente quando recorrentes, durante o sono ou induzidos por risadas, esforço físico ou exposição a alérgenos e/ou irritantes.[2] A identificação dos sibilos pode ser difícil de ser feita por muitos pais e tosse recorrente ou persistente frequentemente é a principal queixa. Embora presente em outras doenças respiratórias, a queixa de tosse (normalmente não produtiva) é indicativa de asma quando relatada durante o sono ou atividades físicas e na ausência de infecções respiratórias.[2]

206

PARTE 2

DIAGNÓSTICO DE ASMA NO LACTENTE

O exame físico dos lactentes sibilantes muitas vezes é normal. Sibilos, taquipneia e sinais de dispneia são os achados mais comuns nas exacerbações e naqueles com sintomas perenes. As avaliações cardíaca, do estado nutricional e das vias aéreas superiores também são essenciais para a exclusão de outros diagnósticos. Sinais de doenças atópicas, como lesões cutâneas da dermatite atópica, devem ser pesquisados.

A associação entre doenças respiratórias virais e sibilância é muito frequente, e um grande desafio no diagnóstico da asma em lactentes e pré-escolares é distinguir os asmáticos das crianças com "sibilância viral". Um esquema didático das diferenças clínicas entre esses dois diagnósticos é mostrado no Quadro 16.1.

**Quadro 16.1** Probabilidade de asma de acordo com as características clínicas em lactentes e pré-escolares.[2]

| Baixa probabilidade | Probabilidade intermediária | Alta probabilidade |
| --- | --- | --- |
| Sintomas por < 10 dias durante IVAS | Sintomas por > 10 dias durante IVAS | Sintomas por > 10 dias durante IVAS |
| 2 a 3 episódios/ano | > 3 episódios/ano ou episódios graves | > 3 episódios/ano ou episódios graves |
| Sem sintomas entre as crises | Tosse ou sibilos ocasionais | Tosse ou sibilos induzidos por risadas ou atividades físicas |

IVAS = infecção de via aérea superior.

A presença de fatores de risco para alergia e asma é fundamental no diagnóstico de asma em crianças pequenas. Muitos fatores já foram identificados, como a história familiar (pais ou irmãos) de asma e de alergia, presença de doenças alérgicas na criança (rinite, dermatite atópica, alergia alimentar), gênero masculino e exposição à fumaça de tabaco.[9] Esses fatores de risco são discutidos em profundidade no Capítulo 9.

## AVALIAÇÃO DIAGNÓSTICA E DIAGNÓSTICO DIFERENCIAL

Diversas doenças podem cursar com a presença de sibilos na infância precoce. Além do maior número de possíveis diagnósticos diferenciais, diversas ferramentas laboratoriais e diagnósticas, como a pesquisa de IgE específica (*in vivo* ou *in vitro*) e as provas de função pulmonar, apresentam maiores dificuldades de serem realizadas ou menor sensibilidade em seus resultados nos lactentes.

Os seguintes achados não são comuns na asma e sugerem outros diagnósticos:[2]

- Baixo ganho ponderal;
- Sintomas respiratórios muito precoces;
- Vômitos associados aos sintomas respiratórios;
- Sibilos contínuos;
- Má resposta aos medicamentos de controle da asma;

ASMA NO LACTENTE, NA CRIANÇA E NO ADOLESCENTE

- Sintomas não desencadeados pelos agentes típicos;
- Baqueteamento digital, sinais localizados na ausculta pulmonar;
- Hipoxemia persistente.

Uma lista dos principais diagnósticos diferenciais é mostrada no Quadro 16.2.

---

**Quadro 16.2** Causas de sibilância e/ou tosse recidivante em lactentes.[8]

- Asma
- Sibilância induzida por infecções virais
- Aspiração de corpo estranho
- Displasia broncopulmonar
- Fibrose cística
- Anomalias vasculares
- Doença do refluxo gastresofágico
- Anomalias traqueobrônquicas
- Massas mediastinais
- Bronquiolite obliterante
- Imunodeficiências
- Tuberculose
- Síndrome de Löeffler
- Discinesia ciliar

---

A necessidade de investigação complementar deve ser norteada pela anamnese e pelo exame físico. O esquema geral de investigação utilizado no Ambulatório de Alergia da Disciplina de Alergia, Imunologia Clínica e Reumatologia, Departamento de Pediatria da UNIFESP-EPM é apresentado na Figura 16.1. De modo geral, se a história clínica e o exame físico não sugerem maior gravidade e apontam para asma ou sibilância induzida por vírus como as principais causas, a investigação é limitada a radiografia de tórax, hemograma e pesquisa de IgE específica (sérica ou pelo teste cutâneo de leitura imediata).

Nos casos com sinais de maior gravidade, nos com evolução insatisfatória ou com suspeita de outros diagnósticos, a investigação deve ser complementada de forma individualizada. Nesses casos, a pesquisa de cloro no suor, a tomografia computadorizada de tórax, a broncoscopia e a monitorização do pH esofágico podem ser consideradas e são potencialmente úteis na identificação ou exclusão de outros diagnósticos.[10]

Devido a dificuldades técnicas, as provas de função pulmonar não fazem parte da avaliação usual dos lactentes sibilantes, sendo realizadas apenas em laboratórios especializados. Entretanto, assim como nas crianças maiores, o achado de obstrução ao fluxo aéreo e de incremento após administração de agente $\beta_2$-agonista podem ser considerados sugestivos de asma.

Teste terapêutico, com associação de corticosteroide inalado em baixa dose e broncodilatadores de curta ação – quando necessários – por dois ou três meses, pode auxiliar no diagnóstico de asma. Controle dos sintomas com o tratamento e piora após a suspensão é indicativo de asma.[2]

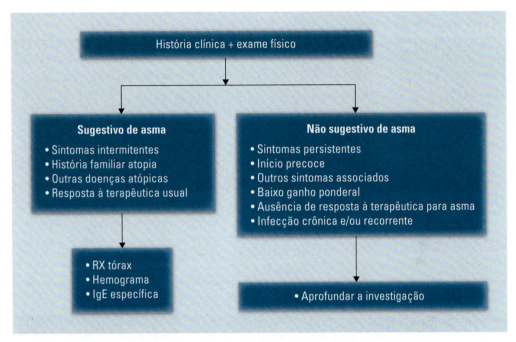

**Figura 16.1** Esquema geral para investigação de lactentes com sibilância recorrente.

## ESCORES PARA O DIAGNÓSTICO DE ASMA

Na tentativa de facilitar a identificação de lactentes com provável asma, alguns escores e índices clínicos foram propostos. O mais conhecido é denominado *Asthma Predictive Index* (API).[11] De acordo com esse índice, o diagnóstico de asma pode ser feito na presença de um critério maior (história parental de asma e eczema no lactente) ou dois menores (rinite, sibilância na ausência de quadros infecciosos e eosinofilia superior a 4%) em lactentes com sibilos frequentes.[11] Esse índice foi definido em uma coorte de crianças americanas e o diagnóstico de asma foi estabelecido entre seis e 13 anos de idade. Os valores de especificidade do índice foram elevados, mas sua sensibilidade foi baixa.[11]

Posteriormente, outros autores modificaram o API (API modificado) para avaliação de crianças pré-escolares, incluindo sensibilização a aeroalérgenos, como critério maior, e substituindo rinite por sensibilização a alimentos, como critério menor.[12] Estes índices são mostrados no Quadro 16.3.

O impacto da gravidade dos sintomas respiratórios de lactentes no diagnóstico de asma na idade escolar também já foi avaliado. Em um estudo que acompanhou lactentes sibilantes e controles, um escore clínico simples com base na frequência e gravidade clínica (Quadro 16.4) aos dois anos de idade foi capaz de identificar lactentes com risco de apresentarem asma ativa aos dez anos de idade.[13] Lactentes com escore maior que cinco (escore de 0 a 12) apresentaram risco relativo superior a 20 de serem asmáticos aos 10 anos de idade em comparação com o grupo-controle.[13]

ASMA NO LACTENTE, NA CRIANÇA E NO ADOLESCENTE

**Quadro 16.3** Índices preditivos de asma em lactentes e crianças pequenas.[11,12]

| | API | API modificado |
|---|---|---|
| Faixa etária | Lactentes | Pré-escolares |
| Critérios maiores | Asma nos pais<br>Dermatite atópica | Asma nos pais<br>Dermatite atópica<br>Sensibilização a aeroalérgenos |
| Critérios menores | Eosinofilia (> 4%)<br>Sibilos na ausência de IVAS<br>Rinite | Eosinofilia (> 4%)<br>Sibilos na ausência de IVAS<br>Sensibilização a alimentos |
| Positividade | 1 critério maior ou<br>2 critérios menores | |

API = *Asthma Predictive Index*; IVAS = infecção de via aérea superior.

**Quadro 16.4** Escore clínico para identificação de lactentes de risco.[13]

| Sintomas* | Pontos | | Hospitalização | Pontos |
|---|---|---|---|---|
| Nenhum | 0 | | | |
| 1-2 episódios ou 1 mês de sintomas | 1 | | Nenhuma | 0 |
| 3-4 episódios | 2 | | 1 | 2 |
| 2-3 meses | 3 | + | 2 | 4 |
| 5-6 episódios | 4 | | > 2 | 6 |
| 4-6 meses | 5 | | | |
| > 6 episódios ou > 6 meses | 6 | | Total: | 0-12 |

*Número de episódios de obstrução brônquica ou de meses com sintomas persistentes.

## AVALIAÇÃO DA ASMA NO LACTENTE

De forma semelhante ao preconizado em adultos e em crianças maiores, os objetivos principais do manejo da asma em lactentes são:[2]

■ Obter bom controle dos sintomas e manter nível normal de atividades;
■ Minimizar riscos futuros (reduzir risco de exacerbações, manter o desenvolvimento e a função pulmonar o mais próximo do normal e minimizar os eventos adversos do tratamento).

Controle da asma é entendido como o grau em que suas manifestações estão controladas, com ou sem tratamento. Nas crianças pequenas, o relato dos sintomas depen-

DIAGNÓSTICO DE ASMA NO LACTENTE

de integralmente da observação dos pais e/ou cuidadores, dificultando sua mensuração. Marcadores objetivos, como a função pulmonar, também não são usualmente disponíveis. O esquema proposto para avaliação do controle clínico da asma em crianças menores de cinco anos pelo GINA (*Global Initiative for Asthma*) é mostrado no Quadro 16.5.[2]

**Quadro 16.5** Níveis de controle dos sintomas de asma para crianças menores de cinco anos de acordo com o GINA.[2]

| Nas últimas 4 semanas | Controlada | Parcialmente controlada | Não controlada |
|---|---|---|---|
| Sintomas diurnos mais do que 1× por semana | Nenhum item presente | 1 ou 2 itens presentes | 3 ou 4 itens presentes |
| Alguma limitação de atividades | | | |
| Uso de medicação de resgate mais do que 1× por semana | | | |
| Despertar noturno por asma ou tosse noturna | | | |

Os fatores de risco para desfechos negativos da asma em crianças pequenas são mostrados no Quadro 16.6.[2]

**Quadro 16.6** Fatores associados a maior risco de desfechos negativos na asma para crianças menores de cinco anos de acordo com o GINA.[2]

Fatores de risco para exacerbações:
• Sintomas de asma não controlados
• Uma ou mais exacerbações no último ano
• Início do outono-inverno
• Exposição à fumaça de tabaco, poluentes e alérgenos
• Problemas psicológicos e socioeconômicos relevantes
• Baixa adesão ao tratamento de controle ou técnica inalatória inadequada

Fatores de risco para limitação fixa ao fluxo aéreo:
• Asma grave com diversas hospitalizações
• História de bronquiolite

Fatores de risco para eventos adversos do tratamento:
• Sistêmicos: cursos frequentes de corticosteroide oral, doses altas de corticosteroide inalado
• Locais: doses moderadas ou altas de corticosteroide inalado, técnica inalatória inadequada, exposição cutânea ou ocular ao corticosteroide

ASMA NO LACTENTE, NA CRIANÇA E NO ADOLESCENTE

Embora a relação entre o controle dos sintomas e o risco de exacerbações ainda não tenha sido adequadamente estudado, o risco parece ser maior naquelas crianças com sintomas mais frequentes. O risco de eventos adversos do tratamento pode ser minimizado com o bom controle da asma (reduzindo uso de corticosteroide oral nas exacerbações) e com a redução do tratamento de controle após controle clínico adequado. A técnica inalatória é fundamental e deve ser revista em todas as consultas.

## REFERÊNCIAS BIBLIOGRÁFICAS

1. Solé D, Wandalsen G, Camelo-Nunes I, Naspitz C. Prevalência de sintomas de asma, rinite e eczema atópico entre crianças e adolescentes brasileiros identificados pelo International Study of Asthma and Allergies (ISAAC) - Fase 3. J Pediatr (Rio J). 2006;82(5):341-6.
2. Global Initiative for Asthma. Update 2015. [Internet] [Acesso em 09 jun 2016]. Disponível em: www.ginasthma.org
3. Mallol J, Garcia-Marcos L, Solé D, Brand P. International prevalence of recurrent wheezing during the first year of life: variability, treatment patterns and use of heath resources. Thorax. 2010;65:1004-9.
4. Martinez F, Wright A, Taussig L, Holberg C, Halonen M, Morgan W. Asthma and wheezing in the first six years of life. N Engl J Med. 1995;332:133-8.
5. Bacharier L, Phillips B, Bloomberg G, Zeiger R, Paul I, Krawiec M, et al. Severe intermittent wheezing in preschool children: a distinct phenotype. J Allergy Clin Immunol. 2007;119:604-10.
6. Beigelman A, Bacharier L. The role of early life viral bronchiolitis in the inception of asthma. Curr Opin Allergy Clin Immunol. 2013;13:211-6.
7. Lemanske R, Jackson D, Gangnon R, Evans M, Li Z, Shult P, et al. Rhinovirus illnesses during infancy predict subsequent childhood wheezing. J Allergy Clin Immunol. 2005;116:571-7.
8. Finder J. Understanding airway disease in infants. Curr Probl Pediatr. 1999;29:65-81.
9. Bacharier L, Boner A, Carlsen K, Eigenmann P, Frischer T, Gotz M, et al. Diagnosis and treatment of asthma in childhood: a PRACTALL consensus report. Allergy. 2008;63:5-34.
10. Saglani S, Nicholson A, Scallan M, Balfour-Lynn I, Rosenthal M, Payne D, et al. Investigation of young children with severe recurrent wheeze: any clinical benefit? Eur Respir J. 2006;27:29-35.
11. Castro-Rodríguez J, Holberg C, Wright A, Martinez F. A clinical index to define risk of asthma in Young children with recurrent wheezing. Am J Respir Crit Care Med. 2000;162:1403-6.
12. Guilbert T, Morgan W, Zeiger R, Bacharier L, Boehmer S, Krawiec M. Atopic characteristics of children with recurrent wheezing at high risk for the development of childhood asthma. J Allergy Clin Immunol. 2004;114:1282-7.
13. Devulapalli C, Carlsen K, Haland G, Munthe-Kaas M, Pettersen M, Mowinckel P, et al. Severity of obstructive airways disease by age 2 years predicts asthma at 10 years of age. Thorax. 2008;63:8-13.

## CAPÍTULO 17

Antônio Carlos Pastorino

# Consensos e Estratégias para o Manejo da Asma em Lactentes, Crianças e Adolescentes

## INTRODUÇÃO

Asma é a doença crônica mais comum das vias aéreas inferiores na faixa etária pediátrica no mundo. Seu adequado diagnóstico e tratamento pode melhorar seu impacto na qualidade de vida tanto dos pacientes como de seus familiares, reduzindo sensivelmente os custos da doença. Portanto, a organização de consensos para o diagnóstico e tratamento da asma tem sido fundamental para direcionar pediatras e profissionais de saúde que lidam com asma na criança.

## UM POUCO SOBRE A HISTÓRIA DOS CONSENSOS

A origem de consensos e diretrizes para asma foi desencadeada pela epidemia de morte por asma no final dos anos 1980 na Austrália e Nova Zelândia,[1,2] o que levou a muitas publicações nacionais e internacionais para melhorar o diagnóstico e o tratamento mais precoce da asma. Alguns desses consensos, já em 1993, incluíram etapas progressivas de tratamento conforme a gravidade da asma e também capítulos específicos de asma na criança.[3] Apenas em 1992 é lançado um consenso internacional com base em consensos de 11 países.[4] Com o esforço de evidenciar a asma na faixa etária pediátrica, Warner e Naspitz publicam, no ano de 1998, o 3º Consenso Internacional para o Manejo da Asma Pediátrica.[5]

ASMA NO LACTENTE, NA CRIANÇA E NO ADOLESCENTE

Se no início os consensos eram baseados em opiniões de especialistas e na gravidade dos sintomas da asma, após os anos 2000 passaram a utilizar as melhores evidências dos estudos em asma, e o objetivo do tratamento passou a ser fundamentado no controle da asma.

A Organização Mundial da Saúde inicia sua ação de reduzir a prevalência, morbidade e mortalidade da asma no mundo produzindo o *Global Initiative for Asthma* (GINA) em 1993, organizando eventos, um website atualizado anualmente (http://www.ginasthma.com), um conjunto de *slides* para ensino da asma e guias de bolso traduzidos em mais de 50 línguas.

Entre os mais recentes consensos de asma direcionados especificamente para crianças, destaco o PRACTALL de 2008, GINA *under Five* de 2009, o ICON de 2012 e um capítulo específico do GINA 2014 e 2016.[6-9]

## ESTRATÉGIAS PARA O MANEJO DA ASMA NAS DIFERENTES FAIXAS ETÁRIAS

A definição da asma não é diferenciada entre a faixa etária pediátrica e o adulto, embora hoje ocorra certa sobreposição de asma com a doença obstrutiva crônica (DPOC) do adulto, considerando-se as duas como espectros da mesma doença.[9] Grande parte dos consensos vem tentando estabelecer diferenças entre as faixas etárias e entre distintos fenótipos, o que poderia mostrar mecanismos fisiopatológicos diferentes (endótipos) e, desse modo, a introdução de um tratamento com base nessas diferenças. Até o presente momento, o valor clínico da classificação por fenótipos e endótipos e sua resposta a tratamentos específicos ainda necessita de mais estudos para sua comprovação.[8]

De maneira geral, os consensos sobre tratamento da asma são estruturados com vários componentes, que incluem:

1. Educação dos pacientes e seus cuidadores em colaboração com os profissionais de saúde; e a colaboração entre eles é fundamental para o sucesso terapêutico (evidências A e B).
2. Identificação por testes específicos para IgE (puntura/sérico) (evidência A) e retirada de alérgenos específicos e de outros irritantes, como tabaco e fatores de risco (evidências B e C).
3. Monitoramento e acesso aos serviços de saúde de maneira regular para reavaliações constantes ajustes do tratamento (evidências A e B). Para o sucesso do tratamento, é fundamental que exista a parceria entre o médico e o responsável pela criança,[1-4] além do ajuste entre as estratégias farmacológicas e a resposta do paciente.
4. Farmacoterapia adequada e otimizada a cada paciente com controle da técnica de uso dos dispositivos e adequada adesão ao tratamento.
5. Imunoterapia alérgeno-específica em pacientes cujos sintomas são claramente relacionados a esses alérgenos (evidência B).
6. Planos de ação para o controle das crises e da asma induzida por exercícios, independentemente das medicações de manutenção.

A Figura 17.1 mostra o esquema de tratamento em círculo fechado proposto pelo GINA, 2014, no qual o paciente deve ser avaliado periodicamente, com ajustes do tratamento e revisto quanto à resposta, originando uma nova avaliação, até que o controle de sua asma seja conseguido.[9]

**214**

PARTE 2

O pediatra deverá conhecer os sintomas da criança, aplicando um questionário padrão, que varia com a idade (≤ 5 anos ou ≥ 6 anos e adolescentes) (Figuras 17.1 e 17.2), no qual são destacados os achados nas últimas quatro semanas para se definir o controle. Ao mesmo tempo, devemos levar em conta os aspectos que caracterizam risco futuro para uma evolução desfavorável (Figuras 17.3 e 17.4). Relacionando esses dois aspectos, o médico poderá selecionar a melhor terapêutica para cada paciente, escolhendo entre os medicamentos de alívio disponíveis utilizados para crises ($\beta_2$-agonistas de curta duração), assim como os medicamentos para o controle da asma, como os $\beta_2$-agonistas de longa duração, corticosteroides inalados, antileucotrienos e outros.

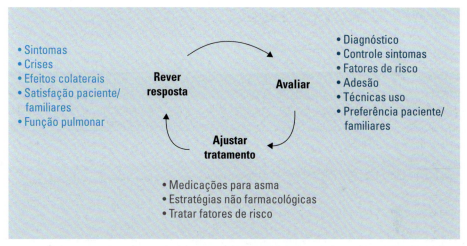

**Figura 17.1** Esquema de tratamento da asma na faixa etária pediátrica.

| Controle dos sintomas | Classificação | | |
|---|---|---|---|
| Achados nas últimas 4 semanas | Controlada | Parcialmente controlada | Não controlada |
| Sintomas + 1 min > 1 ×/semana<br>☐ Sim ☐ Não<br><br>Qualquer limitação das atividades por asma? (brincar, correr, jogar)<br>☐ Sim ☐ Não<br><br>Algum despertar noturno ou tosse?<br>☐ Sim ☐ Não<br><br>Tratamento de alívio > 1 ×/semana<br>☐ Sim ☐ Não | Nenhum | 1-2 achados | 3-4 achados |

**Figura 17.2** Questões para avaliação do controle da asma em crianças com até cinco anos.

ASMA NO LACTENTE, NA CRIANÇA E NO ADOLESCENTE

| Risco futuro | Classificação |
|---|---|
| **Fatores de risco para crise** | **Risco para crises** |
| • Sintomas não controlados<br>• 1 ou mais crises graves nos últimos anos<br>• Uso inadequado de CI (dose, técnica, não uso)<br>• Problemas psicológicos e sociais da família e CRIANÇA<br>• Exposição a fumo e alérgenos + infecções virais<br>• Uso frequente de coral ou altas doses de CI<br>• Crises graves com hospitalização<br>• História de bronquiolite | 1 ou mais achados<br><br>Mesmo com sintomas<br>bem controlados |

**Figura 17.3** Avaliação do risco futuro para crise da asma em menores de cinco anos.
CO = corticosteroide oral; CI = corticosteroide inalado.

| Controle dos sintomas | | Classificação | |
|---|---|---|---|
| **Achados nas últimas 4 semanas** | **Controlada** | **Parcialmente controlada** | **Não controlada** |
| Sintomas diários > 2 ×/semana<br><br>☐ Sim     ☐ Não<br>Qualquer limitação das atividades<br><br>☐ Sim     ☐ Não<br>Sintomas/despertares noturnos<br><br>☐ Sim     ☐ Não<br>Tratamento de alívio > 2 ×/semana<br><br>☐ Sim     ☐ Não | Nenhum | 1-2 achados | 3-4 achados |

**Figura 17.4** Questões para avaliação do controle da asma em maiores de seis anos e adolescentes.

## ASPECTOS PRÁTICOS PARA O TRATAMENTO DA ASMA EM CRIANÇAS MENORES DE CINCO ANOS

Nessa faixa etária, há dificuldades tanto para se definir o diagnóstico de asma como para avaliar objetivamente o seu controle. As evidências para tratamento nessa faixa etária são pequenas, com respostas inconsistentes e incompletas. A maioria das crianças que sibilam nessa faixa etária apresentam infecção viral associada, o que dificulta ainda mais o diagnóstico de asma. Poucos serviços são capazes de realizar prova de função pulmonar nesse grupo de pacientes, restando ao pediatra as informações dadas pelos cuidadores da criança e a própria evolução da mesma. O início da terapêutica de manutenção será feito com base no quão sintomática é a criança, no número de crises de sibilância ou sintomas com pouco controle, além de fatores de risco para suas crises. A preferência como primeira linha de tratamento é por doses baixas diárias de corticosteroides inalados (CI), embora alguns autores sugiram que a administração intermitente de doses elevadas do CI apresente a mesma eficácia, com maior segurança. Todavia, na escolha pelo uso regular diário desse medicamento, recomenda-se a menor dose capaz de controlar os sintomas e minimizar as exacerbações. As doses excessivas devem ser evitadas, pelo risco do prejuízo futuro. O Quadro 17.1 apresenta as doses de CI consideradas seguras nessa faixa etária. O antagonista do receptor de leucotrieno mostrou eficácia semelhante ao CI, podendo ser a 2ª opção na introdução de terapêutica de controle. A Figura 17.5 representa a sugestão esquematizada do GINA 2016. Em todos os casos, independentemente da gravidade, idade ou controle, a crise de asma deve ser tratada com agente $\beta_2$-agonista de curta duração (SABA), sempre que for necessário, e o aumento de seu uso (em mais de uma vez a cada 6-8 semanas) pode indicar a perda de controle da asma e deve ser iniciado tratamento de manutenção (evidência A).[9]

Os CI devem ser administrados em aerossol dosimetrado com espaçador ou nebulização, associados à máscara facial, com a recomendação da limpeza do rosto e boca para evitar seus efeitos colaterais.

Na Etapa 1 do tratamento, os sintomas são intermitentes e leves e, nesse caso, deve ser usado apenas o $\beta_2$-agonistas de curta duração inalado, sem tratamento de manutenção. Não se recomenda o uso de $\beta_2$-agonistas pela via oral. Conforme aumentam os sintomas e considerando a falta de controle da asma, deve ser iniciada a terapêutica da Etapa 2, sendo sempre aferida a adesão, a técnica de uso dos dispositivos, presença de comorbidades e diagnósticos diferenciais. Nessa Etapa 2, se recomenda dose baixa de CI, conforme Tabela 13.1, e como opção usar antileucotrienos ou CI em altas doses intermitentes. Se não ocorrer controle, a etapa seguinte – Etapa 3 – inclui dobrar a dose de CI (doses moderadas) ou associar antileucotrienos com baixas doses de CI. Além disso, se após três meses na nova reavaliação ainda não ocorrer o controle dos sintomas com boa adesão, uso correto da medicação, sem contato com fatores de risco, o paciente deve ser encaminhado ao especialista sempre mantendo as medicações de controle. A Etapa 4 de tratamento nessa

**Quadro 17.1** Doses baixas diárias de corticosteroide inalado em menores de cinco anos.*

| Substância | Dose baixa diária (mcg) |
| --- | --- |
| Dipropionato de beclometasona (HFA) | 100 |
| Budesonida (aerossol dosimetrado + espaçador) | 200 |
| Budesonida nebulizada | 500 |
| Propionato de fluticasona (HFA) | 100 |
| Ciclesonida | 160 |
| Furoato de mometasona | Não estudado abaixo de 4 anos |
| Acetonado de triancinolona | Não estudado nessa faixa etária |

*Não associadas a efeitos adversos.

## ASMA NO LACTENTE, NA CRIANÇA E NO ADOLESCENTE

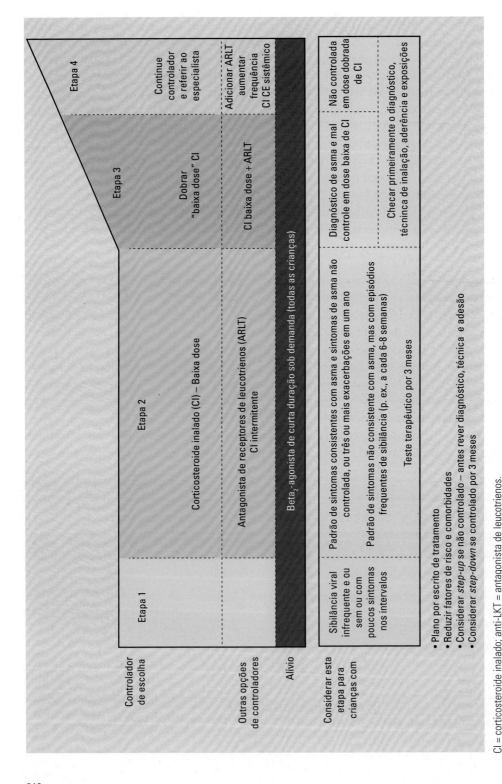

CI = corticosteroide inalado; anti-LKT = antagonista de leucotrienos.

**Figura 17.5** Etapas de tratamento da asma para crianças com até cinco anos.

CONSENSOS E ESTRATÉGIAS PARA O MANEJO DA ASMA EM LACTENTES, CRIANÇAS E ADOLESCENTES

faixa etária não está bem estabelecida, podendo ser aumentada a dose de CI ou usar o CI em maior número de vezes ao dia por algumas semanas (evidência D), adicionar antileucotrieno ou teofilina ou corticosteroide oral em dose baixa até o controle (evidência D) ou utilizar doses suplementares de CI intermitentemente nas crises (evidência D).[9]

Não há dados de segurança e eficácia da associação entre CI e $\beta_2$-agonistas de longa duração nessa faixa etária, devendo, então, ser evitada.

A manutenção do tratamento deve ser reavaliada a cada três meses e, após um período de 3-6 meses sem crises, pode ser reduzida para etapas anteriores até a retirada das medicações de manutenção.

## ASPECTOS PRÁTICOS PARA O TRATAMENTO DA ASMA EM CRIANÇAS MAIORES DE SEIS ANOS E ADOLESCENTES

A Figura 17.6 representa as etapas de tratamento nessa faixa etária e também demonstra que, na Etapa 1, para os pacientes que apresentarem sintomas menos que duas vezes no mês, com duração de poucas horas, sem despertar noturno (ou menos que uma vez ao mês), sem fatores de risco para crise de asma e sem crises no último ano e função pulmonar normal, não haverá a necessidade de medicação de controle, bastando apenas o broncodilatador de curta duração durante a sibilância (evidência D).[9]

Se o paciente apresenta sintomas infrequentes de asma, mas apresenta um ou mais fatores de risco para crise (Figuras 17.3 e 17.7), função pulmonar reduzida, crise com uso de corticosteroide oral há menos de um ano ou necessitou de UTI por asma alguma vez, pode ser iniciado uso de baixas doses de CI (evidência D) já na Etapa 1 de tratamento.

Os corticosteroides inalatórios têm sido indicados como o principal fármaco para controle da asma e capazes de manter o paciente assintomático por período prolongado. As evidências para seu uso nessa faixa etária são melhores nas Etapas 2 conforme o paciente se apresente mais sintomático: evidências B quando os sintomas ou uso de SABA ocorrem entre duas vezes por semana e duas vezes ao mês, despertar noturno mais do que uma vez ao mês e evidência A quando os sintomas de asma ou uso de SABA for mais do que duas vezes por semana. Como opções terapêuticasnessa etapa, pode ser utilizado o antileucotrieno ou doses baixas de teofilina.

Quando as doses baixas de CI não forem suficientes para controlar os sintomas, elas poderão ser associadas a broncodilatador inalatório de longa duração ou ao antileucotrieno (Etapa 3) ou já iniciar com essa etapa quando os sintomas forem frequentes em muitos dias, o despertar noturno ocorrer mais do que uma vez por semana e se houver qualquer fator de risco. Doses moderadas de CI podem ser opção ao uso associado com broncodilatador inalatório de longa duração em crianças entre seis e 11 anos. Não são recomendados de rotina os broncodilatadores orais ou broncodilatador inalatório de longa duração sem estar associado ao CI. Doses mais altas de CI e associações devem ser monitoradas por especialistas que saberão indicar as medicações na Etapa 5 (doses de corticosteroide oral e anti-IgE) e controlar as complicações decorrentes de seu uso.

## ASMA NO LACTENTE, NA CRIANÇA E NO ADOLESCENTE

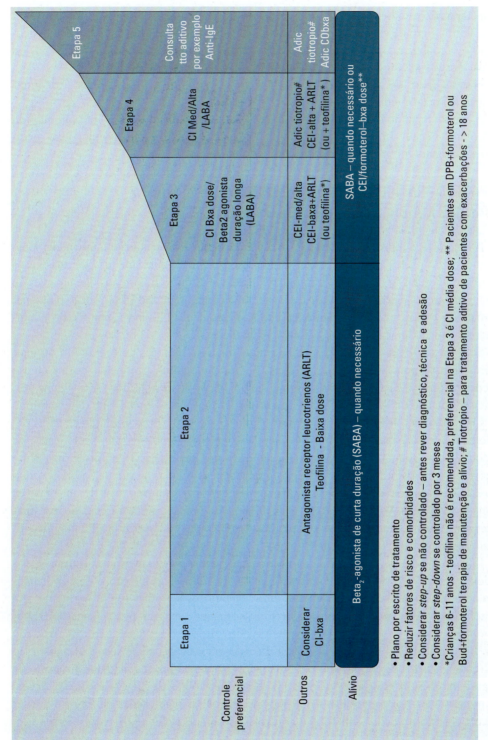

Figura 17.6 Etapas de tratamento da asma para maiores de seis anos, adolescentes e adultos.

CONSENSOS E ESTRATÉGIAS PARA O MANEJO DA ASMA EM LACTENTES, CRIANÇAS E ADOLESCENTES

| Risco futuro | Classificação |
|---|---|
| **Avaliar VEF$_1$ no diagnóstico, após 3-6 meses do início do tratamento (melhor VEF$_1$) e periodicamente** | **Risco para crises** |
| *Fatores de risco para crises*<br>• Sintomas não controlados<br>• Uso de saba > 200 doses (1 tubo)/mês<br>• Uso inadequado de CI (dose, técnica, não uso)<br>• VEF$_1$ < 60% predito<br>• Problemas psicológicos e sociais<br>• Exposição a fumo e alérgenos<br>• Comorbidades: obesidade, rinossinusite, AA<br>• Gravidez<br>• Eosinofilos escarro ou sangue<br>*Fatores de risco maiores para crises*<br>• Intubação ou UTI alguma vez por asma<br>• Crises graves – 1 ou mais vezes no último ano | 1 ou mais achados<br><br>Mesmo com sintomas bem controlados |

**Figura 17.7** Avaliação do risco futuro para crise da asma em ≥ seis anos e adolescentes.

SABA: $\beta_2$-agonista de curta duração; CI = corticosteroide inalado; AA = alergia alimentar; VEF$_1$ = volume expiratório forçado de 1º segundo.

Os Quadros 17.2 e 17.3 apresentam as doses baixas, moderadas e altas para as faixas etárias entre seis e 11 anos e maiores de 12 anos, adolescentes e adultos.

**Quadro 17.2** Doses diárias baixas, médias e altas de corticosteroide inalatório para crianças entre seis e 11 anos.

| Substância | Dose diária (mcg) | | |
|---|---|---|---|
| | Baixa | Média | Alta |
| Dipropionato de beclometasona (CFC)* | 100-200 | > 200-400 | > 400 |
| Dipropionato de beclometasona (HFA) | 50-100 | > 100-200 | > 200 |
| Budesonida (DPI) | 100-200 | > 200-400 | > 400 |
| Budesonida (nebulização) | 250-500 | > 500-1000 | > 1000 |
| Ciclesonida | 80 | > 80-160 | > 160 |
| Propionato de fluticasona (DPI) | 100-200 | > 200-400 | > 400 |
| Propionato de fluticasona (HFA) | 100-20 | > 200-500 | > 500 |
| Furoato de mometasona | 110 | ≥ 220 -440 | > 440 |
| Acetonida triancinolona | 400-800 | > 800-1200 | > 1200 |

CFC = propelente clorofluorcarboneto; DPI = inalador de pó; HFA = propelente hidrofluoralcano.

*Dipropionato de beclometasona (CFC) foi mencionado para comparação com literatura mais antiga.

ASMA NO LACTENTE, NA CRIANÇA E NO ADOLESCENTE

**Quadro 17.3** Doses diárias baixas, médias e altas de corticosteroide inalatório para adolescente (maiores de 12 anos) e adultos.

| Substância | Dose diária (mcg) | | |
|---|---|---|---|
| | Baixa | Média | Alta |
| Dipropionato de beclometasona (CFC)* | 200-500 | > 500-1000 | > 1000 |
| Dipropionato de beclometasona (HFA) | 100-200 | > 200-400 | > 400 |
| Budesonida (DPI) | 200-400 | > 400-800 | > 800 |
| Ciclesonida HFA | 80-160 | > 160-320 | > 320 |
| Propionato de fluticasona (DPI) | 100-250 | > 250-500 | > 500 |
| Propionato de fluticasona (HFA) | 100-250 | > 250-500 | > 500 |
| Furoato de mometasona | 110-220 | > 220-440 | > 440 |
| Acetonida triancinolona | 400-1000 | > 1000-2000 | > 2000 |

CFC = propelente clorofluorcarboneto; DPI = inalador de pó; HFA = propelente hidrofluoralcano.
*Dipropionato de beclometasona (CFC) foi mencionado para comparação com literatura mais antiga.

Em geral, as doses de CI isoladas devem ser dadas inicialmente duas vezes ao dia (exceto ciclesonida uma vez ao dia) e pode ser dada a dose total em tomada única diária (evidência A, em qualquer faixa etária).[10]

Uma das opções recomendadas pelo GINA em sua última atualização de 2014 para crises em pacientes na faixa etária de adolescentes (maiores de 12 anos) nas Etapas 3, 4 e 5 é o uso da associação de formoterol (broncodilatador inalatório de longa duração, mas de início rápido de ação) com baixas doses de CI.

A retirada progressiva das medicações de manutenção após períodos de controle da asma de três a seis meses pode ser iniciada pela redução de 25% a 50% da dose de CI, mantendo a associação com broncodilatador inalatório de longa duração (evidência B). Do mesmo modo, há evidências fortes (evidência A) que a retirada apenas do broncodilatador inalatório de longa duração pode desencadear maior número de crises. A retirada total das medicações está recomendada em pacientes bem controlados por mais de seis a 12 meses e sem fatores de risco para novas crises, escolhendo a melhor época climática para a retirada.

## TRATAMENTO NÃO FARMACOLÓGICO PARA ASMA

Outras estratégias para o controle da asma devem incluir o tratamento não farmacológico, como redução da exposição ao fumo de cigarro e, nos adolescentes, parar de fumar; encorajar a atividade física regular para todos os asmáticos, em especial para reduzir os efeitos do broncoespasmo induzido pelo exercício; evitar a exposição ambiental ou no trabalho de agentes conhecidos que provocam crises; evitar medicamentos que podem agravar a asma (em especial anti-inflamatórios não hormonais e beta-bloqueadores); reduzir o contato com alérgenos, especialmente nos sensibilizados (evidência B nas crianças); fisioterapia respiratória; redução do peso em asmáticos obesos; redução da exposição a poluentes nas casas e fora delas; vacinação para vírus da influenza anual (evidências insuficientes para uso de vacina antipneumocócica); avaliação e terapêuticas psicológicas nos casos em que o estresse, ansiedade ou depressão têm relação com a piora da asma; e imunoterapia alérgeno-específica.

## REFERÊNCIAS BIBLIOGRÁFICAS

1. Sears MR, Rea HH, Fenwick J, Beaglehole R, Gillies AJ, Holst PE, et al. Deaths from asthma in New Zealand. Arch Dis Child. 1986;61:6-10.
2. Woolcock AJ, Rubinfeld A, Seal JP. Asthma management plan. Med J Austr. 1989;151:650-3.
3. Guidelines on the management of asthma. Statement by the British Thoracic Society, the Brit. Paedriatric Association, the Research Unit of the Royal College of Physicians of London, the King's Fund Centre, the National Asthma Campaign, the Royal College of Genetal Practitioners, the General Practitioners in Asthma Group, the Brit. Assoc. of Accident and Emergency Medicine, and the Brit. Paediatric Respiratory Group. Thorax. 1993;48 Suppl. 2:S1-24.
4. National Heart Lung, and Blood Institute. International consensus report on diagnosis and management of asthma. Bethesda (MD): National Institutes of Health, 1992. NIH Publication no. 92-3091.
5. Warner JO, Naspitz CK. Third International Pediatric Consensus statement on the management of childhood asthma. International Pediatric Asthma Consensus Group. Pediatr Pulmonol. 1998;25:1-17.
6. Bacharier LB, Boner A, Carlsen KH, Eigenmann PA, Frischer T, Gçtz M, et al. Diagnosis and treatment of asthma in childhood: a PRACTALL consensus report. Allergy. 2008:63:5-34.
7. Global strategy for the diagnosis and management of asthma in children 5 years and younger, Global Initiative for Asthma (GINA) 2009. [Internet] [Acesso em 09 jun 2016]. Disponível em: http://www.ginasthma.org
8. Papadopoulos NG, Arakawa H, Carlsen KH, Custovic A, Gern J, Lemanske R, et al. International consensus on (ICON) pediatric asthma. Allergy. 2012;67(8):976-97.
9. Global Initiative for Asthma. Global Strategy for Asthma Management and Prevention. GINA, 2014. [Internet] [Acesso em 09 jun 2016]. Disponível em: http://www.ginasthma.org
10. British Thoracic Society [website]. British guidelines on the management of asthma. 2012. [Internet] [Acesso em 09 jun 2016]. Disponível em: http://www.brit-thoracic.org.uk

CAPÍTULO 18

Márcia Carvalho Mallozi
Fausto Y. Matsumoto

# Exacerbação de Asma

## INTRODUÇÃO

As exacerbações ou crises de asma são caracterizadas por episódios progressivos de falta de ar, tosse, sibilos, dor torácica ou combinações desses sintomas.[1,2]

## AVALIAÇÃO INICIAL DO PACIENTE

Ao iniciar o atendimento de um paciente em crise de asma, a equipe médica deve planejar o tratamento no atendimento de urgência com base, principalmente, na resposta às seguintes perguntas:

1. Qual é a gravidade da crise?
2. Que drogas deverão ser usadas para o tratamento da crise?
3. Quais as doses das medicações e dispositivos disponíveis no serviço?
4. Quando ter maior agressividade no atendimento inicial do paciente?

## AVALIAÇÃO DA GRAVIDADE DA CRISE

Vários parâmetros clínicos devem ser empregados na avaliação da criança com exacerbação de asma. Os principais sinais de gravidade são:[1]

- Retração supraclavicular
- Contração dos músculos cervicais
- Dificuldade de fala
- Sudorese
- Rebaixamento do nível de consciência e/ou agitação
- $VEF_1 < 50\%$ previsto
- $SaO_2 \leq 92\%$.

ASMA NO LACTENTE, NA CRIANÇA E NO ADOLESCENTE

A presença de qualquer um dos critérios de gravidade citados anteriormente é indicativa da necessidade de atenção médica imediata.[3]

A avaliação da saturação periférica de oxigênio ($SatO_2$) deve ser realizada sempre, na triagem de todos os casos, e valores iniciais abaixo de 92% estão associados a maior morbidade e necessidade de hospitalização.

Alguns parâmetros para a avaliação inicial da gravidade da exacerbação da asma em crianças, segundo o *Global Initiative for Asthma* (GINA),[1] são mostrados na Tabela 18.1.[3]

**Tabela 18.1** Avaliação inicial da gravidade da exacerbação em crianças segundo o GINA.[1]

| Parâmetro | Leve | Grave |
|---|---|---|
| Pulso | < 100 bpm | > 180 bpm |
| Oximetria | ≥ 94% | < 90% |
| Sibilos | Variável | Intensos ou ausentes |
| Consciência | Normal | Rebaixada/agitação |
| Cianose | Não | Possível |
| Fala | Frases | Palavras |

A utilização de escores clínicos auxilia na avaliação da gravidade e do prognóstico de seu curso, além de servir de parâmetro objetivo na instituição e na mensuração da resposta ao tratamento empregado. Há vários escores clínicos disponíveis e a escolha deve ser adequada para cada serviço, não havendo diferenças entre eles, desde que corretamente aplicados e utilizados. Entre esses escores, o de Wood-Downes (Tabela 18.2) e o *Pulmonary Index Score* ou PIS (Tabela 18.3) são considerados mais úteis e práticos.[4]

**Tabela 18.2** Escore clínico de Wood-Downes.[3]

| Escore | Murmúrio vesicular | Uso de musculatura acessória | Sibilos | Avaliação neurológica | Cianose ou $PO_2$ (mmHg) |
|---|---|---|---|---|---|
| 0 | Normal | Pouco ou nenhum | Poucos expiratórios | Normal | Não<br>70 a 100 (ar ambiente) |
| 1 | Desigual | Moderado | Moderados (ins e expiratórios | Euforia ou depressão | Presente (ar ambiente)<br>≤ 70 (ar ambiente) |
| 2 | Diminuído | Intenso | Intensos ou ausentes | Comatosa | Presente ($FiO_2$ 40%)<br>≤ 70 ($FiO_2$ 40%) |

Crise leve = ≤ 2 pontos; crise moderada = 3-4 pontos; crise grave = 5-6 pontos; falência respiratória = ≥ 7 pontos; $FiO_2$ = fração de oxigênio no ar inspirado.

226

PARTE 2

EXACERBAÇÃO DE ASMA

**Tabela 18.3** *Pulmonary Index Score* ou PIS.[5]

| Escore | Frequência respiratória[*] | Sibilância[**] | Relação inspiração/expiração | Uso de musculatura acessória | Saturação de oxigênio |
|---|---|---|---|---|---|
| 0 | ≤ 30 ipm | Nenhuma | 2:1 | Nenhuma | 99 a 100% |
| 1 | 31 a 45 ipm | Final da expiração | 1:1 | + | 96 a 98% |
| 2 | 46 a 60 ipm | Durante toda a expiração | 1:2 | ++ | 93 a 95% |
| 3 | > 60 ipm | Inspiração e expiração | 1:3 | +++ | < 93% |

Ipm = incursões por minuto; [*]para pacientes acima de 6 anos = FR < 20 ipm = escore 0; 21 a 35 ipm = escore 1; 36 a 50 ipm = escore 2; > 50 = escore 3.

[**] Tórax silencioso indica escore 3.

A pontuação varia de 0 a 15. Escore < 7 indica crise leve; 7 a 11 indica crises moderadas; escore ≥ 12 indica crise grave.

Outros escores clínicos consideram o uso de parâmetros objetivos, como função pulmonar e pico de fluxo expiratório,[1,6] para a caracterização da gravidade da exacerbação, porém, na prática, essas avaliações não são disponíveis na maioria dos serviços, e muitas vezes são de difícil implementação, pois exigem preparação prévia, tanto do paciente como do médico.

## OBJETIVOS E TRATAMENTO INICIAL

Em geral, o tratamento da crise de asma é baseado na administração de agentes $\beta_2$-agonistas de curta ação inalatórios, uso de corticosteroide sistêmico e suplementação de oxigênio, buscando atingir os principais objetivos do tratamento: reversão rápida da obstrução ao fluxo aéreo, correção da hipoxemia e/ou hipercapnia, quando presentes, e redução de recorrência de novas crises.[1]

## MONITORAMENTO

O monitoramento da frequência respiratória, frequência cardíaca, saturação de oxigênio, nível de consciência e uso de musculatura acessória é essencial para o sucesso do tratamento. Quanto mais grave o paciente, maior a frequência de monitoramento, porém, de maneira geral, sugere-se a avaliação a cada 20 a 30 minutos, durante a primeira hora de tratamento, independentemente da gravidade do paciente.[7,8]

## EXAMES COMPLEMENTARES

A radiografia de tórax raramente fornece dados suficientes para alterar o planejamento da terapia no pronto atendimento. Sua realização deve ser reservada aos casos com suspei-

ASMA NO LACTENTE, NA CRIANÇA E NO ADOLESCENTE

ta de complicações, como pneumomediastino, pneumotórax, pneumonia, crises asmáticas graves ou que não responderam bem ao tratamento inicial, necessidade de hospitalização ou de ventilação mecânica.[6]

A gasometria arterial deve ser realizada nos pacientes graves ou que mantêm saturação de oxigênio inferior a 92% após o tratamento inicial.[6]

## TRATAMENTO DA CRISE

### Crise leve

O tratamento deve ser iniciado com 2 a 4 jatos de salbutamol aerossol dosimetrado acoplado a espaçador, repetidos a cada 20 minutos, durante a primeira hora.[6] Alternativamente, pode-se usar nebulização com 2,5 mg de salbutamol ou fenoterol (0,25 mg a cada 3 kg de peso, máximo de 8 gotas).

A via inalatória é a preferida por ser a mais barata e efetiva quando administrada por aerossol dosimetrado com espaçador.[9,10] Na ausência desses dispositivos, os medicamentos devem ser administrados por nebulização com máscara facial ajustada perfeitamente à face da criança e fluxo de oxigênio entre 6 e 8 L/min, o que favorece a deposição pulmonar da medicação. Quando essas condições não são obedecidas, até 90% da medicação pode permanecer no nebulizador ou ser perdida na atmosfera.[11]

Cerca de 60% a 70% dos pacientes respondem de maneira satisfatória a essas inalações, podendo ser dispensados do pronto atendimento sem necessidade de outras medicações.[7]

Os corticosteroides sistêmicos devem ser empregados nos pacientes com antecedente de crises graves e/ou recorrentes e nas exacerbações leves que não responderam completamente à administração de broncodilatadores inalados.[12] A via oral é a mais recomendada, já que é tão efetiva quanto a intravenosa e a intramuscular,[7,10] reservadas às crianças com dispneia acentuada, recusa à ingestão de medicação oral ou com vômitos. Os corticosteroides de meia-vida intermediária devem ser preferidos pela menor indução de efeitos colaterais, sendo a prednisona e a prednisolona (1 a 2 mg/kg/dia, máximo 60 mg) os mais utilizados por via oral, e a hidrocortisona e a metilprednisolona (1 a 2 mg/kg de ataque e mantida a cada 6 horas, se necessário) por via intravenosa. Após o controle do quadro agudo, os corticosteroides orais devem ser mantidos por um curto período, geralmente entre três e cinco dias.[12]

### Crise moderada

Iniciar o tratamento com os agentes $\beta_2$-agonistas inalatórios de curta duração, como descrito nas crises leves, associado ao anticolinérgico.

A associação de brometo de ipratrópio, agente anticolinérgico, aos $\beta_2$-agonistas pode induzir broncodilatação superior à dos $\beta_2$-agonistas isolados em parte dos asmáticos.[9] A terapia combinada está associada a menores taxas de hospitalização e maiores valores de $VEF_1$ e PFE.[6] O brometo de ipratrópio tem início lento de ação e efeito máximo em 30 a 60 minutos. Seu uso de forma isolada não é recomendado. A dose deve ser de 250 mcg/dose (pacientes < 20 kg) a 500 mcg/dose (pacientes > 20 kg) associada ao $\beta_2$-agonista, podendo ser repetida a cada 20 minutos durante a primeira hora.[6,7]

EXACERBAÇÃO DE ASMA

A suplementação de oxigênio, se saturação < 92% em ar ambiente, e a administração de corticosteroide sistêmico devem ser iniciadas o mais breve possível. De modo geral, recomenda-se manter saturação acima de 95%,[1] com cuidados adicionais em cardiopatas. A suplementação de oxigênio pode ser feita por cânula nasal, máscara ou balão de oxigênio, preferindo-se oxigênio umidificado e aquecido.[1,2]

## Crise grave

Além de todos os cuidados citados anteriormente, o paciente com crise grave deve receber cuidado intensivo durante sua permanência no atendimento de emergência.

Pacientes com fluxo inspiratório insuficiente ou que apresentam pouca cooperação ao tratamento inalatório devem receber agentes $\beta_2$-agonistas por via endovenosa, sendo a terbutalina e o salbutamol as substâncias mais usadas. A dose preconizada de terbutalina é de 10 $\mu$g/kg em bolo (infusão durante 10 minutos), seguida de infusão contínua de 0,3 a 0,5 $\mu$g/kg/min. Os efeitos colaterais são mais comuns que os observados pela via inalatória e incluem tremores, cefaleia, vômitos, taquicardia, hipotensão e arritmias.[13] Não obstante os efeitos colaterais citados, durante a infusão é importante continuar com a terapia inalatória, aumentando o intervalo entre as doses de $\beta_2$-agonistas de curta duração.[7]

O planejamento do tratamento das crises graves dependerá da resposta de cada paciente após a terapia inicial. Para pacientes com boa resposta, deve-se seguir o tratamento como dos pacientes com crise moderada. Os pacientes com resposta insatisfatória podem iniciar o uso de sulfato de magnésio, além de continuarem o tratamento com corticosteroide sistêmico, inalação com os agentes $\beta_2$-agonistas de curta duração e suplementação de oxigênio.

O sulfato de magnésio é um agente potencial para o tratamento de exacerbações de asma por seu efeito broncodilatador e por alguma ação anti-inflamatória. O sulfato de magnésio endovenoso reduz a taxa de hospitalizações e melhora os valores de função pulmonar e de escores clínicos.[2,14] Ele é utilizado antes da indicação de terapia intensiva, em infusão contínua de 25 a 75 mg/kg (dose máxima de 2 g), administrados em 20 a 30 minutos.[6,7] Seus efeitos adversos incluem hipermagnesemia, náuseas, hipotensão, bradicardia e fraqueza muscular.

## OUTROS MEDICAMENTOS

### Terbutalina e adrenalina subcutânea/intramuscular

O uso da terbutalina ou adrenalina por via subcutânea (SC) ou intramuscular (IM) é justificado apenas nos primeiros minutos do atendimento do paciente grave, com distúrbio ventilatório grave e na ausência de acesso venoso, sendo preferível a via intramuscular. Exceto nestas situações, a adrenalina (IM ou SC) não é indicada como medicamento de rotina no tratamento da crise de asma.[1]

As doses da terbutalina e da adrenalina (via IM ou SC) são de 0,01 mg/kg/dose (máximo de 0,4 mg), podendo ser repetidas, quando possível, até 3 vezes a cada 20 minutos, pois os pacientes apresentam efeitos colaterais com mais frequência, como hipertensão arterial e vômitos.

## Corticosteroide inalatório

O uso de corticosteroide inalatório, como substância adicional ao tratamento da crise pode ajudar um grupo específico de crianças com maior risco de admissão hospitalar,[15] porém, até o momento, não se recomenda o uso de corticosteroides inalados como medicamento adicional ao tratamento da crise.[7,16]

## Antileucotrienos

Até o momento, as evidências são insuficientes para apoiar a administração de antileucotrienos (EV ou VO) durante a crise aguda de asma. Poucos estudos demonstraram melhora na função pulmonar, mas o papel clínico desses agentes na exacerbação da asma requer mais estudos.[1,2]

## Broncodilatadores de longa duração

O formoterol, $\beta_2$-agonista de ação prolongada, tem início rápido de ação e já foi estudado no tratamento de exacerbações não graves de asma, apresentando resultado semelhante ao do salbutamol.[17] Seu papel nas exacerbações mais graves, entretanto, ainda não está definido.

Não há dados suficientes que justifiquem o uso de broncodilatadores de longa duração como rotina nos serviços de pronto atendimento.

## Xantinas

As xantinas, como a aminofilina, não são recomendadas para crianças com crise de asma leve ou moderada. Essas substâncias não apresentam efeito broncodilatador superior ao dos $\beta_2$-agonistas.[12] Seu uso deve ser restrito a ambientes de UTI, em crianças com exacerbações graves de asma não responsivas a doses máximas de broncodilatadores e corticosteroides. A dose de ataque é de 5 mg/kg, em infusão contínua, durante 20 minutos seguida de manutenção de 1 mg/kg/hora.[6] As xantinas apresentam margem terapêutica estreita e metabolismo afetado por diferentes fatores, e problemas gastrintestinais, cefaleia, hipotensão, arritmias, convulsões e encefalopatia tóxica são exemplos de seus eventos adversos mais comuns.

## Inalação de solução salina hipertônica

A inalação com NaCl a 3% ou 5% já foi avaliada nas crises de sibilância em lactentes e pré-escolares.[18,19] Há evidências de que a inalação de solução salina hipertônica tenha resultados positivos nessas populações, quando a sibilância está associada exclusivamente a infecções causadas pelo vírus sincicial respiratório (VSR) e rinovírus.

A inalação de salina hipertônica pode ser utilizada isoladamente ou associada a broncodilatadores de curta duração, porém o mecanismo de ação ainda não está totalmente esclarecido e, até o momento, não se recomenda o uso de rotina.[18]

## Antibióticos

A administração de antibióticos, de qualquer classe, não confere melhores resultados no tratamento da crise asmática e deve ser indicada apenas aos pacientes com evidência de infecção bacteriana secundária.[7,10,20]

## OUTRAS TERAPIAS

### Heliox

Heliox é a mistura de gás hélio e oxigênio que apresenta densidade menor que a do ar, diminuindo o turbilhonamento do ar nas vias aéreas e consequentemente o trabalho respiratório, facilitando a oxigenação na via aérea distal.[7] Para ser efetivo, ele é empregado na razão de 70:30 ou 80:20 de hélio e oxigênio, respectivamente. Pode ser utilizado para nebulizar agentes $\beta_2$-agonistas ou de forma contínua. Pequeno número de estudos clínicos demonstrou efeito benéfico em exacerbações graves de asma em crianças.[12]

Embora promissor, não é disponível na grande maioria dos serviços de emergência e ainda não há evidências suficientes para seu uso de forma rotineira.[21]

### Fisioterapia respiratória

Fisioterapia respiratória não é indicada na fase aguda da exacerbação pelo risco de piora clínica, podendo ser benéfica na fase de convalescência para crianças hipersecretoras.[12]

### Suporte ventilatório

A ventilação não invasiva (VNI) consiste na aplicação de pressão positiva constante através de máscara nasal ou nasal-oral, com o objetivo de diminuir o trabalho respiratório, reverter a hipoventilação e aumentar a capacidade residual funcional.[22] Quando disponível, a máscara nasal deve ser utilizada, pois confere maior conforto e menor ansiedade nos pacientes pediátricos quando comparada à máscara nasal-oral.

A ventilação não invasiva tem algumas limitações à sua aplicação na população pediátrica, como distensão gástrica, exacerbação de doença do refluxo gastrintestinal e maior probabilidade de broncoaspiração; vazamento de ar entre máscara e face, ansiedade e agitação do paciente.

Portanto, esse tipo de suporte ventilatório pode ser tentado em pacientes em insuficiência respiratória que estejam em ambientes de UTI ou equivalentes, com equipe treinada e em pacientes colaborativos.[6,23]

A entubação e a ventilação mecânica devem ser evitadas sempre que possível, com mortalidade relativamente alta. Apneia, coma e falência respiratória são indicações absolutas de entubação e ventilação mecânica, enquanto hipoxemia acentuada ($SatO_2 < 80\%$ a 85%) em vigência de suplementação de $O_2$, hipercapnia com acidose respiratória, exaustão, incapacidade de falar e alterações do nível de consciência são indicações relativas.[7]

Os principais riscos envolvendo essas medidas são barotrauma (pneumotórax e pneumomediastino), aspiração e piora do broncoespasmo.

## Avaliação da resposta

A avaliação da resposta ao tratamento inicial (entre 30 e 60 minutos) e a reclassificação do paciente representam os critérios mais úteis para determinar o prognóstico em relação à admissão hospitalar, alta e necessidade de medicação posterior.[24] Essa decisão deve sempre ser baseada nos critérios clínicos e fatores sociais.

Caso a criança apresente melhora significativa dos sintomas, ela deve ser dispensada com as mesmas medicações que foram utilizadas durante sua permanência no serviço de pronto atendimento e mantidas durante um curto período de tempo.

Aos pacientes com resposta insuficiente ou que chegaram ao pronto atendimento em crise grave, recomenda-se observação ou hospitalização, até controle dos sintomas de maneira satisfatória. Pacientes que já necessitaram de UTI, com ou sem necessidade de VNI ou entubação, devem receber atenção especial durante o atendimento inicial, pois mesmo pacientes com asma persistente leve podem precisar novamente de internação em unidade intensiva ou semi-intensiva.[25]

## ORIENTAÇÕES DE ALTA

Crianças que apresentaram exacerbação de asma são de risco para novas crises, devendo ser acompanhadas e o tratamento de controle periodicamente reavaliado. Devem receber alta do serviço de saúde apenas quando estiverem estáveis e com algumas recomendações.[6,7,24]

1. Orientações de doses e tempo de uso das medicações prescritas;
2. Orientação sobre a utilização correta da medicação inalatória;
3. Plano de ação, por escrito, com orientações em caso de piora clínica ou nova exacerbação;
4. Encaminhamento para o especialista, ou pediatra, até uma semana após a alta hospitalar.

O tratamento da criança e do adolescente com asma não deve ser limitado às crises agudas, muito menos nos serviços de urgência.

A educação dos pacientes e de seus familiares, em relação à doença e ao tratamento, despende tempo e raramente pode ser feito em serviços de urgência.

## REFERÊNCIAS BIBLIOGRÁFICAS

1. Bateman ED, Hurd SS, Barnes PJ, Bousquet J, Drazen JM, Fitz Gerald M, et al. Global strategy for asthma management and prevention: GINA executive summary. Eur Respir J. 2008;31(1):143-78.
2. Global Strategy for Asthma Management and Prevention. Global Initiative for Asthma (GINA), 2015. [Internet] [Acesso em 09 jun 2016]. Disponível em: http://www.ginasthma.org.
3. Pedersen SE, Hurd SS, Lemanske Jr RF, Becker A, Zar HJ, Sly PD, et al. Global strategy for the diagnosis and management of asthma in children 5 years and younger. Pediatr Pulmonol. 2011;46(1):1-17.

EXACERBAÇÃO DE ASMA

4. Wood DW, Downes JJ, Lecks HI. A clinical scoring system for the diagnosis of respiratory failure. Preliminary report on childhood status asthmaticus. Am J Dis Child. 1972;123(3):227-8.
5. Scarfone RJ, Fuchs SM, Nager AL, Shane SA. Controlled trial of oral prednisone in the emergency department treatment of children with acute asthma. Pediatrics. 1993;92(4):513-8.
6. British Guideline on the Management of Asthma. Thorax. 2008;63 Suppl 4:iv1-121.
7. Camargo Jr CA, Rachelefsky G, Schatz M. Managing asthma exacerbations in the emergency department: summary of the National Asthma Education and Prevention Program Expert Panel Report 3 guidelines for the management of asthma exacerbations. J Allergy Clin Immunol. 2009;124(2 Suppl):S5-14.
8. Canny GJ, Reisman J, Healy R, Schwartz C, Petrou C, Rebuck AS, et al. Acute asthma: observations regarding the management of a pediatric emergency room. Pediatrics. 1989;83(4):507-12.
9. Cates CJ, Crilly JA, Rowe BH. Holding chambers (spacers) versus nebulisers for beta-agonist treatment of acute asthma. Cochrane Database Syst Rev. 2006(2):CD000052.
10. Bacharier LB, Boner A, Carlsen KH, Eigenmann PA, Frischer T, Gotz M, et al. Diagnosis and treatment of asthma in childhood: a PRACTALL consensus report. Allergy. 2008;63(1):5-34.
11. Rubilar L, Castro-Rodriguez JA, Girardi G. Randomized trial of salbutamol via metered-dose inhaler with spacer versus nebulizer for acute wheezing in children less than 2 years of age. Pediatr Pulmonol. 2000;29(4):264-9.
12. Robinson PD, Van Asperen P. Asthma in childhood. Pediatr Clin N Amer. 2009;56(1):191-226, xii.
13. Hoo AF, Dezateux C, Hanrahan JP, Cole TJ, Tepper RS, Stocks J. Sex-specific prediction equations for Vmax(FRC) in infancy: a multicenter collaborative study. Amer J Respir Crit Care Med. 2002;165(8):1084-92.
14. Cheuk DK, Chau TC, Lee SL. A meta-analysis on intravenous magnesium sulphate for treating acute asthma. Arch Dis Child. 2005;90(1):74-7.
15. Rathkopf MM. Budesonide nebulization added to systemic prednisolone in the treatment of acute asthma in children: a double-blind, randomized, controlled trial. Pediatrics. 2014;134 Suppl 3:S178.
16. Hendeles L, Sherman J. Are inhaled corticosteroids effective for acute exacerbations of asthma in children? J Pediatrics. 2003;142(2 Suppl):S26-32; discussion S-3.
17. Avila-Castanon L, Casas-Becerra B, Del Rio-Navarro BE, Velazquez-Armenta Y, Sienra-Monge JJ. Formoterol vs. albuterol administered via Turbuhaler system in the emergency treatment of acute asthma in children. Allergol Immunopathol. 2004;32(1):18-20.
18. Ater D, Shai H, Bar BE, Fireman N, Tasher D, Dalal I, et al. Hypertonic saline and acute wheezing in preschool children. Pediatrics. 2012;129(6):e1397-403.
19. Zhang L, Mendoza-Sassi RA, Wainwright C, Klassen TP. Nebulized hypertonic saline solution for acute bronchiolitis in infants. Cochrane Database Syst Rev. 2008(4):CD006458.
20. Koutsoubari I, Papaevangelou V, Konstantinou GN, Makrinioti H, Xepapadaki P, Kafetzis D, et al. Effect of clarithromycin on acute asthma exacerbations in children: an open randomized study. Pediatr Allergy Immunol. 2012;23(4):385-90.
21. Klinnert MD, Price MR, Liu AH, Robinson JL. Morbidity patterns among low-income wheezing infants. Pediatrics. 2003;112(1 Pt 1):49-57.
22. Teague WG. Noninvasive ventilation in the pediatric intensive care unit for children with acute respiratory failure. Pediatr Pulmonol. 2003;35(6):418-26.
23. Nowak R, Corbridge T, Brenner B. Noninvasive ventilation. J Emerg Med. 2009;37(2 Suppl):S18-22.
24. IV Brazilian Guidelines for the management of asthma. J Bras Pneumol. 2006;32 Suppl 7:S447-74.
25. Carroll CL, Schramm CM, Zucker AR. Severe exacerbations in children with mild asthma: characterizing a pediatric phenotype. J Asthma. 2008;45(6):513-7.

# CAPÍTULO 19

**Wilson Tartuce Aun**
**Veridiana Aun Rufino Pereira**
**Marcelo Aun**

# Alérgenos, Irritantes e Medidas Preventivas

## ALÉRGENOS

Os alérgenos são substâncias de origem proteica, glicoproteica ou carboidratos, capazes de induzir reações de hipersensibilidade do tipo I de Gell e Coombs. A maioria dos alérgenos tem peso molecular acima de 10 kDa. Neste capítulo, destacam-se os aeroalérgenos, provenientes de ácaros de poeira, cães, gatos, baratas, fungos e polens. A nomenclatura utilizada para cada alérgeno é determinada pela *International Union of Immunologic Societies* (IUIS) e segue a seguinte regra: as três primeiras letras do gênero, a primeira letra da espécie e um número, que segue a ordem cronológica da descrição ou de relevância científica, por exemplo: Der p 1, referente ao alérgeno maior do *Dermatophagoides pteronyssinus*.

## Poeira domiciliar e ácaros

A poeira domiciliar não é uma substância única, mas, sim, uma mistura de materiais orgânicos e inorgânicos, como ácaros (*Dermatophagoides pteronyssinus*, *Dermatophagoides farinae*, *Blomia tropicalis*), insetos (baratas, moscas, mosquitos, pernilongos), pelos e epitélios de animais (cães, gatos, coelhos), fungos (*Aspergillus fumigatus*, *Penicillium notatum*, *Cladosporium herbarium*), polens (gramas, arbustos, plantas e árvores), poluentes ($CO$, $CO_2$, $SO_2$ e material particulado), restos de alimentos dos habitantes do domicílio, fibras, restos de insetos, descamação epidérmica de animais e seres humanos.

Os ácaros são aracnídeos microscópicos, medindo de 100 μm a 300 μm, e os principais alérgenos da poeira domiciliar. Sua principal fonte alimentar em edifícios são: escamas de pele, fungos e restos orgânicos. Podem ser divididos em duas famílias: *Pyroglyphidae* e *Glycyphagoidea*. Os membros da família *Pyroglyphidae* vivem permanentemente na poeira doméstica, sendo seus principais representantes: *D. pteronyssinus, D. farinae, D. microceras, Euroglyphus maynei* e outros. Na família *Glycyphagoidea*, encontram-se os ácaros anteriormente conhecidos como ácaros de estocagem: *Acarus siro, Tyrophagus putrescentiae, Lepidoglyphus destructor, Blomia tropicalis, Blomia kulagini* e outros.[1]

A exposição aos alérgenos dos ácaros ocorre, a princípio, pela inalação de partículas fecais, contendo alimentos parcialmente digeridos e enzimas digestivas. Essas estruturas são recobertas por uma membrana não resistente à água, através da qual os antígenos podem escapar quando expostos à umidade. As partículas fecais dos ácaros têm tamanho semelhante aos grãos de pólen (10 a 35 μm de diâmetro).

Os alérgenos dos ácaros têm sido purificados a partir de extratos aquosos ou produzidos como proteínas recombinantes e, na maioria dos casos, sequências de aminoácidos e nucleotídeos têm sido determinadas. Até agora, várias proteínas já foram identificadas como alérgenos de ácaros.[2]

No gênero *Dermatophagoides*, os alérgenos mais importantes pertencem aos grupos 1 e 2. A maioria dos estudos utiliza Der p 1 e Der f 1 para avaliar a exposição ambiental aos ácaros. A introdução de alérgenos do grupo 2 fornece um outro marcador de exposição, uma vez que essas proteínas são mais resistentes ao calor e à desnaturação. Alguns alérgenos, como o Der p 8, apresentam reatividade cruzada muito alta com os demais.[3]

A sensibilização aos ácaros ocorre quando os níveis de Der p 1 são ≥ 2 μg/g de poeira, ou 100 ácaros/g de poeira. Já as crises de asma são desencadeadas com níveis ≥ 10 μg/g.[2] As maiores concentrações de alérgenos de ácaros são encontradas nos colchões, móveis estofados e carpetes.[4-6]

A regulação osmótica dos ácaros é feita através de sua cutícula, sendo necessárias altas taxas de umidade do ar para se evitar perdas excessivas de água. A sobrevivência dos ácaros é maior quando a umidade absoluta do ar no interior do domicílio é superior a 7g/kg (45% a 20°C).[7]

No Brasil, os ácaros da poeira domiciliar são os alérgenos mais importantes no que se refere à etiopatogenia das alergias respiratórias. Os ácaros mais comuns no país são: *D. pteronyssinus, Blomia tropicalis* e *Cheyletus malaccensis*. Outras espécies/gêneros frequentemente encontradas são: *D. farinae, Euroglyphus, Tyrophagus, Corthoglyphus* e *Tarsonemus*. A grande maioria dos estudos foi realizada nas regiões sul e sudeste do Brasil, com poucos relatos sobre as demais regiões.[8]

## Animais domésticos

Cães e gatos são os principais animais de estimação em todo o mundo. Nos EUA, estima-se que 2,3% da população sejam sensíveis aos alérgenos do gato.[9] Dentre esses alérgenos, o mais importante é a glicoproteína salivar Fel d 1, com peso molecular de 36 kd, presente em todas as raças de gatos. Uma vez que sua produção é controlada por hormônios (testosterona), os machos têm níveis de Fel d 1 superiores aos detectados nas fêmeas. Pode ser encontrado nos seguintes locais: pele, saliva, células epiteliais escamosas basais e excreções das glândulas sebáceas e pelos. Nos pelos, a concentração de Fel d 1 é 10 vezes maior na raiz, quando comparada à da ponta.[10] Um gato produz cerca de 3 μg a

ALÉRGENOS, IRRITANTES E MEDIDAS PREVENTIVAS

7 µg de Fel d 1 por dia, que são estocados na pele e pelos, e distribuídos aos demais locais, pela lambida.

Diferentes alérgenos têm propriedades físicas diferentes. Assim, por exemplo, enquanto Der p 1 e Der f 1 são partículas maiores (> 10 nm), depositando-se no chão em 20 a 30 minutos (caso não haja movimentação do ar); o Fel d 1 compreende partículas menores (< 2 nm), permanecendo em suspensão no ar por longos períodos de tempo.

Custovic *et al.* encontraram níveis de Fel d 1 em todas as casas com gatos e quase 1/3 das residências sem gatos. Os maiores níveis do alérgeno foram encontrados nos móveis estofados, o que reflete a tendência do animal em permanecer a maior parte do tempo nos móveis macios e não no chão. Nas casas sem gatos, os valores mais altos de Fel d 1 também foram encontrados nos móveis estofados, provavelmente pela transferência do alérgeno pelas roupas de donos do animal. Níveis significativamente mais baixos foram detectados nos quartos, sugerindo que a exposição mais importante ao alérgeno ocorre na sala.[11]

Os principais alérgenos dos cães são extraídos principalmente da saliva e compreendem: Can f 1 e Can f 2. Can f 1 é encontrado nos pelos, saliva e, em menor quantidade, na urina e fezes. Apresenta peso molecular de 21 a 25 kd, e é produzido por todas as raças.[12] Na maioria das vezes, nas casas onde habita um cão, esses níveis são de 10.000 µg/g de poeira e, nos domicílios sem cães, de 0,3 µg/g de poeira. Can f 2 apresenta peso molecular entre 19 e 27 kd. Cerca de 70% dos indivíduos sensíveis a cães apresentam IgE contra Can f 1. Os maiores valores de Can f 1 são encontrados no carpete das salas de residências com cães, refletindo uma tendência do animal em permanecer no chão a maior parte do tempo.[13]

Tanto os alérgenos de gatos como os de cães são aderentes às roupas, podendo ser transportados para o ambiente e ocasionar sensibilização de indivíduos, mesmo aonde não existem esses animais. Níveis de Fel d 1 e Can f 1 acima de 1 µg/ g de poeira são suficientes para sensibilizar indivíduos geneticamente predispostos. Já níveis acima de 10 µg/g de poeira são responsáveis por exacerbar sintomas de asma.[14]

No Brasil existem poucos estudos avaliando a presença de alérgenos animais em ambientes internos. Justino *et al.* (2005) detectaram altos níveis de Can f 1 nos automóveis na cidade de Uberlândia. Cerca de 25% das amostras de poeira coletadas em carros de indivíduos sem animais em casa apresentaram níveis detectáveis de Can f 1, enquanto 5% das amostras desses indivíduos foram positivas para Fel d 1. Os níveis de Der p 1 e Der f 1 nesses veículos foram muito baixos.[15]

## Roedores

Ratos e camundongos eliminam proteínas na urina, que podem ser alergênicas e já foram identificadas em residências, escolas e laboratórios. Os níveis desses alérgenos nas casas do centro das grandes cidades são cem vezes maiores que na periferia. Nas escolas do centro, esses níveis são maiores que nas residências.[16]

A exposição de lactentes aos alérgenos dos camundongos está associada ao desenvolvimento de asma, independente de outros fatores. A exposição de crianças sensibilizadas a esses antígenos correlaciona-se ainda ao difícil controle da asma, aumento de utilização dos serviços de saúde e idas ao pronto-socorro.[17,18]

## Baratas

Três espécies de barata são encontradas dentro dos edifícios: *Blatella germanica, Periplaneta americana* e *Blatella orientalis*. A *Blatella germanica* é a mais prevalente, sobretudo em grandes cidades no sudeste dos EUA e em países tropicais.

Os alérgenos da barata são derivados de materiais fecais e da saliva. Os antígenos da *B. germanica* mais bem caracterizados são: Bla g 1, com peso molecular de 20 a 25 kd, e Bla g 2 com cerca de 36 kd. Outros antígenos são: Bla g 4 (21 kd) e Bla g 5 (22 kd). Os alérgenos de *P. americana* são Per a 1, com peso molecular semelhante ao da Bla g 1, e Per a 3, com 72 a 78 kd.

Há evidências de que indivíduos com asma, sobretudo em áreas urbanas, são sensíveis aos antígenos da barata. Finn *et al.* selecionaram crianças com fatores de risco para desenvolvimento de asma e analisaram a exposição aos alérgenos Bla g 1, Bla g 2, Der f 1 e Fel d 1, assim como a resposta proliferativa de linfócitos frente a esses antígenos. Verificaram que níveis altos de Bla g 1 e Bla g 2 estavam associados ao aumento da resposta linfoproliferativa. Valores altos de Der p 1 também se relacionaram com aumento dessa resposta, porém, de forma menos marcante; Fel d 1 não se correlacionou com a ativação dos linfócitos. Concluíram, desse modo, que a exposição precoce aos alérgenos da barata prediz as respostas linfocitárias.[19]

Foi sugerido que o principal local de sensibilização aos alérgenos da barata é o dormitório, embora maiores concentrações sejam encontradas na cozinha. Associaram, ainda, a positividade de teste cutâneo ao nível de exposição, ou seja, 32% das crianças expostas a níveis entre 1 e 2 U/g de poeira de Bla g 1 tinham teste positivo, enquanto 40% a 45% das crianças expostas a 4 U/g eram sensibilizadas. Os alérgenos Bla g 1 e Bla g 2 assemelham-se aos antígenos dos ácaros, sendo detectados na poeira depositada e em menor quantidade no ar.[20]

No Brasil, um estudo mostrou que 55% das crianças e adultos jovens com asma e rinite apresentam testes cutâneos positivos para barata.[21] Em 2001, Arruda *et al.* revisaram a importância dos alérgenos de barata para os pacientes com asma. Estabeleceu-se que 2 U/g de poeira são necessárias para sensibilização, enquanto 8 U/g de poeira aumenta os sintomas de asma.[22]

## Fungos

Os fungos são seres eucariontes, encontrados no solo, plantas, materiais orgânicos e ambientes internos úmidos (porões, carpetes, ar-condicionado, umidificadores). Crescem em níveis variáveis de pH e competem com bactérias por nutrientes orgânicos. A digestão alimentar ocorre externamente pela excreção de enzimas para o meio ambiente. Excretam também toxinas que inibem o crescimento bacteriano. Além disso, apresentam parede celular rígida que os protegem de condições adversas, como frio intenso ou longos períodos de seca. A reprodução pode ser sexuada ou assexuada. Disseminam-se no ambiente através de esporos.

Os esporos de fungos constituem a maior parte das partículas do bioaerossol, tanto em ambientes internos quanto em externos. A concentração aérea desses esporos tem grande variabilidade, dependendo de fatores, como temperatura, umidade relativa, hora do dia, velocidade e direção dos ventos, presença de atividade humana e do tipo de climatização das áreas internas.[23]

A incidência das várias espécies de fungos difere de uma região para outra, na dependência de fatores climáticos, relevo, hidrográficos, tipo de vegetação, solo, poluição ambiental etc. Prince e Meyer classificaram os fungos em três grandes grupos: dominantes universais, encontrados em praticamente todos os locais pesquisados (*Alternaria, Cladosporium, Penicillium* e *Aspergillus*); dominantes geográficos ocorrem numa região geográfica com certas características (*Rhizopus, Mucor, Stemphylium, Botrytis, Paecilomyces*); e dominantes locais são mais esporádicos e característicos de certa região. Os principais gêneros de fungos encontrados em ambiente externo são: *Alternaria, Cladosporium, Aspergillus, Penicillium, Candida, Botrytis* e *Helminthosporium*. Já, nos ambientes internos, observam-se *Aspergillus, Cladosporium* e *Penicillium*.[24]

Fatores externos podem aumentar os níveis de esporos internos: edifícios construídos próximos a locais de estocagem de restos orgânicos ou mesmo com pouca exposição à luz solar. Alguns fatores internos podem reduzir os níveis de esporos: filtração eletrostática central, baixa umidade e medidas de controle ambiental para evitar acúmulo de poeira.

Os alérgenos dos fungos são encontrados nos esporos, mas também ocorrem em outras estruturas, como o micélio. Derivam de componentes estruturais dos organismos ou dos materiais excretados, podendo amplificar as respostas alérgicas. Embora alguns laboratórios tenham produzido anticorpos monoclonais contra fungos (p. ex., *Aspergillus* – Asp f 1, *Alternaria* – Alt a 1), a medida desses alérgenos no meio ambiente ainda não é fidedigna, talvez pela baixa sensibilidade ou por esses alérgenos não serem encontrados nos esporos. Não há nenhum consenso no que diz respeito à relação entre os níveis de fungos internos e seus efeitos na saúde. Segundo a "World Health Organization", é recomendado níveis internos de fungos de até 500 UFC/m³ de ar. Para a ANVISA, os níveis não devem ultrapassar 750 UFC/m³.

## Pólens

Embora os pólens sejam menos estudados no Brasil por serem aparentemente menos relevantes nas regiões de clima temperado, como a Região Sul, eles representam uma causa importante de alergia respiratória sazonal. Em nosso país, os sintomas dos pacientes com polinose são referidos entre os meses de agosto e março, coincidente com a distribuição de polens de gramíneas, que ocorre de forma bifásica em novembro, e um pico menor entre março e abril. *Lolium multiflorum* é a principal gramínea causadora de polinose, seguida provavelmente por *Cynodon dactylon* e *Penicilium notatum*.[25] Entretanto, acredita-se que mesmo nas regiões mais quentes haja polens de frutas, como o caju, que possam causar doença respiratória. Entretanto, ainda faltam estudos no nosso meio para avaliar o real impacto dos polens na epidemiologia da alergia respiratória.

## IRRITANTES

### Poluição atmosférica

A poluição atmosférica urbana se origina essencialmente dos automóveis. Os principais poluentes atmosféricos emitidos pelos automóveis são classificados como oxidantes

ASMA NO LACTENTE, NA CRIANÇA E NO ADOLESCENTE

(monóxido de carbono, óxidos nítricos e componentes orgânicos voláteis), poluentes secundários (ozônio), poluentes sulfúricos (dióxido de enxofre), agentes químicos orgânicos, dióxido de carbono, metais e material particulado.[26] A poluição interna é constituída por alérgenos e gases poluentes, cuja principal fonte é o tabaco. Outros poluentes comuns são: monóxido de carbono, óxido nítrico, material particulado, componentes orgânicos voláteis, dióxido de enxofre, colas, tecidos, madeira, dentre outros.[27]

O ozônio é formado a partir de óxidos nítricos e componentes orgânicos voláteis, por meio de reações químicas dependentes de luz solar. Essa transformação pode levar dias ou horas, de modo que o ozônio na maioria das vezes se forma longe da fonte de gases primários, ou seja, nos subúrbios dos grandes centros urbanos. Nos últimos anos, a concentração de ozônio se agravou devido à deterioração da qualidade do ar e das condições climáticas (CETESB 2007). Cerca de 40% do ozônio inalado é absorvido pela mucosa nasal, causando inflamação local. A provocação nasal com ozônio acarreta aumento dos níveis de histamina, neutrófilos, eosinófilos e células mononucleares no lavado nasal. Aumenta ainda a resposta de fase tardia após provocação nasal com alérgeno.[28]

Hoje, a concentração de dióxido de enxofre na Europa Ocidental e na América do Norte é baixa, sendo a média anual menor que 30 $\mu g/m^3$. Mesmo assim, a prevalência de rinite alérgica sazonal e a positividade dos testes cutâneos a alérgenos são mais frequentes, sugerindo que o dióxido de enxofre não influencia a sensibilização aos aeroalérgenos, todavia a exposição a dióxido de enxofre reduz a secreção nasal e aumenta a resistência das vias aéreas nasais.

Em São Paulo, foi demonstrada associação entre mortalidade infantil por doenças respiratórias e maiores níveis de concentração de dióxido de nitrogênio ($NO_2$). A poluição atmosférica em São Paulo tem um evidente efeito deletério sobre a saúde respiratória da população pediátrica, demonstrando associação significativa entre o número diário de atendimento em serviços de urgência e o número diário de internações por doenças do trato respiratório inferior e a concentração atmosférica de material particulado ($PM_{10}$), dióxido de enxofre ($SO_2$), $NO_2$ e ozônio ($O_3$).[28,29]

## Tabagismo

Diversos estudos mostraram que o tabagismo ativo aumenta risco de desenvolver asma. No asmático tabagista adulto, o processo inflamatório é mais intenso, as exacerbações são mais frequentes e a deterioração da função pulmonar é mais rápida, mas há poucos estudos sobre asmáticos tabagistas adolescentes. O que se sabe é que a prevalência de tabagismo é similar entre asmáticos e não asmáticos, o que sugere a grande importância de se abordar a questão do tabagismo ativo entre asmáticos.[30]

Com relação ao tabagismo passivo, há crescente evidência de que leva a aumento do risco de desenvolver asma na infância, sobretudo o tabagismo materno. A exposição pré-natal (durante a gestação) também parece ser relevante, sendo associada à redução da função pulmonar da criança, aumento de sibilância no primeiro ano de vida e de asma mais tardiamente. Assim sendo, o tabagismo passivo, pré e pós-natal, pode ser considerado um fator de risco para asma.[30] Os fatores de risco são mais bem detalhados no Capítulo 9.

## Medidas preventivas

Hipersensibilidade imediata aos aeroalérgenos é muito frequente entre crianças e adultos. Acredita-se que a sensibilização a um ou mais alérgenos intradomiciliares principais (ácaros, epitélios de cão e gato, baratas), associada ao acúmulo desses alérgenos no domicílio, seja o maior fator de risco para o desenvolvimento de asma na população geral.[31]

As doenças alérgicas respiratórias complexas e a verdadeira relação entre exposição precoce a alérgenos e desenvolvimento de asma na idade escolar é de difícil comprovação.[32]

Todavia, não há dúvidas quanto à relação causa-efeito entre a exposição a alérgenos e desencadeamento de sintomas, como se demonstrou por inúmeros estudos de broncoprovocação específica com alérgeno, confirmando que eles induzem broncoespasmo, inflamação eosinofílica nas vias aéreas e hiper-reatividade prolongada.[31] Além disso, já foi também documentado que retirar adultos e crianças de seus ambientes onde há aeroalérgenos em abundância e os levar a locais de menor prevalência desses antígenos melhora os sintomas e reduz a hiper-reatividade das vias aéreas.

Outro dado interessante é a exposição ambiental a desencadeantes e asma no que tange ao controle da doença e às exacerbações. Um estudo recente mostrou que o controle da exposição aos aeroalérgenos, poluição e tabaco auxilia no controle de crianças de até nove anos, mas o papel de cada medida preventiva ainda é incerto.[33] Estudos maiores e revisões sistemáticas não conseguiram comprovar a eficácia clínica do controle ambiental, principalmente pela variedade metodológica entre os diferentes trabalhos.[34]

De qualquer modo, há dados suficientes para que os médicos estimulem seus pacientes alérgicos a evitar a exposição aos alérgenos, particularmente àqueles alérgenos aos quais esses doentes estão sensibilizados.[31] Minimizar a exposição a irritantes também é recomendável de modo a reduzir o dano às vias aéreas. O conjunto de medidas preventivas de contato ou exposição, sobretudo a alérgenos, mas também a irritantes, é denominado controle ambiental ou higiene ambiental.

O controle ambiental é recomendável principalmente para pacientes sintomáticos, com doença alérgica IgE-mediada documentada. As medidas devem ser compreensíveis e direcionadas especificamente ao perfil de sensibilização do paciente, em particular aos alérgenos com relevância clínica para aquele doente.[31] Modificações no ambiente domiciliar de crianças asmáticas acessíveis e compreensíveis mostraram-se efetivas na redução de sintomas respiratórios e de forma custo-efetiva.[31,35]

No entanto, as medidas de higiene do ambiente só podem ser eficazes após educação adequada dos pacientes e de seus familiares. Apenas a dispensação de uma lista de medidas sem a devida explicação e seguimento tende a não ser eficiente. Além disso, o médico clínico tem que levar em conta que algumas medidas não são acessíveis a todos os tipos de população, e intervenções de mais baixo custo tendem a levar a uma cooperação e aderência melhor por parte do doente e de seus familiares.[31] Descreveremos, a seguir, as principais medidas de controle ambiental direcionadas a cada tipo de alérgeno, bem como o racional biológico da eficácia de cada uma dessas medidas.

ASMA NO LACTENTE, NA CRIANÇA E NO ADOLESCENTE

## POEIRA DOMICILIAR E ÁCAROS

As principais medidas de evicção do contato com poeira, especialmente os ácaros, são: barreiras físicas, redução da colonização pelos ácaros, controle de umidade, tratamento por calor, acaricidas e agentes desnaturantes.[31]

### Barreiras físicas

As barreiras físicas eficazes são aquelas que conseguem minimizar o contato físico e inalatório do paciente com o alérgeno. As principais utilizadas são capas impermeáveis para travesseiros, almofadas e colchões e substituição de cobertores por edredons. As capas mais simples são plásticas, mas podem ser desconfortáveis para os pacientes. Tecidos sintéticos podem ser mais agradáveis e, se tiverem poros menores que 6 micra, podem evitar a passagem, tanto dos alérgenos dos ácaros como de gatos, mas ainda permitem o fluxo de ar. Essas capas também são laváveis, o que facilita a boa manutenção. No entanto, como medida isolada de controle ambiental, não mostraram eficácia clínica.[31]

### Redução da colonização pelos ácaros

Carpetes, tapetes, estofados e cortinas são chamados de reservatórios de ácaros, pois são estruturas altamente colonizadas por esses animais. Restringir a presença deles pode minimizar a população de ácaros no ambiente. A limpeza das superfícies com panos úmidos ou com aspiradores contendo filtro HEPA (*high-efficiency particular air*) também minimiza a população de ácaros e deve ser feita regularmente.[31]

### Controle de umidade

Levando-se em consideração que os ácaros se proliferam mais em ambientes quentes e úmidos, manter umidade do ar abaixo de 50% também pode ser útil. Em locais de clima mais seco, manter janelas abertas e ambientes ventilados pode ter impacto. Além disso, o uso de ar-condicionado, quase sempre tão criticado pelos pacientes e associados à exacerbação de sintomas, pode colaborar. Vale a pena salientar que o dano do ar-condicionado, referido pelos doentes, se deve ao fato de a maioria deles não ser limpo e vistoriado periodicamente, mas o fato de ressecar o ar ambiente é, sem dúvida, útil no controle de ácaros e fungos.[31]

Nesse contexto, umidificadores não devem ser indicados como rotina. Pelo contrário, há dados que sugerem que desumidificadores são benéficos. Pacientes que referem ressecamento das mucosas, em de umedecer o ambiente, devem utilizar solução salina nasal ou por nebulização . Outro dado curioso é que andares altos tendem a ser menos úmidos e, portanto, ter menor carga de alérgenos do que andares baixos.[31]

### Tratamento por calor

Tanto calor por vapor como seco podem erradicar ácaros e levar a menor exposição aos alérgenos desses artrópodes. Já se demonstrou, inclusive, queda da carga dos alérgenos

ALÉRGENOS, IRRITANTES E MEDIDAS PREVENTIVAS

Der p 1 e Der p 2 associada à melhora da hiper-reatividade brônquica em pacientes cujos colchões foram limpos usando ar a 110ºC. Recomenda-se, então, proceder à lavagem dos lençóis, cobertores, edredons, carpetes e capas utilizando água quente com detergente e, então, secar tudo com ar quente.[31]

## Acaricidas e agentes desnaturantes

São escassos os trabalhos na literatura investigando o efeito de acaricidas e agentes desnaturantes de alérgenos. Os mais estudados foram o ácido tânico e o benzoato de benzila, mas o real benefício dessas intervenções e sua segurança a longo prazo ainda não foram avaliados.[31]

Todas essas intervenções que mostraram algum impacto só foram eficazes quando utilizadas por, no mínimo, três a seis meses sem interrupção e em conjunto. Como já explicado, medidas isoladas mostraram pouca eficiência em desfechos clínicos.[31]

As principais medidas utilizadas no controle da poeira e ácaros, como barreiras físicas e medidas gerais de limpeza regular, também são eficientes no controle de alérgenos de cães, gatos, roedores, baratas e fungos. Descreveremos as medidas particulares que podem ter eficácia sobretudo para esses outros alérgenos.[31]

## Animais domésticos

A medida mais eficaz no controle da carga de alérgenos de epitélios de animais domésticos é a evicção total da entrada do animal em casa, nem mesmo nas áreas próximas, como o quintal. Sabe-se que os alérgenos de animais são mais leves que os de ácaros. Desse modo, ficam em suspensão por meses a anos, mesmo após a retirada do animal do ambiente. Além disso, são facilmente transportados nas roupas das pessoas. Com isso, apenas a retirada do animal associada a uma limpeza bastante eficaz e regular pode diminuir progressivamente a quantidade desses alérgenos no ambiente.[31]

Como a maioria dos pacientes e familiares se recusa a dar seu animal de estimação a outras pessoas, muitos são os esforços para minimizar a quantidade de alérgenos, mesmo na presença do animal. O impacto dessas medidas foi pouco estudado e os familiares devem ser informados que todas serão menos efetivas que a remoção do animal do ambiente.[31]

A limpeza regular, inclusive com uso de filtros de ar HEPA, reduz bastante a carga alergênica do ambiente. Já o efeito ambiental e clínico de aumentar o número de banhos nos gatos e cães não foi bem estudado. Há indícios que gatos devem tomar banho, no mínimo, semanalmente e cães, duas vezes por semana. Quanto às raças dos animais, não há evidências científicas sobre a existência de "raças hipoalergênicas", embora individualmente a carga antigênica de cada animal possa variar.[31]

## Roedores e baratas

Alérgenos de ratos, camundongos e baratas são mais frequentemente encontrados em casas de subúrbios de grandes cidades e regiões de menor nível socioeconômico. A sensibilização a esses alérgenos vem sendo descrita como fator de risco isolado para desen-

ASMA NO LACTENTE, NA CRIANÇA E NO ADOLESCENTE

volvimento de asma de maior gravidade. Contudo, as principais medidas específicas de controle da quantidade desses alérgenos diz respeito ao saneamento básico, coleta de lixo, para que não fiquem acumulados ao redor dos domicílios, limpeza e despoluição da cidade e vizinhança, dedetização e desratização inclusive pelos órgãos públicos.[31]

## Fungos intradomiciliares

Fungos intradomiciliares são problemáticos em ambientes úmidos e com problemas hidráulicos, como infiltrações. Nesses casos, recomenda-se o uso de detergentes e fungicidas, além das medidas de controle de umidade, já citadas no controle de ácaros.[31]

## Fungos extradomiciliares e pólens

Controle de alérgenos extradomiciliares é ainda mais difícil, sendo restrito à evicção da exposição do paciente. Desse modo, deixar janelas fechadas e utilizar ar-condicionado, sobretudo em épocas de maior carga antigênica, pode ser útil. Além disso, tomar banho ao deitar pode minimizar a quantidade de antígenos na roupa e cabelo, que acabariam "contaminando" o ambiente intradomiciliar.[31]

## CONSIDERAÇÕES FINAIS

O controle dos alérgenos intradomiciliares começa com a identificação dos alérgenos que são relevantes para o paciente específico pela história clínica e identificação da IgE específica. As medidas devem ser compreensíveis para os pacientes e familiares e factíveis do ponto de vista operacional e financeiro. Porém, só haverá adesão caso seja feita a correta explicação da importância do controle ambiental. Essa modalidade terapêutica só será eficaz se várias medidas simultâneas forem adotadas; ela não substitui a farmacoterapia e a imunoterapia, mas, sim, deve ser usada em conjunto com as outras para melhor controle dos sintomas do paciente.

## REFERÊNCIAS BIBLIOGRÁFICAS

1. Colloff MJ. Taxonomy and identification of dust mites. Allergy. 1998;53(Suppl 48):7-12.
2. Taketomi EA, Pereira FL, Almeida KC. Alérgenos. In: Solé D, Bernd LAG, Rosário Filho NA. Tratado de Alergia e Imunologia Clínica. Associação Brasileira de Alergia e Imunopatologia. 1.ed. São Paulo: Atheneu, 2011. p.65-81.
3. Aalberse RC. Allergens from mites: implications of cross-reactivity between invertebrate antigens. Allergy. 1998;53(Suppl 48):47-8.
4. Peterson EL, Ownby DR, Kallenbach L, Johnson CC. Evaluation of air dust sampling schemes for Fel d 1, Der f 1, and Der p 1 allergens in homes in the Detroit area. J Allergy Clin Immunol. 1999;104(2):348-55.
5. Gross I, Heinrich J, Fahlbusch B. Indoor determinants of Der p 1 and Der f 1 concentrations in house dust are different. Clin Exp Allergy. 2000;30:376-82.
6. Arlian LG, Bernstein IL, Gallagher JS. The prevalence of house dust mite, Dermatophagoides spp, and associated environmental conditions in homes in Ohio. J Allergy Clin Immunol. 1982;69:527-32.

ALÉRGENOS, IRRITANTES E MEDIDAS PREVENTIVAS

7. Hart BJ. Life cycle and reproduction of house-dust mites: environmental factors influencing mite populations. Allergy. 1998;53(Suppl 48):13-7.

8. Binotti R, Muniz JRO, Paschoal IA. House dust mites in Brazil – An Annotated bibliography. Mem Inst Oswaldo Cruz. 2001;96(8):1177-84.

9. Ledford DK. Indoor allergens. J Allergy Clin Immunol. 1994;94(2 Pt 2):327-34.

10. Charpin C, Mata P, Charpin D, Lavant MN, Allasia C, Vervloet D. Fel d 1 allergen distribution in cat fur and skin. J Allergy Clin Immunol. 1991;88:77-82.

11. Custovic A, Simpson A, Pahdi H. Distribution, aerodynamic characteristics, and removal of the major cat allergen Fel d 1 in British homes. Thorax. 1998;53:33-8.

12. Schou C, Svendsen UG, Lowenstein H. Purification and characterization of the major dog allergen, Can f 1. Clin Exp Allergy. 1991;21:321-8.

13. Custovic A, Fletcher A, Pickerig CAC. Domestic allergens in public places III: house dust mite, cat, dog and cockroach allergens in British hospitals. Clin Exp Allergy. 1998;28:53-9.

14. Platts-Mills TAE, Vervloet D, Thomas WR. Indoor Allergens and Asthma: Report of the Third International Workshop. J Allergy Clin Immunol. 1997;100:1-23.

15. Justino CM, Segundo GRS, Pereira FL. Mite and pet allergen exposure in Brazilian private cars. Ann Allergy Clin Immunol. 2005;94:658-61.

16. Pearmaul P, Hoffman E. Allergens in urban school and homes of children with asthma. Pediatr Allergy Immunol. 2012;23:543.

17. Phiátanakul W, Celedon JC. Mouse exposure and wheeze in the first year of life. Ann Allergy Asthma Immunol. 2005;94:593.

18. Ahluwalia SK, Peng RD, Breysse PN. Mouse Allergen is the major allergen of public health relevance in Baltimore city. J Allergy Clin Immunol. 2013;132:830.

19. Finn PW, Boudreau JO, He H. Children at risk for asthma: Home allergen levels, lymphocyte proliferation, and wheeze. J Allergy Clin Immunol. 2000;105(5):933-42.

20. Eggleston P, Rosenstreich D, Lynn H. Relationship of indoor allergen exposure to skin test sensitivity in inner-city children with asthma. J Allergy Clin Immunol. 1998;102(4 Pt 1):563-70.

21. Santos AB, Chapman M, Aalberse R. Cockroach allergens and asthma in Brazil: identification of tropomyosin as a major allergen with mites and shrimp allergens. J Allergy Clin Immunol. 1999;104(2):329-37.

22. Arruda LK, Vailes LS, Fermani VPL. Cockroach allergens and asthma. J Allergy Clin Immunol. 2001;107(3):419-28.

23. Gambale W, Purchio A, Paula CR. Influência de fatores abióticos na dispersão aérea de fungos na cidade de São Paulo, Brasil. Rev Microbiol. 1983;14:204-14.

24. Smith AB, Bernstein DI, London MA. Evaluation of occupational asthma from airborne egg protein exposure in multiple settings. Chest. 1990;98:398-404.

25. Rosario Filho N. Epidemiologia da polinose no Sul do Brasil. Rev Bras Alerg Imunopatol. 2009;32(6):209-10.

26. Bousquet J. Allergic rhinitis and its impact on asthma. J Allergy Clin Immunol. 2001;108(5):S147-S333.

27. Kopp MV, Ulmer C, Horst G. Upper airway inflammation in children exposed to ambient ozone and potential signs of adaptation. Eur Respir J. 1999;14:854-61.

28. Zwick H, Popp W, Wagner C. Effects of ozone on respiratory health, allergic sensitization and cellular immune system in children. Am Rev Respir Dis. 1991;144:1075-9.

29. Saldiva PHN, Lichtenfels AJFC, Paiva PSO. Association between air pollution and mortality due to respiratory diseases in children in São Paulo, Brazil. Environ Res. 1994;65:218-25.

ASMA NO LACTENTE, NA CRIANÇA E NO ADOLESCENTE

30. Litonjua AA, Weiss ST. Risk factors for asthma. Up To Date 2014. [Internet] [Acesso em 09 jun 2016]. Disponível em: http://www.uptodate.com/contents/risk-factors-for-asthma?source=machineLearning&search=asthma+smoking&selectedTitle=1%7E150&sectionRank=1&anchor=H18#H18

31. Platts-Mills TAE. Allergen avoidance in the treatment of asthma and allergic rhinitis. Up to Date 2014. [Internet] [Acesso em 09 jun 2016]. Disponível em: http://www.uptodate.com/contents/allergen-avoidance-in-the-treatment-of-asthma-and-allergic-rhinitis?source=search_result&search=allergen+avoidance&selectedTitle=1%7E50

32. Dick S, Friend A, Dynes K, AlKandari F, Doust E, Cowie H, et al. A systematic review of associations between environmental exposures and development of asthma in children aged up to 9 years. BMJ Open. 2014;4(11):e006554.

33. Dick S, Doust E, Cowie H, Ayres JG, Turner S. Associations between environmental exposures and asthma control and exacerbations in young children: a systematic review. BMJ Open. 2014; 4(2):e003827.

34. Gøtzsche PC, Johansen HK. House dust mite control measures for asthma. Cochrane Database Syst Rev. 2008 Apr 16;(2):CD001187.

35. Kattan M, Stearns SC, Crain EF. Cost-effectiveness of a home-based environmental intervention for inner-city children with asthma. J Allergy Clin Immunol. 2005;116:1058.

CAPÍTULO 20

Maria Cândida Rizzo

# Corticosteroides Inalatórios

## INTRODUÇÃO

A cortisona foi extraída do córtex adrenal por Edward Kendal, em 1936, e apenas em 1950 houve o primeiro relato do sucesso de seu uso na asma. Não obstante sua aparente eficácia, seus efeitos adversos tornaram-se evidentes após o uso prolongado. A hipertensão, diabetes melito, osteoporose, obesidade, face de lua cheia, acne, pele fina e escurecida, glaucoma e, especialmente em crianças, retardo de crescimento foram algumas das graves complicações dessa opção de tratamento. Na década de 1970, muitas pesquisas na área para desenvolvimento de compostos mais seguros, e também modificações no modo de administração, deram origem à beclometasona (BCM) inalatória.

O cortisol, a forma biologicamente ativa do hormônio glicocorticoide (GC) (Figura 20.1) em humanos, é sintetizado e liberado sob a regulação do eixo hipotálamo-hipófise--adrenal (HPA), que é um dos mais importantes sistemas de resposta ao estresse, mantendo a homeostase e a adaptação durante os agravos.[1] Os sinais de estresse ambiental e fisiológico levam à liberação pelo hipotálamo do hormônio liberador de corticotrofina (CRH) e de vasopressina arginina (AVP).[2] O CRH e o AVP atuam na hipófise anterior para estimular a síntese e a secreção do hormônio adrenocorticotrófico (ACTH). Por sua vez, o ACTH atua no córtex adrenal para estimular a produção e a secreção de GC na zona fasciculada.

A maior parte dos GC secretados (90-95%) une-se a globulinas ligadoras do cortisol, enquanto o cortisol circulante atua sobretudo na manutenção de níveis fisiológicos do hormônio via *feedback* negativo na supressão da secreção de ACTH pela hipófise e de CRH pelo hipotálamo.

A secreção de cortisol segue um ritmo circadiano, com níveis hormonais elevados ocorrendo pela manhã e com decréscimo gradual durante o dia. O ciclo se repete a cada 24 horas, o que se torna crucial para a ativação dos receptores de GC (GR).[3] O GR apre-

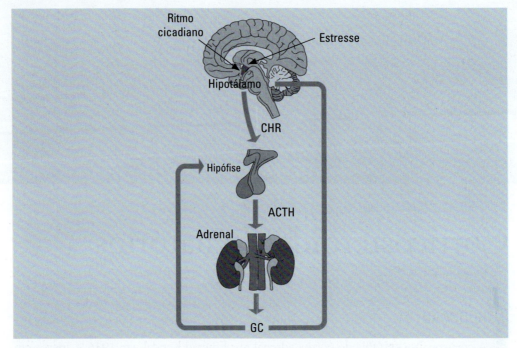

**Figura 20.1** Regulação da secreção do glicocorticoide (GC) pelo eixo hipotálamo-hipófise-adrenal (HPA). CRH = hormônio liberador de corticotrofina; ACTH = hormônio adrenocorticotrópico.
Adaptada de Oakley RH, et al.[3]

senta duas isoformas moleculares, GRα e GRβ, e ambas são expressas em quase todos os tecidos humanos. GRα é a isoforma mais importante na capacidade de ligação ao hormônio e é a única capaz de controlar a expressão gênica.[4] O aumento na atividade da isoforma β inibe a isoforma ativa por um mecanismo de competição e diminui a efetividade dos GCs.

Os GCs inalatórios (também conhecidos como corticosteroides inalatórios) são usados para o controle de patologias crônicas das vias aéreas por seus efeitos anti-inflamatórios e são considerados o padrão-ouro no controle da asma.

A atuação anti-inflamatória dos GCs é possível por vários mecanismos de ação, envolvendo ações genômicas e não genômicas.

## MECANISMOS GENÔMICOS DE ATUAÇÃO DOS GCs

Os GC suprimem, de modo significativo, a inflamação das vias aéreas, principalmente por mecanismos genômicos.

As ações genômicas dos GCs são os mecanismos clássicos de sua atuação e envolvem a ativação ou a repressão de genes via receptor de glicocorticosteroide (GR).

O início da ação dos GCs pelos mecanismos genômicos (Figura 20.2) demora pelo menos quatro horas para se estabelecer,[5] enquanto o tempo para a máxima efetividade de ação leva cerca de duas semanas.

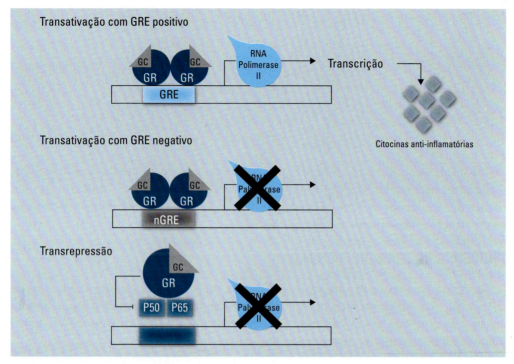

**Figura 20.2** Mecanismos genômicos de ações dos glicocorticosteroides.
GR = receptor de GC; GRE = elemento de resposta do GC; nGRE = GRE negativo.
Adaptada de Boardman C, et al.[6]

A diversidade de ações dos GCs pode ser explicada pela presença de GR em três compartimentos: núcleo, citoplasma e membrana plasmática. A princípio, foi descrita a localização primária do GR no citoplasma (cGR), dirigindo-se ao núcleo somente após sua ligação ao GC. Hoje, é claro que o GR que atua no núcleo, é próprio do local e aí permanece (nGCR). No núcleo, o nGR se apresenta em forma de dímero e após sua ligação ao GC interage com o DNA para intensificar ou para inibir diretamente a transcrição gênica. Por outro lado, o cGR se apresenta como um monômero, permitindo a interação (proteína-proteína) com outras proteínas regulatórias citoplasmáticas, o que leva indiretamente à modificação na transcrição gênica. Os dois tipos de ação, citoplasmática e nuclear, são definidas como genômicas, uma vez que ocorrem regulando a atividade gênica.

## PROCESSO DE TRANSATIVAÇÃO – MODULAÇÃO DA ATIVIDADE GÊNICA POR LIGAÇÃO DIRETA AO DNA

O cGR encontra-se em estado inativo, como um monômero, ligado a proteínas de choque, como hsp90, hsp70, hsp56, hsp40 e a imunofilinas como p23 e src.[7] Com a sua ativação pelo GC, ocorre a dissociação dessas proteínas e a ativação do cGR. O complexo GC–GR transloca-se ao núcleo, onde dimeriza. Somente como um homodímero pode se ligar a sequências reguladoras de DNA, conhecidos como elementos de resposta a glicocorticosteroides (GRE), localizados nas regiões promotoras dos genes reguladores de GCs.

A ligação do complexo GC-GR ao GRE (GRE positivo) pode então levar ao aumento da transcrição de alguns genes anti-inflamatórios, como a anexina 1, a inlerleucina 10 (IL-10), receptor de $\beta_2$-agonista e o inibidor do fator nuclear KB (iKB), processo este conhecido como transativação.[8] Por outro lado, com ação menos importante, pode haver supressão da ativação gênica pela ligação à porção negativa de GRE, levando a um silenciamento gênico. Exemplos de genes afetados por esse mecanismo incluem a prolactina e a osteocalcina.

Os mecanismos de transativação, por necessitarem de doses mais elevadas de GCs, contribuem para muitos dos efeitos adversos dos GC, aumentando a expressão dos genes envolvidos em diversos processos metabólicos, com possíveis manifestações clínicas, como diabetes, hipertensão arterial e glaucoma.

## PROCESSO DE TRANSREPRESSÃO

O cGR ativado pode regular a atividade gênica, indiretamente, ligando-se a fatores de transcrição que estimulam ou reprimem a transcrição gênica. Por exemplo, pode haver a ativação da expressão de certos genes pela ligação de GR a várias proteínas STAT (transdutor de sinal e ativador de transcrição), levando a amplas ações imunomoduladoras.[9]

O GR pode reprimir a atividade de vários genes pró-inflamatórios ligando-se e inibindo fatores de transcrição, como o fator nuclear *kappa* b (NFkβ – heterodímeros p65--p50) e a proteína ativadora 1 (AP-1 heterodímeros Fos-Jun), entre outros – processo este denominado transrepressão (Figura 20.3).[10] Ocorre, então, uma inibição de transcrição gênica, e entre os genes pró-inflamatórios que são reprimidos nesse processo encontram--se o fator de necrose tumoral alfa (TNF-$\alpha$), a IL-1b e o fator estimulador de colônias de granulócitos e de monócitos (GM-CSF). Essas citocinas ocupam um papel de destaque na fisiopatologia do processo inflamatório na asma, como vasodilatação, aumento de permeabilidade vascular e o recrutamento de células inflamatórias. Vale ressaltar que o fator NFκB pode induzir a expressão de óxidonítrico-sintase (NOS), que, por sua vez, estimula a produção de óxido nítrico (NO).

O NO contribui para muitas das manifestações inflamatórias da asma, como vasodilatação e recrutamento de células inflamatórias. Todo esse processo vai ser suprimido pela ligação do GR ao NFκB. Os genes-alvo para o fator AP-1 constituem-se, por exemplo, na colagenase e outras metaloproteinases. Essas citocinas fazem parte do processo de remodelamento observado nas vias aéreas dos pacientes asmáticos.[11]

Ainda dentro do mecanismo de transrepressão, conforme demonstrado na Figura 20.3, o GR ativado (pelo GC) inibe a acetilação das histonas por atuação direta a proteínas com atividade histona acetiltransferase (HAT) como CBP, pCAF, SRC-1 e também por recrutar a ligação da enzima histona desacetilase-2 (HDAC2), havendo compactação dos nucleossomos e menor transcrição gênica (silenciamento gênico).[12]

É importante lembrar que essas ações ocorrem com doses baixas de GCs, mesmo em microgramas.

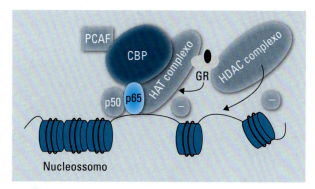

**Figura 20.3** Glicocorticosteroide – processo de transrepressão.
Para maiores detalhes, vide o texto. Adaptada de Ito K, et al.[13]

## ATUAÇÕES NÃO GENÔMICAS DOS GLICOCORTICOSTEROIDES

As ações não genômicas dos GCs são caracterizadas por seu rápido aparecimento (segundos a minutos) e por sua curta duração (60-90 minutos) Entretanto, de modo semelhante aos efeitos genômicos, seu efeito é dose-dependente. O conhecimento da existência de GR nas membranas celulares (mGR) desde 2004 é de extrema importância para a compreensão de alguns aspectos das ações não genômicas dos GCs,[14] uma vez que a atuação do GC ao GR citoplasmático é de menor relevância nesses mecanismos.

As ações não genômicas (Figura 20.4) são classificadas de modo diverso pelos autores, e destaca-se a de Stahn e Buttgereit[15] em três categorias: interações não específicas dos GC com a membrana celular, interação específica do GC a mGR e efeitos não genômicos mediados por ligação dos GCs a cGR.

Alangari, em 2010, acrescentou a esta última classificação outra categoria de atuação não genômica dos GCs que se trata da inibição da recaptação de norepinefrina mediada por transportadores monoamina extraneuronais.[17] Várias alterações são observadas na vasculatura das vias aéreas de pacientes asmáticos, como vasodilatação, hiperperfusão e aumento da permeabilidade microvascular. Esse contexto é essencial para a formação de edema e para o recrutamento de células inflamatórias. A vasculatura das vias aéreas é também modificada pela inflamação crônica local, levando à nova formação vascular, processo conhecido como angiogênese. A inalação de fluticasona (880 mcg) ou de budesonida (400 mcg) leva a menor fluxo sanguíneo nas vias aéreas, com máximo efeito após 30 minutos da inalação e com retorno aos níveis basais aos 90 minutos, fato não explicado pelos efeitos genômicos.[18]

Como os GCs causam vasoconstricção? As evidências sugerem que os GCs levam à vasoconstricção pela modulação do tônus vascular pelo controle simpático. Isso ocorre porque os GCs inibem a metabolização da norepinefrina mediada por transportadores monoamina extraneuronais (Figura 20.5) em células da musculatura lisa das artérias brônquicas.[19]

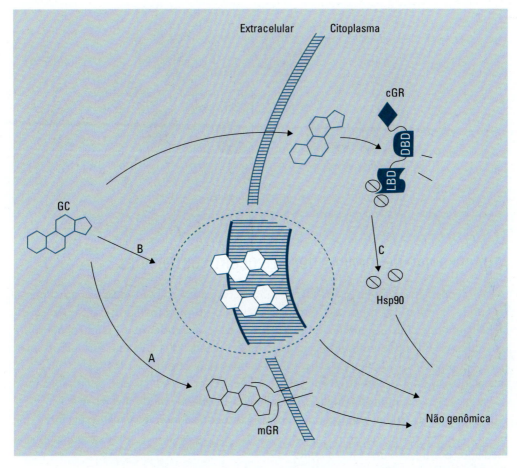

**Figura 20.4** Ações não genômicas dos glicocorticosteroides (GCs) são mediadas: **(A)** via receptor de membrana; **(B)** via ligação à membrana celular; **(C)** via receptores citoplasmáticos.
cGR = receptor citoplasmático de GC; mGR = receptor de membrana; HSP90 = proteínas de choque quente 90.
Adaptada de Horvath G, et al.[16]

Como consequência, mais epinefrina permanece atuando nas regiões de fendas sinápticas, atuando em adrenoceptores α1 ou sendo reutilizada por neurônios e novamente liberada. Essa ação é apenas no local e uma ação característica do GC inalatório e não do sistêmico.

Várias linhas de evidência a partir de estudos clínicos sugerem um importante papel para esse modo de ação no tratamento da asma. De fato, os GCs inalatórios têm sido avaliados apresentando ações sinérgicas aos GCs sistêmicos no controle das crises agudas de asma.[20] Esse é um tema ainda bastante controverso. O *guidelines* publicado pelo *National Heart, Lung, and Blood Institute* (NHLBI) americano não inclui o uso de GCs inalatórios no tratamento de crises de asma,[21] enquanto a diretriz *Global Initiative for Asthma* (GINA)[22] sugere sua efetividade.

# CORTICOSTEROIDES INALATÓRIOS

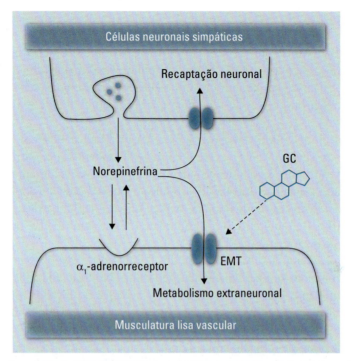

**Figura 20.5** Os glicocorticosteroides (GCs) facilitam o sinal neuromuscular noradrenérgico pela inibição rápida (5 minutos) do transportador de monoamina extraneuronal (EMT) em células da musculatura lisa vascular.
Adaptada de Horvath G, et al.[16]

## FARMACOCINÉTICA E FARMACODINÂMICA DOS GLICOCORTICOSTEROIDES INALATÓRIOS

### Farmacodinâmica

A farmacodinâmica determina a relação entre a concentração da substância e seus efeitos clínicos. Como o mesmo receptor media todos os efeitos dos GCs, a resposta qualitativa decorrente da ocupação do receptor é semelhante para todos eles, ou seja, uma vez ligado ao receptor, todos os compostos terão ações semelhantes. Portanto, a farmacodinâmica dos GCs inalatórios depende basicamente da ocorrência de sua ligação ao receptor. Essa ligação, por sua vez, depende da afinidade ao receptor, podendo ser incrementada pelo ajuste na concentração (dose) do GC aplicado topicamente. Lembrar que desse ajuste podem advir efeitos adversos.

Como as diferenças na avidez de ligação do GC a seu receptor (afinidade relativa) podem ser controladas por ajustes nas doses, as maiores diferenças entre os GCs são devidas às suas propriedades farmacocinéticas.

### Farmacocinética

A farmacocinética é basicamente o caminho que o medicamento percorre pelo organismo, envolvendo sua absorção, sua distribuição, seu metabolismo e sua excreção. As propriedades farmacocinéticas de um GC determinam a concentração e a disposição da substância em seu receptor, assim como o seu potencial para alcançar a circulação sistêmica.

Como os objetivos de uma terapia com GC inalatório são o depósito da substância no local de ação e sua permanência no tecido pulmonar o maior tempo possível, além da limitação da quantidade que entra na circulação sistêmica, os parâmetros farmacocinéticos de particular interesse são a lipofilia e a biodisponibilidade sistêmica dos GCs inalatórios.

Uma elevada lipofilia pode favorecer a penetração da substância nas células, além de contribuir para a sua permanência nos tecidos em geral, podendo, por outro lado, produzir efeitos adversos. Portanto, a combinação ideal de fatores deve incluir um elevado grau de lipofililia associado a uma baixa absorção sistêmica e a uma rápida metabolização da substância. Em ordem decrescente de lipofilia, temos: furoato de fluticasona (FF), furoato de mometasona (MF), ciclesonida (CIC), propionato de fluticasona (FP), budesonida (BU) e dipropionato de beclometasona (DPB).

Uma discussão sobre biodisponibilidade dos CE inalados deve diferenciar duas biodisponibilidades, a pulmonar e a oral, que juntas perfazem a biodisponibilidade sistêmica total.

Imediatamente após a inalação do GC com o aerossol dosificador (pMDI), cerca de 10% a 20% da dose nominal liberada é depositada nos pulmões, enquanto a maior parte impacta-se na orofaringe e é deglutida. Seguindo a absorção a partir do trato gastrintestinal, a substância passa pelo fígado antes de entrar na circulação sistêmica. A maior parte dos GCs recentemente disponíveis é altamente metabolizada durante sua primeira passagem pelo fígado. Portanto, após a absorção oral, entram na circulação sistêmica como metabólitos inativos.[23] Ainda o que apresenta menor metabolização hepática é o BDP, podendo entrar por volta de 25% a 30% na circulação sistêmica como metabólito ativo, com o potencial de efeitos colaterais extrapulmonares.

A deposição na orofaringe e seus efeitos locais e sistêmicos indesejados são marcadamente reduzidos se o GC inalatório for administrado com espaçador. A limpeza da boca após o uso do inalador dosimetrado ou de pó também é recomendada com o objetivo de reduzir a biodisponibilidade sistêmica (porção deglutida).

Uma pequena porção da dose de GC depositada nos pulmões também será absorvida pela circulação sistêmica. A absorção pela superfície pulmonar é rápida e, se a substância não for metabolizada localmente, pode haver efeitos extrapulmonares, especialmente em doses muito elevadas. No momento, existem quatro GCs disponíveis para tratamento da asma em nosso meio: BDP, BUD, FP e, mais recentemente, a ciclesonida (CIC). Esses GCs inalatórios diferem não somente em suas propriedades farmacocinéticas e farmacodinâmicas, mas também em suas potências.

## POTÊNCIAS DOS GLICOCORTICOSTEROIDES INALATÓRIOS

É difícil comparar as potências absolutas dos vários GCs inalados, uma vez que os produtos disponíveis não foram comparados em um estudo único. A potência do GC ou sua capacidade de produzir uma resposta farmacológica baseia-se em sua potência relativa determinada por várias medidas, como os testes cutâneos de vasoconstrição (*human skin blanching*), a afinidade de ligação ao receptor, a lipofilia, a inibição de células inflamatórias, de mediadores e de citocinas. As medidas da atividade funcional dos GCs disponíveis, *in vivo* e *in vitro*, sugerem as seguintes potências relativas: FP > BUD = BDP > triancinolona acetonida (TAA) = flunisolida (FLU).[24]

Do ponto de vista farmacológico, as diferenças nas potências são relativamente insignificantes, a não ser que traduzam efetividade clínica.

A atividade de uma substância depende de suas características farmacocinéticas e farmacodinâmicas. O índice terapêutico, ou efetividade clínica, é o único parâmetro mensurável para comparação de novos GCs inalados. Para tanto, considera-se a farmacocinética da substância (p. ex., afinidade ao receptor, meia-vida plasmática, volume de distribuição, *clearance* plasmático e taxa de metabolização na primeira passagem pelo fígado), a farmacodinâmica (dose-resposta) e as características de cada dispositivo de inalação (p. ex., distribuição de tamanho de partículas, eficácia da liberação pulmonar e facilidade de uso). O GC ideal deve não apenas ser efetivo, mas seguro, ou seja, apresentar alto índice terapêutico.

## INDICAÇÕES DOS GLICOCORTICOSTEROIDES INALATÓRIOS NA ASMA PEDIÁTRICA

As diretrizes para o tratamento de asma de todos os países advogam o uso de GCs inalatórios no controle de asma persistente, em forma de pó para inalação ou dispositivo em *spray* (MDI). Devido à eficácia dos GCs inalatórios como classe, seu tratamento com baixas a médias doses oferecem segurança quanto a potenciais efeitos adversos.[21] Em recente revisão do GINA, há recomendação do uso de baixas doses de GCs inalatórios quando os sintomas de asma requeiram o uso de $\beta_2$-agonista de curta duração mais do que uma vez na semana (porém, menos do que uma vez ao dia – Etapa 2) e como terapia de base a várias outras intervenções para casos mais graves (Etapas 3 e 4) (ver Figura 17.5),[22] com o objetivo principal de proporcionar o controle dos sintomas (ver Figura 17.6).[22]

Não obstante a introdução de outras classes de medicações para asma na faixa pediátrica nas últimas décadas, os GCs inalatórios continuam a ser recomendados como terapia de primeira linha na manutenção do processo, em numerosas diretrizes de asma, tanto nacionais como internacionais.

## GLICOCORTICOSTEROIDES INALATÓRIOS EM LACTENTES SIBILANTES E EM PRÉ-ESCOLARES

Estudos populacionais têm demonstrado que um terço das crianças apresentam pelo menos um episódio de sibilância antes dos três anos de vida. Essas cifras sobem para quase 50% por volta dos seis anos.[25] Infelizmente, a habilidade de predizer quais dessas crianças terão problemas transitórios ou persistentes é pobre.

A identificação precoce da asma é mandatória em escolares uma vez que o tratamento precoce nesse grupo de idade pode prevenir exacerbações e mesmo deterioração da função pulmonar.

Vários escores preditivos de asma têm sido desenvolvidos com esse objetivo, e o mais utilizado, em nosso meio, é o de Castro-Rodriguez, posteriormente modificado por Guibert.[26,27]

A eficácia dos GCs inalatórios nos casos de pré-escolares sibilantes é muito controversa. A *European Respiratory Society* (ERS) definiu dois tipos de fenótipos em pré-escolares sibilantes: sibilantes episódicos de origem viral (EVW) e os sibilantes por múltiplas causas (MTW), nos quais os sibilos também ocorrem entre os episódios virais. O tratamento com GC inalatório parece ser mais eficaz no último fenótipo e a iniciativa GINA (Figura 20.6) reafirma sua utilização tendo em vista o controle clínico do paciente

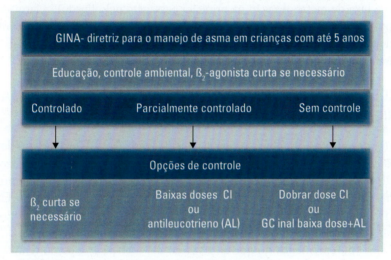

**Figura 20.6** Manejo da asma em menores de 5 anos segundo GINA.

## Sibilância viral episódica (EVW)

Sibilância viral episódica foi definida pela ERS para descrever crianças que sibilam de modo intermitente, permanecendo assintomáticas entre os episódios.[28] A eficácia do GC inalatório no tratamento de sibilância viral episódica em pré-escolares é controversa. O tratamento de manutenção de baixa e média dose com GC inalatório, em sibilância com episódios virais, não parece benéfico. O tratamento intermitente com altas doses de GCs inalatórios durante episódios de sibilância apresenta alguns efeitos benéficos com um potencial para efeitos sistêmicos adversos. Uma possibilidade alternativa para esse fenótipo é o tratamento com montelukast, que reduziu em 32% a taxa de episódios de sibilância em 549 pré-escolares com sibilância viral episódica.[29]

## Sibilância de múltiplas causas (MTW)

A sibilância de múltiplas causas foi definida pela ERS para descrever crianças que sibilam durante e após episódios agudos.[28] O tratamento desse grupo de crianças com GCs

CORTICOSTEROIDES INALATÓRIOS

inalatórios parece ter mais eficácia do que no caso de sibilantes episódicos de causa viral. Os pacientes que sibilam por múltiplas causas frequentemente desencadeiam sintomas com esforços como chorar, sorrir e aos exercícios. Com base nesses achados, muitos acreditam que os pacientes com MTW apresentam características semelhantes à asma, com poucas evidências diretas para essa afirmação, inclusive do ponto de vista histopatológico.

## Efeitos adversos dos glicocorticosteroides inalatórios na infância

### Locais

Os efeitos adversos locais do uso de GCs inalatórios incluem rouquidão e candidíase oral, podendo provocar grande desconforto ao paciente.

Para tanto, recomenda-se a limpeza da boca após o uso do inalador dosimetrado ou de pó tanto com o objetivo de redução de efeitos adversos locais como para redução da biodisponibilidade sistêmica do GC inalatório (porção deglutida). Os efeitos locais são menos comuns nas crianças do que nos adultos.

### Sistêmicos

Devido ao amplo conhecimento dos efeitos adversos dos GCs sistêmicos, há uma preocupação quanto aos eventuais efeitos sistêmicos adversos dos GCs inalatórios. Essa preocupação aumenta à medida em que o paciente necessita de doses mais elevadas para se manter sob controle, e a utilização se prolonga por grandes períodos de tempo. De modo geral, todos os GCs depositados nos pulmões apresentam um potencial de atividade sistêmica que é dose-dependente. As doses dos GCs inalatórios são classificadas como baixas, médias e altas para adultos e crianças, tendo como base de referência a budesonida (ver Quadros 17.1, 17.2 e 17.3).

Observa-se grande heterogeneidade tanto na eficácia como nos efeitos adversos dos GCs inalatórios entre os indivíduos asmáticos, mesmo quando são usadas as mesmas doses de GCs inalatórios. Essa variabilidade de resposta se explica pela natureza multifatorial da asma e inclui fatores genéticos e ambientais e genéticos (farmacogenoma).

Entre os mais importantes métodos para redução da atividade sistêmica dos GCs, incluem-se a redução da biodisponibilidade do GC inalatório na porção deglutida e o tempo de permanência da substância no tecido pulmonar. Isso é possível com o uso de substâncias mais lipofílicas, como o furoato de mometasona e o propionato de fluticasona, ou com formação de esteres solúveis intracelulares, como a budesonida e a ciclesonida. Por outro lado, a maior deposição de substâncias nos pulmões, pelo uso adequado dos dispositivos de inalação, pode também resultar em maior disponibilidade sistêmica dos GCs inalatórios. Portanto, a eficácia e muito dos efeitos adversos dos GCs inalatórios dependem dos dispositivos de inalação e da técnica de uso.

Os efeitos adversos sistêmicos pelo uso de GCs inalatórios em crianças compreendem a supressão do eixo hipotálamo-hipófise-adrenal (HPA), diminuição da velocidade de crescimento e osteoporose. Os efeitos adversos na pele e nos olhos são incomuns, comparativamente aos adultos.

CAPÍTULO 20

257

## EIXO HIPOTÁLAMO-HIPÓFESE-ADRENAL

Em crianças, as manifestações clínicas da supressão adrenal como consequência do uso de GCs inalatórios são extremamente raras e parecem ser relacionadas à administração de altas doses de GCs inalatórios por longos períodos de tempo.[30] As medidas da atividade do eixo HPA, como as concentrações séricas de cortisol de 24 horas (área sob a curva) e a excreção urinária de cortisol livre de 24 horas, são métodos sensíveis de aferição do eixo HPA. Entretanto, quanto mais sensível é a medida, mais difícil a interpretação de sua significância clínica.

## CRESCIMENTO LINEAR

Um comitê criado pelo FDA, em 1998, concluiu que a supressão do crescimento em crianças, pelo uso de GCs inalatórios e também por GC tópico nasal, se tratava de um efeito de classe e ocorreu com baixas e médias doses de GCs. Após essa divulgação, muitos estudos têm sido realizados e o estudo CAMP, com 1.041 crianças com quadros de asma leve a moderada, de cinco a 12 anos de idade, observou redução transitória na velocidade de crescimento com o uso de 200 $\mu$g BUD por 4-6 anos.[31] Entretanto, a estatura final, na idade adulta, das crianças que usaram GC inalatório por tempo prolongado parece ser comparável à de crianças asmáticas não tratadas com GC inalatório. Até o momento, os estudos indicam que baixas a moderadas doses de GCs inalatórios são seguras em relação ao crescimento.

### Metabolismo ósseo

Os efeitos adversos dos GCs inalatórios na densidade mineral óssea e no metabolismo ósseo em crianças asmáticas não são bem definidos. Griffiths *et al.*, em 2004, trataram crianças asmáticas de 5-19 anos, por 6 meses, com altas doses de FP (1.000 mcg) e não foi observada redução significativa no metabolismo ósseo ou na densidade mineral.[32] Esses resultados se contrapõem com estudo anterior de um ano de duração, que mostrou modificação no conteúdo mineral ósseo em crianças de 5-14 anos tratadas com altas doses de BDP ou BUD (de 400 a 2.000 mcg/dia.[33] É importante observar que medidas diretas nos ossos, assim como medidas em marcadores ósseos, não mostram alterações em termos de densidade óssea com o uso de baixas e médias doses de GCs inalatórios.[31]

### Efeitos adversos dos glicocorticoides inalatórios em lactentes e em pré-escolares

Há dados limitados em relação à segurança do uso de GCs em lactentes e em pré-escolares. Carlsen *et al.* (2005) realizaram um estudo randomizado, multicêntrico, placebo-controlado com crianças de 12-47 meses, tratadas com 100 $\mu$g de FP ou placebo, duas vezes ao dia, por três meses. O desfecho do estudo foi a boa tolerância ao FP sem diferença nos efeitos adversos entre o grupo tratado e o controle.[34] Outro estudo com tratamento diário com 250 mcg de FP, administrados a crianças sibilantes (com história familiar de asma) e média de idade de 10 meses, por 18 meses, não mostrou alterações no eixo HPA ou no crescimento linear.[35] Entretanto, o tratamento com FP associou-se a aumento do peso corporal e do índice de massa corporal. À luz do conhecimento atual, em relação ao crescimento, os GCs inalatórios são muito bem tolerados e ocasionam mínimos ou mesmo efeitos ausentes no crescimento final quando utilizados em doses apropriadas.

## CONSIDERAÇÕES FINAIS

O objetivo da terapêutica da asma para crianças é o seu controle, otimizando a função pulmonar, reduzindo o tempo de sintomas diurnos e noturnos, reduzindo as limitações das atividades diárias e a necessidade de tratamento de resgate pela diminuição das exacerbações. Os GCs inalatórios representam as substâncias anti-inflamatórias mais efetivas no tratamento de asma persistente em crianças. O tratamento com GCs inalatórios leva à diminuição da mortalidade e da morbidade da asma, reduz os sintomas, melhora a função pulmonar, reduz a hiper-responsividade brônquica e o número de exacerbações.

Entretanto, sobretudo em crianças, é importante se atingir o controle com o mínimo de efeitos adversos da medicação. Os GCs inalatórios são, em geral, bem tolerados em escolares e os efeitos adversos são mínimos quando utilizados em doses apropriadas. Deve haver um ajuste terapêutico de modo a se utilizar a dose mínima capaz de promover a estabilidade clínica (controle).

Há grande preocupação quanto ao uso de GCs inalatórios em lactentes e pré-escolares sibilantes, e o consenso atual é de que as crianças com etiologia multifatorial para os quadros de sibilância são as que se beneficiam de sua utilização.

## REFERÊNCIAS BIBLIOGRÁFICAS

1. de Kloet ER, Joels M, Holsboer F. Stress and the brain: from adaptation to disease. Nat Rev Neurosci. 2005;6:463-75.
2. Quax RA, Manenschijn L, Koper JW, Hazes JM, Lamberts SWJ, van Rossum EFC, et al. Glucocorticoid sensitivity in health and disease. Nat Rev Endocrinol. 2013;9:670-86.
3. Oakley RH, Cidlowski JA. The biology of the glucocorticoid receptor: New signaling mechanisms in health and disease. J Allergy Clin Immunol. 2013;132:1033-44.
4. Lu NZ, Cidlowski JA. Translational regulatory mechanisms generate N-terminal glucocorticoid receptor isoforms with unique transcriptional targetgenes. Mol Cell. 2005;18:331-42.
5. Alangari AA. Genomic and non-genomic actions of glucocorticoids in asthma. Ann Thorac Med. 2010;5:133.
6. Boardman C, Chachi L, Gavrila A, Keenan CR. Mechanisms of glucocorticoid action and insensitivity in airways disease. Pulm Pharmacol Therap. 2014;29:129-43.
7. Dittmar KD, Demady DR, Stancato LF, Krishna P, Pratt WB. Folding of the glucocorticoid receptor by the heat shock protein (hsp) 90-based chaperone machinery: The role of p23 is to stabilize receptor: hsp90 heterocomplexes formed by hsp90.p60.hsp70. J Biol Chem. 1997;272:21213-20.
8. Ehrchen J, Steinmuller L, Barczyk K, Tenbrock K, Nacken W, Eisenacher M, et al. Glucocorticoids induce differentiation of a specifically activated, anti-inflammatory subtype of human monocytes. Blood. 2007;109:1265-74.

9. Rogatsky I, Ivashkiv LB. Glucocorticoid modulation of cytokine signaling. Tissue Antigens. 2006;68:1-12.

10. De Bosscher K, Vanden Berghe W, Haegeman G. The interplay between the glucocorticoid receptor and nuclear factor-kappaB or activator protein-1: Molecular mechanisms for gene repression. Endocr Rev. 2003;24:488-522.

11. Bergeron C, Al-Ramli W, Hamid Q. Remodeling in asthma. Proc Am Thorac Soc. 2009;6:301-5.

12. Barnes PJ. How corticosteroids control inflammation: quintiles prize lecture 2005. Br J Pharmacol. 2006;148:245-54.

13. Ito K, Barnes PJ, Adcock IA. Glucocorticoid Receptor Recruitment of Histone Deacetylase 2 Inhibits Interleukin-1β-Induced Histone H4 Acetylation on Lysines 8 and 12. Mol Cell Biol. 2000;20(18):6891-3.

14. Bartholome B, Spies CM, Gaber T, Schuchmann S, Berki T, Kunkel D, et al. Membrane glucocorticoid receptors (mGCR) are expressed in normal peripheral blood mononuclear cells and upregulated following in vitro stimulation and in patients with rheumatoid arthritis. FASEB J. 2004;18:70-80.

15. Stahn C, Buttgereit F. Genomic and nongenomic effects of glucocorticoids. Nat Clin Pract Rheumatol. 2008;4:525-33.

16. Horvath G, Wanner A. Inhaled corticosteroids: Effects on the airway vasculature in bronchial asthma. Eur Respir J. 2006;27:172-87.

17. Alangari AA. Genomic and non-genomic actions of glucocorticoids in asthma. Ann Thoracic Med. 2010;5(3):133-7.

18. Mendes ES, Pereira A, Danta I, Duncan RC, Wanner A. Comparative bronchial vasoconstrictive efficacy of inhaled glucocorticosteroids. Eur Respir J. 2003;21:989-93.

19. Horvath G, Sutto Z, Torbati A, Conner GE, Salathe M, Wanner A. Norepinephrine transport by the extraneuronal monoamine transporter in human bronchial arterial smooth muscle cells. Am J Physiol Lung Cell Mol Physiol. 2003;285:L829-37.

20. Rodrigo G. Rapid effects of inhaled corticosteroids in acute asthma: An evidence-based evaluation. Chest. 2006;130:1301-11.

21. Expert Panel Report 3 (EPR3): guidelines for the diagnosis and management of asthma. Bethesda, MD: National Institutes of Health, National Heart, Lung, and Blood Institute, 2007. [Internet] [Acesso em 09 jun 2016]. Disponível em: http://www.nhlbi.nih.gov/guidelines/asthma/asthgdln.htm

22. GINA Report. Global strategy for asthma management and prevention (updated). [Internet] [Acesso em 09 jun 2016]. Disponível em: http://www.ginasthma.org

23. Ryrfeldt A, Andersson P, Edsbaecker S, Tonesson M, Davies D, Pauwels R. Pharmacokinetics and metabolism of budesonide, a selective glucocorticoid. Eur J Respir Dis Suppl. 1982;122:86-95.

24. Kelly HW. Comparative potency and clinical efficacy of inhaled corticosteroids. Respir Care Clin N Am. 1999;5:537-53.

25. Martinez FD, Wright AL, Taussig LM, Holberg CJ, Halonen M, Morgan WJ. Asthma and wheezing in the first 6 years of life. N Engl J Med. 1995;332:133-8.

26. Castro-Rodriguez JA, Holberg CJ, Wright AL, Martinez FD. A clinical index to define risk of asthma in young children with recurrent wheezing. Am J Respir Crit Care Med. 2000;162:1403-6.

27. Guilbert TW, Morgan WJ, Krawiec M, Lemanske RF. The Prevention of Early Asthma in Kids Study; design, rationale and methods for the Childhood Asthma Research and Education network. Control Clin Trials. 2004;25:286-310.

28. Brand PL, Baraldi E, Bisgaard H, Boner AL, Castro-Rodriguez JA, Custovic A. Definition, assessment and treatment of wheezing disorders in preschool children: an evidence-based approach. Eur Respir J. 2008;32:1096-110.
29. Bisgaard H, Zielen S, Garcia-Garcia ML, Johnston SL, Gilles L, Menten J, et al. Montelukast reduces asthma exacerbations in 2- to 5 year old children with intermittent asthma. Am J Respir Crit Care Med. 2005;171:315-22.
30. Kelly HW. Pharmaceutical characteristics that influence the clinical efficacy of inhaled corticosteroids. Ann Allergy Asthma Immunol. 2003;91:326-34.
31. The Childhood Asthma Management Program Research Group Long-term effects of budesonide or nedocromil in children with asthma. N Engl J Med. 2000;343:1054-63.
32. Griffiths AL, Sim D, Strauss B, Rodda C, Armstrong D, Freezer N. Effect of high-dose fluticasone propionate on bone density and metabolism in children with asthma. Pediatr Pulmonol. 2004;31:116-21.
33. Allen HD, Thong IG, Clifton-Bligh P, Holmes S, Nery L, Wilson KB. Effects of high-dose inhaled corticosteroids on bone metabolism in prepubertal children with asthma. Pediatr Pulmonol. 2000;29:188-93.
34. Carlsen KC, Stick S, Kamin W, Cirule I, Hughes S, Wixon C. The efficacy and safety of fluticasone propionate in very young children with persistent asthma symptoms. Respir Med. 2005;99:1393-402.
35. Iles R, Williams RW, Deeb A, Ross-Russell R, Acerini CL. A longitudinal assessment of the effect of inhaled fluticasone propionate therapy in young children with asthma. Pediatr Pulmonol. 2008;43:354-9.

**CAPÍTULO 21**

Neusa Wandalsen
Sandra Mitie Ueda Palma

# Antagonistas do Receptor de Leucotrienos

## INTRODUÇÃO

Asma é uma doença inflamatória crônica caracterizada por hiper-responsividade das vias aéreas inferiores e por limitação variável ao fluxo aéreo, reversível espontaneamente ou com tratamento. Em indivíduos suscetíveis, essa inflamação causa episódios recorrentes de sibilância, dispneia, opressão torácica e tosse, sobretudo à noite ou no início da manhã.[1]

No Brasil, o número de internações por asma, na rede pública de saúde, representa 2,3% do total das hospitalizações no Sistema Único de Saúde (SUS) e é a terceira causa de hospitalizações entre crianças e adultos jovens.[2]

A mortalidade por asma é baixa.[3] Louie *et al.*, em 2011,[4] demonstraram índice de mortalidade hospitalar de 1% a 5% para todos os asmáticos. Entretanto, esses índices podem atingir de 10% a 25% nos pacientes que necessitarem de cuidados intensivos com assistência ventilatória.

Nos últimos anos, houve grande avanço no conhecimento da fisiopatologia da inflamação das vias aéreas e da terapêutica, o que contribuiu para a melhora do controle da doença e da qualidade de vida das crianças asmáticas.[1]

A compreensão dos processos inflamatórios na asma envolvendo resposta celular, humoral e os leucotrienos cisteínicos contribuiu para o desenvolvimento de tratamentos orientados para os processos mediados pelas células inflamatórias, citocinas e quimiocinas.[5]

Os diferentes fenótipos de asma que podem cursar com padrões específicos de inflamação requerem diferentes abordagens de tratamento.

Neste capítulo, abordaremos o uso dos antagonistas do receptor de leucotrienos (ARLT) no tratamento da asma.

## LEUCOTRIENOS

Leucotrienos (LT)[6] são eicosanoides, mediadores inflamatórios, que modulam a resposta inflamatória, de origem lipídica, sintetizados a partir dos ácidos graxos ômega-6, como o ácido araquidônico (AA), ou dos ácidos graxos ômega-3, como os ácidos eicosapentanoico (EPA) e decosaexaenoico (DHA).

Os metabólitos da cascata do ácido araquidônico (CAA) são formados por duas vias principais: via da cicloxigenase, que resulta na produção de prostaglandinas, prostaciclinas e tromboxano, e a via da lipoxigenase, que resulta na produção de leucotrienos e lipoxinas.

Os LTs são produzidos por neutrófilos, e alguns macrófagos têm ação quimiotática para neutrófilos, causando broncoespasmo, vasodilatação e aumento da permeabilidade vascular.

Inicialmente conhecidos como componentes da substância de reação lenta da anafilaxia (SRS-A), descoberta por Feldberg e Kellaway, em 1938, e quimicamente caracterizada pelo bioquímico sueco Sammuelsson, no final da década de 70, que concluiu tratar-se de fato de três compostos relacionados.

Existem duas classes de leucotrienos: leucotrienos cisteínicos (CysLT): LTC4, LTD4, LTE4 e leucotrieno pró-inflamatório LTB4, segundo a presença ou não de cisteína. Esses dois tipos de LT atuam por meio de dois receptores específicos distintos.[7] Por ação da enzima fosfolipase sobre os fosfolípides da membrana celular, ocorre uma cascata de formação de mediadores.

O termo leucotrieno foi proposto porque sua síntese ocorre nos leucócitos e sua estrutura química apresenta três ligações alternadas (trieno) de um total de quatro ligações duplas, sendo por essa razão colocado o número 4, nos exemplos LT (C4, D4, E4 e B4).

### Formação dos leucotrienos

Os LTs são derivados do metabolismo oxidativo do ácido araquidônico das membranas perinucleares, sendo sintetizados após a ativação celular e então liberados. Grandes quantidades de cisteinil-leucotrienos são sintetizadas por mastócitos e eosinófilos, células comprometidas com a patogênese da asma.

Na formação dos LTs, a etapa-chave é a síntese de 5-HPETE, pela ação do 5-LOX, a partir do ácido araquidônico libertado dos fosfolípides da membrana pela fosfolipase A2.[4,5] As lipoxigenases (5-LOX, 12-LOX e 15-LOX) são uma família de enzimas citoplasmáticas que oxidam o ácido araquidônico. O constituinte principal é a 5-LOX que promove a bioformação dos LTs.

Os LTs são sintetizados predominantemente pelos mastócitos, macrófagos, eosinófilos e basófilos a partir do ácido araquidônico. São eles: o LTA4 (instável), que é rapidamente convertido em LTB4, e LTC4 pela ação de uma hidrolase ou da sintetase LTC4, respectivamente. O LTC4 é transportado ativamente ao exterior da célula, onde se metaboliza a LTD4 e, posteriormente, LTE4. Os LTs C4, D4 e E4 têm um radical cisteína e, por isso, se chamam cisteinil-leucotrienos – estes têm dois tipos de receptores: receptor para LTB4 e receptor para cisteinil-leucotrienos (Figura 21.1).

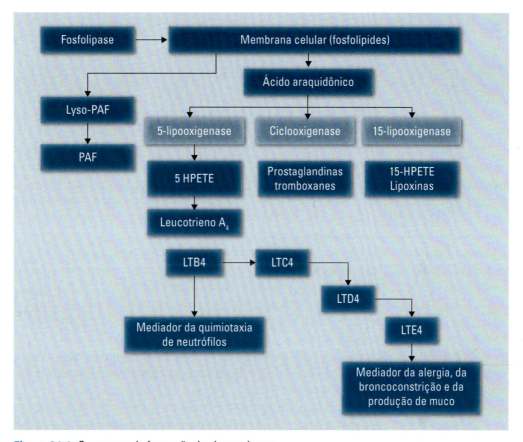

**Figura 21.1** O esquema da formação dos leucotrienos.
HPETETE = ácido hidroxi-eicosatetraenoico; LT = leucotrieno; PAF = *platelet activating factor*.

## Classificação dos receptores de leucotrienos

Diferenças farmacológicas e estruturais entre os receptores de leucotrienos cisteínicos e os receptores de LTB4 resultaram na classificação desses biorreceptores. O receptor de LTB4 é denominado receptor BLT, e os receptores de leucotrienos cisteínicos, receptores CysLT (IUPHAR, 1995).[8] Os receptores CysLT têm dois subtipos, sendo um bloqueado pelos antagonistas (receptores CysLT1) e outro subtipo resistente ao bloqueio (receptores CysLT2).[4]

## Antagonistas dos receptores de leucotrienos (ARTL)

Os antagonistas dos receptores de LT (ARTL) são um grupo de fármacos formados a partir dos fosfolípedes da membrana celular. Dentre os ARTLs, dois grupos com distintos mecanismos de ação são conhecidos: os que inibem a síntese de LT pela redução da atividade da proteína ativadora da 5-lipoxigenase (FLAP), do bloqueio da própria 5-lipoxigenase (5-LO), que são Zileuton e ABT-761, e os antagonistas dos receptores clássicos, os

ASMA NO LACTENTE, NA CRIANÇA E NO ADOLESCENTE

CysLT1,[8] como montelucaste, zafirlucaste, pranlucaste, probiucaste, iralucaste, cinarucaste e MK571. O papel farmacológico do receptor de CysLT2, no entanto, é menos definido e não há nenhum antagonista específico disponível até o momento.

## Mecanismo de ação

Os ARLTs têm efeito anti-inflamatório e seu uso prolongado reduz a hiper-responsividade das vias aéreas, tornando possível a redução do corticosteroide inalado sem perda do controle da doença, sobretudo em asmáticos com sensibilidade à aspirina.[1] Sua indicação também deve ser considerada nos pacientes com asma persistente ou sintomas induzidos por exercício.

O zafirlucaste é um antagonista competitivo peptídico oral potente e altamente seletivo de LTC4, LTD4 e LTE4. Estudos *in vitro* demonstraram que o zafirlucaste antagoniza, no mesmo grau, a atividade contrátil de LTC4, LTD4 e LTE4 no músculo liso das vias aéreas humanas. Estudos em animais demonstraram que o zafirlucaste é eficaz na prevenção do aumento da permeabilidade vascular induzido pelos LTs, o que leva ao edema das vias aéreas e inibe o influxo de eosinófilos nas vias aéreas induzido pelos LTs.

A absorção do zafirlucaste é ao redor de 100% quando administrado ao paciente em jejum, porém ele perde cerca de 40% de sua biodisponibilidade quando ingerido com alimentos, daí a recomendação para sua administração uma hora antes ou duas horas após as refeições. Sua vida média é de cerca de dez horas. Resultados clínicos melhores são obtidos quando o zafirlucaste é usado por via oral, na dose de 20 mg duas vezes ao dia, em adultos e crianças maiores de doze anos.

Zafirlucaste e pranlucaste atenuam de maneira significativa as fases imediata (80%) e tardia (40%) da resposta asmática a antígenos inalados. Suas ações, na fase tardia da asma, indicam atividade anti-inflamatória. O zafirlucaste promove a redução do influxo e ativação celulares.[9]

Análise de biópsia brônquica de pacientes asmáticos tratados com pranlucaste (comercializado no Japão), comparado com placebo durante quatro semanas, demonstrou queda significativa do número de linfócitos, eosinófilos e mastócitos tissulares, além de redução da hiper-reatividade brônquica à metacolina.[10]

Desde os anos 1980, o montelucaste está disponível para o tratamento da asma na infância, e hoje, no Brasil, é o único ARLT comercializado e aprovado para uso em crianças com asma. Desde então, muitos ensaios clínicos com ele têm sido publicados.

O montelucaste atua por bloqueio da ação de LT (D4, C4 e E4) sobre o receptor do CysLT1 nos pulmões e brônquios. Isso reduz a broncoconstrição, resultando em menor inflamação local; contudo, é contraindicado para o tratamento da asma aguda. Os CysLTs (C4, D4 e E4) são potentes mediadores de contrações induzidas por antígenos de músculo liso das vias aéreas; o montelucaste age antagonizando esses compostos no seu receptor, evitando, assim, o broncoespasmo.

Administrado por via oral, o ele é rapidamente absorvido e não sofre influência da ingestão de alimentos. Seu pico plasmático ocorre cerca de quatro horas após a administração e a sua vida média é de cinco a seis horas, com eliminação predominantemente fecal.

Sua apresentação é em sachê com 4 mg de montelucaste em pó, sendo recomendado para a faixa etária de seis meses a dois anos; comprimidos mastigáveis de 4 mg, para crianças de dois anos a cinco anos; comprimidos mastigáveis de 5 mg, para crianças entre seis e 14 anos; e comprimidos revestidos de 10 mg, para pacientes acima de 15 anos.

A administração à noite, antes de dormir, parece ser o esquema ideal de tratamento com montelucaste e a razão para a sua administração nesse horário está no padrão de agravamento da asma nas primeiras horas da manhã. Doses maiores ou em maior número de vezes ao dia não ofereceram melhores resultados.

## Eficácia clínica do montelucaste no tratamento da asma e da sibilância em crianças

Bérubé *et al.*[11] em estudo observacional, aberto, multicêntrico, avaliaram a eficácia do montelucaste administrado como monoterapia ou em combinação com corticosteroide inalado em 328 pacientes com asma não controlada (média de idade: 6,9 ± 3,4 anos). Receberam monoterapia 23,2% dos pacientes, e 76,8%, a combinada com corticosteroide inalado. Ao fim de quatro semanas de tratamento, 61,3% e 52,9% dos pacientes no grupo da monoterapia e combinação, respectivamente, obtiveram controle da asma. Essas proporções aumentaram para 75,0% e 70,9%, respectivamente, após 12 semanas. A associação de montelucaste ao tratamento possibilitou a redução da dosagem do corticosteroide inalado em 22,6% dos pacientes. Estudo denominado CASIOPEA[12] foi realizado para comparar o uso de budesonida associada a placebo *versus* budesonida associada a montelucaste, em pacientes com asma (12 a 70 anos) durante 16 semanas. A adição de montelucaste à budesonida melhorou significativamente os sintomas de asma, mais do que o uso de budesonida de modo isolado. Laviolette *et al.*,[13] em outro estudo duplo cego, randomizado e controlado por placebo, também constataram que o montelucaste associado à beclometasona inalada controlou melhor a inflamação de pacientes asmáticos maiores de 15 anos do que os esquemas em separado.

O estudo denominado MOSAIC[14] comparou o efeito de montelucaste administrado uma vez por dia (via oral e 5 mg) ao de fluticasona inalada (100 microgramas) duas vezes por dia em pacientes de 6 a 14 anos ($n = 499$) com asma persistente leve. Os autores concluíram que a proporção de pacientes que necessitaram de corticosteroides sistêmicos e o número de pacientes com crises de asma foi maior no grupo montelucaste. Ambos, montelucaste e fluticasona, foram bem tolerados.

O montelucaste pode ser utilizado em pacientes com asma persistente leve e em todos os níveis de gravidade da doença quando associados a outras medicações para o controle da asma.[15] Na asma induzida por exercício, Blake[16] concluiu que o tratamento crônico com montelucaste pode proporcionar controle adicional dos sintomas durante o exercício, mas $\beta_2$ agonistas inalados permanecem como terapia de primeira linha na profilaxia e no tratamento da asma induzida por exercício.

Em comparação com os LABA, os ARLTs possibilitam o controle dos sintomas persistentes da asma induzida por exercício e efeito adicional quando utilizados com $\beta_2$-agonistas de curta ação em pacientes com sintomas persistentes de asma induzida por exercício.

ASMA NO LACTENTE, NA CRIANÇA E NO ADOLESCENTE

Ensaios clínicos realizados com ARLT contra placebo demonstram eficácia na melhora das provas funcionais respiratórias, na asma desencadeada pelo exercício físico. A opção preferencial deve ser a combinação com $\beta_2$-agonistas de curta ação imediatamente antes do exercício para adultos, adolescentes e crianças com idade superior a cinco anos, sem evidência para crianças com idade inferior.[17]

Pacientes acometidos por bronquiolite viral aguda (BVA) podem ter sibilância recorrente frequente, podendo manter a sibilância até os cinco anos de idade. Não é conhecido se a sibilância recorrente é secundária aos danos causados pela infecção que provoca a bronquiolite aguda, ou se há predisposição genética ou agravante ambiental para a sua manutenção.[18] Poucos ensaios clínicos avaliaram o papel dos ARLTs na profilaxia da sibilância recorrente após bronquiolite.[18] Evidências recentes indicam que o montelucaste pode reduzir a frequência de sibilância pós-bronquiolite sem causar efeitos colaterais significativos, mas que não tem efeito sobre a diminuição da incidência de sibilância recorrente, dias livres de sintomas ou o uso associado de corticosteroides nesses pacientes.[19]

Na asma induzida por ácido acetilsalicílico ou anti-inflamatórios não hormonais (AINH), mais frequente em pacientes com asma grave, e que resulta, em parte, do aumento da síntese de LT, há evidências para o emprego dos ARLTs como tratamento adjuvante.[20]

O manejo da asma em adolescentes é particularmente importante devido às peculiaridades da sua fase de desenvolvimento pessoal, físico e emocional. A participação em exercícios deve ser fortemente encorajada após controle adequado da asma, e a administração de ARLT é uma opção atraente nesse grupo etário, no qual a adesão é o fator mais importante para o sucesso do tratamento. Entretanto, não há evidências disponíveis que indiquem quais substâncias seriam particularmente mais bem indicadas nesse grupo etário, devendo o tratamento seguir os consensos de manejo da asma (p. ex., PRACTALL ou GINA). Durante a adolescência, alterações hormonais associadas a diferentes expressões de sintomas asmáticos podem representar dificuldade adicional para a resposta ao tratamento.[21]

## Efeitos adversos dos ARLTs

Na maioria dos estudos, os ARLTs são descritos como bem tolerados. Os efeitos adversos incluem reações de hipersensibilidade, artralgia, eosinofilia pulmonar, distúrbios gastrintestinais, distúrbios do sono, infecções respiratórias, alucinações, convulsões, aumento dos níveis de enzimas hepáticas, dor de cabeça, faringite, dor abdominal, dispepsia e tosse. Esses efeitos colaterais têm sido encontrados em número muito semelhante nos grupos que utilizam placebo.[22]

Os ARLTs, incluindo o Zafirlucaste e o Montelucaste, foram associados, na última década, ao desenvolvimento da síndrome de Churg-Strauss (SCS), também denominada angeíte granulomatosa alérgica. Foi inicialmente descrita em autópsias de doentes com asma grave, que apresentavam hipereosinofilia e vasculite sistêmica, e o exame histológico demonstrava granulomas extravasculares, eosinofilia tecidular e vasculite necrotizante.[23] A SCS é uma doença muito rara, com incidência de um a sete casos por milhão de indivíduos por ano, que afeta igualmente ambos os gêneros e pode surgir em qualquer idade.

Os critérios de classificação do *American College of Rheumatology* (ACR) em doentes com vasculite em biópsia para SCS incluem asma, eosinofilia periférica superior a 10%, mono ou polineuropatia, infiltrados pulmonares migratórios, patologia dos seios paranasais e eosinófilos extravasculares na biópsia. A presença de quatro desses critérios num doente com vasculite demonstrada em biópsia tem sensibilidade de 85% e especificidade de 99,7% para SCS. As manifestações clínicas da SCS são geralmente descritas em três fases. A primeira fase (prodrômica) pode durar vários anos e as características predominantes são asma atópica e rinite, quase sempre de difícil controle. Na segunda fase (eosinofílica), observa-se infiltração tecidual intensa por eosinófilos em vários órgãos, como os pulmões e o trato gastrintestinal, eventualmente evoluindo para síndrome de Loeffler ou gastrenterite eosinofílica. A terceira fase (vasculítica) é caracterizada por vasculite sistêmica acentuada, em que os sintomas gerais, na maioria das vezes, precedem o envolvimento dos vários órgãos por esse processo. A associação entre SCS e pacientes com asma em tratamento com antileucotrienos em substituição ao corticosteroide oral vem sendo amplamente discutida, sendo relatada também sua associação com vacinas de dessensibilização. Os primeiros sinais aparecem dentro de dias, até cerca de um ano após o início do tratamento da asma com antileucotrienos. Uma das teorias para o desenvolvimento da SCS nessa situação seria que, ao se diminuir a dose do corticosteroide sistêmico devido à melhora do quadro clínico, apareceriam os sinais e sintomas de vasculite previamente mascarados pelo uso dessa substância. Porém, levando-se em consideração que a maioria dos pacientes em uso de antileucotrienos utiliza somente corticosteroides inalados, seria improvável que uma pequena dose desse fármaco pudesse mascarar uma forma subclínica da síndrome de Churg-Strauss.[22,23]

## CONSIDERAÇÕES FINAIS

Os ARLTs podem ser utilizados como monoterapia ou terapia adjuvante em adição aos corticosteroides inalados. Representam uma alternativa eficaz no controle da asma, com a vantagem de apresentar risco baixo de efeitos colaterais e rápido início de ação. O fato de a medicação ser administrada por via oral uma vez por dia, e não ser necessário uso de inalador, corrobora com a melhor aderência ao tratamento, especialmente na faixa etária pediátrica.

## REFERÊNCIAS BIBLIOGRÁFICAS

1. III Consenso Brasileiro no Manejo da Asma. J Pneumol. 2002;28(Supl 1):6-51.
2. Semerene B. Internações por asma diminuem 51% em dez anos. [texto na Internet] [Acesso em 09 jun 2016]. Disponível em: http://portal.saude.gov.br/portal/aplicações/noticias/default.cfm?pg=dspDetalheNoticia&id_area=124&CO_NOTICIA=12806
3. Akinbami LJ, Moorman JE, Liu X. Asthma prevalence, health care use, and mortality: United States, 2005-2009. Natl Health Stat Rep. 2011;12(32):1-14.
4. Louie S, Morrissey BM, Kenyon NJ, Albertson TE, Avdalovic M. The critically ill asthmatic - from ICU to discharge. Clin Rev Allergy Immunol. 2012;43(1):30-44.

ASMA NO LACTENTE, NA CRIANÇA E NO ADOLESCENTE

5. Barnes PJ. Cytokine modulators as novel therapies for asthma. Annu Rev Pharmacol Toxicol. 2002;42:81-98.
6. Smith LJ. Leukotrienes in asthma. Arch Intern Med. 1996;156:2181-9.
7. Walia M, Lodha R, Kabra SK. Montelukast in pediatric asthma mamagement. Indian J Pediatr. 2006;73:275-82.
8. Borges WG. Antileukotrienes. Rev Bras Alergia Imunopatol. 2001;24(4):142-5.
9. Calhoun WJ, Lavins BJ, Minkwitz MC, Evans R, Gleich GJ, Cohn J. Effect of zafirlukast (Accolate) on cellular mediators of inflammation: bronchoalveolar lavage fluid findings after segmental antigen challenge. Am J respir Crit Care Med. 1998;157:1381-9.
10. Nakamura Y, Hoshino M, Sim JJ, Ishii K, Hosaka K, Sakamoto T. Effect of the leukotriene receptor antagonist pranlukast on cellular infiltration in the bronchial mucosa of patients with asthma. Thorax. 1998;53:835-41.
11. Bérubé D, Djandji M, Sampalis JS, Becker A. Effectiveness of montelukast administered as monotherapy or in combination with inhaled corticosteroid in pediatric patients with uncontrolled asthma: a prospective cohort study. Allergy Asthma Clin Immunol. 2014;10(1):21.
12. Vaquerizo MJ, Casan P, Castillo P, Perpina P, Sanchis J, Sobradillo V, et al. Effect of montelukast added to inhaled budesonide on control of mild to moderate asthma. Thorax. 2003;58:204-10.
13. Laviolette M, Malmstrom K, Lu S, Chervinsky P, Pujet JC, Peszek I, et al. Montelukast added to inhaled beclomethasone in treatment of asthma. Montelukast/Beclomethasone Additivity Group. Am J Respir Crit Care Med. 1999;160:1862-8.
14. Garcia Garcia ML, Wahn U, Gilles L, Swern A, Tozzi CA, Polos P. Montelukast, compared with fluticasone, for control of asthma among 6- to 14-year-old patients with mild asthma: the MOSAIC study. Pediatrics. 2005;116(2):360-9.
15. Ribeiro, JD, Toro AA, Baracat EC. Antileukotrienes in the treatment of asthma and allergic rhinitis. J Pediatr (Rio J). 2006;82(5):S213-S221.
16. Blake K, Pearlman DS, Scott C, Wang Y, Stahl E, Arledge T. Prevention of exercise-induced bronchospasm in pediatric asthma patients: a comparison of salmeterol powder with albuterol. Ann Allergy Asthma Immunol. 199;82(2):205-11.
17. Bisgaard H, Flores-Nunez A, Goh A, Azimi P, Halkas A, Malice MP, et al. Study of montelukast for the treatment of respiratory symptoms of postrespiratory syncytial virus bronchiolitis in children. Am J Respir Crit Care Med. 2008;178:854-60.
18. Bronquiolite aguda: tratamento e prevenção – Diretrizes clínicas na saúde complementar. Sociedade Brasileira de Pediatria e Sociedade Brasileira de Pneumologia e Tisiologia. [Internet] [Acesso em 09 jun 2016]. Disponível em: http://www.projetodiretrizes.org.br/ans/diretrizes/bronquiolite_aguda-tratamento_e_prevencao.pdf, 2011.
19. Peng WS, Chen X, Yang XY, Liu EM. Systematic review of montelukast's efficacy for preventing post-bronchiolitis wheezing. Pediatr Allergy Immunol. 2014;25(2):143-50.
20. Global Initiative for Asthma (GINA). Global strategy for asthma management and prevention NHLBI/WHO workshop report. Updated 2015, 2015.
21. Giavi S, Papadopoulos NG. Asthma control in adolescents: role of leukotriene inhibitors. Adolesc Health Med Ther. 2010;1:129-36.
22. Hon KLE, Leung TF, Leung AKC. Clinical Effectiveness and Safety of Montelukast in Asthma. What Are the Conclusions from Clinical Trials and Meta-Analyses? Drug Des Devel Ther. 2014;8:839-50.
23. Alfaro, T.M, Duarte C, Monteiro R, Simão A, Calretas S, Nascimento Costa J.M. Síndrome de Churg-Strauss: casuística. Rev Port Pneumol. 2012;18:86-92.

**CAPÍTULO 22**

Paulo Augusto M. Camargos
Sérgio L. Amantea

# Broncodilatadores

## INTRODUÇÃO

Na Teoria do Interior do Corpo (*Nei Ching*), referido como o mais antigo livro de medicina interna (2600 a.C.), é encontrada a primeira descrição de um indivíduo com asma presumida e citada a planta *Ma Huang*, de onde a efedrina passou a ser extraída no início do século XX. Por muitos séculos, a denominação "asma" passou a ser utilizada como um descritor inespecífico para qualquer situação associada à dispneia. Entretanto, inferências aos primeiros mecanismos fisiopatológicos associados à condição vieram a surgir no início dos anos 1600s, com a expressão "contração do brônquio". A partir de então, a busca por terapias efetivas passou a estar centrada na melhora de uma via aérea não suficientemente aberta ou obstruída.[1,2]

Hoje, a asma tem sido definida como uma "doença inflamatória crônica das vias aéreas, na qual muitas células e elementos celulares têm participação. A inflamação crônica está associada à hiper-responsividade das vias aéreas, que leva a episódios recorrentes de sibilos, dispneia, opressão torácica e tosse, sobretudo à noite ou no início da manhã. Esses episódios são uma consequência da obstrução ao fluxo aéreo intrapulmonar generalizada e variável, reversível espontaneamente ou com tratamento".[3]

Dentro desse cenário, os broncodilatadores são a base do tratamento farmacológico sintomático direcionado para a reversibilidade da obstrução do fluxo aéreo.

Com o objetivo de tratar, de maneira otimizada, a diminuição do fluxo aéreo secundário à broncoconstricção, é fundamental que se tenha a correta compreensão acerca dos mecanismos fisiopatológicos associados à broncoconstricção da asma, bem como o mecanismo de ação e as propriedades farmacológicas das substâncias utilizadas com esse objetivo.

ASMA NO LACTENTE, NA CRIANÇA E NO ADOLESCENTE

## FISIOPATOLOGIA – A BASE RACIONAL PARA O USO DOS BRONCODILATADORES

O sistema nervoso autônomo é composto pelo sistema nervoso simpático e parassimpático. O sistema nervoso simpático mantém o organismo em estado de alerta, ativado em resposta a situações de estresse, ao passo que o sistema nervoso parassimpático mantém o equilíbrio, estabilizando o estado de ativação simpático. Os neurotransmissores mediados pelo sistema nervoso simpático são a noradrenalina e a adrenalina. Como não existem fibras simpáticas nervosas no pulmão, a estimulação do sistema nervoso simpático liberará adrenalina e noradrenalina na corrente sanguínea. Entretanto, há uma gama de receptores simpáticos por todo o corpo: receptores $\beta_1$ e $\alpha$-adrenérgicos (sistema cardiovascular), receptores $\beta_2$-adrenérgicos (músculo liso das vias aéreas do sistema respiratório).[4]

O sistema nervoso parassimpático tem sua ligação com os pulmões estabelecida pelo décimo par craniano (nervo vago). Seu neurotransmissor é a acetilcolina e os receptores pulmonares são conhecidos como receptores muscarínicos. Dentro de uma situação fisiológica, a estimulação desses receptores pela acetilcolina produz um estado de contração normal de músculo liso das vias aéreas – ou seja, nosso tônus broncomuscular de repouso.[4]

O agonismo e o antagonismo de substâncias resultante de sua ligação com esses receptores fundamentam o princípio de ação dos nossos principais broncodilatadores. A ligação da substância com o receptor resulta em estímulo para produzir o efeito terapêutico desejado, mimetizando neurotransmissores naturais. Sendo assim, os $\beta_2$-agonistas são por vezes chamados de estimulantes $\beta_2$ e são descritos como simpaticomiméticos ou agentes adrenérgicos. Em outras palavras, mimetizam a adrenalina e a resposta fisiológica do sistema nervoso simpático.[4]

Tanto os $\beta$-agonistas de curta duração, quanto os beta-agonistas de longa duração irão atuar se ligando ao receptor $\beta_2$-adrenérgico. A ligação ao receptor resultará em ativação da adenilciclase, via estimulação de proteínas G, que ativarão a proteinoquiinase A. Esta atuará na fosforilação de várias proteínas-alvo, resultando na diminuição do cálcio intracelular que será responsável por um relaxamento da musculatura da via aérea.[5,6]

## CONSIDERAÇÕES GERAIS

Ha três classes de medicamentos broncodilatadores utilizados no tratamento do paciente asmático pediátrico: $\beta_2$-agonistas, anticolinérgicos e metilxantinas. Para que possamos entender o real papel dessas substâncias, é melhor que seja apresentado para discussão de maneira individualizada.

## $\beta_2$-AGONISTAS

### $\beta_2$-agonistas de curta duração ou de ação rápida

Tiveram como precursor o salbutamol (1960s), que veio caracterizar uma moderna era de broncodilatadores (junto com a terbutalina e o fenoterol). Consistem de um anel benzeno com uma cadeia de dois átomos de carbono e um grupo amina principal ou um grupo amina principal substituído. São menos potentes do que outras catecolaminas sintéticas não seletivas (isoproterenol), mas com maior resistência à degradação metabólica, compensando a desvantagem referida.

Diferem farmacologicamente entre si (salbutamol, terbutalina e fenoterol) nas substituições no grupo amina e anel benzeno, características responsáveis por um aumento na meia-vida e redução na potência para receptores $\beta_1$[7] (Ver Tabela 22.1).

Quanto ao efeito broncodilatador, considerando doses semelhantes, não parecem apresentar superioridade clínica de efeito mesmo sob broncoprovocação.[8]

Hoje, o salbutamol é o broncodilatador de ação rápida mais utilizado e estudado no tratamento das exacerbações em crianças e adolescentes.

## Salbutamol

Nas doses utilizadas, o salbutamol não apresenta atividade alfa-adrenérgica. Quando comparado ao isoproterenol, tem atividade broncodilatadora superponível, mas com maior duração de ação e menor taxa de efeitos cardiovasculares (tensão arterial e frequência cardíaca).

Mais recentemente, a sua forma isômera, o levalbuterol [(R)-albuterol], tem sido comercialmente disponibilizado em outros países, na forma de solução de nebulização. Potencial ocorrência de broncodilatação associada a menor frequência de efeitos secundários justificam o interesse pela apresentação, entretanto, as diferenças clínicas observadas até o momento têm sido marginais, questionando-se o seu custo-benefício.[7,9]

O Quadro 22.1 apresenta as diferentes posologias de salbutamol empregadas nos diversos cenários clínicos de apresentação das crises.

## Terbutalina

É uma amina simpaticomimética sintética com atividade broncodilatadora menor que o isoproterenol. Diferenças no comportamento farmacocinético das substâncias $\beta_2$-agonistas costumam ser observadas apenas em doses elevadas, quando os paraefeitos associados ao fenoterol parecem mais evidentes. Quando a via inalatória é utilizada em doses convencionais fixas (2-3 jatos), os efeitos são similares e indistinguíveis.[7] No nosso meio, não se dispõe de tal apresentação (IPD), restando apenas a via inalatória na forma de nebulização.

Alternativamente em nosso meio, há uma apresentação oral de bambuterol (pró-droga da terbutalina) com broncodilatação prolongada, capaz de durar até 24 horas. O bambuterol isolado não tem atividade adrenérgica, que ocorre somente após hidrólise. A eficácia de tal substância (administrada em dose única diária) parece ser similar a apresentações orais de terbutalina administradas duas vezes por dia. Em adultos portadores de pneumopatia crônica, evidenciou-se atividade broncodilatadora inferior à do salmeterol inalatório.[7,10,11]

## Fenoterol

Estudos in vitro têm apontado a menor seletividade do fenoterol quando comparado ao salbutamol. Parece apresentar maior potência broncodilatadora com dose similar, que desaparece após equivalência na base de microgramas, restando apenas a maior potência

ASMA NO LACTENTE, NA CRIANÇA E NO ADOLESCENTE

**Tabela 22.1** $\beta_2$-agonistas de curta duração.

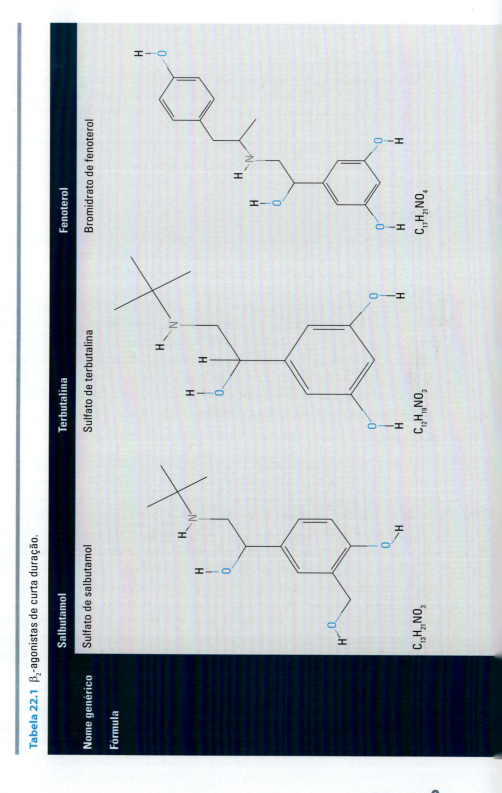

| Nome genérico | Salbutamol | Terbutalina | Fenoterol |
|---|---|---|---|
| | Sulfato de salbutamol | Sulfato de terbutalina | Bromidrato de fenoterol |
| Fórmula | $C_{13}H_{21}NO_3$ | $C_{12}H_{19}NO_3$ | $C_{17}H_{21}NO_4$ |

| | | | |
|---|---|---|---|
| **Apresentação farmacológica** | Inalador pressurizado dosimetrado (100 mcg/jato)<br><br>Nebulização (solução de 0,5% – 5 mg/mL) | Inalador pressurizado dosimetrado<br><br>Nebulização (solução de 0,5% – 5 mg/mL) | Inalador pressurizado dosimetrado (100 mcg ou 200 mcg/jato)<br>Nebulização (solução de 0,5% – 5 mg/mL) |
| **Via de administração** | Inalatória | Inalatória | Inalatória |
| **Propriedades farmacocinéticas** | – | – | – |
| **Início de ação** | 5 min | 5 min | 5 min |
| **Pico de ação** | 30-60 min | 30-60 min | 30-60 min |
| **Duração da ação** | 3-4h (até 6-8h) | 3-4h (até 6-8h) | 3-4h (até 6-8h) |

ASMA NO LACTENTE, NA CRIANÇA E NO ADOLESCENTE

**Quadro 22.1** Posologia dos $\beta_2$-agonistas de curta duração (diferentes sistemas de administração).*

### Nebulizações intermitentes

**Nebulização intermitente regular (Salbutamol):** 0,07-0,15 mg/kg (máx. 5 mg). Intervalos regulares de até 1 hora. O Fenoterol possui doses controversas. Laboratório preconiza doses inferiores às previamente relatadas na literatura: 0,05 mg/kg (máximo de 4 a 8 gotas, dependendo da faixa etária e da gravidade da crise).

**Nebulização intermitente frequente (Salbutamol):** 0,07-0,15 mg/kg (máx. 5 mg). Intervalos regulares de 20 minutos. Deve ser indicada na falha de resposta terapêutica à nebulização com intervalos regulares de 1 hora bem como um parâmetro da necessidade de internação (em sala de observação ou leito hospitalar) após 1-2 horas de terapêutica.

**Nebulizações intermitentes com doses fixas (Salbutamol):** não são ajustadas com grande variabilidade em função do peso, ou seja, por kilo de peso (mcg ou mg/kg). Têm sido descritos pontos de corte: 1,25 mg (até 10 kg), 2,5 mg (10-20 kg) ou 5,0 mg (acima de 20 kg). Para alguns, até mesmo o ponto de corte em até 10 kg não é considerado, utilizando-se apenas 2,5 mg ou 5,0 mg (ponto de corte discriminatório de 20 kg).

### Nebulização contínua

**Salbutamol:** 0,5 mg/kg/hora. Administrada em sistema paralelo de bomba de infusão, com volumes variáveis de solução salina (em função do tempo programado de administração). Taxa programada de infusão é de 14 mL/hora. Melhor tolerância do sistema em pacientes com faixa etária superior a quatro anos.

### Inaladores pressurizados dosimetrados (IPD)

**IPD – acoplado a espaçador:** recomendamos 50 µg/kg. Um *puff*/2 kg de peso – máximo de 10 *puffs*). Frequência: intermitente frequente (a cada 20 minutos), intermitente regular (intervalos de 1 a 4 horas). Não há consenso na dose. Sugestões variam com padrões fixos (3 ou 5 *puffs*) até doses menores 1 *puff*/3 kg de peso – máx. 10 *puffs*)

*No nosso meio, o salbutamol tem sido o broncodilatador de curta duração considerado padrão e o mais frequentemente utilizado na criança para terapia de resgate das crises de asma.

sistêmica (à custa de menor seletividade). Embora inúmeros estudos apontem para efetividade clínica atrelada ao seu uso, a dose recomendada é muito variável e controversa. Em nebulizações, doses nominais variam de 800 a 2.500 mcg. Na forma de inalador pressurizado, a preocupação é ainda maior, com respostas clínicas similares com variabilidade de dose. Doses comparativas de 400 mcg e 1.200 mcg não evidenciaram diferenças em testes de resistência da via aérea.[7] Doses de 0,07 a 0,15 mg/kg (1 gota/2-3 kg) utilizadas, a princípio, em nebulizações na asma aguda, não têm mais sido recomendadas pelo próprio fabricante.

Embora ainda seja utilizado em nosso país, mesmo em populações pediátricas, não tem sido comercializado em muitos países em função do discutível aumento de mortalidade relacionado ao seu uso.[12]

BRONCODILATADORES

## β₂-agonistas intravenosos

Surgiram como opção terapêutica no final do século passado (1980s), como uma tentativa mais agressiva, visando evitar a evolução para quadros de insuficiência respiratória. Nunca chegaram a consolidar seu papel no tratamento da asma. Ainda são vistos como terapêutica de exceção, mais frequentemente utilizadas em pacientes pediátricos com quadros de asma aguda grave ou muito grave.[13,14]

Doses recomendadas (salbutamol) – ataque: 10-15 µg/kg (em 10 a 15 min); infusão inicial 0,5 µg/kg/min. Com aumentos nas taxas de infusão a cada 20 minutos; dose máxima: controversa (5-15 mcg/kg/min). Parece ser mais dependente da resposta clínica obtida e/ou aparecimento de efeitos colaterais indesejáveis do que taxas fixas de infusão.[13,14]

Alguns estudos apontam para benefícios clínicos associados ao uso precoce da terapêutica, ainda em sala de emergência. Nessa situação, uma infusão em bólus (15 µg/kg – durante 10 a 15 min) deve ser administrada de maneira conjunta à terapêutica convencional inalatória, uma vez que seja detectada falha na abordagem terapêutica inicial.[15-17]

Mesmo sendo incluído em muitos protocolos terapêuticos de asma aguda grave, principalmente na população pediátrica, sob o ponto de vista da evidência, apresenta, até o momento, benefícios pouco robustos ou inconclusivos.[18]

### Efeitos adversos dos β₂-agonistas

Efeitos colaterais associados ao emprego dos broncodilatadores beta₂-agonistas estão relacionados às propriedades de seletividade do receptor beta₂ nos pulmões. Em outras palavras, até o momento não existe uma substância completamente seletiva, o que faz com que ela se ligue a receptores simpáticos situados em outros órgãos. Isso fica mais evidente quando rotas alternativas para administração da substância são utilizadas (oral, subcutânea ou intravenosa) e quando doses maiores são utilizadas pela via inalatória (inalações intermitentes frequentes ou contínuas). Os efeitos adversos decorrerão dessa ligação com os receptores situados em outros sítios, que não o pulmonar.[4]

Alguns sistemas são mais frequentemente acometidos:[4,19,20]

- **Sistema cardiovascular:** taquicardias ou arritmias (estimulação dos receptores simpáticos no coração). Maior risco em indivíduos com de doença cardíaca isquêmica.
- **Sistema musculoesquelético:** tremores, cãibras, hipocalemia (mais acentuada em doses elevadas). Risco mais elevado em idosos com doença pulmonar obstrutiva crônica (DPOC), além de mais suscetíveis aos efeitos do distúrbio, frequentemente fazem uso de substâncias que também espoliam o potássio sérico.
- **Sistema nervoso central:** ansiedade, insônia, cefaleia.
- **Sistema respiratório:** hipoxemia secundária a distúrbios na relação ventilação-perfusão (vasodilatação dos vasos pulmonares contraídos por hipóxia resulta em *shunt* para áreas mal ventiladas).

### β₂-agonistas de longa duração, ação longa ou ação duradoura

Os β₂-agonistas de longa duração incluem o salmeterol e o formoterol. Mais recentemente, uma nova classe de substâncias definida por β₂-agonistas de ação ultra longa já tem sido disponibilizada em alguns países. Por não possuírem atividade anti-inflamatória marcada, os $\beta_2$-agonistas de longa duração não devem ser utilizados como monoterapia de pacientes asmáticos, tanto em adultos quanto em crianças. Podem induzir a taquifilaxia, o que aumenta a severidade das exarcebações e a mortalidade associada à asma.[21] Uma vez considerados como opção terapêutica, devem ser utilizados de maneira combinada a um corticosteroide inalatório.[22]

## Salmeterol

Trata-se de substância resultante de modificações na molécula do salbutamol, visando prolongar a duração de sua ação. Seu início de efeito é mais lento do que o dos outros $\beta_2$-agonistas, ocorrendo por volta de 10 minutos, e a sua broncodilatação máxima pode ocorrer após uma hora. A duração de sua ação varia de 8 a 12 horas. Como seu predecessor (salbutamol), é considerada um agonista parcial com 60% da eficácia da isoprenalina, considerada uma substância $\beta_2$-agonista total, assim como o fenoterol e formoterol.[23,24]

Posologia: 25 a 50 mcg a cada 12 horas.

## Formoterol

O efeito broncodilatador do formoterol tem sido considerado o mais potente e o de mais longa duração entre os cinco broncodilatadores $\beta_2$-agonistas citados anteriormente (ação rápida e longa). Seu início de ação é rápido, com a ocorrência de broncodilatação em alguns minutos. Tal propriedade lhe confere efeitos clínicos similares aos beta$_2$-adrenérgicos de curta duração em asmáticos adultos com crises menos graves.[25] Na população pediátrica, não há evidências robustas que subsidiem essa rotina.[3] Sua duração de ação é de 12 horas.

Posologia: 6 a 12 mcg a cada 12 horas.

## $\beta_2$-agonistas de ultralonga duração

Esta tem sido a denominação utilizada para caracterizar uma série de novas moléculas $\beta_2$ específicas, com propriedades capazes de possibilitar efeito broncodilatador sustentado com apenas uma dose diária.[7] Destas, a primeira a entrar em escala comercial mundial foi o indacaterol. Entretanto, até o momento, a única disponibilizada comercialmente em nosso país é o vilanterol, e outras como o olodaterol e o carmaterol já são encontradas em outros países.

## Indacaterol

Beta$_2$-agonista de ultra longa duração tem alta afinidade para os receptores $\beta_2$-agonistas, o que lhe confere um rápido início de ação, similar ao formoterol ou albuterol, e significativamente mais rápido do que o salmeterol. Apresenta duração de ação prolongada, significativamente maior que a do formoterol ou do salmeterol, podendo ser administrado uma vez a cada 24 horas.[26]

Estudos apontam para uma superioridade clínica em doses de 150 ou 300 mcg/dia (dose única), quando comparado ao brometo de tiotropium, formoterol ou salmeterol, na

BRONCODILATADORES

melhora do volume expiratório forçado em 1 segundo ($VEF_1$) em pacientes portadores de DPOC. Da mesma maneira, demonstra melhora na qualidade de vida e dos sintomas associados à doença quando comparado a outras medicações. A frequência de exacerbações da DPOC também foi significativamente reduzida com o emprego da substância uma vez por dia em regime de monoterapia.[27]

Outra propriedade interessante, diferentemente do que ocorre com o uso do salmeterol, o indacaterol não parece antagonizar o efeito de substâncias utilizadas para resgate de crise ($\beta_2$-agonistas de curta duração).[26]

No manejo da asma ainda não se dispõe de dados analisados em longo prazo, entretanto, em estudos com menor tempo de acompanhamento, os resultados são promissores. Assim como com os broncodilatadores de longa duração, a preocupação quanto à necessidade de uso de uma medicação anti-inflamatória (corticosteroide inalatório) concomitante em todas as idades é fato consolidado.[7] A dose considerada ótima (equilíbrio/eficácia/segurança) em adultos é de 200 mcg, administrados por dispositivo inalatório gerador de pó, uma vez ao dia. Não parece ocorrer perda da atividade broncodilatadora com o uso continuado da medicação. Alguns estudos com doses maiores (300 ou 600 mcg) apontam para uma pequena possibilidade de aumentar a gravidade das exacerbações e até morte relacionada a problemas respiratórios.[28]

### Vilanterol

Beta$_2$-agonista de ultra longa duração, com potente atividade sobre receptores $\beta_2$-adrenérgicos em humanos. Apresenta maior eficácia intrínseca do que o salmeterol e potência superior ao indacaterol e albuterol. Sua seletividade específica para o receptor $\beta_2$-agonista é maior do que a do formoterol, indacaterol e do albuterol. Junto ao formoterol e indacaterol, o vilanterol tem início de ação mais rápido que o do salmeterol.[7]

Vilanterol tem sido testado em pacientes com asma ou DPOC. Doses únicas de vilanterol inalado (25-100 mcg/dia) produzem broncodilatação rápida e prolongada ao longo de 24 horas nos pacientes com asma. Tais doses têm sido bem toleradas sem que efeitos indesejáveis, locais ou sistêmicos sejam observados. Seu uso nessa dosagem tem sido liberado para pacientes pediátricos acima dos 12 anos de idade, embora alguns estudos já especulem a possibilidade de benefícios e tolerabilidade da substância em faixas etárias menores.[29,30]

Em pacientes com DPOC, doses diárias de 25-100 mcg/dia também produzem broncodilatação de início rápido e sustentada ao longo de 24 horas.[7] Parece apresentar um bom perfil de segurança, visto não ter sido observado eventos adversos graves, nem fenômenos de retirada da substância. Perfil clínico-laboratorial, sinais vitais, ECG de 12 derivações, QTc ou holter não evidenciaram anormalidades.

## Metilxantinas

### Teofilina

Embora a teofilina tenha sido amplamente utilizada no tratamento de pacientes com asma e DPOC, seu real papel no manejo dessas doenças é contraditório e de resultados com difícil interpretação. Por muitos anos, foi utilizada na rotina do tratamento da asma, com evidências de melhora tanto no estado clínico quanto em testes funcionais, e no bem-estar e desempenho de atividades. Entretanto, seu preciso mecanismo de ação molecular até os dias de hoje não foi totalmente elucidado.

Seu principal mecanismo de ação tem sido tradicionalmente atribuído à inibição não seletiva da enzima fosfodiesterase (PDE), resultando em aumento do cAMP (por inibição de PDE3 e de PDE4) e aumento do cGMP (por inibição da PDE5).[31] Entretanto, tem sido demonstrado que a teofilina em níveis plasmáticos de 10 mg/dL (considerados terapêuticos) exerce uma modesta, não seletiva, inibição da PDE, que poderia não ser relevante clinicamente.[32] Mesmo em doses mais baixas, quando se é possível demonstrar uma atividade anti-inflamatória, há poucas evidências que a teofilina iniba qualquer uma das famílias de enzimas PDE conhecidas.[32,33]

Para o tratamento da asma, há apresentações com formulações de liberação controlada administradas por via oral. Dada à sua janela terapêutica estreita e a maior risco de ocorrência de eventos adversos (sistemas digestório, respiratório e cardiovascular), seu uso tem sido restrito a pacientes nos quais a asma é descontrolada, apesar de uma terapêutica otimizada com corticosteroides, broncodilatadores de longa duração, e/ou modificadores de leucotrienos.[3,33]

**Doses recomendadas:** iniciar com 10 mg/kg/dia, até um máximo de 800 mg/dia, geralmente fracionados de 12/12 horas.

## *Aminofilina*

Aminofilina é uma combinação de teofilina e etilenodiamina que contém, no mínimo, 84,0% e, no máximo, 87,4% da quantidade declarada de teofilina, com maior solubilidade em pH neutro. Administrada por via intravenosa, apresenta poucos benefícios no manejo inicial de exacerbações de asma. Entretanto, para pacientes hospitalizados com asma aguda grave, refratários à terapêutica convencional, tem sido utilizada como coadjuvante do tratamento, mesmo com resultados controversos. Não deve ser administrada nas crises de apresentação leves e moderadas da doença.[34,35]

Sua janela terapêutica é também estreita, ou seja, o efeito clínico e a toxicidade situam-se em níveis séricos muito próximos. Uma vez que tenha sido considerada como opção de prescrição, a monitorização dos seus níveis plasmáticos é mandatória. A melhor ação broncodilatadora tem sido observada dentro do intervalo de níveis séricos de 5-15 $\mu$g/mL, embora seu efeito broncodilatador máximo esteja entre 10-15 $\mu$g/mL.[36]

Os níveis plasmáticos da substância podem sofrer influência de inúmeros fatores. Alguns antibióticos (quinolonas, eritromicina e isoniazida), bloqueadores $H_2$, propranolol, bloqueadores de canal de cálcio, anticoncepcionais orais, cafeína e vacina contra a influenza reduzem o *clearance* da teofilina ou interferem com seu metabolismo hepático, podendo resultar em toxicidade. Por outro lado, fenobarbital, fenitoína, furosemida, fumo e broncodilatadores (salbutamol e isoproterenol) venosos podem aumentar o seu *clearance*, reduzindo seus efeitos. Dietas ricas em carboidratos e pobres em proteínas, presença de alimento no estômago em crianças, febre, processos infecciosos de etiologia viral, *cor*

BRONCODILATADORES

*pulmonale*, edema pulmonar, doença hepática e gravidez podem reduzir o seu *clearance* e resultar em toxicidade. Não deve ser administrada de maneira concomitante a pacientes em uso de teofilina oral, até que os níveis plasmáticos de teofilina tenham sido determinados.[37]

Quando comparada aos $\beta_2$-agonistas administrados por via intravenosa, considerando efeito clínico e a ocorrência de paraefeitos, os resultados são controversos. Algumas pequenas diferenças são apontadas no quesito custo (favorável à aminofilina) e numa menor ocorrência de náuseas e vômitos (favorável aos $\beta_2$-agonistas).[38-40]

Doses recomendadas (aminofilina IV)[14] – ataque: 6 mg/kg. Manutenção para menores de 10 kg: 0,65 mg/kg/hora; para maiores de 10 kg: 0,9/mg/kg/hora.

## Efeitos colaterais das xantinas

Os efeitos adversos podem não ocorrer na dependência dos níveis séricos. Entretanto, em concentrações plasmáticas de 15-25 mcg/mL, são mais frequentemente observadas manifestações sobre o trato gastrintestinal (diarreia, náuseas, vômitos, dor abdominal) e sobre o sistema nervoso central (ansiedade, tremores, insônia, cefaleia, agitação, cãibras, tonturas). As manifestações sobre o sistema cardiovascular costumam ocorrer em concentrações plasmáticas mais elevadas. Níveis entre 25-35 mcg/mL apresentam taquicardia e, por fim, nas concentrações mais elevadas (> 35 mcg/mL), encontramos as complicações mais graves que podem resultar em morte, passando por arritmias e crises convulsivas.

## REFERÊNCIAS BIBLIOGRÁFICAS

1. Stolkind E. The History of Bronchial Asthma and Allergy. Proc R Soc Med. 1933;26(9):1120-6.
2. Walter MJ, Holtzman MJ. A Centennial History of Research on Asthma Pathogenesis. Am J Respir Cell Mol Biol. 2005;32:483-9.
3. Diretrizes da Sociedade Brasileira de Pneumologia e Tisiologia para o Manejo da Asma – 2012. J Bras Pneumol. 2012;8;Supl 1:S1-46.
4. McCorry LK. Physiology of the Autonomic Nervous System. Am J Pharml Educ. 2007;71(4):1-11.
5. Kazani S, Wechsler ME, Israel E. The Role of Pharmacogenomics in Improving the Management of Asthma. J Allergy Clin Immunol. 2010;125(2):295-302.
6. Zalewska M, Siara M, Sajewicz W. G protein-coupled receptors: abnormalities in signal transmission, disease states and pharmacotherapy. Acta Pol Pharm. 2014;71(2):229-43.
7. Cazzola M, Page CP, Calzetta L, Matera MG. Pharmacology and Therapeutics of Bronchodilators. Pharmacol Rev. 2012;64:450-504.
8. Nelson HS. Drug therapy: b-adrenergic bronchodilators. N Engl J Med. 1995;333:499-506.
9. Berger WE. Levalbuterol: pharmacologic properties and use in the treatment of pediatric and adult asthma. Ann Allergy Asthma Immunol. 2003;90:583-92.
10. Zarkovic JP, Marenk M, Valovirta E, Kuusela AL, Sandahl G, Persson B, et al. One-year safety study with bambuterol once daily and terbutaline three times daily in 2-12-year-old children with asthma. The Bambuterol Multicentre Study Group. Pediatr Pulmonol. 2000;29(6):424-9.
11. Rosenburg J. Clinical-pharmacokinetic aspects of prolonged effect duration as illustrated by beta2-agonists. Eur J Clin Pharmacol. 2002;58(4):S1-21.
12. Beasley R, Pearce N, Crane J, Burgess C. Beta-agonists: what is the evidence that their use increases the risk of asthma morbidity and mortality? J Allergy Clin Immunol. 1999;104(2 Pt 2):S18-30.

ASMA NO LACTENTE, NA CRIANÇA E NO ADOLESCENTE

13. Bohn D, Kissoon N. Acute asthma. Pediatr Crit Care Med. 2001;2:151-63.

14. Werner HA. Status asthmaticus in children: A Review. Chest. 2001;119:1913-29.

15. Browne GJ, Lam LT. Single-dose intravenous salbutamol bolus for managing children with severe acute asthma in the emergency department: reanalysis of data. Pediatr Crit Care Med. 2002;3:117-23.

16. Browne GJ, Penna AS, Phung X, Soo M. Randomized trial of intravenous salbutamol in early management of acute severe asthma in children. Lancet. 1997;349:301-5.

17. Browne GJ, Trieu L, Van Asperen P. Randomized, double-blind, placebo-controlled trial of intravenous salbutamol and nebulized ipratropium bromide in early management of severe acute asthma in children presenting to an emergency department. Crit Care Med. 2002;30:448-53.

18. Travers AH, Milan SJ, Jones AP, Camargo CA Jr, Rowe BH. Addition of intravenous beta(2)-agonists to inhaled beta(2)-agonists for acute asthma. Cochrane Database Syst Rev. 2012 Dec 12;12:CD010179.

19. Abramson MJ1, Walters J, Walters EH. Adverse effects of beta-agonists: are they clinically relevant? Am J Respir Med. 2003;2(4):287-97.

20. Sears MR. Adverse effects of beta-agonists. J Allergy Clin Immunol. 2002;110(6 Suppl):S322-8.

21. Chowdhury BA, DalPan G. The FDA and safe use of long-acting beta-agonists in the treatment of asthma. N Engl J Med. 2010;362:1169-71.

22. Molinari G, Colombo G, Celenza C. Respiratory Allergies: A General Overview of Remedies, Delivery Systems, and the Need to Progress. ISRN Allergy 2014; Article ID 326980, 15 pages. [Internet] [Acesso em 09 jun 2016]. Disponível em: http://dx.doi.org/10.1155/2014/326980

23. Tattersfield AE. Clinical pharmacology of long-acting beta-receptor agonists. Life Sci. 1993;52:2161-9.

24. Cazzola M, Matera MG, Lötvall J. Ultra long-acting beta 2-agonists in development for asthma and chronic obstructive pulmonary disease. Expert Opin Investig Drugs. 2005;14(7):775-83.

25. Lötvall J. The long and short of beta2-agonists. Pulm Pharmacol Ther. 2002;15:497-501.

26. Naline E, Trifilieff A, Fairhurst RA, Advenier C, Molimard M. Effect of indacaterol, a novel long-acting beta2-agonist, on isolated human bronchi. Eur Respir J. 2007;29(3):575-81.

27. Moen MD. Indacaterol: in chronic obstructive pulmonary disease. Drugs. 2010;70:2269-80.

28. Chowdhury BA, Seymour SM, Michele TM, Durmowicz AG, Liu D, Rosebraugh CJ. The risks and benefits of indacaterol--the FDA's review. N Engl J Med. 2011;365(24):2247-9.

29. Busse WW, O'Byrne PM, Bleecker ER, Lötvall J, Woodcock A, Andersen L, et al. Safety and tolerability of the novel inhaled corticosteroid fluticasone furoate in combination with the β2 agonist vilanterol administered once daily for 52 weeks in patients >=12 years old with asthma: a randomised trial. Thorax. 2013;68(6):513-20.

30. Oliver A, VanBuren S, Allen A, Hamilton M, Tombs L, Inamdar A , et al. Tolerability of fluticasone furoate/vilanterol combination therapy in children aged 5 to 11 years with persistent asthma. Clin Ther. 2014;36(6):928-39.

31. Nicholson CD, Shahid M. Inhibitors of cyclic nucleotide phosphodiesterase isoenzymes--their potential utility in the therapy of asthma. Pulm Pharmacol. 1994;7(1):1-17.

32. Barnes PJ. Theophylline: new perspectives for an old drug. Am J Respir Crit Care Med. 2003;167:813-8.

33. Barnes PJ. Theophylline. Am J Respir Crit Care Med. 2013;188(8):901-6.

34. Mitra AAD, Bassler D, Watts K, Lasserson TJ, Ducharme FM. Intravenous aminophylline for acute severe asthma in children over two years receiving inhaled bronchodilators. Cochrane Database Syst Rev. 2005 Apr 18(2):CD001276.

35. D'Avila RS, Piva JP, Marostica PJ, Amantea SL. Early administration of two intravenous bolus of aminophylline added to the standard treatment of children with acute asthma. Respir Med. 2008;102(1):156-61.

36. Barnes PJ, Pauwels R. Theophylline in the management of asthma: time for reappraisal? Eur Respir J. 1994;7:579-91.

37. Bukowskyj M, Nakatsu K, Munt PW. Theophylline reassessed. Ann Intern Med. 1984;101(1):63-73.

38. Wheeler DS, Jacobs BR, Kenreigh CA, Bean JA, Hutson TK, Brilli RJ. Theophylline versus terbutaline in treating critically ill children with status asthmaticus: a prospective, randomized, controlled trial. Pediatr Crit Care Med. 2005;6(2):142-7.

39. Bogie AL, Towne D, Luckett PM, Abramo TJ, Wiebe RA. Comparison of intravenous terbutaline versus normal saline in pediatric patients on continuous high-dose nebulized albuterol for status asthmaticus. Pediatr Emerg Care. 2007;23(6):355-61.

40. Travers AH, Jones AP, Camargo CA Jr, Milan SJ, Rowe BH. Intravenous beta(2)-agonists versus intravenous aminophylline for acute asthma. Cochrane Database Syst Rev. 2012 Dec 12;12:CD010256.

**CAPÍTULO 23**

Emanuel Sávio Cavalcanti Sarinho
Georgia Veras de Araujo

# Anticolinérgicos, Anti-IgE e outros Imunobiológicos

## INTRODUÇÃO

As substâncias broncodilatadoras representam um grupo de fármacos amplamente utilizados no tratamento da asma aguda e atuam, por diferentes vias e mecanismos, no controle do tônus da musculatura lisa pulmonar, promovendo o relaxamento e alívio do broncoespasmo. São representantes desse grupo, dentre outros agentes, os anticolinérgicos.

## ANTICOLINÉRGICOS

O conhecimento da ação dos antagonistas dos efeitos da acetilcolina nos receptores muscarínicos no pulmão, para alívio da asma, não é recente. A inalação da fumaça da *Atropa belladona* e *Datura stramonium* (estramônio) e espécies relacionadas da família *solanaceae*, uma mistura de antagonistas muscarínicos (atropina, hiosciamina, escopolamina), era uma prática realizada para alívio da asma há quase dois séculos. Posteriormente, a atropina, o alcaloide purificado da planta, foi introduzida para tratamento da asma (Figura 23.1). Devido aos efeitos colaterais significativos, sobretudo secagem de secreções, modificações na molécula base da atropina, possibilitou a produção de compostos com atividade similar e menor incidência de efeitos colaterais, como o metilnitrato de atropina e o brometo de ipratrópio.[1]

Para melhor entendimento da ação dos anticolinérgicos, representado basicamente pelo brometo de ipratrópio, salienta-se o conhecimento do sistema nervoso autônomo (SNA), que é o principal regulador do ambiente interno do organismo ou da homeostase, atuando de modo independente e contínuo sobre todas as funções viscerais necessárias à vida. Divide-se basicamente em SNA simpático, cujos nervos partem da região toraco-

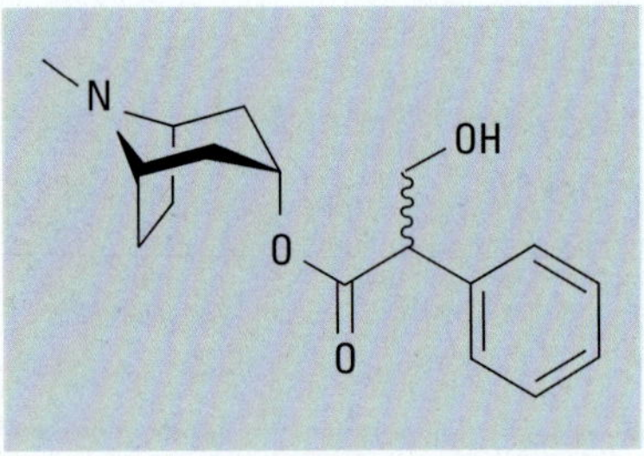

**Figura 23.1** Atropina.

lombar e cuja resposta predomina nas situações estressantes, e SNA parassimpático, cujos nervos partem da região craniossacral e a atividade predomina nas situações de repouso e saciedade. É importante lembrar que ambos os sistemas funcionam de modo contínuo, ininterrupto, até mesmo quando o organismo não se encontra em situação extrema.

As fibras pré-ganglionares do SNA são colinérgicas, sendo suas ações mediadas pela liberação de acetilcolina. Já, as fibras pós-ganglionares do simpático são adrenérgicas e atuam pela liberação de norepinefrina. As fibras pós-ganglionares do SNA parassimpático são também colinérgicas e atuam nos receptores muscarínicos de órgãos-alvo. A maior parte das vísceras é inervada pelos sistemas simpático e parassimpático, e em determinado momento a atividade do SNA resulta do somatório da atividade de ambos os componentes.[2]

Quando a acetilcolina se liga aos receptores colinérgicos M2 e M3, provoca na musculatura lisa da traqueia e dos brônquios um efeito de contração, aumentando a produção de muco pelas glândulas brônquicas. Fármacos anticolinérgicos inibem o tônus das vias respiratórias por meio da via vagal, levando à broncodilatação.[3]

Um pequeno grau de reflexo colinérgico broncoconstritor pode estar associado ao esforço, ao frio e ao estresse. Os anticolinérgicos atuam somente sobre o reflexo de broncoconstrição de origem colinérgica e não apresentam efeito direto sobre os mediadores inflamatórios.

## Mecanismo de ação

Os anticolinérgicos competem com a acetilcolina, considerada o elo de ligação dos receptores muscarínicos, sobretudo o subtipo M3 de receptor colinérgico, responsável pela contração das células musculares lisas brônquicas.[3]

Estímulos múltiplos e diversos causam aumentos reflexos na atividade parassimpática que contribuem para a broncoconstrição. Os efeitos da acetilcolina sobre o sistema respiratório incluem não apenas broncoconstrição, mas também aumento da secreção traqueobrônquica e estimulação dos quimiorreceptores da carótida e aorta. Assim, pode-se esperar que os fármacos anticolinérgicos suprimam esses efeitos da acetilcolina. Essas substâncias bloqueiam os receptores, impedindo que a acetilcolina, liberada pelos nervos vagos eferentes no músculo liso das vias respiratórias centrais, se ligue a eles, o que leva ao relaxamento da musculatura lisa das vias respiratórias (Tabela 23.1).

ANTICOLINÉRGICOS, ANTI-IgE E OUTROS IMUNOBIOLÓGICOS

**Tabela 23.1** Receptores colinérgicos: localização, indução e inibição.

| Receptor | Localização | Indução | Inibição |
|---|---|---|---|
| M1 | Gânglio parassimpático | Neurotransmissão colinérgica, promovendo fechamento das vias respiratórias | Inibição colinérgica promovendo broncodilatação |
| M2 | Terminações nervosas pós-gaglionares | Inibem a liberação de ACTH (*feedback* negativo) | Aumento da quantidade de ACTH nas vias respiratórias, estimulando broncoconstrição |
| M3 | Musculo liso e glândulas dos brônquios | Estimula tônus broncomotor e broncoconstritor, havendo maior produção de muco | Redução do tônus broncoconstritor e diminuição da produção de muco |

Os principais medicamentos anticolinérgicos existentes podem ser classificados em de curta duração, como a atropina e o brometo de ipratrópio, e de longa duração, representados pelo brometo de tiotrópio, ainda não liberado para uso na asma em pacientes pediátricos.

A atropina e o brometo de ipratrópio atuam sobre todos os receptores M1, M2, M3 promovendo broncodilatação. Já o brometo de tiotrópio apresenta seletividade para receptores M1 e M3, atuando diretamente sobre a transmissão colinérgica, o tônus broncomotor e a produção de muco.[3]

O brometo de ipratrópio é administrado 3 a 4 vezes ao dia, por via inalatória, ao passo que o tiotrópio é usado somente uma vez ao dia.

O tiotrópio dissocia-se muito mais lentamente dos receptores M3 e M1 do que do receptor M2, quando comparados ao ipratrópio, possibilitando uma ação prolongada, mantendo a broncodilatação por cerca de 24 horas.[4]

O tiotrópio e o ipratrópio têm átomo N com carga positiva na porção terminal da molécula, resultando em baixa solubilidade lipídica. Isso possibilita absorção mais lenta pela membrana lipídica da árvore traqueobrônquica e pelo aparelho gastrintestinal (TGI), reduzindo a biodisponibilidade e aumentando a segurança.[3,4]

## Farmacocinética

### *Brometo de ipratrópio*

É um derivado quaternário da *N*-isopropilnoratropina que corresponde a um éster de tropano (Figura 23.2) administrado pela via inalatória; inicia sua ação de forma lenta, atingindo efeito máximo em quase 2 horas, mantendo a duração por volta de 4 a 6 horas.

A absorção sistêmica é mínima e não atravessa a barreira hematoliquórica. Pequena quantidade do medicamento absorvida é metabolizada pelo fígado e produz metabólitos inativos. Apresenta meia-vida de cerca de 2 horas e cerca de 90% do brometo de ipratrópio são excretados, praticamente íntegros, pela via biliar.[5]

## ASMA NO LACTENTE, NA CRIANÇA E NO ADOLESCENTE

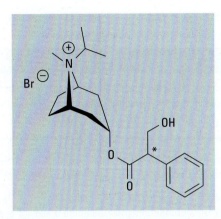

**Figura 23.2** Brometo de ipratrópio.

## Uso clínico

O brometo de ipratrópio é indicado para o tratamento de pacientes asmáticos, geralmente associado aos agentes $\beta_2$-agonistas de curta duração.[3,5]

Anticolinérgicos usados isoladamente nesses pacientes são menos efetivos do que os $\beta_2$-agonistas e oferecem menor proteção no que diz respeito aos estímulos que provoquem broncoconstrição. Daí a necessidade dessa associação com os $\beta_2$-agonistas, a fim de produzir um efeito aditivo e maior broncodilatação, até mesmo nos casos agudos e crônicos de asma, quando o controle for inadequado, sobretudo naqueles doentes que apresentam efeitos colaterais após uso de teofilina e $\beta_2$-agonistas isolados.[6,7]

É considerado o medicamento de escolha para o tratamento do broncoespasmo induzido pelos betabloqueadores e alfabloqueadores.

## Reações adversas

Com o uso do brometo de ipratrópio, são descritos: secura na boca, tosse, gosto metálico, fechamento do ângulo no glaucoma. Menos frequentemente são observadas náuseas, tontura, palpitações, taquiarritmia, retenção urinária, reações de hipersensibilidade, como angioedema, urticária e *rash*. Pode haver broncoconstrição paradoxal, sendo o *rash* explicado pela hipotonicidade da solução nebulizadora e/ou pelo cloreto de benzalcônio existente na solução.[8]

## Posologia

Para adolescentes e adultos, sugerem-se: 10 gotas (0,125 mg) a 20 gotas (0,25 mg) em 3 a 4 mL de soro fisiológico a 0,9%, 3 a 4 vezes ao dia, geralmente associado a $\beta_2$-agonistas, segundo critério médico; pode-se, inclusive, usar até 40 gotas (0,5 mg). Em casos de crise aguda, podem ser usados até 2 mL (40 gotas, que correspondem a 0,5 mg de brometo de ipratrópio) até a estabilização do paciente.

Em crianças de seis a 12 anos, recomenda-se nebulizar com 10 a 20 gotas, diluídas em 3 a 4 mL de soro fisiológico, de 6 em 6 horas ou de 8 em 8 horas. Diante de crise de broncoespasmo, sugere-se empregar 20 gotas até a estabilização do doente.

ANTICOLINÉRGICOS, ANTI-IgE E OUTROS IMUNOBIOLÓGICOS

Em crianças com menos de seis anos, a dose de manutenção recomendada é de 8 a 10 gotas, diluídas em 3 a 4 mL de soro fisiológico, 3 a 4 vezes ao dia. Em crise aguda de broncoespasmo, sugere-se utilizar 10 a 20 gotas, sendo a dose adaptada a critério médico, até que o paciente esteja estável.

O brometo de ipratrópio em *spray*, associado com o fenoterol, é utilizado nas crises de asma grave; na sua forma isolada, é utilizado principalmente em pacientes com doença pulmonar obstrutiva crônica (DPOC).

O tempo de administração desse medicamento é contínuo e prolongado.

## NOVOS AGENTES ANTICOLINÉRGICOS

São descritos novos agentes anticolinérgicos de longa duração ainda em desenvolvimento, inclusive o brometo de aclidínio, o brometo de glicopirrônio, o GSK-573719, o LAS-35201, o brometo de darotrópio, o QAT 370, o brometo de oxitrópio, o TD-4208 e o dexpirrônio.

Esses novos agentes muscarínicos de longa duração mostram-se eficazes nos pacientes portadores de asma e DPOC. A inovação e característica desses medicamentos é a boa seletividade e dissociação lenta dos receptores muscarínicos M3, quando administrados somente uma vez ao dia.[9] Eles apresentam equivalência ao tiotrópio, com início de ação mais rápido, efeito broncodilatador mais prolongado, melhor tolerabilidade e menos efeitos colaterais sistêmicos, além de melhor segurança de uso em comparação ao placebo (Tabela 23.2).

Muitos desses compostos ainda não foram testados em crianças e somente o brometo de tiotrópio já foi testado em crianças com bronquiolite obliterante.

### Anti-IgE

A primeira geração de anticorpos monoclonais foi derivada de hibridomas de linfócitos B de camundongos e, portanto, o sistema imunológico humano passou a produzir anticorpos humanos anticamundongo (*human anti-mouse antibodies* – HAMA), limitando, assim, seus benefícios terapêuticos.

O uso da engenharia genética, a partir da década de 90, proporcionou plataforma flexível para o desenvolvimento de anticorpos monoclonais quiméricos, humanizados e totalmente humanos, que minimizaram satisfatoriamente muitos desses problemas.[10] Os anticorpos monoclonais evoluíram com diminuição da quantidade de proteína murina: de murinos para quiméricos, depois humanizados e, por fim, totalmente humanos, constituídos 100% por proteínas humanas.

Os alvos dos anticorpos monoclonais de uso clínico são moléculas secretadas (p. ex., citocinas, IgE, entre outras), porções extracelulares de proteínas transmembranas (p. ex., receptor de fator de crescimento), ou moléculas de adesão. Os mecanismos de ação descritos são agonistas ou antagonistas de receptores, ação na neutralização de alvos, como toxinas ou citocinas e marcadores de células para posterior destruição destas.[11]

**Tabela 23.2** Novos anticolinérgicos em desenvolvimento.

| Medicamentos | Vantagens |
|---|---|
| Brometo de aclidínio | Aparentemente demonstra rápido início de ação, mas apresenta duração de atividade menor do que a do tiotrópio. A rápida hidrólise do brometo de aclidínio no plasma humano inativa metabólitos, uma vantagem sobre o tiotrópio; sua degradação é mínima e pode estar relacionada ao perfil de segurança cardiovascular. O aclidínio consegue ser tão efetivo quanto o tiotrópio<br>**Últimos desenvolvimentos:** fase III |
| Brometo de glicopirrônio | Baixa absorção sistêmica, rápido início de ação. De modo geral, as melhoras na função pulmonar com glicopirrônio parecem comparáveis às obtidas com o uso de tiotrópio<br>**Últimos desenvolvimentos:** fase III Novartis |
| GSK-573719 | Sua longa duração de ação quando administrado por via inalatória em modelos animais sugere seu potencial de uso como broncodilatador somente uma vez ao dia para DPOC<br>**Últimos desenvolvimentos:** fase II |
| QAT-370 | Demonstra curta meia-vida plasmática, porém longa duração de ação, similar à do tiotrópio<br>**Últimos desenvolvimentos:** fase pré-clínica |
| CHF-5407 | Antagonista tão potente quanto o tiotrópio nos receptores muscarínicos humanos M3; porém, significativamente atua como receptor M2 de curta duração. Sua duração de ação é similar à do tiotrópio<br>**Últimos desenvolvimentos:** fases I/II |
| Brometo de darotrópio | Sua ação prolongada, quando administrado por via inalatória em modelos animais, sugere seu potencial de uso como broncodilatador somente uma vez ao dia para DPOC<br>**Últimos desenvolvimentos:** fase II |
| TD-4208 | Mostra potencial de broncodilatação por 24h nos portadores de DPOC<br>**Últimos desenvolvimentos:** fases I/II |
| Dexpirrônio | Sua ação parece ser similar à do formoterol ao reduzir o broncospasmo induzido pela acetilcolina, pelo menos em modelos animais<br>**Últimos desenvolvimentos:** fase I |

## Anticorpos monoclonais

A nomenclatura dos anticorpos monoclonais segue uma sequência de prefixo do nome, na sequência vem a sílaba que representa o alvo, depois a fonte e, finalmente, a sílaba mAb (de *monoclonal antibody)*. Alguns exemplos estão demonstrados na Tabela 23.3.

Os principais anticorpos monoclonais já utilizados são os antagonistas de algumas citocinas de perfil Th2 (anti-IL-4, anti-IL-5, anti-IL-9 e anti-IL-13) e da IgE (anti-IgE), embora outros anticorpos, como anti-TNF e anti-CD11a, já tenham sido utilizados.

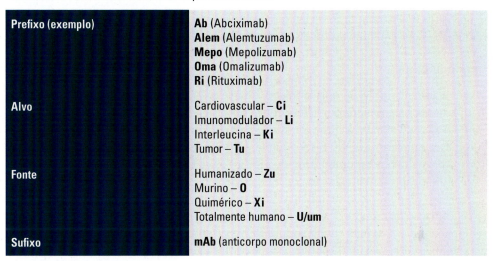

Tabela 23.3 Nomenclatura de anticorpos monoclonais.

| | |
|---|---|
| Prefixo (exemplo) | **Ab** (Abciximab)<br>**Alem** (Alemtuzumab)<br>**Mepo** (Mepolizumab)<br>**Oma** (Omalizumab)<br>**Ri** (Rituximab) |
| Alvo | Cardiovascular – **Ci**<br>Imunomodulador – **Li**<br>Interleucina – **Ki**<br>Tumor – **Tu** |
| Fonte | Humanizado – **Zu**<br>Murino – **O**<br>Quimérico – **Xi**<br>Totalmente humano – **U/um** |
| Sufixo | **mAb** (anticorpo monoclonal) |

A sensibilização aos alérgenos e a expressão clínica dos sintomas após re-exposição aos alérgenos são duas fases essenciais na fisiopatologia da asma, sendo a imunoglobulina E (IgE) um dos principais participantes. Durante a sensibilização, os alérgenos inalados se deslocam para as células dendríticas das vias respiratórias. Os alérgenos são, portanto, processados e apresentados aos antígenos específicos das células T. Em alguns pacientes, esses linfócitos T respondem produzindo citocinas que estimulam os linfócitos B a produzirem IgE. A porção Fc da IgE circulante liga-se a receptores de alta afinidade (FCεRis) presentes na superfície de mastócitos e basófilos.[12-14]

Seguindo à re-exposição, o alérgeno sensibilizado apresenta reação cruzada com as moléculas de IgE presentes nas superfícies dos mastócitos e basófilos, dando início à degranulação e à liberação de mediadores inflamatórios, que compreendem histamina, prostaglandinas, leucotrienos, quimiocinas e citocinas. Esses mediadores desencadeiam uma reação imediata de fase aguda que resulta em broncoespasmo, exteriorizado clinicamente como um episódio de asma aguda. A expressão contínua de mediadores recruta uma resposta inflamatória denominada reação tardia, que causa a permanência dos sintomas, hiper-responsividade das vias respiratórias e broncospasmo.[15] Mediante uma retroalimentação positiva, o excesso de IgE facilita a sensibilização aos alérgenos, pois liga-se aos receptores de baixa afinidade Fcε (FCεRIIs) nos linfócitos B, alterando a diferenciação e a regulação de mais síntese de IgE.[16]

## Mecanismo de ação

O omalizumabe (rhuMAb-E-25) é um anticorpo anti-IgE monoclonal murídeo recombinante humano IgG1, que se liga à molécula de IgE localizada na mesma epítote da região Fc que se liga ao receptor FcεRI, formando o complexo IgE-omalizumabe.[17,18] Dessa maneira, diminui a quantidade de IgE livre, diminui a quantidade de IgE ligada aos seus receptores, interrompe a "cascata alérgica" por prevenir a ligação do alérgeno com os mastócitos ou basófilos ativados e reduz o número de células inflamatórias, como eosinófilos e linfócitos. Pela diminuição da ligação de IgE aos mastócitos, basófilos e eosinófilos, o omalizumabe também inibe a expressão de receptores de alta afinidade de IgE.[19]

## Farmacocinética

Após a administração do omalizumabe, ocorre redução de 89% a 99% de IgE livre no soro, mas níveis baixos ainda persistem com a posologia adequada. Após aplicação do medicamento, o omalizumabe será absorvido lentamente, formando complexos precipitantes com IgE livre no plasma, tendo esses complexos peso molecular maior do que 1 milhão de dáltons. Apresenta biodisponibilidade de 53% a 71% e tem metabolismo hepático.

Além disso, apresenta meia-vida de 22 a 26 dias. A depuração do omalizumabe envolve o processo de depuração de imunoglobulina G (IgG) bem como a depuração dessa ligação e formação do complexo com a IgE. A eliminação hepática da IgG inclui degradação do complexo pelo sistema reticuloendotelial hepático e pelas células endoteliais. A IgG intacta também é excretada pela bile. Não existem dados sobre a necessidade de ajuste das doses ou dos intervalos entre as doses de omalizumabe em casos de insuficiência renal e hepática.[18,19]

## Uso clínico

O omalizumabe reduz a resposta asmática com efeito mais significativo na fase tardia do que na fase imediata. Há redução do número de eosinófilos no escarro e nas amostras de submucosa brônquica e hiporregulação dos receptores FcεRI nos basófilos, nos mastócitos e nas células dendríticas.

A redução do número desses receptores nos basófilos e mastócitos inibe a ligação com a IgE circulante que se encontra ligada às células dendríticas, contribuindo para a menor apresentação e processamento dos alérgenos.

É indicado como medicamento de segunda linha, sobretudo para tratamento da asma grave, refratária ao tratamento convencional. São incluídos nesse grupo aqueles pacientes que, mesmo fazendo uso de altas doses de corticosteroide inalatório e sistêmico, ainda assim apresentam exacerbações frequentes.

Outra aplicação do omalizumabe seria seu uso associado à imunoterapia (IT) específica, levando à diminuição dos sintomas respiratórios durante a IT, diminuição do risco de reações adversas sistêmicas e alcance da fase de manutenção em menor tempo.[20,21]

Pelo papel conhecido da IgE na patogênese de outras doenças imunológicas, o mAb anti-IgE está sendo estudado em rinite alérgica, dermatite atópica, urticária crônica, alergia alimentar e na aspergilose broncopulmonar alérgica (ABPA), embora sua aplicação no Brasil ainda só esteja aprovada para asma grave de difícil controle.[22-24]

O resultado do estudo INNOVATE mostrou que o uso de omalizumabe levou a redução nas taxas de exacerbação da asma, assim como na procura por atendimento de emergência pelos pacientes com asma persistente. Esse estudo analisou exclusivamente doentes com asma alérgica grave, demonstrando a eficácia do omalizumabe nesse grupo ao reduzir em cerca de 50% as exacerbações graves e diminuir em 46% os atendimentos de emergência.[25]

## Reações adversas

Podem ocorrer: *rash* cutâneo, diarreia, náuseas, vômitos, epistaxe, menorragia, hematoma, reações no local de aplicação. São descritas comumente infecções virais do aparelho respiratório superior, sinusite e cefaleia.

Quanto ao risco de anafilaxia, parece que é extremamente raro de ocorrer, mas é prudente manter o paciente por 60 minutos no hospital após a aplicação.

Há referência do desenvolvimento de neoplasia epitelial ou de tumores sólidos com o uso de omalizumabe. Houve relato de um caso de linfoma.[12] Não foram descritas interações medicamentosas ou com alimentos.

## Posologia e apresentação comercial

As doses de omalizumabe são calculadas de acordo com os valores séricos de IgE e com o peso corpóreo. Em bula, o medicamento é aprovado para pacientes a partir dos seis anos de idade, o peso deve estar entre 30 e 150 kg e o nível de IgE total pré-tratamento, entre 30 e 1.300 UI/mL. O cálculo é: $0,016 \times$ peso (kg) $\times$ IgE pré-tratamento (UI/mL) = dose (mg)/28 dias. A via de administração é subcutânea e o paciente deve aguardar durante 2 horas após a administração na unidade de saúde para observação de desenvolvimento de eventuais efeitos colaterais. Após a terceira aplicação, o período de observação pode ser reduzido para 30 minutos.

As ampolas têm 150 mg de omalizumabe em forma de pó estéril liofilizado e a solução para aplicação é preparada com água estéril para injeção; para a dissolução do pó estéril são necessários 15 a 20 minutos. A solução formada é viscosa e deve ser cuidadosamente aspirada na seringa, antes da administração. A injeção propriamente dita demora cerca de 5 a 10 segundos para ser feita. Após o preparo, o medicamento deve ser utilizado em até 4 horas à temperatura ambiente, ou em 8 horas, quando guardado no refrigerador.[12]

## Outros imunobiológicos

Com o conhecimento dos vários sítios de atuação de citocinas e quimiocinas no complexo asma, várias outras substâncias começaram a surgir, de acordo com sua participação na inibição do processo (Figura 23.3).

### Anti-IL-4

A IL-4 é uma citocina Th2 importante na patogênese da asma. Um anticorpo monoclonal totalmente humano, antagonista do receptor IL-4R-alfa que sinaliza tanto as vias da IL-4 como a da IL-13, tem surgido, mas um estudo clínico controlado não demonstrou sua eficácia em pacientes com asma.[26] Ainda não está aprovado e disponível comercialmente.

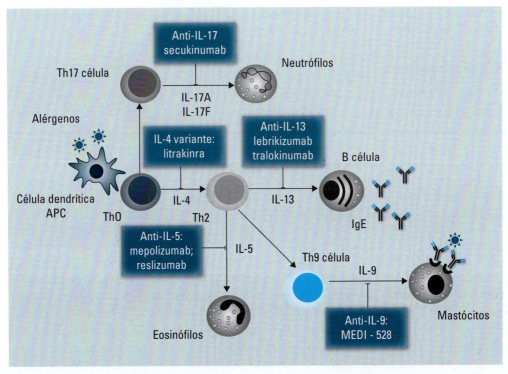

**Figura 23.3** Novas substâncias com ação em vários sítios diferentes do complexo asma.

## Anti-IL-5

A interleucina-5 (IL-5) é uma citocina homodimérica Th2 envolvida na maturação, migração, desenvolvimento, sobrevida, tráfego e função efetora dos eosinófilos circulantes e teciduais. Foram desenvolvidos três anticorpos monoclonais para neutralizar os efeitos da IL-5: o mepolizumabe e o reslizumabe, que neutralizam a citocina, e o benralizumabe (MEDI-563), que tem como alvo o receptor IL-5R. Os três mAbs estão sendo estudados em ensaios clínicos, mas ainda não estão aprovados e disponíveis comercialmente.

O mepolizumabe é um mAb humanizado com efeito anti-IL-5. Em estudos recentes em pacientes com asma, a sua utilização levou à diminuição da eosinofilia periférica, no escarro, na mucosa brônquica e na medula óssea, e essas reduções foram significativas, persistentes e dose-dependentes. Além disso, foi observada melhora significativa nas taxas de exacerbações em pacientes com asma eosinofílica refratária a corticosteroide, que parece ser o fenótipo que melhor responde à medicação.[27]

Entretanto, estudos prévios não conseguiram comprovar grande eficácia do mepolizumabe para o tratamento da asma. Alguns estudos demonstraram que em relação à eosinofilia pulmonar houve o bloqueio de apenas 55% do recrutamento de eosinófilos para o pulmão, sem melhora das medidas de fluxos aéreos, mas com melhora nos marcadores patológicos de remodelamento brônquico.[28]

O reslizumabe mostrou eficácia num ensaio clínico recente, na asma não controlada, levando à melhora funcional e redução da eosinofilia no escarro, mas sem melhora significativa na intensidade da asma e taxa de exacerbações.[29]

### Anti-IL-9

A IL-9 mostrou ter participação na regulação da inflamação e hiper-responsividade das vias aéreas, produção de muco e fibrose pelo aumento do número e atividade dos mastócitos no local inflamatório. Foi desenvolvido um mAb anti-IL-9 humanizado, o MEDI - 528. Em dois ensaios clínicos pequenos, de fase-IIa, esse novo medicamento foi usado em pacientes com asma leve a moderada e mostrou bom perfil de segurança, com eficácia clínica.[30,31]

### Anti-IL-13

O anti-IL-13 que vem sendo estudado para o tratamento da asma é o lebrikizumabe. Trata-se de anticorpo monoclonal, IgG4 humanizado, que se liga a IL-13 e inibe a sua função. O lebrikizumabe esteve associado à melhora da função pulmonar nos pacientes com asma moderada a grave com nível sérico de periostina (proteína de matriz extracelular que é secretada pelas células epiteliais após estímulo com IL-13) elevado e/ou FENO elevado (chamado "fenômeno IL-13").[32]

## CONSIDERAÇÕES FINAIS

O tratamento da asma, sobretudo do fenótipo alérgico, vem ganhando novas abordagens terapêuticas, tanto para uso na crise aguda quanto para uso intercrise. Algumas medicações já têm seu uso consagrado na prática diária, mas outras ainda não foram testadas na infância, apesar dos efeitos benéficos já demonstrados em outras faixas etárias. Espera-se que novos estudos tragam segurança e efetividade dessas substâncias para uso em todas as idades.

## REFERÊNCIAS BIBLIOGRÁFICAS

1. Kanazawa H. Anticholinergic agents in asthma: chronic bronchodilator therapy, relief of acute severe asthma, reduction of chronic viral inflammation and prevention of airway remodeling. Curr Opin Pulm Med. 2006;12:60-7.
2. Stephens NL. Airway smooth muscle. Am Ver Respir Dis. 1987;135(4):960-75.
3. Eden RM, Hedge SS, Watson N. Muscarinic receptor subtypes and smooth muscle function. Pharmacol Rev. 1996;48(4):531-65.
4. Tashkin DP. Long-acting anticolinergic use in chronic obstructive pulmonary disease efficacy and safety. Curr Opin in Pulm Med. 2010;16(2):97-105.
5. Appleton S, Jones T, Poole P, Pilotto L, Adams R, Lasserson TJ, et al. Ipratropium bromide versus long acting beta2 agonist for stable chronic obstructive pulmonary disease. Cochrane Database Syst Rev. 2006;13:CD006101.
6. Cazzola M, Matera MG. Emerging inhaled bronchodilators: an update. Eur Respir J. 2009;34(3):757-69.
7. Rodrigo GJ, Castro-Rodriguez JA. Anticholinergics in the treatment of children and adults with asthma: a systematic review with meta-analysis. Thorax. 2005;60:740-6.

ASMA NO LACTENTE, NA CRIANÇA E NO ADOLESCENTE

8. Ferreira MA. Principais medicamentos prescritos em pneumologia. In: Menna Barreto SS, Fiterman J, Lima MA. Prática Pneumológica. Rio de Janeiro: Guanabara Koogan, 2010. p.613-41.

9. Cazzola M, Segreti A, Matera MG. Novel bronchodilators in asthma. Curr Opin Pulm Med. 2010;16(1):6-12.

10. Weiner LM, Surana R, Wang S. Monoclonal antibodies: versatile platforms for cancer immunotherapy. Nature Rev Immunol. 2010;10:317-27.

11. Weiner LM. Fully human therapeutic monoclonal antibodies. J Immunother. 2006;29:1-9.

12. Strunk PC, Bloomberg GR. Omalizamub for asthma. N Engl J Med. 2006; 354(25):2689-95.

13. Geha RS, Jabara HH, Brodeur SR. The regulation of immunoglobulin E class-switch recombination. Nat Rev Immunol. 2003;3(9):721-32.

14. Inführ D, Crameri R, Lamers R, Achatz G. Molecular and cellular targets of anti-IgE antibodies. Allergy. 2005;60(8):977-85.

15. Oettgen HC, Geha RS. IgE regulation and roles in asthma pathogenesis. J Allergy Clin Immunol. 2001;107(3):429-40.

16. Broide DH. Molecular and cellular mechanisms of allergic disease. J Allergy Clin Immunol. 2001;108(2):565-71.

17. Presta LG, Lahr SJ, Shields RL, Porter JP, Gorman CM, Fendly BM, et al. Hummanization of na antibody directed against IgE. J Immunol. 1993;151(5):2623-32.

18. Schulman ES. Development of a monoclonal anti-immunoglobulin E antibody (omalizumab) for treatment of allergic respiratory disorders. Am J Respir Crit Care Med. 2001;164(8 Pt 2):56-11.

19. MacGlashan DW Jr, Bochner BS, Adelman DC, Jardieu PM, Togias A, McKenzie-White J, et al. Down regulation of FcERI expression on human basophils during in vivo treatment of atopic patients with anti-IgE antibody. J Immunol. 1991;158(3):1438-45.

20. Kopp MV, Hamelmannw E, Zielenz S, Kamin W, Bergmannz K-C, Siederk C, et al. Combination of omalizumab and specific immunotherapy is superior to immunotherapy in patients with seasonal allergic rhinoconjunctivitis and co-morbid seasonal allergic asthma. Clin Exp Allergy. 2008;39:271-9.

21. Fitzhugh DJ, Lockey RF. Allergen immunotherapy: a history of the first 100 years. Curr Opin Allergy Clin Immunol. 2011;11:554-9.

22. Vichyanond P. Omalizumab in allergic diseases, a recent review. Asian Pac J Allergy Immunol. 2011;29:209-19.

23. Tillie-Leblond I, Germaud P, Leroyer C, Tétu L, Girard F, Devouassoux G, et al. Allergic bronchopulmonary aspergillosis and omalizumab. Allergy. 2011;66:1254-6.

24. Sarinho E, Cruz AA. Anti-IgE monoclonal antibody for the treatment of asthma and other manifestations related to allergic diseases. J Pediatr (Rio J). 2006;82(5):S127-32.

25. Humbert M, Beasley R, Ayres J, Slavin R, Hébert J, Bousquet J, et al. Benefits of omalizumab as add-on therapy in patients with severe persistent asthma who are inadequately controlled despite best available therapy: INNOVATE. Allergy. 2005;60(3):309-16.

26. Corren J, Busse W, Meltzer EO, Mansfield L, Bensch G, Fahrehholz J, et al. A randomized, controlled, phase 2 study of AMG 317, an IL-4Ralpha antagonist, in patients with asthma. Am J Respir Crit Care Med. 2010;181:788-96.

27. Molfino NA, Gossage D, Kolbeck R, Parker JM, Geba GP. Molecular and clinical rationale for therapeutic targeting of interleukin-5 and its receptor. Clin Exp Allergy. 2012;42:712-37.

28. Busse WW, Ring J, Huss-Marp J, Kahn JE. A review of treatment with mepolizumab, an anti–IL-5 mAb, in hypereosinophilic syndromes and asthma. J Allergy Clin Immunol. 2010;125:803-13.

29. Castro M, Marthur S, Hargreave F, Boulet LP, Xie F, Young J, et al. Reslizumab for poorly controlled, eosinophilic asthma: a randomized, placebo-controlled study. Am J Respir Crit Care Med. 2011;184:1125-32.

30. Oh CK, Raible D, Geba GP, Molfino NA. Biology of the interleukin-9 pathway and its therapeutic potential for the treatment of asthma. Inflamm Allergy Drug Targets. 2011;10:180-6.
31. Parker JM, Oh CK, LaForce C, Miller SD, Peralman DS, Le C, et al. Safety profile and clinical activity of multiple subcutaneous doses of MEDI-528, a humanized anti-interleukin-9 monoclonal antibody, in two randomized phase 2a studies in subjects with asthma. BMC Pulm Med. 2011;11:14.
32. Corren C, Lemanske, Jr RF, Hanania NA, Korenblat PE, Parsey MV, Arron JR, et al. Lebrikizumab treatment in adults with asthma. N Eng J Med. 2011;365:1088-98.

**CAPÍTULO 24**

Danielle Kiertsman Harari
Eduardo de Aguiar Ferone
Bernardo Kiertsman

# Dispositivos Inalatórios

## INTRODUÇÃO

As doenças respiratórias são responsáveis por altos índices de morbimortalidade na infância, figurando entre as principais causas de procura por atendimentos de urgência.[1,2]

Dentre os quadros de obstrução brônquica, destaca-se a asma, doença heterogênea que afeta 1-18% da população em diferentes nações e que determina impacto significativo nos recursos de saúde em todos os países já estudados.[1,3] Habitualmente caracterizada por inflamação crônica das vias aéreas, é definida por história clínica que conta com recorrência de sintomas característicos, como tosse, sibilos, dispneia e opressão torácica, que oscilam em intensidade e ao longo do tempo, associada à variação significativa do fluxo de ar expirado. O quadro clínico e a variabilidade do fluxo aéreo podem melhorar espontaneamente ou com tratamento, que conta com os corticosteroides e os broncodilatadores inalatórios, como pilares, sendo possível, na maioria dos casos, controlar a doença.[1] A via de administração de escolha dos medicamentos para tratar boa parte das doenças respiratórias, assim como a asma, é a inalatória, pela qual se depositam as substâncias diretamente no órgão envolvido, o que exige doses menores para alcançar os efeitos desejados num curto intervalo de tempo.[4] Não obstante a perspectiva favorável de controle da doença, muitos pacientes continuam a apresentar sintomas de asma e suas complicações, como visitas à emergência e má qualidade de vida em decorrência do uso inadequado dos dispositivos inalatórios prescritos por seus médicos.[5,6]

Por muito tempo, contou-se basicamente com os nebulizadores de jato para tratar os doentes, mas, com o passar dos anos, os inaladores dosimetrados pressurizados e os inaladores de pó foram desenvolvidos e se tornaram opções capazes de otimizar a deposição dos medicamentos nas vias aéreas inferiores. Modernos dispositivos lançados nas últimas décadas, como os que produzem uma espécie de névoa suave sem propelente, anunciam

ASMA NO LACTENTE, NA CRIANÇA E NO ADOLESCENTE

uma melhora ainda maior da eficiência na deposição pulmonar dos fármacos.[7] Não obstante s avanços, programas de educação voltados para diferentes aspectos da doença, como explicações simplificadas da fisiopatologia e da relevância de alguns detalhes das técnicas inalatórias escolhidas, continuam a ter papel essencial na redução da morbidade associada à asma em crianças,[8] já tendo sido estimado que o sucesso no manejo parece ser 10% medicação e 90% educação.[9]

## DISPOSITIVOS INALATÓRIOS

A função primordial dos dispositivos inalatórios é a produção de aerossóis, soluções ou suspensões de partículas sólidas em um gás.[4] Dentre os terapêuticos, consideram-se respiráveis os aerossóis que contêm pelo menos metade das partículas produzidas com diâmetro aerodinâmico entre 0,5 e 5 $\mu$m, capazes de alcançar e se depositar nas pequenas vias aéreas pulmonares.[10] De maneira geral, a deposição pulmonar pode ocorrer por um dos seguintes mecanismos:[11]

- **Difusão:** partículas muito pequenas acabam sendo influenciadas mais pelo movimento browniano ou aleatório do que pela gravidade; após inaladas, aquelas menores de 0,5 $\mu$m tendem a ser exaladas na expiração;
- **Sedimentação gravitacional:** partículas em torno de 2 $\mu$m, ou até um pouco maiores, desde que em condições de baixo fluxo inspiratório, sofrem ação da gravidade, que é favorecida pela manobra da apneia recomendada após a inalação de um aerossol para ampliar o tempo de sedimentação e penetração na periferia dos pulmões;
- **Impactação:** mecanismo que influencia sobretudo as partículas maiores que 3 $\mu$m, as quais atingem por inércia e se depositam nas partes superiores do trato respiratório, especialmente sob condições de altos fluxos inspiratórios, que tendem a impactar inclusive partículas menores; posteriormente, acabam sendo removidas pelo *clearance* mucociliar e, então, deglutidas.

A deposição pulmonar média dos aerossóis terapêuticos pode variar muito dependendo do tipo de dispositivo utilizado, da técnica aplicada, da formulação em questão e do grau de obstrução das vias aéreas,[12] partindo de menos de 10% e podendo alcançar até 60% da dose nominal, quando a técnica é adequada.[4,13] Vale lembrar que, além do percentual de deposição pulmonar, outras características dos medicamentos, como o grau de afinidade pelo receptor e a potência tópica, podem influenciar a curva dose-resposta obtida.

Em nosso meio, há três tipos básicos de dispositivos inalatórios: os inaladores dosimetrados pressurizados (IDP), os inaladores de pó (IPO) e os nebulizadores. Foi comprovado cientificamente, por meio da metanálise de vários estudos sobre a relação entre diferentes dispositivos inalatórios e as respectivas respostas terapêuticas, que não existem diferenças significativas de eficácia entre os dispositivos quando usados corretamente.[14] Entretanto, os pesquisadores recomendam considerar os seguintes tópicos ao escolher um determinado dispositivo para tratar pacientes com asma ou outras doenças pulmonares obstrutivas:

- Disponibilidade do dispositivo/substância;
- Cenário clínico (p. ex., emergência ou ambulatório);

## DISPOSITIVOS INALATÓRIOS

- Idade do paciente e habilidade para utilizar corretamente o dispositivo escolhido;
- Uso de um único tipo de dispositivo para diferentes medicamentos, sempre que possível (p. ex., para corticosteroides e agonistas beta-adrenérgicos inalatórios);
- Custo;
- Posologia;
- Conveniência para pacientes internados ou ambulatoriais;
- Preferência individual (médico ou paciente).

## Inaladores dosimetrados pressurizados

Os IDP foram os primeiros dispositivos portáteis, lançados na década de 1950, e assim como os outros dispositivos inalatórios apresentam vantagens e desvantagens. Dentre as principais vantagens, podemos citar o fato de serem dispositivos de baixo custo, pequenos e fáceis de transportar, além de encerrarem múltiplas doses e estarem disponíveis para diversas substâncias, o que facilita a aderência às diferentes modalidades do tratamento da asma (p. ex., corticosteroides, comumente utilizados no tratamento profilático, e agonistas beta-adrenérgicos – primeira opção para tratamento das crises). Hoje, o propelente no qual as partículas micronizadas da substância estão dispersas é o hidrofluoralcano (HFA), que afeta menos a camada de ozônio e produz um jato mais lento e com partículas ainda menores do que se obtinha com seu antecessor, o clorofluorcarbono (CFC), aumentando a deposição pulmonar.[13] Quanto às desvantagens, o estigma do uso de IDPs ainda é um obstáculo, assim como a técnica de uso, mais complexa do que a exigida por outros dispositivos, fatores que requerem atenção especial por parte da equipe de saúde, responsável por esclarecer os equívocos em torno de tais questões. Outro ponto negativo de alguns dos modelos de IDPs é a ausência de contadores de doses, o que dificulta a identificação do término do medicamento, uma vez que muitos ainda continuam a liberar alguns jatos de propelente visíveis, porém inócuos, quando acionados. Nesse caso, a recomendação é procurar estimar o término do medicamento a partir da dose nominal registrada na embalagem e da frequência de uso em determinado intervalo de tempo.[15]

As técnicas de uso dos IDPs podem ser didaticamente relacionadas com a faixa etária do paciente, podendo-se, no entanto, extrapolar essas recomendações de acordo com a adaptação do indivíduo por determinada prática, independentemente da sua idade.[1]

### Crianças com seis anos ou mais e adultos: técnica sem espaçador (Figura 24.1)

- Posição: sentado ou em pé, para permitir melhor expansão torácica;
- Retirar a tampa;
- Agitar por 3-5 segundos (apenas para as formulações em suspensão) e dispensar uma dose no primeiro uso ou após alguns dias de desuso;
- Expirar normalmente todo o ar dos pulmões, ou seja, até o limite do volume residual (forçar pode desencadear broncoespasmo);
- Posicionar o bocal a 2-3 cm da boca (facilita a evaporação do propelente, reduzindo o diâmetro das partículas a serem inaladas), ou entre os lábios bem cerrados;

- Inspirar **lenta** e profundamente (reduz a impactação na orofaringe) **enquanto** dispara uma dose do IDP;
- Continuar inspirando até a capacidade pulmonar total;
- Prender a respiração por, no mínimo, 10 segundos;[16]
- Expirar normalmente ao término;
- Quando indicadas mais doses, realizar cada um dos passos novamente;
- Lavar a boca após o uso.

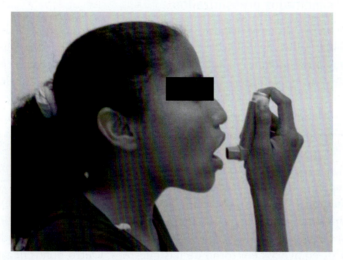

**Figura 24.1** Inalador dosimetrado pressurizado (IDP).

## Espaçadores

Consistem em tubos simples ou extensões, utilizados como recurso auxiliar na otimização da terapêutica inalatória. Mesmo para aqueles que conseguem realizar a manobra de apneia, o uso de espaçadores pode reforçar o mecanismo de deposição pulmonar por sedimentação gravitacional. Além disso, facilita a coordenação entre o disparo do jato e a aspiração do aerossol, uma vez que permitem um atraso de até 2-5 segundos entre essas etapas, minimizando as perdas, produzindo um percentual maior de partículas respiráveis para os doentes. Ao atravessar o espaçador, o jato perde velocidade, diminuindo a impactação na orofaringe, e o propelente contido no aerossol evapora, reduzindo o tamanho das partículas de medicamento.[17] Boa parte das partículas que permanecem grandes fica retida no interior do espaçador, em vez de se depositar na boca e orofaringe, o que reduz a absorção sistêmica e os efeitos locais indesejados dos medicamentos inalados.

Os espaçadores disponíveis no mercado são produzidos em plástico ou metal. Os plásticos, mais baratos, por serem materiais maus condutores, acumulam carga eletrostática à medida que são manuseados diariamente e, por isso, podem reter em suas paredes uma quantidade significativa de partículas terapêuticas dos aerossóis. Sendo assim, foi demonstrado que o tratamento periódico dos espaçadores de plástico, semanal, no mínimo mensal, que consiste na submersão por 30 minutos em solução com proporção de duas gotas de detergente neutro para um litro de água, seguida de secagem espontânea, promove a formação de um filme antiestático que assegura maior oferta de partículas respiráveis para o paciente.[18] Espaçadores caseiros, feitos com garrafas plásticas lisas de água mineral ou refrigerantes, parecem ter eficácia equivalente aos modelos industrializados, inclusive nas exacerbações da asma em crianças. Diferença fundamental entre eles é a existência de válvula no espaçador industrializado.[19,20]

### Crianças com seis anos ou mais e adultos: técnica com espaçador e bocal (Figura 24.2)

- Posição: sentado ou em pé;
- Retirar a tampa;
- Agitar por 3-5 segundos;
- Acoplar o frasco do IDP à entrada do espaçador na vertical;
- Expirar normalmente o ar dos pulmões;
- Posicionar o bocal do espaçador entre os lábios bem cerrados;
- Disparar uma dose do IDP e então inspirar lenta e profundamente (iniciar a inspiração em até 2-5 segundos do disparo);
- Continuar inspirando até a capacidade pulmonar total;
- Prender a respiração por, no mínimo, 10 segundos;
- Expirar normalmente ao término;
- Quando indicadas mais doses, realizar cada um dos passos novamente;
- Lavar a boca após o uso.

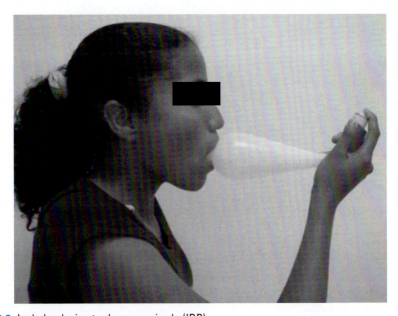

**Figura 24.2** Inalador dosimetrado pressurizado (IDP).

## Crianças entre quatro e seis anos: técnica com espaçador bivalvulado e bocal (Figura 24.3)

- Posição: sentado ou em pé;
- Retirar a tampa;
- Agitar por 3-5 segundos;
- Acoplar o frasco do IDP à entrada do espaçador na vertical;
- Posicionar o bocal do espaçador entre os lábios bem cerrados, bloquear a passagem de ar pelas narinas e manter a respiração pela boca;
- Disparar uma dose do IDP, preferencialmente no início de uma inspiração para o máximo aproveitamento do jato;
- Completar 6-8 ciclos respiratórios após o disparo;
- Quando indicadas mais doses, realizar cada um dos passos novamente;
- Lavar a boca após o uso.

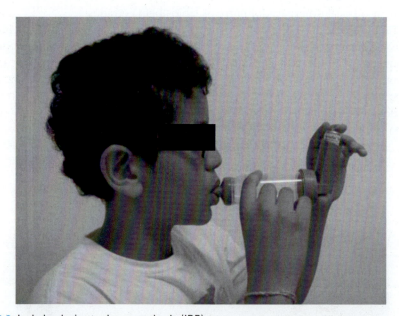

**Figura 24.3** Inalador dosimetrado pressurizado (IDP).

Para os menores de seis anos de idade, ou indivíduos de qualquer outra faixa etária incapazes de realizar a manobra de apneia, foram desenvolvidas as aerocâmaras bivalvuladas (impropriamente também chamadas de "espaçadores"), que garantem a retenção do aerossol até a completa inalação.[17] Para os mais jovens, é indicada a aerocâmara bivalvulada com máscara sobre o nariz e a boca, de tamanho adequado para reduzir o espaço morto, enquanto os maiores se beneficiam do uso do bocal, que elimina as fossas nasais do trajeto do aerossol até os pulmões.

## Crianças menores de quatro anos: técnica com espaçador bivalvulado e máscara sobre o nariz e a boca (Figura 24.4)

- Posição: sentado ou deitado;
- Retirar a tampa;
- Agitar por 3-5 segundos;
- Acoplar o frasco do IDP à entrada do espaçador na vertical;
- Ajustar a máscara sobre o nariz e a boca, mantendo a respiração espontânea;
- Disparar uma dose do IDP, preferencialmente no início de uma inspiração para o máximo aproveitamento do jato;
- Completar 6-8 ciclos respiratórios após o disparo;
- Quando indicadas mais doses, realizar cada um dos passos novamente;
- Lavar a boca e o rosto após o uso.

É importante reconhecer que as aerocâmaras de grande volume (cerca de 750 mL) aumentam ainda mais a deposição pulmonar do que se observa com os espaçadores simples (partindo de 50 mL) ou aerocâmaras de pequeno volume (150-250 mL).[21] Entretanto, na maior parte dos casos, as aerocâmaras menores, mais comumente encontradas no mercado, são tão efetivas quanto às de maior volume, considerando-se a necessidade de menos inalações para esvaziá-las, o que é vantajoso para os pequenos pacientes, e o fato de serem mais portáteis, que pode reforçar a aderência com crianças mais velhas.[22] Além disso, as válvulas presentes em aerocâmaras indicadas para crianças muito jovens ou neonatos devem ter baixa resistência a fim de possibilitar uma respiração confortável, compatível com os baixos volumes correntes e fluxos inspiratórios próprios da faixa etária.[22]

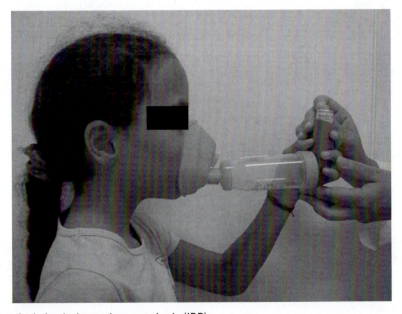

**Figura 24.4** Inalador dosimetrado pressurizado (IDP).

ASMA NO LACTENTE, NA CRIANÇA E NO ADOLESCENTE

## Inaladores de pó

Os IPO foram introduzidos para uso comercial a partir dos anos 70, tendo sido aprimorados desde então. Os pontos em comum dos diferentes modelos são o conteúdo, substâncias formuladas em pó para a produção de partículas micronizadas respiráveis, puras ou combinadas a excipientes carreadores, e o fato de serem acionados pelo fluxo inspiratório do próprio paciente. Essa talvez seja uma das principais vantagens dos IPO, uma vez que o acionamento pela inspiração exige, relativamente, baixo grau de coordenação para o uso. Podemos citar como outros pontos positivos a portabilidade e a facilidade para controlar o número de doses, uma vez que apresentam contadores que indicam o término ou são designados para administração de doses previamente individualizadas (p. ex., cápsulas). Por outro lado, alguns modelos são sensíveis à umidade, que pode aglutinar seu interior, enquanto todos exigem um fluxo inspiratório rápido e de cerca de 50-90 L/min, conforme a resistência interna de cada dispositivo (Tabela 24.1), para que ocorra desagregação do pó ou do binômio carreador/substância em partículas pequenas que alcancem as vias aéreas inferiores, do contrário, o conteúdo acaba por impactar no meio do caminho, nas grandes vias aéreas.[23,24] Sendo assim, pacientes com limitação mais importante do fluxo aéreo, como, por exemplo, asmáticos graves ou durante exacerbações mais intensas, podem ser incapazes de produzir um fluxo inspiratório adequado para o bom aproveitamento do pó, assim como a maioria das crianças menores de cinco anos de idade.[25]

### Preparo da dose e técnica de uso dos inaladores de pó (IPO) mais comuns (Figura 24.5)

- **Turbuhaler®**: retirar a tampa, mantê-lo na vertical, girar a base colorida no sentido anti-horário e depois no sentido horário até escutar um clique. No primeiro uso, repetir essa manobra por três vezes.
- **Aerolizer®**: retirar ou levantar a tampa do dispositivo, colocar uma cápsula e perfurá-la algumas vezes para garantir o processo.
- **Diskus®**: girar a tampa no sentido anti-horário para expor o bocal e a alavanca e puxá-la para trás até escutar um clique.
- **Pulvinal®**: retirar a tampa, mantê-lo na vertical, apertar o botão marrom com uma das mãos e com a outra girar a base no sentido anti-horário (até surgir uma marca vermelha); depois, soltar o botão e girar a base no sentido contrário até escutar um clique (aparecerá uma marca verde).
- **HandiHaler®**: abrir o dispositivo, levantar o bocal, colocar uma cápsula no reservatório, voltar com o bocal para o local inicial. Apertar o botão verde algumas vezes para perfurar a cápsula.
- **Ellipta®**: deslocar lateralmente a tampa expondo o bocal.
- **Em seguida, para todos os modelos**: expirar normalmente o ar dos pulmões, posicionar o bocal do dispositivo entre os lábios bem cerrados, inspirar o mais **rápido** e profundo possível, fazer apneia de 10 segundos e expirar normalmente ao término.

**Tabela 24.1** Diferenças entre os IPO.

| Resumo | Turbuhaler | Pulvinal | Aerolizer | Diskus | HandiHaler | Ellipta |
|---|---|---|---|---|---|---|
| Dose | Múltipla | Múltipla | Única | Múltipla | Única | Múltipla |
| Resistência | Alta | Alta | Baixa | Baixa | Alta | Baixa |
| Certeza que liberou a dose | Não | Não | Sim | Sim | Sim | Sim |
| Efeito máximo depende do fluxo | Sim | Sim | Sim | Não | Sim | Não |
| Deposição | 15-35% | 12-14% | 13-28% | 10-18% | 11-19% | 15-27% |
| Disponível para broncodilatador curta duração | Sim | Sim | Não | Não | Não | Não |
| Marcador de dose | Sim Cada 10 | Não | Não | Sim Unitário | Não | Sim Unitário |
| Disponível para | Terbutalina Formoterol Budesonida Formoterol + budesonida | Salbutamol Beclometasona | Formoterol Budesonida Fluticasona Beclometasona Mometasona Budesonida+ Formoterol | Salmeterol Fluticasona Salmeterol+ Fluticasona | Tiotrópio | Fluticasona Vilanterol Fluticasona+ Vilanterol Umeclidinium Umeclidinium+ Vilanterol |

Modificada de Pereira LF.[23]

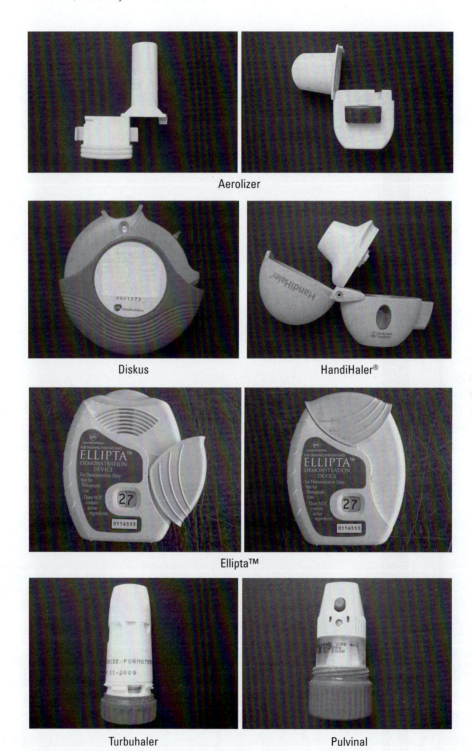

Figura 24.5 Exemplos de dispositivos inaladores de pó.

DISPOSITIVOS INALATÓRIOS

## Nebulizadores

Há basicamente dois tipos de nebulizadores no mercado: os nebulizadores de jato (NJ) e os nebulizadores ultrassônicos (NU), que podem ser utilizados com máscara ou peça bucal, conforme o grau de compreensão do paciente.

Nos NJ, o aerossol é formado a partir do efeito Bernoulli, em que a passagem de um jato de gás de alta velocidade (ar comprimido ou oxigênio) próximo à superfície do líquido contido na câmara do nebulizador produz uma pressão negativa que o suga, arrastando--o em finos ligamentos que entram em colapso na forma de gotículas, sob a influência da tensão superficial. Na maioria das vezes, recomenda-se um fluxo de gás de 6-8 L/min, para garantir a formação de partículas respiráveis, e um volume líquido total de 4-5 mL, que pode ser completado com salina, para garantir menor concentração do medicamento no volume morto que, inevitavelmente, fica retido no sistema (0,5-1 mL). Com esses ajustes, a duração do procedimento não deve ser maior do que 10 minutos.[26]

Nos NUs, a vibração de um cristal piezoelétrico é transmitida à superfície do líquido contido na câmara do nebulizador, produzindo ondas estacionárias de cujas cristas são liberadas gotículas na forma de aerossol. Os modelos convencionais quase não produzem ruídos são mais rápidos que os NJs para nebulizar soluções, mas não podem ser utilizados para suspensões.[26] Versões modernas que contam com uma nova tecnologia ultrassônica, muito mais caros, rápidos e, por isso mesmo, direcionados para pacientes com fibrose cística que necessitam economizar tempo nas várias nebulizações de sua rotina diária, podem ser utilizados com diferentes formulações de medicamentos.[27]

Como vantagens, que ainda hoje asseguram seu espaço no arsenal terapêutico, os nebulizadores contam com a disponibilidade para uso por qualquer faixa etária, sem a exigência de técnicas inalatórias especiais, podendo ser utilizados a volume corrente, mesmo durante as exacerbações da asma, por exemplo, nas quais o oxigênio pode ser a fonte do jato. Entretanto, comparativamente aos IDPs e IPOs, apresentam desvantagens que os colocam, nos dias atuais, como uma segunda opção de escolha, dentre as quais estão o custo mais elevado, a necessidade de uma fonte de gás ou energia elétrica para o funcionamento, o tempo prolongado na inalação e a exigência de manutenções mais frequentes.[23]

Os modernos inaladores de névoa suave, tecnicamente, caem na definição dos nebulizadores. Entretanto, são dispositivos portáteis cujo representante no mercado é o Respimat®, que não contém propelentes e utiliza a energia de uma mola comprimida em seu interior para liberar lentamente uma nuvem suave de aerossol. A técnica de uso é semelhante à do IDP sem espaçador, porém facilitada pela menor velocidade de saída do jato, que diminui a necessidade de uma coordenação estreita entre o acionamento e a inalação.[28] Ainda é pouco usado em pediatria, tendo em vista que a formulação disponível em nosso meio, com brometo de tiotrópio, a princípio, está aprovada para o tratamento da doença pulmonar obstrutiva crônica, como bronquite crônica e enfisema, em adultos.[29]

## Escolha dos dispositivos para tratamento da asma

Como dito anteriormente na prática clínica, todos os dispositivos inalatórios podem funcionar muito bem com pacientes que saibam usá-los corretamente,[14] não sendo

ASMA NO LACTENTE, NA CRIANÇA E NO ADOLESCENTE

indicado ater-se apenas às características técnicas dos diferentes modelos para julgá-los superiores ou inferiores entre seus pares. A revisão mais recente de um consenso de especialistas de diferentes países[1] apresenta uma estratégia elaborada em etapas para garantir o melhor aproveitamento dos dispositivos inalatórios recomendados no tratamento da asma:

1. Escolher
   - Escolher o dispositivo mais apropriado para cada paciente.
   - Evitar o uso de múltiplos dispositivos para evitar confusões.
2. Checar
   - Checar a técnica em cada oportunidade.
   - Pedir que o paciente demonstre como usa seu dispositivo, não apenas perguntar se ele sabe.
3. Corrigir
   - Demonstrar ao paciente como se utiliza o dispositivo corretamente; pode-se lançar mão de um placebo.
   - Checar a técnica novamente; pode ser necessário repetir essa etapa mais de uma vez.
   - Considerar outro dispositivo apenas se o paciente não for capaz de usá-lo após algumas sessões de treinamento.
4. Confirmar
   - Conhecer a técnica correta de cada um dos dispositivos que são prescritos.
   - Farmacêuticos e enfermeiras treinados podem oferecer dicas de uso dos dispositivos.

## REFERÊNCIAS BIBLIOGRÁFICAS

1. "Global Initiative for Asthma. Strategy for asthma management and prevention", Atualização Maio 2014. [Internet] [Acesso em 09 jun 2016]. Disponível em: http://www.ginasthma.org
2. Solé D, Wandalsen GF, Camelo-Nunes IC, Naspitz CK. Prevalence of symptoms of asthma, rhinitis, and atopic eczema among Brazilian children and adolescents identified by the International Study of Asthma and Allergies in Childhood (ISAAC) - Phase 3. J Pediatr (Rio J). 2006;82:341-6.
3. Barnes PJ, Jonsson B, Klim JB. The costs of asthma. Eur Respir J. 1996;9(4):636-42.
4. Sanchis J, Corrigan C, Levy ML, Viejo JL. Inhaler devices-from theory to practice. Respir Med. 2013;107:495-502.
5. Fink JB, Rubin BK. Problems with inhaler use: a call for improved clinician and patient education. Respir Care. 2005;50:1360-74.
6. Price D, Bosnic-Anticevich S, Briggs A, Chrystyn H, Rand C, Scheuch G, et al. Inhaler competence in asthma: common errors, barriers to use and recommended solutions. Respir Med. 2013;107:37-46.
7. Dalby R, Spallek M, Voshaar T. A review of the development of Respimat Soft Mist Inhaler. Int J Pharm. 2004;283(1-2):1-9.
8. Wolf FM, Guevara JP, Grum CM, Clark NM, Cates CJ. Educational interventions for asthma in children. Cochrane Database Syst Rev. 2003;(1):CD000326.

DISPOSITIVOS INALATÓRIOS

9. Fink JB. Inhalers in asthma management: is demonstration the key to compliance? Respir Care. 2005;50:598-600.

10. Heyder J, Gebhart F, Rudolf G, Schiller C F, Stahlhofen W. Deposition of particles in the human respiratory tract in the size range 0.005–15 $\mu$m. J Aerosol Sci. 1986;17:811-25.

11. Rubin BK, Fink JB. The delivery of inhaled medication to the young child. Pediatr Clin North Am. 2003;50:717-31.

12. Ariyananda PL, Agnew JE, Clarke SW. Aerosol delivery systems for bronchial asthma. Postgrad Med J. 1996;72(845):151-6.

13. Leach CL, Davidson PJ, Boudreau RJ. Improved airway targeting with the CFC-free HFA-beclomethasone metered-dose inhaler compared with CFC-beclomethasone. Eur Respir J. 1998;12(6):1346-53.

14. Dolovich MB, Ahrens RC, Hess DR, Anderson P, Dhand R, Rau JL, et al. Device selection and outcomes of aerosol therapy: evidence-based guidelines: American College of Chest Physicians/American College of Asthma, Allergy, and Immunology. Chest. 2005;127:335-71.

15. Rubin BK, Durotoye L. How do patients determine that their metered-dose inhaler is empty? Chest. 2004;126(4):1134-7.

16. Leach CL, Colice GL. A pilot study to assess lung deposition of HFA-beclomethasone and CFC-beclomethasone from a pressurized metered dose inhaler with and without add-on spacers and using varying breathhold times. J Aerosol Med Pulm Drug Deliv. 2010;23(6):355-61.

17. Lavorini F, Fontana GA. Targeting drugs to the airways: the role of spacer devices. Exp Opin Drug Deliv. 2009;6:91-102.

18. Piérart F, Wildhaber JH, Vrancken I, Devadason SG, Le Souëf PN. Washing plastic spacers in household detergent reduces electrostatic charge and greatly improves delivery. Eur Respir J. 1999;13(3):673-8.

19. Taylor SA, Asmus MJ, Liang J, Coowanitwong I, Vafadari R, Hochhaus G. Performance of a corticosteroid inhaler with a spacer fashioned froma plastic cold-drink bottle: effects of changing bottle volume. J Asthma. 2003;40:237-42.

20. M. Duarte M, Camargos P. Efficacy and safety of a homemade non-valved spacer for bronchodilator therapy in acute asthma. Acta Paediatrica. 2002;91:909-13.

21. Barry PW, O'Callaghan C. Inhalational drug delivery from seven different spacer devices. Thorax. 1996;51:835-40.

22. Mitchell JP, Nagel MW. Valved holding chambers (VHCs) for use with pressurised metered-dose inhalers (pMDIs): a review of causes of inconsistent medication delivery. Prim Care Respir J. 2007;16:207-14.

23. Pereira LF. Dispositivos para uso de aerossóis. In: Pereira CA. Medicina Respiratória. 2.ed. São Paulo: Atheneu, 2012.

24. Azouz W, Chrystyn H. Clarifying the dilemmas about inhalation techniques for dry powder inhalers: integrating science with clinical practice. Prim Care Respir J. 2012;21(2):208-13.

25. Atkins PJ. Dry powder inhalers: an overview. Respir Care. 2005;50:1304-12.

26. O'Callaghan C, Barry PW. The science of nebulised drug delivery. Thorax. 1997;52:S31-S44.

27. Naehrig S, Lang S, Schiffl H, Huber RM, Fischer R. Lung function in adult patients with cystic fibrosis after using the eFlow rapid for one year. Eur J Med Res. 2011;16(2):63-6.

28. Dalby R, Spallek M, Voshaar T. A review of the development of Respimat Soft Mist Inhaler. Int J Pharm. 2004;283(1-2):1-9.

29. Karner C, Chong J, Poole P. Tiotropium versus placebo for chronic obstructive pulmonary disease. Cochrane Database Syst Rev. 2014 Jul 21;7:CD009285.

**CAPÍTULO 25**

Herberto José Chong Neto
Nelson A. Rosário Filho

# Imunoterapia Específica na Asma

## INTRODUÇÃO

Asma é a doença inflamatória crônica mais comum na criança, associada à hiper-responsividade, que leva a episódios recorrentes de sibilância, dispneia, aperto no peito e tosse, bem como obstrução do fluxo aéreo variável que com o tempo pode tornar-se permanente devido ao remodelamento das vias aéreas.[1]

O tratamento farmacológico da asma tem por objetivo controlar as manifestações clínicas da doença, suprimir a inflamação das vias aéreas e aliviar o broncoespasmo. No entanto, nenhum fármaco disponível demonstrou ser capaz de modificar a progressão da doença, que invariavelmente retorna quando a medicação é cessada.[1]

Imunoterapia específica (IT) é um tratamento centenário, introduzido empiricamente no início por Noon e Freeman.[2] É a única modalidade de tratamento das alergias respiratórias, capaz de tratar não somente os sintomas, mas de modificar a resposta biológica, com mudanças profundas e específicas na resposta imunológica ao alérgeno.[3] Nas últimas três décadas, um número expressivo de estudos controlados seguindo modernas metodologias de pesquisa foi realizado, confirmando a efetividade de IT quando indicada adequadamente.

Em 1998, a Organização Mundial de Saúde publicou documento no qual a IT foi validada como um tratamento da causa da alergia respiratória (rinite e asma) e alergia a veneno de insetos.[4] A dessensibilização é mais efetiva naqueles indivíduos com predomínio da doença mediada por anticorpos da classe IgE, como veneno de insetos, e a asma, em particular, pode apresentar mecanismo fisiopatológico diferente e justificar resposta heterogênea para IT nas crianças asmáticas.

Por quase um século, a IT subcutânea (SCIT) manteve-se como a única via de administração disponível desse tipo de tratamento. Apesar de eficaz e bem tolerada, há risco de eventos adversos graves quando inapropriadamente prescrita e administrada. Esse risco de eventos adversos motivou a avaliação de novas vias alternativas de administração, entre elas a sublingual (SLIT).

A administração subcutânea de alérgenos é a principal via de aplicação da IT no tratamento de doenças alérgicas. Imunoterapia sublingual (SLIT) é alternativa efetiva, segura e conveniente à SCIT.

Metanálises mostraram que a SLIT é um tratamento seguro, reduz sintomas e necessidade de medicação em pacientes com rinite alérgica e asma. Novas formulações, como comprimidos de dissolução sublingual e adjuvantes direcionados para a mucosa oral, aumentam a eficácia do tratamento com a SLIT. Não obstante estudos convincentes, ainda faltam mais informações sobre o mecanismo de ação, doses ótimas e comparação com o tratamento convencional por via subcutânea.[5-7]

SLIT está disponível comercialmente em extratos padronizados na Europa para polens e ácaros, e tem sido amplamente utilizada na forma de comprimidos e gotas. Mais recentemente, nos EUA, a *Food and Drug Administration* aprovou formulação sublingual em comprimidos para pólen de gramíneas e de *ragweed*.

É consenso emergente que a SLIT tem mecanismos semelhantes com a SCIT com respostas de linfócitos T dirigidas pelo alérgeno suprimindo a reação inflamatória alérgica, com alterações modestas nos níveis de anticorpos, especialmente de IgG4, indução de população de células T reguladoras produzindo IL-10 e eventualmente interação de linfócitos T e células dendríticas da mucosa oral.[4] Porém, os mecanismos imunológicos da SLIT ainda precisam ser elucidados.[4,8]

## IMUNOTERAPIA ESPECÍFICA SUBCUTÂNEA (SCIT) NA ASMA

Nenhum tratamento farmacológico tem se mostrado capaz de modificar a progressão da doença. Imunoterapia específica para alérgeno representa uma abordagem curativa para asma devido a suas propriedades imunomodulatórias que apresentam efeito modificador sustentado da asma.[9]

Imunoterapia subcutânea apresenta efeito protetor e menos prejudicial da resposta Th1 e indução de células T reguladoras, causando anergia e tolerância de linfócitos T alérgeno-específicos. A indução de células reguladoras $CD4^+$ $CD25^+$ produzindo IL-10/TGF-β está associada ao aumento dos níveis de imunoglobulina G (IgG) e IgG4-específicas para o alérgeno no soro, resultando em inibição funcional da degranulação do mastócito.[10]

Estudos randomizados e controlados têm demostrado efeitos clínicos relevantes no tratamento da asma. As recomendações variam de aceitação cautelosa para completa recusa, devido ao potencial risco de reações graves à anafilaxia fatal, sobretudo quando a asma não está controlada.

Um estudo avaliando o tempo de SCIT de 3 a 5 anos para ácaros em crianças com idade entre oito e 18 anos evidenciou que metade dos pacientes teve remissão da asma em ambos os tempos em relação ao controle. Em três anos, metade, e em cinco anos, 75% descontinuaram o uso de corticosteroides.[11]

Uma revisão Cochrane relatou eficácia clínica medida por redução no escore de sintomas da asma, uso de medicações e hiper-reatividade brônquica (HRB) específica para o alérgeno, bem como redução da HRB não específica. O número necessário para tratar (NNT) com objetivo de eliminar sintomas da asma ou aumento da medicação ficou entre 3 e 5, respectivamente. Não houve consistência nos efeitos na função pulmonar. Observou--se nos estudos pequenas amostras e limitações metodológicas que limitaram a comparação de SCIT com outros tratamentos padrões.[12]

A recente atualização do *Global Initiative for Asthma* (GINA) sugere que, comparado ao efeito farmacológico e afastamento do alérgeno, o potencial benefício da imunoterapia deve ser avaliado contra o risco de efeitos adversos, e o custo do tratamento, prolongado.[1]

Não há metanálises disponíveis para verificar a eficácia e segurança de SCIT em crianças com asma persistente. Poucos estudos têm demonstrado algum benefício em alergia ao pólen e epitélios de animais.[13-15]

Em uma metanálise para comparar a eficácia e segurança de SCIT *versus* SLIT, três estudos avaliaram população pediátrica com rinite e/ou asma alérgica aos ácaros, e foram considerados adequados para análise na seleção. Dois estudos apresentaram maior redução no escore de sintomas em uso de SCIT e um com SLIT, com moderado grau de evidência. Com relação ao uso de medicação, não houve diferença entre o uso de SCIT e SLIT, com baixo grau de evidência. Avaliando a segurança, devido a inconsistências no relato de eventos adversos, não foi possível comparar os grupos. Apenas um estudo reportou um episódio de anafilaxia em uma criança que utilizou SCIT, porém nenhum estudo relatou reações fatais.[16]

Em uma avaliação retrospectiva de crianças asmáticas entre 5 e 16 anos, foi identificado que a resposta à imunoterapia específica é dependente da idade de aparecimento da sibilância e HRB,[17] e que provocação brônquica com o alérgeno é uma ferramenta útil para verificar a eficácia da SCIT.[18]

## IMUNOTERAPIA ESPECÍFICA SUBLINGUAL (SLIT) NA ASMA

Publicações pediátricas sobre SLIT, à luz de novo sistema de avaliação de evidência de alta qualidade, graduação da recomendação indicam que: há evidência de alta qualidade para IT sublingual com pólen; altas doses diárias reduzem sintomas e uso de medicação, conforme demonstração da Figura 25.1; doses baixas de pólen por via sublingual reduzem desenvolvimento de novas sensibilizações. A evidência da IT sublingual para asma perene e sazonal é de baixa/moderada qualidade, bem como para a prevenção de asma.[19,20]

Metanálises recentes têm demonstrado que SLIT é eficaz tanto para rinite como para asma alérgica em crianças.[21,22] Metanálise exclusiva com a população pediátrica em uso de SLIT relatou moderada efetividade nos sintomas da asma e uso de medicações.[22]

Stelmach *et al.* em estudo duplo-cego controlado com placebo, em vinte crianças asmáticas monossensibilizadas, de seis a 18 anos, SLIT para pólen por dois anos demonstrou redução nos sintomas da asma, uso de medicações e óxido nítrico exalado (FeNO), sem, contudo, alterações na função pulmonar e HRB.[23]

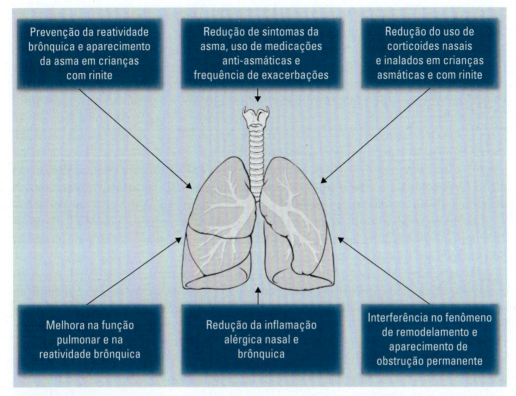

**Figura 25.1** Efeitos potenciais da imunoterapia específica para o alérgeno na asma.
Adaptada de Compalati et al.[29]

Outra avaliação duplo-cega controlada com placebo em 158 crianças de quatro a 12 anos com rinite e/ou asma em tratamento com SLIT para pólen evidenciou redução dos sintomas da asma e uso de medicações, gravidade e frequência das crises e reatividade cutânea.[24]

Análise retrospectiva e observacional de 735 crianças com idade entre 5 e 18 anos com rinite e/ou asma que utilizaram SLIT para ácaros mostrou redução no uso de medicações para asma, e 26% cessaram o tratamento com corticosteroides.[25]

Em cinquenta e três crianças de quatro a 14 anos com tosse variante da asma que foram tratados com SLIT para ácaros, houve redução dos sintomas e dos eosinófilos séricos, bem como aumento no pico de fluxo expiratório (PFE).[26]

Em estudo caso-controle com 140 crianças com idade entre seis e 14 anos com asma e/ou rinite alérgica tratados com SLIT, houve significativa melhora no escore de sintomas da asma, tanto nas crianças monossensibilizadas quanto nas polissensibilizadas.[27]

Revisão sistemática incluiu somente estudos pediátricos e analisou treze pesquisas envolvendo 920 crianças tratadas com SCIT ou tratamento padrão, e dezoito pesquisas envolvendo 1.583 crianças recebendo SLIT ou tratamento padrão. Os autores concluíram que a evidência de melhora dos sintomas da asma e escore de sintomas foi moderada, enquanto a evidência de melhora de sintomas da asma com o uso de SLIT foi alta.[28]

## CONSIDERAÇÕES FINAIS

Não obstante publicações favoráveis ao tratamento da asma com IT, não é consenso que IT seja rotineiramente empregada no manejo da criança asmática. Há necessidade de realizar mais estudos com melhor qualidade metodológica, critérios de seleção bem estabelecidos dos pacientes, regimes de tratamento propostos e com amostras mais robustas, bem como desfechos objetivos, como função pulmonar, provocação brônquica específica para o alérgeno e modificações imunológicas a serem avaliadas, além de estudos fármaco-econômicos e de longo prazo comparando a relação custo-efetividade.

## REFERÊNCIAS BIBLIOGRÁFICAS

1. Global Initiative for Asthma (GINA). Global strategy for asthma management and prevention: NHLBI/WHO Workshop Report (publication No. 02-3659). Bethesda, MD: National Institutes of Health, National Heart, Lung, and Blood Institute, 2014.
2. Freeman J. Vaccination against hay fever: report of results during the first three years. Lancet. 1914;1:1178.
3. Canonica GW, Baena-Cagnani CE, Compalati E, Bohle B, Bonini S, Bousquet J, et al. 100 years of immunotherapy: The Monaco chapter. Int Arch Allergy Immunol. 2013;160:346-9.
4. Canonica GW, Bousquet J, Casale T, Lockey RF, Baena-Cagnani CE, Pawankar R, et al. Sub-lingual immunotherapy: World Allergy Organization Position Paper 2009. Allergy. 2009;64(Suppl 91):1-59.
5. Passalacqua G, Canonica GW. Sublingual immunotherapy: update 2006. Curr Opin Allergy Clin Immunol. 2006;6:449-54.
6. Passalacqua G, Canonica GW. Sublingual Immunotherapy for Allergic Respiratory Diseases: Efficacy and Safety. Immunol Allergy Clin N Am. 2011;31:265-77.
7. Passalacqua G, Compalati E, Canonica GW. Sublingual Immunotherapy: Other Indications. Immunol Allergy Clin N Am. 2011;31:279-87.
8. Pipet A, Botturi K, Pinot D, Vervloet D, Magnan A. Allergen-specific immunotherapy in allergic rhinitis and asthma. Mechanisms and proof of efficacy. Resp Med. 2009;103:800-12.
9. Shaikh WA. Immunotherapy vs inhaled budesonide in bronchial asthma: an open, parallel, comparative trial. Clin Exp Allergy. 1997;27:1279-84.
10. Francis JN, Till SJ, Durham SR. Induction of IL-10, CD4+CD25+ T cells by grass pollen immunotherapy. J Allergy Clin Immunol. 2003;111:1255-61.
11. Stelmach I, Sobocinska A, Majak P, Smejda K, Jerzyńska J, Stelmach W, et al. Comparison of the long-term efficacy of 3- and 5-year house dust mite allergen immunotherapy. Ann Allergy Asthma Immunol. 2012;109:274-8.
12. Abramson MJ, Puy RM, Weiner JM. Injection allergen immunotherapy for asthma. Cochrane Database Syst Rev. 2010;8:CD001186.
13. Halken S, Lau S. New visions in specific immunotherapy in children: an iPAC summary and future trends. Pediatr Allergy Immunol. 2008;19(Suppl. 19):60-70.
14. Adkinson NF Jr, Eggleston PA, Eney D, Goldstein EO, Schuberth KC, Bacon JR, et al. A controlled trial of immunotherapy for asthma in allergic children. N Engl J Med. 1997;336:324-31.
15. Hedlin G, Wille S, Browaldh L, Hildebrand H, Holmgren D, Lindfors A, et al. Immunotherapy in children with allergic asthma: effect on bronchial hyperreactivity and pharmacotherapy. J Allergy Clin Immunol. 1999;103:609-14.

16. Chelladurai Y, Suarez-Cuervo C, Erekosima N, Kim JM, Ramanathan M, Segal JB, et al. Effectiveness of subcutaneous versus sublingual immunotherapy for treatment of allergic rhinoconjunctivitis and asthma: a systematic review. J Allergy Clin Immunol Practice. 2013;1:361-9.

17. Peng W, Liu E. Factors influencing the response to specific immunotherapy for asthma in children aged 5-16 years. Pediatr Int. 2013;55:680-4.

18. Rosewich M, Arendt S, El Moussaoui S, Schulze J, Schubert R, Zielen S, et al. Bronchial allergen provocation: a useful method to assess the efficacy of specific immunotherapy in children. Pediatr Allergy Immunol. 2013;24:434-40.

19. Roder E, Berger MY, de Groot H, van Wijk RG. Immunotherapy in children and adolescents with allergic rhinoconjunctivitis: a systematic review. Pediatr Allergy Immunol. 2008;19:197-207.

20. Sopo SM, Macchiaiolo M, Zorzi G, Tripodi S. Sublingual immunotherapy in asthma and rhinoconjunctivitis: systematic review of paediatric literature. Arch Dis Child. 2004;89:620-4.

21. Penagos M, Compalati E, Tarantini F, Baena-Cagnani CE, Passalacqua G, Canonica GW. Efficacy of sublingual immunotherapy in the treatment of allergic rhinitis in children: meta analysis of randomized controlled trials. Ann Allergy Asthma Immunol. 2006;97:141-8.

22. Penagos M, Passalacqua G, Compalati E. Metaanalysis of the efficacy of sublingual immunotherapy in the treatment of allergic asthma in pediatric patients, 3 to 18 years of age. Chest. 2008;133:599-609.

23. Stelmach I, Kaluzinska-Parzyszek I, Jerzynska J, Stelmach P, Stelmach W, Majak P. Comparative effect of precoseasonal and continuous grass sublingual immunotherapy in children. Allergy. 2012;67:312-20.

24. Wahn U, Klimek L, Ploszczuk A, Adelt T, Sandner B, Trebas-Pietras E, et al. High-dose sublingual immunotherapy with single-dose aqueous grass pollen extract in children is effective and safe: a double blind, placebo-controlled study. J Allergy Clin Immunol. 2012;130:886-3.

25. Trebuchon F, David M, Demoly P. Medical management and sublingual immunotherapy practices in patients with house dust mite-induced respiratory allergy: a retrospective, observational study. Int J Immunopathol Pharmacol. 2012;25:193-206.

26. Zheng BQ, Wang GL, Yang S. Efficacy of specific sublingual immunotherapy with dermatophagoides farinae drops in the treatment of cough variant asthma in children. Zhongguo Dang Dai Er Ke Za Zhi. 2012;14:585-8.

27. De Castro G, Zicari AM, Indinnimeo L, Tancredi G, di Coste A, Occasi F, et al. Efficacy of sublingual specific immunotherapy on allergic asthma and rhinitis in children's real life. Eur Rev Med Pharmacol Sci. 2013;17:2225-31.

28. Kim JM, Lin SY, Suarez-Cuervo C, Chelladurai Y, Ramanathan M, Segal JB, et al. Allergen-specific immunotherapy for pediatric asthma and rhinoconjunctivitis: a systematic review. Pediatrics. 2013;131:1155-67.

29. Compalati E, Braido F, Canonica GW. An update on allergen immunotherapy and asthma. Curr Opin Pulm Med. 2014;20:109-17.

CAPÍTULO 26

Flávio Sano

# Asma e Exercício

## INTRODUÇÃO

Broncoespasmo induzido pelo exercício (BIE) é definido como uma obstrução transitória das vias aéreas após a prática de exercício vigoroso.[1] É uma manifestação comum da asma em crianças e adolescentes e ocorre em até 90% das crianças asmáticas.[2,3] Além disso, pode ocorrer em indivíduos não asmáticos, sendo a sua prevalência na população geral pediátrica entre 6% e 20%.[2,4,5]

O BIE pode comprometer a participação e o desempenho das crianças durante as atividades físicas, nos esportes e pode resultar em influência negativa na qualidade de vida, condicionamento cardiovascular e desenvolvimento psicomotor.[6-8]

Em crianças, ele é altamente específico para asma[9] e por refletir indiretamente uma inflamação das vias aéreas, e pode indicar também falta de controle da asma.[9-11] Desse modo, a avaliação do BIE em crianças é utilizado não somente para o diagnóstico da BIE, mas também para o monitoramento da asma.

## FISIOPATOLOGIA DO BRONCOESPASMO INDUZIDO PELO EXERCÍCIO EM CRIANÇAS

O principal fator desencadeante que inicia o processo fisiopatológico do BIE é a desidratação da mucosa respiratória, secundária à hiperpneia induzida pelo exercício. Essa desidratação ocasiona hiperosmolaridade da mucosa e subsequente liberação de mediadores inflamatórios, causadores da broncoconstricção.[1]

Outro mecanismo proposto para o BIE é a hipótese térmica, na qual a hiperpneia provoca o resfriamento das vias aéreas. Após o exercício, cessada a hiperpneia, as vias aeríferas então se reaqueceriam rapidamente, o que levaria ao engurgitamento do leito vascular dessas paredes, edema e subsequente broncoespasmo.[12]

ASMA NO LACTENTE, NA CRIANÇA E NO ADOLESCENTE

O pronto desencadeamento da broncoconstricção durante o exercício e a sua rápida recuperação espontânea 30 a 60 minutos findo o exercício, como observado nas crianças, não são compatíveis com a teoria térmica. Aliás, o reaquecimento das vias aeríferas ainda não foi demonstrado na fisiopatologia do BIE em crianças.[13] Por outro lado, a teoria térmica em adultos pode contribuir e explicar a recuperação mais longa do BIE, sobretudo naqueles que se exercitam em ambientes mais frios.

Diversos mecanismos podem explicar o desencadeamento rápido do BIE nas crianças mais jovens quando comparado às mais velhas e aos adultos. A hiperpneia induzida pelo exercício está associada ao aumento da excreção urinária de mediadores inflamatórios.[14,15] O BIE em crianças pode ser inibido com sucesso pelos antagonistas de leucotrienos,[16] loratadina[17] e estabilizadores de membrana de mastócitos, como cromoglicato dissódico e nedocromil sódico,[18] corroborando o papel dos mediadores inflamatórios no BIE. Provavelmente, a liberação desses mediadores ocorra mais rapidamente em crianças que nos adultos devido às mudanças osmolares mais imediatas que ocorrem em suas mucosas.

As crianças, comparadas aos adultos, apresentam desidratação mais rápida das vias aeríferas por apresentarem ventilação/minuto relativamente mais alta e menor capacidade de umidificar o ar inspirado.[19,20]

Os mastócitos, presentes na mucosa das vias aeríferas, respondem rapidamente às mudanças na osmolaridade e liberam mediadores farmacológicos que atuam sobre a musculatura lisa das vias aéreas das crianças mais jovens, contraindo-as ou relaxando-as de modo mais rápido, quando comparado às crianças de mais idade e aos adultos.[21-23] Essa hiper-responsividade rápida das vias aéreas em mais jovens pode explicar o padrão de BIE que ocorre mais rapidamente nessas crianças.[24]

Enfim, o desenvolvimento do BIE pode ser explicado pela falha da liberação de prostaglandinas protetoras pelo exercício, como a prostaglandina E2, que equilibra o papel de mediadores liberados dos mastócitos envolvidos no broncoespasmo pelo exercício.[25]

## QUADRO CLÍNICO

O quadro clínico clássico da asma induzida pelo exercício (AIE) é bem característico. Pacientes sensíveis a esse tipo de estímulo podem completar um exercício ou atividade física sem dificuldades. Entretanto, após pará-lo, desenvolvem progressivamente sintomas clínicos de obstrução brônquica.[26]

Nos primeiros instantes após o exercício, os pacientes estão assintomáticos; porém, decorridos mais alguns minutos, desenvolvem sinais e sintomas característicos de broncoespasmo.

Os sintomas clínicos podem variar desde tosse, como sintoma único, a quadros típicos de asma, com sibilância e dispneia, ou apenas dor torácica. Alguns pacientes, entretanto, podem não apresentar sinais e sintomas clínicos, sendo o broncoespasmo apenas detectado com provas de função pulmonar.[27]

A obstrução brônquica atinge seu máximo em 5 a 15 minutos após o exercício, com retorno geralmente espontâneo das condições pulmonares prévias ao exercício em período variável de 30 a 60 minutos.[2,27]

Uma parcela desses pacientes pode apresentar novo episódio de broncoespasmo, 4 a 10 horas após o exercício, o que caracteriza a fase tardia da AIE. Esta fase é mais comum em crianças e tem características semelhantes à fase tardia da reação desencadeada por antígenos, sendo menos intensa que a fase imediata, embora ocasionalmente possa ser grave, perdurando por várias horas.[28]

A gravidade do broncoespasmo é determinada pela intensidade do exercício praticado, especialmente pelo grau de ventilação requerida para atender à demanda metabólica; pelas condições climáticas nas quais o exercício foi executado e pelo estado de hiper-reatividade das vias aeríferas do paciente.[29]

Assim sendo, em alguns pacientes, poderá haver agravamento progressivo dos sintomas, com evolução para quadro de mal asmático.[30]

## DIAGNÓSTICO

Para se estabelecer o diagnóstico definitivo de BIE, além de história clínica, é necessário a sua comprovação com desencadeamento pelo exercício.

Após execução de exercício, em intensidade e duração padronizadas, utilizando-se meios como corrida livre, esteira e bicicleta ergométricas ou exercício de subida e descida de escadas, avalia-se a função pulmonar do paciente com espirometria em tempos predeterminados após a sua realização,[30] e assim diagnosticar o broncoespasmo.

O desencadeamento é considerado positivo quando ocorrerem quedas dos valores do volume expiratório forçado em 1 segundo ($VEF_1$) em relação aos valores prévios ao exercício, superiores aos padrões estabelecidos. Essa percentagem de queda de função pulmonar é variável e oscila entre 13% e 25%.[31]

Outros métodos diagnósticos podem ser utilizados para demonstrar e comprovar objetivamente a presença de hiper-responsividade brônquica, seja pela resposta do $VEF_1$ ao broncodilatador inalado, seja por testes específicos com substâncias broncoconstrictoras (metacolina, histamina ou manitol), seja por testes específicos para detectar BIE, como o teste da hiperpneia voluntária isocápnica, ou, ainda, testes de desencadeamento esporte-específicos.[32]

## RELAÇÃO ENTRE O EXERCÍCIO E A CRIANÇA ASMÁTICA

O BIE não deve ser abordado como uma entidade clínica isolada, mas sim como parte de uma síndrome complexa que é a asma. Pacientes cujos sinais e sintomas de BIE se apresentam como relatado na literatura, são, na maioria das vezes, pacientes asmáticos, nos quais a broncoconstricção pode ser precipitada por vários outros fatores desencadeantes, inclusive o exercício.[33]

Qualquer paciente asmático pode, virtualmente, apresentar combinação de sintomas como dispneia, sibilância, tosse e opressão torácica após exercício. Além disso, ele pode manifestar também sintomas similares após rir, chorar ou outras atividades respiratórias vigorosas. Ao contrário do que está apontado na literatura, o BIE pode não ocorrer necessariamente 8 a 15 minutos após o exercício. Alguns pacientes podem ter o aparecimento de sintomas nos primeiros minutos após o início da atividade física.

Para pacientes com hiper-responsividade brônquica, além do exercício, o riso, a hiperventilação, a respiração de ar frio, podem também ser desencadeantes não específicos; por isso, encarar o BIE como entidade clínica única pode muitas vezes ser prejudicial ao tratamento clínico desses pacientes.

Na asma, os sintomas são meramente o topo de um *iceberg*, em que, na verdade, um complexo e contínuo processo fisiopatológico está acontecendo; enquanto o BIE isolado, que ocorre só como exteriorização clínica de hiper-responsividade das vias aéreas, como o que sucede em esquiadores e praticantes de esportes de inverno, é um fenômeno com mecanismo fisiopatológico independente da asma.[33]

Estudos avaliando a capacidade aeróbica dos asmáticos demonstraram que estes, quando comparados a indivíduos normais, apresentam um consumo de oxigênio máximo ($VO_2$ máx.), capacidade anaeróbica e consumo de oxigênio por batimento cardíaco reduzidos; mesmo não havendo redução dos valores de função pulmonar ou obstrução brônquica. Isso expressa um baixo nível de condicionamento físico por parte do asmático.[34]

Essa baixa capacidade aeróbica e não a obstrução das vias aéreas, como é referida pelo paciente e pelos médicos, é o fator limitante à prática rotineira de exercícios e esportes, o que denota um desconhecimento, por parte do paciente e dos médicos que o assistem, sobre a doença subjacente.[35,36]

Essa falsa noção traz como consequência maior sedentarismo do paciente, o que perpetua o baixo condicionamento físico já presente para a execução de trabalhos físicos.[37]

Para interromper esse ciclo, deve-se orientá-lo em relação à importância da prática rotineira de exercícios físicos. A escolha da atividade física e/ou programa de treinamento desportivo deve-se adequar ao condicionamento físico primário de cada paciente.[36] HAAS *et al.*[37] demonstraram que pacientes com BIE, quando submetidos a treinamento aeróbico por 12 semanas, tornaram-se mais resistentes em apresentar o broncoespasmo induzido pelo exercício.

Antes de iniciar qualquer prática desportiva, o paciente asmático deve ser orientado a fazer aquecimento, por tempo prolongado, não inferior a vinte ou trinta minutos, com o intuito de prevenir o BIE, sem o uso de medicações.[38]

Ao avaliarmos um paciente com história clínica comprovada de BIE, não devemos apenas prescrever medicações broncodilatadoras para aliviar seus sintomas associados ao exercício. A grande maioria dos pacientes com BIE necessita de programa total de tratamento para o seu quadro asmático.

Isso inclui broncodilatadores para o alívio do broncoespasmo, substâncias anti-inflamatórias, como antileucotrienos cisteínicos e corticosteroides inalados, pois os sinais e sintomas relacionados com o exercício são, na verdade, manifestações de um processo inflamatório e consequente HRB.[38]

## ORIENTAÇÕES GERAIS, MANUSEIO NÃO FARMACOLÓGICO E TERAPIA MEDICAMENTOSA

Para a criança e o adolescente com asma relacionada aos esportes e atividades físicas, seja para competição, seja para recreação, a abordagem deve incluir uma ampla programação focando tanto o tratamento medicamentoso quanto as intervenções no ambiente da prática desportiva como um todo.

Como ambiente, incluímos tanto as exposições *indoor* quanto as *outdoor*, sobretudo nas escolas e locais de prática do esporte. Um plano de ação individualizado deve ser elaborado envolvendo todos os membros que envolvem o seu universo.[39]

O tratamento do BIE em adolescentes depende do reconhecimento de uma série de variáveis naturais que ocorrem nessa fase da vida. O início da consciência de responsabilidades e das crises de personalidade, em que eles tentam se comportar de maneira semelhante aos outros da mesma idade, podem interferir e dificultar o tratamento desses pacientes. Uma "aliança terapêutica" é necessária, com base no conceito de que a educação seria o aspecto mais importante para se atingir uma aderência satisfatória no manuseio da asma em pacientes adolescentes. Isso requer um processo de negociação, dando ao adolescente noção de responsabilidade e autoridade; e o envolvimento dos pais é fundamental.[40,41]

A abordagem multidisciplinar com a participação de especialistas de várias áreas pode ser útil para o sucesso terapêutico. Um plano terapêutico de ação discutido e negociado deve ser elaborado de maneira simples e em formato inteligível para o adolescente e todos os membros do time. A abordagem terapêutica da asma deve abranger suporte psicológico para essa fase de construção de personalidade e também a oportunidade de o adolescente dividir os ônus e responsabilidades dessa condição.[40,41]

Estudo com mais de 4.000 adolescentes e 1.000 professores australianos do ensino secundário demonstrou que apenas 1% dos adolescentes com asma e 6% dos professores responderam corretamente sobre a profilaxia do BIE em asmáticos.[42] A educação dos pacientes, pais, e outros profissionais na escola, como enfermeiras, professores e técnicos de esportes é necessária para que se aumente o reconhecimento do BIE e se compreenda o racional em que se baseiam as intervenções utilizadas para o seu controle. Embora o BIE na asma possa ser manuseado com sucesso, deve-se deixar claro que não há um tratamento definitivo que resolva essa condição particular das vias aéreas dos pacientes com asma. Além do mais, expectativas realistas sobre os objetivos do tratamento devem ser estabelecidas e explicadas aos pacientes, pais e profissionais.

A estratégia da terapia do BIE em adolescentes vai depender do reconhecimento do broncoespasmo como uma condição isolada ou fazendo parte de um quadro crônico de asma. Tanto as medidas farmacológicas quanto as não farmacológicas devem ser contempladas no plano terapêutico de ação. O objetivo principal é a obtenção de uma vida saudável, incluindo a participação irrestrita em atividades físicas e desportivas, com todos os seus benefícios para a obtenção do bem-estar de saúde geral, social e psicossocial.[43]

## MANUSEIO NÃO FARMACOLÓGICO

A prevenção do BIE no asmático pode ser minimizada com a execução de aquecimento prévio ao exercício, por exercícios físicos submáximos, que não atinjam o limiar desencadeador do broncoespasmo. Essa série de exercícios para o aquecimento leva em conta aproveitar o período refratário da asma induzida pelo exercício, que é um período no qual a musculatura brônquica torna-se menos responsiva aos estímulos espasmogênicos oriun-

ASMA NO LACTENTE, NA CRIANÇA E NO ADOLESCENTE

dos do exercício. Esses períodos de aquecimento devem durar de 10 a 15 minutos, com objetivo de se atingir 50% a 60% da frequência cardíaca máxima, e devem incluir, além de exercícios aeróbicos, também exercícios de alongamento. Essa prática tem demonstrado reduzir a gravidade da broncoconstricção pós-exercício.[44]

Deve se orientar a prática da respiração pelo nariz com intuito de que o ar frio e seco seja umidificado e aquecido, minimizando o resfriamento e ressecamento da mucosa brônquica com o exercício físico. Respirar através de máscaras ou cachecóis sobre a boca pode produzir efeitos similares. Um melhor condicionamento aeróbico e físico demonstrou diminuir a gravidade dos episódios de BIE. Embora a melhora da intensidade do condicionamento contribua com o manuseio da BIE, ela não consegue aboli-lo completamente.

Desse modo, na maioria das vezes, as medidas não farmacológicas devem vir acompanhadas de intervenções farmacológicas.[44]

## TRATAMENTO MEDICAMENTOSO

Os princípios gerais para o tratamento da asma podem ser eficazes para o BIE no asmático. Entretanto, é importante distinguir o adolescente com BIE, num contexto de asma crônica, com uma minoria de adolescentes cujos sintomas aparecem apenas com o exercício.[38]

Tratamento diário de controle com corticosteroides inalados e/ou inibidores dos receptores de leucotrienos podem ser indicados para o BIE na asma crônica, enquanto no BIE presente isoladamente em situações extremas, presentes em atletas de elite e que não respondem às terapias de controle poderão responder à restrição da atividade de treinamento a menos de 20 horas semanais e/ou redução do exercício em campos abertos com menor possibilidade de contato com polens, fungos ou outras substâncias desencadeadoras de broncoespasmo.[45,46]

O objetivo do tratamento é garantir um estilo de vida saudável para o paciente, sem restrições às atividades físicas.[47] Quando a prevenção não farmacológica do BIE em adolescentes não obtém sucesso, os β-agonistas de curta duração são a primeira escolha para o controle do BIE na asma crônica. Adolescentes não controlados com corticosteroides inalados, β-agonistas de curta duração ou inibidores dos receptores de leucotrienos;[48] um β-agonista de longa duração pode ser adicionado para que se obtenha o controle dos sintomas.[9]

Tratamento com β-agonistas de curta duração isoladamente pode ser suficiente nos adolescentes com broncoespasmo somente com a prática de exercício ou na asma intermitente. Os estabilizadores de membrana de mastócitos, cromoglicato dissódico ou nedocromil também podem ser efetivos na profilaxia do BIE.[47]

O montelucaste também é aprovado para o tratamento do BIE em crianças com 15 anos ou mais e também é eficaz no BIE em adultos. Em geral, a pré-medicação com β-agonistas de curta duração ou estabilizadores da membrana de mastócitos é indicada 15 minutos antes do exercício.[47]

Em revisão sistemática envolvendo 24 estudos, publicados entre 1976 e 1998, com 518 participantes com idade igual ou acima de seis anos com asma ou BIE, os β-agonistas de curta duração foram mais eficazes que os estabilizadores de membrana de mastócitos no controle dos sintomas do BIE.[48] Desse modo, os β-agonistas de curta duração inalados são, na maioria das vezes, considerados como primeira escolha para a profilaxia dessa condição. O início de ação do salbutamol ocorre nos primeiros minutos após a aplicação. Entretanto, o problema dos β-agonistas de curta duração é que sua eficácia na prevenção do BIE é geralmente limitada a 2-3 horas, o que quase sempre não cobre o período das atividades físicas dos adolescentes.[49]

Os β-agonistas de longa duração podem ser preferíveis para a prevenção diária do BIE em adolescentes devido ao seu longo período de broncodilatação, que pode atingir até 12 horas. Esses agentes podem ser administrados duas vezes ao dia com doses não mais frequentes que a cada 12 horas.[50] Entretanto, a prescrição regular de β-agonistas de longa duração requer a administração associada de um corticosteroide inalado para minimizar a taquifilaxia e também para o controle da inflamação. Atualmente, há dois β-agonistas de longa duração aprovados pelo *Food and Drug Administration*: o formoterol e o salmeterol. A eficácia de doses únicas de formoterol foram avaliadas em três estudos duplo-cegos, randomizados e demonstraram proteção após 4 a 8 horas da administração. O início de ação do formoterol é rápido, similar ao salbutamol e, por isso, pode ser utilizado pouco antes do exercício. O salmeterol, por sua vez, tem início de ação demorado, requerendo até 90 minutos para atingir a proteção ao exercício.[50]

Montelucaste, um inibidor do receptor de leucotrieno, é capaz de melhorar o BIE em pacientes asmáticos quando utilizado antes do exercício; não causa taquifilaxia, ao contrário dos β-agonistas, que, quando utilizados diariamente, podem apresentar taquifilaxia, com diminuição parcial da eficácia.[48,51]

Asma de difícil controle, refratária a tratamento,[52] necessita ser considerada naqueles indivíduos incapazes de se exercitarem. Se a asma não é bem controlada, apesar da medicação efetiva, outros diagnósticos devem ser considerados e o paciente deve ser referendado ao especialista. Consulta com especialistas em asma é indicada em indivíduos com asma moderada a grave e naqueles com qualidade de vida comprometida e que também comprometam a capacidade de fazer exercício, pois esse profissional poderá fazer o diagnóstico de asma quando ele não estiver claro ou excluir outras doenças presentes no atleta e que possam estar se manifestando de modo atípico.

## REFERÊNCIAS BIBLIOGRÁFICAS

1. Anderson SD, Daviskas E. The mechanism of exercise-induced asthma is. J Allergy Clin Immunol. 2000;106:453-9.
2. Milgrom H, Taussig LM. Keeping children with exercise-induced asthma active. Pediatrics. 1999;104:e38.
3. Cropp GJA, Schmultzler IJG. Grading, time course, and incidence of exercise airway obstruction and hiperinflation in asthmatic children. Pediatrics. 1975;56(suppl):868-79.
4. Carlsen KH, Carlsen KC. Exercise-induced asthma. Paediatr Respir Rev. 2002;3:154-60.
5. Haby MM, Peat JK, Mellis CM, Anderson SD, Woolcock AJ. An exercise challenge for epidemiological studies of childhood asthma: validity and repeatability. Eur Respir J. 1995;8:729-36.
6. Merikallio VJ, Mustalahti K, Remes ST, Valovirta EJ, Kaila M. Comparison of quality of life between asthmatic and healthy school children. Pediatr Allergy Immunol. 2005;16:332-40.

ASMA NO LACTENTE, NA CRIANÇA E NO ADOLESCENTE

7. Croft D, Lloyd B. Asthma spoils sport for too many children. Practitioner. 1989;233:969-71.
8. Vahlkvist S, Inman MD, Pedersen S. Effect of asthma treatment on fitness, daily activity and body composition in children with asthma. Allergy. 2010;65:1464-71.
9. Godfrey S, Springer C, Noviski N, Maayan C, Avital A. Exercise but not methacholine differentiates asthma from chronic lung disease in children. Thorax. 1991;46:488-92.
10. Anderson SD. Exercise-induced asthma in children: a marker of airway inflammation. Med J Aust. 2002;177(Suppl):S61-3.
11. Bateman ED, Hurd SS, Barnes PJ, Bousquet J, Drazen JM, FitzGerald M, et al. Global strategy for asthma management and prevention: GINA executive summary. Eur Respir J. 2008;31:143-78.
12. McFadden ER. Hypothesis: exercise-induced asthma as a vascular phenomenon. Lancet. 1990;14(335):880-3.
13. Smith CM, Anderson SD, Walsh S, McElrea MS. An investigation of the effects of heat and water exchange in the recovery period after exercise in children with asthma. Am Rev Respir Dis. 1989;140:598-605.
14. Kippelen P, Larsson J, Anderson SD, Brannan JD, Dahlén B, Dahlén SE. Effect of sodium cromoglycate on mast cell mediators during hyperpnea in athletes. Med Sci Sports Exerc. 2010;42:1853-60.
15. Nagakura T, Obata T, Shichijo K, Matsuda S, Sigimoto H, Yamashita K, et al. GC/MS analysis of urinary excretion of $9\alpha,11\beta$-PGF2 in acute and exercise-induced asthma in children. Clin Exp Allergy. 1998;28:181-6.
16. Kemp JP, Dockhorn RJ, Shapiro GG, Nguyen HH, Reiss TF, Seidenberg BC, et al. Montelukast once daily inhibits exercise-induced bronchoconstriction in 6- to 14-year-old children with asthma. J Pediatr. 1998;133:424-8.
17. Baki A, Orhan F. The effect of loratadine in exercise-induced asthma. Arch Dis Child. 2002;86:38-9.
18. Spooner CH, Spooner GR, Rowe BH. Mast-cell stabilising agents to prevent exercise-induced bronchoconstriction. Cochrane Database Syst Rev. 2003;(4):CD002307.
19. Miller MD, Marty MA, Arcus A, Brown J, Morry D, Sandy M. Differences between children and adults: implications for risk assessment at California EPA. Int J Toxicol. 2002;21:403-18.
20. Tabka Z, Ben Jebria A, Vergeret J, Guenard H. Effect of dry warm air on respiratory water loss in children with exercise-induced asthma. Chest. 1998;94:81-6.
21. Eggleston PA, Kagey-Sobotka A, Schleimer RP, Lichtenstein LM.Interaction between hyperosmolar and IgE-mediated histamine release from basophils and mast cells. Am Rev Respir Dis. 1984;130:86-91.
22. Gulliksson M, Palmberg L, Nilsson G, Ahlstedt S, Kumlin M. Release of prostaglandin D2 and leukotriene C4 in response to hyperosmolar stimulation of mast cells. Allergy. 2006;61:1473-9.
23. Chitano P, Murphy TM. Maturational changes in airway smooth muscle shortening and relaxation. Implications for asthma. Respir Physiol Neurobiol. 2003;137:347-59.
24. Vilozni D, Szeinberg A, Barak A, Yahav Y, Augarten A, Efrati O. The relation between age and time to maximal bronchoconstriction following exercise in children. Respir Med. 2009;103:1456-60.
25. Larsson J, Perry CP, Anderson SD, Brannan JD, Dahlén SE, Dahlén B. The occurrence of refractoriness and mast cell mediator release following mannitol-induced bronchoconstriction. J Appl Physiol. 2011;110:1029-35.
26. McFadden. Exercise ant asthma. N Engl J Med. 1987;20:502-4.
27. Bierman CW, Spiro SG, Petheran I. Characterization of the late response in exercise-induced asthma. J Allergy Clin Immunol. 1984;74:701-6.

ASMA E EXERCÍCIO

28. Eggleston PA, Guerrant JC. A standardized method of evaluation exercise induced asthma. J Allergy Clin Immunol. 1976;58:414-25.
29. Iikura Y, Inui H, Lee TH. Factors predisposing to exercise-induced late asthmatic response. J Allergy Clin Immunol. 1985;75:285-9.
30. Inman MD, Watson RM, Kilhan KJ, O'Byrne PM. Methacholne airway responsiveness decreases during exercise in asthmatic subjects. Am Rev Respir Dis. 1990;141:1414-17.
31. Anderson SD, Pearlman DS, Rundell KW, Perry CP, Boushey H, Sorkness CA, et al. Reproducibility of the airway response to an exercise protocol standardized for intensity, duration, and inspired air conditions, in subjects with symptoms suggestive of asthma. Respir Res. 2010;11:120.
32. Rundell KW, Slee JB. Exercise and other indirect challenges to demonstrate asthma or exercise-induced bronchoconstriction in athletes. J Allergy Clin Immunol. 2008;122:238-46.
33. Berman BA, Ross RN. Exercise-induced bronchospasm – is it a unique clinical entity? Ann Allergy. 1990;65:81-3.
34. Clark CJ, Cochrane, LM. Assessment of work performance in asthma for determination of cardiorespiratory fitness and training capacity. Thorax. 1988;43:745-9.
35. Garfinkel SK, Kessten S, Chapman KR, Rebuck AS. Physiologic and nonphysiologic determinants of aerobic fitness in mild to moderate asthma. Am. Rev Respir Dis. 1992;145:741-5.
36. Schwartztein RM. Asthma: to run or not to run? Am Rev Respir Dis. 1992;145:739-40.
37. Hass F, Pasierski S, Levine N, Bishop M, Axen K, Pineda H, et al. Effect of aerobic training on forced expiratory airflow in exercising asthmatic humans. J Appl Physiol. 1987;63(3):1230-5.
38. Parsons JP, Hallstrand TS, Mastronarde JG, Kaminsky DA, Rundell KW, et al. An official American thoracic Society clinical practice guideline: exercise-induced bronchoconstriction. Am J Respir Crit Care Med. 2013;187(9):1016-27.
39. Randolph C. The challenge of asthma in adolescent athletes: exercise induced bronchoconstriction (EIB) with and without known asthma. Adolesc Med. 2010;21:44-56.
40. Price JF. Issues in adolescent asthma: what are the needs? Thorax. 1996;51(Suppl 1):S13-S17.
41. Randolph C, Fraser B. Stressors and concerns in teen asthma. Curr Probl Pediatr. 1999;29:82-93.
42. Gibson PG, Henry RL, Vimpani GV, Halliday J. Asthma knowledge, attitudes, and quality of life in adolescents. Arch Dis Child. 1995;73:321-6.
43. Milgrom H, Dockhorn RJ. Management of exercise-induced bronchospasm in children: role of long-acting beta-2 adrenergic receptor agonists. Pediatr Asthma Allergy Immunol. 2008;21:59-72.
44. Bishop C, Guenard H, Desnot P, Vergeret J. Reduction of exercise-induced asthma in children by short, repeated warm ups. Br J Sports Med. 1999;33:100-4.
45. Helenius I, Rytila P, Sarna S, Lumme A, Helenius M, Remes V, et al. Effect of continuing finishing high-level sports on airway inflammation, bronchial hyperresponsiveness, and asthma: a 5-years prospective follow-up study of 42 highly trained swimmers. J Allergy Clin Immunol. 2002;109:962-8.
46. Pedersen L, Lund TK, Barnes PJ, Kharitonov SA, Backer V. Airway responsiveness and inflammation in adolescent elite swimmers. J Allergy Clin immunol. 2008;122:322-7.
47. Grzelewski T, Stelmach I. Exercise-induced bronchoconstriction in asthmatic children: a comparative systematic review of the available treatment options. Drugs. 2009;69:1533-53.
48. Philip G, Pearlman DS, Villaran C, Legrand C, Loeys T, Langdon RB, et al. Single-dose montelukast or salmeterol as protection against exercise-induced bronchoconstriction. Chest. 2007;132:875-83.
49. Spooner C, Spooner G, Rowe B. Mast-cell stabilizing agents to prevent exercise-induced bronchoconstriction. Cochrane Database Syst Rev. 2003;4:CD002307.

ASMA NO LACTENTE, NA CRIANÇA E NO ADOLESCENTE

50. Pearlman D, Milgrom H, Till D, Ziehmer B. Effect of formoterol fumarate treatment on exercise-induced bronchoconstriction in children. Ann Allergy Asthma Immunol. 2006;97:382-8.
51. Leff JA, Busse WW, Pearlman D, Bronsky EA, Kemp J, Hendeles L, et al. Montelukast, a leukotriene-receptor antagonist, for treatment of mild asthma and exercise-induced bronchoconstriction. N Engl J Med. 1998;339:142-52.
52. Global Strategy for Asthma Management and Prevention. Global Initiative for Asthma (GINA). [Internet] [Acesso em 09 jun 2016]. Disponível em: http://ginasthma.com

**CAPÍTULO 27**

Regina Terse Trindade Ramos
Almério de Souza Machado Júnior

# Programas Assistenciais de Asma

## INTRODUÇÃO

A asma é uma doença inflamatória crônica, complexa, que acomete as vias aéreas inferiores, caracterizada por uma obstrução variável ao fluxo de ar e por hiper-responsividade brônquica.[1] Ocorre como consequência de fatores relacionados ao paciente e ao ambiente e afeta pessoas de todas as idades. É uma das doenças crônicas mais importantes na infância.[2] Não obstante os recentes avanços no conhecimento sobre a fisiopatologia da doença e seu tratamento, o aumento da prevalência e a persistência de mortalidade por asma, nas últimas décadas, continuam preocupando.[3] Muitos fatores têm sido propostos para explicar o aumento da prevalência da asma observado nas últimas décadas, como aspectos ambientais, nutricionais, econômicos e psicossociais; contudo, os fatores ambientais são provavelmente os principais determinantes do recente crescimento da prevalência dessa doença.[4] Entretanto, em algumas partes do mundo, os primeiros sinais de estabilização ou até mesmo uma diminuição na prevalência foram relatados.[5]

O diagnóstico da asma implica em uma grande carga sobre os pacientes, seus familiares, serviços de saúde e à sociedade. A asma é a principal causa de absenteísmo escolar.[6] O número de consultas e hospitalizações relacionadas à asma é elevado, o que resulta em custos substanciais relacionados ao tratamento dessa enfermidade.[7]

A asma é um problema não apenas na infância, já que sua prevalência nessa faixa etária é alta,[8] mas também na vida adulta. Na infância, o grande desafio é prevenir o desenvolvimento de asma. Na idade adulta, o é detectar e diagnosticá-la o mais cedo possível. Há ainda que se considerar um aumento da morbidade e mortalidade da asma em adultos, o

ASMA NO LACTENTE, NA CRIANÇA E NO ADOLESCENTE

que parece se aplicar a pacientes diagnosticados como tendo asma, bem como para aqueles nos quais o seu diagnóstico ainda não foi feito.[7]

Subdiagnóstico e consequente subtratamento podem ser importantes aspectos no aumento da morbidade e mortalidade da asma,[9] quando a detecção e o tratamento precoces poderão melhorar o prognóstico a longo prazo desses pacientes.[7]

Cerca de 300 milhões de pessoas sofrem hoje de asma em todo o mundo.[10] A sua prevalência estimada varia de 3% a 38%, entre as crianças, e de 2% a 12% entre os adultos.[11] O *International Study of Asthma and Allergy* (ISAAC), que desenvolveu instrumentos e protocolos para avaliar a prevalência de asma e doenças alérgicas em diferentes partes do mundo nas fases 1 e 3, forneceu grande quantidade de dados sobre a prevalência de asma como também sobre as mudanças na sua prevalência, durante um período de cinco a dez anos, entre crianças de todo o mundo.[12]

Ao longo dos inquéritos realizados, a prevalência de sintomas de asma nos últimos 12 meses foi maior em centros médicos do Reino Unido, Austrália, Nova Zelândia e da República da Irlanda, seguido de alguns centros na América do Sul, do Norte e Central. Na fase 3 do estudo, a prevalência de asma em crianças de seis a sete anos de idade aumentou em centros na Ásia, Índia, América do Norte, Mediterrâneo Oriental e Europa Ocidental,[13] como também observou-se um aumento entre os adolescentes, principalmente em centros na África, América Latina e América do Norte, Europa Oriental, bem como na Índia.[14] A prevalência de sintomas da asma diminuiu significativamente nos países de língua inglesa, antes caracterizados por ter alta prevalência. Embora existam variações entre os países, todos relataram aumento da prevalência de asma e, assim, em todo o mundo, os dados que foram fornecidos demonstraram aumento global na prevalência da asma.[13] No Brasil, os inquéritos do ISAAC fase 1 e fase 3, revelaram prevalência global de asma ativa no período de 1995 a 2002, variando de 21,3% para 24,4%.[13,15] No Brasil, somente cinco centros participaram das duas fases do ISAAC, e observou-se, entre os adolescentes, redução na prevalência de sintomas de asma (27,7% *versus* 19,9%), mas não houve variação na prevalência de diagnóstico médico de asma (14,9% *versus* 14,7%).[14,16] Os resultados do estudo do ISAAC fase 3 apontaram maior prevalência de sintomas de asma nas cidades de Salvador (BA) (24,6%) e Vitória da Conquista (BA) (30,5%), e menor em Maceió (AL) (14,8%) e Itajaí (SC) (12,3%).[14]

Barreto *et al.* avaliaram adolescentes de todos os estados brasileiros por meio de um questionário de autorrelato, contendo itens do ISAAC, a fim de identificar a presença de sintomas de asma. Demonstraram alta prevalência de sintomas de asma (23,2%) e de relatos de diagnóstico médico prévio de asma (12,4%); comparados aos resultados do ISAAC, observaram que os Estados de São Paulo, Curitiba e Porto Alegre apresentaram aumento na prevalência de sintomas de asma; em Salvador, houve redução de 27% (ISAAC Fase I) para 18,8%.[15]

Em Salvador, há um programa público para controle da asma (ProAR), em que se oferecem ao paciente com asma grave atendimento médico e medicação gratuita, bem como a capacitação para os profissionais de saúde para a prevenção e o controle dessa doença; este programa foi implantado em 2003, e, a partir de então, observou-se um impacto significativo na redução das hospitalizações por asma em toda a cidade.[17] Iniciativas para o controle da asma têm sido observadas em várias cidades brasileiras[18] e vêm contribuindo para a redução de morbimortalidade por asma registrada pelos indicadores do DATASUS nos últimos anos, contudo, com desigualdades regionais muito claras.[19] O Brasil situa-se entre os países com maior prevalência de asma no mundo, e sua prevalência ainda está crescendo.[15]

A taxa de mortalidade anual por causa da asma é estimada em 250.000,[10] e a maioria das mortes ocorre em países de baixa e média renda. A Organização Mundial de Saúde (OMS) estima que 15 milhões de anos de vida ajustados são perdidos por incapacidade, anualmente, devido à asma; ela representa, portanto, 1% do total da carga global de doenças impostas aos pacientes.[20] Pacientes de países de baixa e média renda têm sintomas mais graves do que os de países de alta renda, possivelmente devido a diagnósticos incorretos, falta de acesso a cuidados de saúde, a inacessibilidade à terapia, exposição a irritantes ambientais e suscetibilidade genética à doença mais grave.[21]

Há muitas razões possíveis para os baixos níveis de controle da asma em todo o mundo, dentre os quais àquelas relacionadas à produção de diretrizes complexas que não são facilmente implementadas, com problemas na sua publicação e distribuição; àquelas relacionadas com uma classificação complicada de gravidade; fatores relacionados com os prestadores de cuidados de saúde, como tempo restrito alocado para cada paciente; problemas de comunicação com pacientes e ausência de um padrão-ouro para o controle de medição; uso insuficiente de espirômetros e questionários para medir o controle da asma; a superestimação de controle da asma, a negação do paciente, a subestimação da gravidade dos sintomas e superestimação de controle da doença; doenças psiquiátricas relacionadas; confiança em terapia alternativa, em vez de medicação adequada; ausência de seguro de saúde social, econômico e fatores científicos; oferta insuficiente de medicamentos; alto custo na produção de novos medicamentos como também difícil acesso a eles entre unidades de saúde.[22]

Revisão recente sobre programas e projetos de asma, ao redor do mundo, identificou que as taxas de exposição e aplicação das diretrizes nacionais e internacionais de asma foram muito baixas em diversas regiões. Os autores identificaram que a ausência de programas médicos de educação e de treinamento para os prestadores de cuidados de saúde e acesso insuficiente aos medicamentos pelos doentes encontram-se dentre os fatores que contribuem para os baixos níveis de controle.[21] Os médicos da atenção primária geralmente não fazem perguntas suficientes para determinar e documentar com precisão se a asma está sob controle.[23]

Para estabelecer um controle generalizado de sucesso, os governos, as organizações de cuidados de saúde, os profissionais médicos e a indústria farmacêutica devem primeiro chegar a um acordo sobre a gestão das políticas do programa. Dados epidemiológicos nacionais e regionais sobre o peso que a asma exerce, os fatores de risco envolvidos e métodos para reduzi-los devem, então, ser determinados e divulgados a todos os prestadores de saúde. Programas regulares de treinamento que envolvam novas questões na gestão de controle deverão ser fornecidos aos profissionais de saúde, sobretudo àqueles que trabalham nos centros de cuidados primários. Os pacientes devem ter fácil acesso a centros de saúde em que a função pulmonar possa ser avaliada. Além disso, eles deverão ser instruídos sobre a utilização de diferentes tipos de medicamentos por inalação. Uma parceria com o paciente e a família deverá ser construída e as metas de tratamento e cuidados com a asma deverão ser explicadas aos pacientes, que deverão ser monitorizados em uma base regular e treinados em quando e como gerir a sua asma.[22]

ASMA NO LACTENTE, NA CRIANÇA E NO ADOLESCENTE

Independentemente das razões para o insucesso no tratamento da asma, seguindo-se as orientações fornecidas pela implementação de diretrizes em diferentes regiões do mundo, tem havido, entretanto, melhorias no padrão de atendimento da asma em muitas áreas, mesmo em um nível não esperado ou desejado, como evidenciado por uma melhoria mundial nos dados de mortalidade. Muita informação sobre projetos e programas empreendidos em regiões do mundo de recursos limitados não é do domínio público por inúmeras razões, principalmente pela dificuldade encontrada por muitos desses projetos em publicar seus programas e, assim, divulgar e ter reconhecida a sua significância.[21]

## HISTÓRICO DAS DIRETRIZES PARA ASMA

Na década de 1980, a asma foi considerada uma doença com sintomas recorrentes, com efeitos adversos incapacitantes, secundários ao tratamento utilizado e alta taxa de mortalidade; muitos medicamentos, que hoje são comumente utilizados, não estavam disponíveis até então; o papel do tratamento anti-inflamatório para asma ainda não havia sido estabelecido. Altas taxas de mortalidade foram registradas na Nova Zelândia, desde 1976, e algumas mortes foram parcialmente associadas ao uso abusivo de fenoterol;[24] também foi relatado aumento importante da prevalência da asma na Austrália.[25,26]

Esses dados alarmaram grupos de profissionais e sociedades envolvidas com doenças respiratórias, que passaram a produzir declarações, com o objetivo de alertar e educar os profissionais de saúde como também funcionários do governo, políticos e autoridades regulatórias, em relação a esse aumento ameaçador na prevalência de asma. O maior resultado desses esforços foi a produção de diretrizes e documentos relativos ao diagnóstico e tratamento da asma, visando a uma melhor aplicação dos conhecimentos atuais na prática clínica diária.[27] Sendo assim, essa sequência de epidemias de mortes por asma, remontada a meados dos anos 1980 na Austrália e na Nova Zelândia, define o ponto de partida para uma guia de tratamento, seguido por publicações em números cada vez maiores de diretrizes nacionais e internacionais sobre o diagnóstico e manejo da asma.[25,26]

Em 1989, nos EUA, o *National Heart, Lung, and Blood Institute* (NHLBI) e o *National Asthma Education and Prevention Program* (NAEPP) convocaram dois painéis de peritos para compilar diretrizes para o diagnóstico e manejo da asma, com base no crescimento científico contemporâneo.[27] O primeiro relatório foi publicado em 1991, mas, em 1990, a *British Thoracic Society* (BTS) produziu sua própria grande diretriz e, em 1993, esta foi atualizada, incluindo recomendações para asma na infância.[28]

Em 1997, o segundo Relatório do Painel de Especialistas (EPR-2) pelo NAEPP foi publicado e temas selecionados foram atualizados em 2002. Esses relatórios do painel foram amplamente pesquisados e forneceram informações atualizadas por muitos anos. Embora as recomendações ainda estivessem sob o formato de opiniões, elas foram baseadas nos estudos existentes naquela época. As recomendações para o tratamento foram fundamentadas na gravidade da doença com base nos sintomas, no uso de medicamentos de alívio e no grau e variabilidade da limitação ao fluxo aéreo.[27] O mais recente relatório do Painel de Especialistas (EPR-3) representa uma diretriz para asma com um conteúdo mais abrangente, com uma nova abordagem para a avaliação e monitorização da asma, utilizando diversas

332

PARTE 2

medidas de nível de comprometimento atual do paciente (frequência e intensidade dos sintomas, deterioração da função pulmonar e limitações de atividades diárias) e risco futuro (risco de exacerbações, perda progressiva da função pulmonar ou efeitos adversos de medicamentos). Ela proporciona orientação sobre a escolha de tratamento com base nas necessidades e nível de controle da asma, de forma individualizada, como também fornece informações de que, ainda que a asma possa ser controlada, ela pode ser instável e mudar ao longo do tempo.[29]

As diretrizes canadenses foram as primeiras a adotar o conceito da asma como um *continuum* de doença para expressar a sua variabilidade e para introduzir uma abordagem terapêutica dinâmica, a qual torna possível um determinado tratamento ser iniciado, conforme a gravidade da doença subjacente; portanto, facilita o ajuste da intensidade da terapia conforme o grau de controle conseguido. Foram inicialmente publicadas em 1990 e têm sido continuamente atualizadas.[30]

A Iniciativa Global para Asma (GINA), fundada em 1993, incorpora uma rede de organizações públicas de saúde, sociedades médicas e outras pessoas envolvidas com a asma, como o NHLBI, sob a direção da OMS. A GINA é um dos participantes fundadores da Aliança Global da OMS contra Doenças Respiratórias Crônicas (GARD).[31] Os objetivos iniciais da GINA foram desenvolver um programa para reduzir a prevalência de asma, morbidade e mortalidade em todo o mundo. As orientações foram direcionadas a ajudar médicos e pacientes na tomada de decisões adequadas com relação à assistência e consistiram das seguintes metas e objetivos: desenvolvimento de uma abordagem global para a prevenção e controle das doenças respiratórias crônicas, com especial ênfase nos países em desenvolvimento; definição de práticas que atendam às necessidades de um grande número de pacientes, na maioria dos casos; descrição de uma variedade de métodos geralmente aceitos para o diagnóstico, gestão e prevenção de doenças ou condições específicas; incentivar a colaboração entre os programas governamentais e não governamentais já existentes contra doenças respiratórias crônicas.[27]

Na sua atualização em 2014, a GINA destaca como pontos-chave para implementação de estratégias para manejo da asma nos sistemas de saúde, com foco na atenção à asma, os seguintes itens: deverão ser desenvolvidas recomendações baseadas em evidência mas também divulgadas e implementadas em nível nacional e local, e integradas na prática clínica; implementação de estratégias de cuidados de asma, as quais deverão ser baseadas em diversos programas de sucesso em todo o mundo e sua aplicação requer uma estratégia baseada em evidências envolvendo grupos profissionais e interessados, e deverá ter em conta as condições socioeconômicas e culturais locais; avaliação do custo-efetividade dos programas de execução, para que uma decisão possa ser tomada para realização ou modificação. Adaptação e implementação de estratégias locais para cuidados da asma deverão ser auxiliadas pelo uso de ferramentas desenvolvidas para essa finalidade.[10]

## PROGRAMAS ASSISTENCIAIS DE ASMA

Evidências a partir de estudos realizados em diferentes países com programas nacionais de gestão em asma, estes em desenvolvimento ou bem estabelecidos, sugerem que

ASMA NO LACTENTE, NA CRIANÇA E NO ADOLESCENTE

o estabelecimento de um programa de sucesso global requer uma progressão lógica, por meio de estágios específicos, começando com avaliação epidemiológica e de liderança até a otimização e manutenção do tratamento para pacientes, individualmente. Cada etapa de desenvolvimento é suscettível de apresentar uma infinidade de desafios locais e nacionais e de estratégias para implementação, com todas suas especificidades, as quais irão determinar o sucesso global do programa de controle da asma. É provável, contudo, que o compromisso dos governos nacionais e das organizações de saúde, desde o início, serão a chave para a implementação de programas nacionais de sucesso, assim como a disponibilidade de medicamentos essenciais e de dispositivos. Entretanto, a falta de educação médica continuada, de programas de formação de profissionais de saúde nos cuidados primários de saúde, dificuldades no acesso e distribuição de corticosteroide inalatório aos pacientes em sua própria comunidade permanecem como grandes desafios.[32]

Para o combate de doenças comuns como a asma, exige-se um programa de ação com abordagem multidisciplinar. Esse programa deve incluir um plano operacional que possibilite, além da implementação, o seu acompanhamento; estratégias eficazes obrigam um amplo compromisso entre o sistema de saúde e a sociedade. Os recursos financeiros são necessários para iniciar e monitorar o programa, mas as duas palavras-chave para o sucesso são motivação e organização.[27]

Um dos primeiros programas assistenciais voltados para a asma foi o modelo adotado pela Finlândia. No início de 1990, o Ministério dos Assuntos Sociais e da Saúde reconheceu a asma como importante problema de saúde pública e criou um programa nacional, com duração de 1994-2004, para melhorar o cuidado da asma e limitar os aumentos nos custos para tal; reconheceu que a asma pode ser detectada eficazmente e precocemente tratada. Naquele modelo, sugeriu-se que houvesse um grupo coordenador e que devesse ser composto por poucas pessoas, incluindo desde funcionários públicos, peritos, enfermeiros, farmacêuticos como também pacientes e suas associações. E assim criou-se uma rede de comunicação entre os especialistas e centros de saúde locais, médicos de atenção primária e pediatras, com orientações para o tratamento, como também uma rede de referência para tal. O programa estava voltado para o diagnóstico precoce e com tratamento com anti-inflamatórios desde o início.[33]

A melhoria do atendimento prestado pelo Programa Finlandês em Asma, entre 1994 e 2004, resultou em importante redução nos encargos relativos à doença, como incapacidades, medicações, cuidados hospitalares, consultas ambulatoriais e, assim, os custos totais anuais para asma foram reduzidos em um terço.[33,34]

Na América Latina, entre 1996-1999, a Argentina desenvolveu um amplo programa nacional de educação sistemática e intensiva, baseando-se nas diretrizes da GINA e com foco principal no fornecimento de melhores instrumentos para o diagnóstico precoce da asma e nas recomendações terapêuticas, para alcançar um melhor controle desta e, potencialmente, reduzir as taxas de mortalidade por asma. Vários desafios foram identificados por esse programa, dentre os quais a adaptação local e a implementação de diretrizes internacionais da GINA, a melhoria da educação e do conhecimento dos clínicos gerais, médicos de família e pediatras, e a redução da morbidade e mortalidade por asma. Posteriormente, desafios subsequentes identificados incluíram a acessibilidade aos medicamen-

334

PARTE 2

## PROGRAMAS ASSISTENCIAIS DE ASMA

tos anti-inflamatórios e o tratamento combinado, para pacientes com doença mais grave, em serviços de saúde públicos, o desenvolvimento do Programa Nacional de Asma com o apoio do Ministério da Saúde argentino e redução pela metade das hospitalizações por asma até 2015.[21]

A avaliação da mortalidade por asma, a utilização dos corticoesteroides inalatórios e a mudança no tratamento da asma, ao longo de um período de 10 anos, entre 1990 e 1999, demonstraram que a mortalidade por asma foi reduzida em 48% no grupo etário dos cinco aos 34 anos; de modo significativo, essa mortalidade estava inversamente relacionada a vendas dos corticoesteroides inalatórios, que aumentou 479%, em comparação ao aumento de 32% nas vendas de β-agonistas inalados, e à diminuição de 63% nas vendas de teofilina. Com base nos resultados dessas pesquisas, os corticoesteroides inalatórios e beta-agonistas de curta ação (SABA) já foram incluídos na lista de medicamentos essenciais na Argentina. O próximo grande desafio será a redução na morbidade da asma em 50% até o ano 2015, e prevê-se que isso será alcançado mediante a convocação de comissões representadas por membros de todos os grupos de partes interessadas (como as autoridades de saúde pública, representantes do governo, organizações não governamentais, sociedades respiratórias e outros) para participar do desafio de controle da asma em níveis nacional e local.[34]

## PROGRAMAS ASSISTENCIAIS DE ASMA NO BRASIL

Uma das principais barreiras para o controle da asma tem sido o limitado acesso aos serviços de saúde e a pouca acessibilidade às medicações essenciais para seu manejo.[21] No Brasil, em 1996, a Sociedade Brasileira de Pneumologia e Tisiologia, a Associação Brasileira de Alergia e Imunopatologia e a Sociedade Brasileira de Pediatria publicaram o I Consenso Brasileiro de Educação em Asma, cujos principais objetivos foram: informar à população que a asma é uma doença pulmonar crônica que, quando adequadamente tratada, pode ser controlada, permitindo uma vida normal; educar os profissionais ligados à saúde, garantir diagnóstico e abordagem terapêutica adequados e encorajar pacientes e familiares a participarem ativamente do tratamento; reduzir a morbidade e mortalidade da doença; educar a população de asmáticos para que reconheça os sintomas da doença, evite os fatores desencadeantes, garanta o melhor tratamento e melhore a qualidade de vida.[35]

Na tentativa de alcançar esses objetivos, foi implantado, em 1996, um projeto denominado "Criança que Chia", desenvolvido pela Secretaria Municipal de Saúde de Belo Horizonte, em parceria com o Serviço de Pneumologia Pediátrica do Hospital das Clínicas da Universidade Federal de Minas Gerais; mais dois programas foram desenvolvidos naquele mesmo ano, a saber: o Programa de Atenção Integral à Saúde da Criança Asmática em Fortaleza (CE), com os objetivos propostos de reduzir a morbidade, melhorar a percepção da evolução da doença, reduzir a necessidade de consultas de urgência e emergência e reduzir o número de hospitalizações por asma, reduzindo, assim, os custos da doença; e o Programa de Assistência ao Paciente Asmático de São Luís (MA).[36]

Em 1998, foi publicado o II Consenso Brasileiro no Manejo da Asma, que enfatiza o tratamento farmacológico e cujos objetivos foram: prevenção da morte e de riscos em

ASMA NO LACTENTE, NA CRIANÇA E NO ADOLESCENTE

longo prazo, como limitação persistente ao fluxo aéreo; sintomas ausentes ou mínimos; atividades normais no trabalho e escola; ausência de crises, idas a emergência e hospitalizações; uso de broncodilatador para alívio desnecessário ou ocasional e crescimento normal em crianças. Trouxe considerações sobre educação, acompanhamento e planos de ação e o tratamento da asma aguda no adulto.[37]

Após essa publicação, no ano de 1999, foi assumido um compromisso entre a Sociedade Brasileira de Pneumologia e Tisiologia, a Associação Brasileira de Alergia e Imunopatologia, a Sociedade Brasileira de Pediatria, a Sociedade Brasileira de Clínica Médica e o Ministério da Saúde, estabelecendo-se diretrizes para a criação do Plano Nacional de Controle da Asma (PNCA). Após várias discussões, e criação de grupos de trabalho, não houve financiamento ou política de capacitação que viabilizassem o projeto. Não obstante um fracasso inicial, as sociedades organizadas se fortaleceram e continuaram a cobrar alternativas eficazes do governo. E assim, em 1999, foi criado o programa de controle da asma do Distrito Federal, denominado Programa de Atendimento ao Paciente Asmático do Distrito Federal e, em 2000, o Estado do Paraná lançou seu programa de controle, denominado Programa Crescendo com Saúde – Infecções e Alergias Respiratórias na Infância. No ano de 2001, Porto Alegre apresentou seu programa, denominado "De Volta para Casa e Asma".[36] Em 2002, é lançado o III Consenso Brasileiro no Manejo de Asma, que, logo após a página de apresentação, traz a Carta de Salvador assinada pelos presidentes das sociedades envolvidas na elaboração do consenso. Nesse documento, o qual foi aprovado em assembleia durante o III Congresso Brasileiro de Asma, os membros da Sociedade Brasileira de Pneumologia e Tisiologia, da Sociedade Brasileira de Pediatria, da Associação Brasileira de Alergia e Imunopatologia e da Sociedade Brasileira de Clínica Médica, manifestam ao então Ministro da Saúde a necessidade da implantação imediata do PNCA. As metas desse consenso incluíam explicações sobre a cronicidade da doença e o reconhecimento dos sintomas; identificação dos fatores agravantes e como evitá-los; orientação para uso apropriado dos medicamentos, com técnica adequada; e execução de um plano de ação.[38]

Em junho 2002, ocorre a assinatura da Portaria nº 1.318/GM, atualizada pela Portaria nº 921/SAS/MS, de novembro de 2002, com a determinação de que a Secretaria de Atenção à Saúde adotasse as providências necessárias para que fossem criadas diretrizes terapêuticas e protocolos clínicos para os pacientes com asma grave, disponibilizando-se medicamentos como beclometasona, budesonida, fenoterol, formoterol, salbutamol e salmeterol, em caráter excepcional, apenas aos portadores de asma grave.

Em 2002, Londrina (PR) implanta um programa de controle de asma denominado "Respira Londrina", com o objetivo de prevenir as crises de asma, promovendo estratégias para o atendimento dos pacientes asmáticos na atenção primária.[36]

Em dezembro de 2002, foi lançado o programa para Controle da Asma na Bahia (ProAR) com o cuidado priorizado para pacientes com asma grave, implantado pela Faculdade de Medicina da Universidade Federal da Bahia, em Salvador. O ProAR é composto por quatro centros de referência para atendimento médico especializado, gratuito, assistência farmacêutica (medicamentos inalatórios) e educação ao paciente. A intervenção de educação é realizada individualmente na consulta médica e posteriormente confirmada pelo enfermeiro e pelo farmacêutico. Além disso, há uma sessão de grupo mensal, com os pacientes e com

# PROGRAMAS ASSISTENCIAIS DE ASMA

os membros da equipe profissional do ProAR, incluindo um psicólogo, onde são oferecidas pequenas aulas sobre temas variados, relacionados à prevenção e tratamento da asma, como aspectos, questionamentos e preocupações do grupo a cerca da doença e do tratamento. O principal papel do ProAR foi o de catalisar uma iniciativa que combinou contribuições de todos os níveis da administração da saúde pública (municipal, estadual e Ministério da Saúde) em um programa que envolve saúde, capacitação e pesquisa.

Os centros de referência ligados ao ProAR oferecem atendimento especializado e gratuito, além das medicações a pacientes com asma grave; entretanto, com o objetivo de aumentar a capacidade para a gestão da asma leve a moderada, o grupo de excelência do ProAR treina médicos da atenção primária, enfermeiros, farmacêuticos, assistentes sociais e gestores, sobre a prevenção e gestão da asma e rinite. Para disseminação de informações sobre a disponibilidade do ProAR para pacientes com asma grave não controlada, folhetos contendo informações gerais, além do endereço e o número de telefone da central de unidade de referência, são disponibilizados para todos os principais hospitais públicos da cidade, com especial atenção para o pessoal das unidades de emergência.[17]

Nos anos que se seguiram, houve muitas iniciativas regionais que se multiplicaram; estas desenvolveram soluções práticas e inovadoras para organização dos sistemas de saúde e enfrentamento dos problemas, sem o esperado apoio da esfera governamental. Em 2003, a Secretaria Municipal de Saúde de Goiás, em parceria com a Faculdade de Medicina da Universidade Federal de Goiás, elaborou o Plano Municipal de Asma, posteriormente denominado Catavento – Programa de Controle da Asma de Goiânia.

Outro programa, cuja elaboração foi iniciada no ano de 2003, foi o Plano de Controle da Asma da cidade de Niterói (RJ), com base no PNCA do Ministério da Saúde. O programa previa dois níveis de atenção, o básico e o de referência, sendo o básico conduzido pelas Unidades Básicas de Saúde, Programas de Saúde da Família e Policlínicas Comunitárias, e o nível de referência, no qual eram atendidos os pacientes encaminhados pelo nível básico em sistema de referência e contra-referência.[36] Ainda em 2004, foi implantado em Feira de Santana (BA) o Programa de Controle da Asma e Rinite Alérgica de Feira de Santana, com o objetivo de controlar essas doenças e reduzir o número de atendimentos de emergência, hospitalizações e mortes. O programa resultou em expressiva redução da mortalidade e das visitas a serviços de emergência.[39]

No ano de 2004, foi elaborado o Plano de Atenção ao paciente com Asma e Rinite, do Município do Rio de Janeiro, cujo objetivo principal era reduzir a morbidade e mortalidade por asma nos residentes no município do Rio de Janeiro; os objetivos específicos incluíam capacitação de profissionais da rede básica de atendimento, promoção de educação permanente para os profissionais, aperfeiçoamento do sistema de informação e aumento da cobertura de acompanhamento de asmáticos pela implantação de novos polos de asma. Os resultados, após a instituição desse programa, demonstraram redução nas internações e visitas a serviços de emergência.

No ano de 2005, a Santa Casa de Misericórdia de Vitória (ES), em parceria com a prefeitura municipal local, viabilizou a criação do Centro de Referência em Asma, para adolescentes e adultos do município, com uma equipe multidisciplinar, como parte do Programa de Controle de Rinite e Asma da Santa Casa de Misericórdia.[36]

ASMA NO LACTENTE, NA CRIANÇA E NO ADOLESCENTE

No ano de 2006, ocorre a publicação das IV Diretrizes Brasileiras para o Manejo da Asma, que destaca a importância do controle da asma e enfatiza como programa de intervenção a educação direcionada à população em geral, aos profissionais ligados à saúde, aos asmáticos, aos familiares e cuidadores. Essa publicação também recomenda educação nas escolas, empresas públicas e privadas e seguradoras de saúde.[40] Nesse mesmo ano, representantes do Ministério da Saúde, das associações médicas e dos treze programas de asma em funcionamento reuniram-se em Brasília para discussão de pontos básicos desses programas, como capacitação de pessoas, planejamento e implantação dos programas, cobertura epidemiológica, financiamento e resultados esperados como também a importância de se desenvolver políticas públicas para asma.[36]

Em 2012, foram publicadas as diretrizes da Sociedade Brasileira de Pneumologia e Tisiologia para o Manejo da Asma; mais uma vez é enfatizado a atenção ao paciente asmático, cujos componentes referentes ao cuidado baseiam-se nos seguintes: parceria médico-paciente; identificação e controle dos fatores de risco, avaliação, tratamento e manutenção do controle da asma; prevenção e controle dos riscos futuros e identificação de situações especiais no tratamento da asma.[41]

Em maio desse mesmo ano, foi lançado o programa governamental intitulado "Brasil Carinhoso", caracterizado por um conjunto de ações voltado à redução da probreza na infância; nesse programa, prevê-se a distribuição gratuita de três medicamentos para o tratamento da asma, como o brometo de ipratrópio, beclometasona e o salbutamol, pelo programa "Saúde Não Tem Preço".[36]

Recentemente, em julho de 2014, o Estado de Minas Gerais lançou o Programa "Respira Minas", que consiste num programa de atenção às pessoas com doenças respiratórias de maior prevalência no Estado. Trata-se de um programa pioneiro no Brasil e na América do Sul que beneficiará uma expressiva parcela da população naquele Estado. Esse programa tem como base uma iniciativa da OMS, denominada estratégias PAL (*Practical Approach do Lung Health*). PAL é um conjunto articulado de ações que propõe uma abordagem sindrômica para o manejo de pacientes com sintomas respiratórios que demandem serviços de cuidados primários de saúde. Essa iniciativa, além de objetivar uma melhora da qualidade do diagnóstico e do tratamento de doenças respiratórias, já contempladas nos programas oficiais, como a tuberculose, pretende alcançar outras doenças, como as infecções respiratórias agudas e a asma.[42]

## CONSIDERAÇÕES FINAIS

Não obstante os diversos desafios, sucessos notáveis, a exemplo da Finlândia e da Argentina, foram observados na implantação de programas na asma em diferentes países.[33,34] Evidências baseadas em estudos realizados em diferentes países, com um programa bem estabelecido ou com programas nacionais de gestão de asma em desenvolvimento, sugerem, no entanto, que o estabelecimento de um programa de sucesso global requer uma progressão lógica, por meio de estágios específicos; esse programa começaria com avaliação epidemiológica e, a partir daí, à otimização e manutenção do tratamento de pacientes, individualmente.[22]

PROGRAMAS ASSISTENCIAIS DE ASMA

Cada estágio de desenvolvimento é suscetível de apresentar uma série de desafios locais e nacionais e estratégias de implementação específicas, as quais irão determinar o nível geral de sucesso do programa de controle da asma. É provável, no entanto, que, diante das constantes mudanças nos cenários político-sociais e econômicos, o aval e o compromisso dos governos nacionais e das organizações de cuidados de saúde devam ser relevantes desde o início, fatores esses fundamentais para a implementação de programas nacionais bem-sucedidos, assim como a disponibilidade de medicamentos essenciais e dispositivos.[21]

Já existem iniciativas bem-sucedidas no Brasil, entretanto, há necessidade de uma descentralização, municipalização e regionalização dos programas para seu melhor funcionamento.[17,36] As grandes dificuldades encontradas pelos programas já existentes esbarram na falta de apoio dos gestores, principalmente no que tange a recursos humanos qualificados, assim como dificuldades na capacitação e conscientização dos profissionais de saúde, garantia de regularidade no fornecimento dos medicamentos adequados e o estabelecimento de um programa de referência e contra-referência; estes integram os vários níveis de atenção envolvidos, os quais também são itens essenciais nesse processo.

A questão do financiamento dos programas é vital; mesmo existindo importantes avanços nessa área, por meio de Portarias Ministeriais publicadas, há necessidade de se ampliar e garantir a continuidade dos recursos financeiros já previstos. Mais uma vez, os programas de asma existentes no país e com experiências exitosas deverão servir de modelo e inspiração na implantação de outros programas, sob o prisma da regionalização. É necessária maior exposição dos programas existentes, na forma de eventos realizados pelo Ministério da Saúde e promovidos pelas especialidades médicas envolvidas. Ressalta-se, ainda, a importância de um aproveitamento maior de estratégias de saúde pública, como saúde da família, acolhimento, humanização e agentes comunitários, para melhor e maior captação de asmáticos e atendimento integral desses pacientes.

## REFERÊNCIAS BIBLIOGRÁFICAS

1. Cavkaytar O. Sekerel BE. Baseline management of asthma control. Allergol Immunopathol (Madr). 2014;42(2):162-8.
2. Von Mutius E. The burden of childhood asthma. Arch Dis Child. 2000;82(S2):II2-5.
3. Worldwide variation in prevalence of symptoms of asthma, allergic rhinoconjunctivitis, and atopic eczema: ISAAC. The International Study of Asthma and allergies in Childhood (ISAAC) Steering Committee. Lancet. 1998;351(9111):1225-32.
4. Asher MI. Recent perspectives on global epidemiology of asthma in childhood. Allergol Immunopathol (Madr). 2010;38(2):83-7.
5. Mommers M, Gielkens-Sijstermans C, Swaen GM, van Schayck CP. Trends in the prevalence of respiratory symptoms and treatment in Dutch children over a 12 year period: results of the fourth consecutive survey. Thorax. 2005;60(2):97-9.
6. Austin JB, Selvaraj S, Russell G. Childhood asthma in the Highlands of Scotland-morbidity and school absence. Scott Med J. 2004;49(1):18-21.
7. van Schayck OC. Global strategies for reducing the burden from asthma. Prim Care Respir J. 2013;22(2):239-43.
8. Van Schayck CP, Smit HA. The prevalence of asthma in children: a reversing trend. Eur Respir J. 2005;26:647-50.

CAPÍTULO 27

339

ASMA NO LACTENTE, NA CRIANÇA E NO ADOLESCENTE

9. Speight AN, Lee DA, Hey EN. Underdiagnosis and undertreatment of asthma in childhood. BMJ. 1983;286(6373):1253-6.

10. Global Initiative for Asthma. Global Strategy for Asthma Management and Prevention 2014. [Internet] [Acesso em 09 jun 2016]. Disponível em: www.ginasthma.org

11. Tang EA, Matsui E, Wiesch DG, Samet JM. Epidemiology of asthma and allergic diseases. In: Adkinson NF, Bochner BS, Busse WW, Holgate ST, Lemanske RF, Simons FER, editors. Middleton's allergy principles & practice. 7.ed. Philadelphia: Mosby Press, 2008. p.715-68.

12. Asher MI, Montefort S, Bjorksten B, Lai CK, Strachan DP, Weiland SK, et al. Worldwide time trends in the prevalence of symptoms of asthma, allergic rhinoconjunctivitis, and eczema in childhood: ISAAC phases one and three repeat multicountry cross-sectional surveys. Lancet. 2006;368:733-43.

13. Pearce N, Aït-Khaled N, Beasley R, Mallol J, Keil U, Mitchell E, et al. Worldwide trends in the prevalence of asthma symptoms: phase III of the International Study of Asthma and Allergies in Childhood (ISAAC). Thorax. 2007;62:758-66.

14. Chong Neto HJ, Rosário NA, Solé D. Asthma and Rhinitis in South America: How Different They are From Other Parts of the World. Allergy Asthma Immunol Res. 2012;4(2):62-7.

15. Barreto ML, Ribeiro-Silva R C, Malta DC, Oliveira-Campos M, Andreazzi MA, Cruz AA. Prevalence of asthma symptoms among adolescents in Brazil: National Adolescent School-based Health Survey (PeNSE 2012). Rev Bras Epidemiol. 2014;17 Suppl 1:106-15.

16. Solé D, Melo KC, Camelo-Nunes IC, Freitas LS, Britto M, Rosario NA, et al. Changes in the prevalence of asthma and allergic diseases among Brazilian schoolchildren (13-14 years old): comparison between ISAAC Phases One and Three. J Trop Pediatr. 2007;53(1):13-21.

17. Souza-Machado C, Souza-Machado A, Franco R, Ponte EV, Barreto ML, Rodrigues LC, et al. Rapid reduction in hospitalisations after an intervention to manage severe asthma. Eur Respir J. 2010;35(3):515-21.

18. Fontes MJ, Affonso AG, Calazans GM, de Andrade CR, Lasmar LM, Nader CM, et al. Impact of an asthma management program on hospitalizations and emergency department visits. J Pediatr (Rio J). 2011;87(5):412-8.

19. Souza-Machado C, Souza-Machado A, Cruz AA. Asthma mortality inequalities in Brazil: tolerating the unbearable. Scientific World Journal. 2012;2012:625829.

20. Masoli M, Fabian D, Holt S, Beasley R. Global Initiative for Asthma (GINA) Program. The global burden of asthma: executive summary of the GINA Dissemination Committee report. Allergy. 2004;59(5):469-78.

21. Lalloo UG, Walters RD, Adachi M, de Guia T, Emelyanov A, Fritscher CC, et al. Asthma programmes in diverse regions of the world: challenges, successes and lessons learnt. Int J Tuberc Lung Dis. 2011;15(12):1574-87.

22. Cavkaytar O, Sekerel BE. Baseline management of asthma control. Allergol Immunopathol. 2014;42(2):162-8.

23. Thorsteinsdottir B, Volcheck GW, Enemark Madsen B, Patel AM, Li JT, Lim KG. The ABCs of asthma control. Mayo Clin Proc. 2008;83(7):814-20.

24. Sears MR, Rea HH, Fenwick J, Beaglehole R, Gillies AJ, Holst PE, et al. Deaths from asthma in New Zealand. Arch Dis Child. 1986;61(1):6-10.

25. Peat JK, van den Berg RH, Green WF, Mellis CM, Leeder SR, Woolcock AJ, et al. Changing prevalence of asthma in Australian children. BMJ. 1994;308(6944):1591-6.

26. Pearce N, Beasley R, Crane J, Burgess C, Jackson R. End of the New Zealand asthma mortality epidemic. Lancet. 1995;345(8941):41-4.

27. Kroegel C, Mirtz H. History of guidelines for the diagnosis and management of asthma: from opinion to control. Drugs. 2009;18;69(9):1189-204.

28. Guidelines on the management of asthma. Statement by the British Thoracic Society, the British Paediatric Association, the Research Unit of the Royal College of Physicians of London, the King's Fund Centre, the National Asthma Campaign, the Royal College of General Practitioners, the General Practitioners in Asthma Group, the Brit. Assoc. of Accident and Emergency Medicine, and the Brit. Paediatric Respiratory Group. Thorax. 1993;48(2 Suppl):S1-24.

29. National Asthma Education and Prevention Program, National Heart LaBI, National Institutes of Health. Asthma Expert Panel Report 3. Guidelines for the diagnosis and management of asthma. Bethesda (MD): National Institutes of Health, 2007.

30. Becker A, Lemière C, Bérubé D, Boulet LP, Ducharme FM, FitzGerald M, et al. Summary of recommendations from the Canadian Asthma Consensus Guidelines, 2003. CMAJ. 2005;173(6 Suppl.):S1-55.

31. WHO. Asthma: facts about asthma [online]. [Internet] [Acesso em 09 jun 2016]. Disponível em: http://www.who.int/mediacentre/factsheets/fs307/en/index.html

32. Kupczyk M, Haahtela T, Cruz AA, Kuna P. Reduction of asthma burden is possible through National Asthma Plans. Allergy. 2010;65(4):415-9.

33. Haahtela T, Tuomisto LE, Pietinalho A, Klaukka T, Erhola M, Kaila M, et al. A 10 year asthma programme in Finland: major change for the better. Thorax. 2006;61:663-70.

34. Neffen H, Baena-Cagnani C, Passalacqua G, Canonica GW, Rocco D. Asthma mortality, inhaled steroids, and changing asthma therapy in Argentina (1990–1999). Respir Med. 2006;100:1431-5.

35. Sociedade Brasileira de Alergia e Imunopatologia, Sociedade Brasileira de Pediatria e Sociedade Brasileira de Pneumologia e Tisiologia. I Consenso Brasileiro de Educação em Asma. J Pneumol. 1996;(Suppl 1):S1-S24.

36. Amaral LM, Palma PV, Leite IC. Evolution of public policies and programs for asthma control in Brazil from the perspective of consensus guidelines. J Bras Pneumol. 2012;38(4):518-25.

37. Sociedade Brasileira de Alergia e Imunopatologia, Sociedade Brasileira de Pediatria e Sociedade Brasileira de Pneumologia e Tisiologia. II Consenso Brasileiro no Manejo da Asma. J Pneumol. 1998;24:171-276.

38. III Consenso brasileiro no manejo da asma 2002. Porto Alegre: Revista AMRIGS, 2002;46(3,4):151-72.

39. Brandão H, Silva Junior I, Neto JN, do Amaral D, Cruz C, Souza-Machado A, et al. Impacto do programa para o controle da asma e da rinite (PROAR) de Feira de Santana, Bahia. Gaz Med Bahia. 2008;78(2):64-8.

40. Sociedade Brasileira de Pneumologia e Tisiologia. IV Diretrizes Brasileiras para o Manejo da Asma. J Bras Pneumol. 2006;32(Suppl 7):S447-4.

41. Sociedade Brasileira de Pneumologia e Tisiologia. Diretrizes da Sociedade Brasileira de Pneumologia e Tisiologia para o manejo da asma. J Bras Pneumol. 2012;38(suppl 1):S1-46.

42. Diário Oficial – DOEMG. [Internet] [Acesso em 09 jun 2016]. Disponível em: http://www.jusbrasil.com.br/diarios/72551626/doemg-executivo-03-07-2014-pg-18

CAPÍTULO 28

**Marcos Cezar de Freitas**
**Marly Sarmanho de Freitas**

# Educação em Asma: Pressupostos para um Diálogo Multidisciplinar

## INTRODUÇÃO

Com relação às crianças com asma, o diálogo multidisciplinar envolvendo antropólogos, médicos e pedagogos pode enriquecer e seguramente diversificar o modo de apreender essa questão que figura entre aquelas que estão associadas a perdas muito expressivas na qualidade de vida.

A fim de tornar o diálogo multidisciplinar eficaz, é necessário estabelecer alguns parâmetros de análise e, assim, favorecer o acesso a um modo de interpretar a asma com abertura para ampliar o enfoque e liberar a análise das dicotomias causa e efeito ou descrição e prescrição.

Uma nova abordagem é necessária se quisermos compreender os processos cotidianos dentro dos quais a criança com asma tenta recompor seu equilíbrio, um equilíbrio na realidade instável, pois o convívio com crises e a expectativa de passar por dificuldades graves têm fortes efeitos desestabilizadores, especialmente sobre a criança.

Além disso, fica evidente, quotidianamente, que ter asma não é somente uma dificuldade de natureza orgânica, é também experimentar desvantagens que se acumulam.

Em termos antropológicos, significa tornar-se aquele que pode ser apontado como diferente. Trata-se de uma diferença fundada nos estranhamentos que a doença crônica desperta, portanto, uma diferença que é sublinhada para indicar supostas incapacidades.

Por isso, o diálogo interdisciplinar proposto quer acrescentar uma perspectiva que é ao mesmo tempo antropológica e pedagógica à narrativa médica, deslocando o foco da doença crônica para a pessoa.

A presença da asma na vida da criança é um problema que muitas vezes toma grandes proporções. A experiência de ser criança com asma é um problema antropológico específico, que demanda atenção à trama de sua existência, à complexidade de suas particularidades e ao específico de seu modo de viver.

Não se compreende a experiência singular de se ter asma sem tentar compreender também como cada pessoa constrói seu corpo, apropria-se do mundo com ele e nele expressa em si as interações que configuram seu modo de estar no mundo.[1,2]

Isso significa que o corpo da criança não é expressão exclusiva do descrever anatômico e fisiológico, tampouco sua situação de adoecimento crônico não tem seus parâmetros definidos somente na investigação anamnésica ou na confirmação patológica.

O adoecimento é também um fato cultural denso.[3] O modo de viver mas também a construção de si na experiência de ser e estar em cenários específicos, que se montam e se desmontam no transcorrer da vida, apresentam situações que precisam ser vistas de perto, para que se compreenda que a vida no seu todo não é simplesmente o resultado do pleno ou do insuficiente funcionamento da "máquina corporal".

Se o adoecimento é também um fato cultural, descobrir-se como sendo aquele que tem uma doença crônica significa em algum momento perceber que a asma compõe também a sua identidade, ou seja, diz respeito aos modos de se ver diante dos outros e aos modos de ser visto pelos demais.[4] Entretanto, significa também descobrir que na maioria das vezes essa identidade acaba sendo erroneamente reduzida ao binômio doença/doente, num processo que não reduz a vulnerabilidade, ao contrário, muitas vezes amplia perdas e danos.

O desafio pedagógico que se apresenta é justamente o de sustentar a ampliação do enfoque para que a identidade de cada um não seja reduzida ao problema crônico, e assim favorecer a percepção de que a asma é parte, não o todo na pessoa.

Estamos adentrando um universo cuja complexidade extrapola o âmbito da exatidão etiológica que o especialista oferece para abrir espaço ao entendimento de que ter asma é uma experiência que, de certo modo, não cessa de recriar o próprio sentido desse adoecimento que é crônico e de perfil limitante.

O primeiro parâmetro a estabelecer para levar a efeito uma análise sobre educação em asma diz respeito a considerar que é insuficiente pensar que um campo de conhecimento define o que é um problema, e que outros campos, com base nessa definição "prévia", aplicam instruções recebidas nos moldes de um manual de sobrevivência.

Se estetoscópios, radiografias, ultrassonografias e o sem-fim de aparatos que nos cercam oferecem indícios do que é a doença e em que estágio se encontra, a experiência de conviver com o fato, a experiência de ser o doente crônico, não é apreensível em nenhum exame, não tem dados a revelar em nenhuma lâmina ao microscópio.

A pessoa cuja identidade não se restringe à doença paradoxalmente não se compreende sem mencionar sua presença e seus efeitos deletérios. Portanto, é necessário tomar a categoria contradição como necessária para entender a rede que entretece a vida da crian-

EDUCAÇÃO EM ASMA: PRESSUPOSTOS PARA UM DIÁLOGO MULTIDISCIPLINAR

ça cronicamente enferma. Essa rede entremeia profissionais da saúde, familiares e outras crianças. Não basta, portanto, tentar compreender a vida olhando apenas para o pulmão.

O segundo parâmetro que configura essa proposta de diálogo multidisciplinar está relacionado à singularidade da expressão educação em asma. Nosso pressuposto é o de que sem distinguir educação em asma de educação e asma não se faz possível compreender o alcance da proposta.

Para que uma abordagem multidisciplinar possa acontecer, é fundamental, antes de tudo, perceber o objeto.

Isso é decisivo, pois torna possível acompanhar os diferentes modos de "olhar" para o mesmo objeto e, na diversidade dos modos de olhar, apresentam-se dimensões diferentes dele.

Aqui, mostraremos que a questão tem dimensões que se diferenciam expressivamente conforme nos movemos da educação em asma para educação e asma.

Por fim, é fundamental lembrar que o campo de análise aqui delineado diz respeito às vulnerabilidades infantis. Conduziremos a argumentação de modo a elucidar que a asma é uma experiência que não se vive só. Se está entretecida nas relações intrafamiliares, está também inscrita nas representações de potência e limitação que são construídas e reelaboradas na reinvenção do cotidiano, que não cessa de acontecer.[5] As vulnerabilidades relacionadas à asma só se revelam totalmente quando deslocamos o olhar da criança para o ambiente, do ator para o cenário.

## EDUCAÇÃO EM ASMA

A asma é considerada a doença crônica mais comum na infância, afetando milhões de crianças antes e durante a experiência de escolarização.[6] Além disso, é também responsável por parcela significativa de atendimento em unidades de emergência, ambulatorial e hospitalizações.

No Brasil, ocorrem cerca de 350.000 internações por ano decorrentes da asma, um importante problema de saúde pública não somente pelos gastos expressivos que acarreta mas também porque se converte em absenteísmo escolar, limitações no rendimento físico e instabilidades de ordem psicológica e social.[7-9]

A asma se manifesta com episódios recorrentes de chiado, tosse e falta de ar e apresenta natureza complexa e multifatorial. Está relacionada à interação entre fatores genéticos, à exposição ambiental a alérgenos e irritantes e é especialmente sensível às mudanças climáticas.[10] Além disso, o estresse e fatores psicológicos têm papel fundamental em precipitar ou exacerbar as crises.[11]

As crianças que sofrem de asma experimentam numerosas consequências da doença que está sujeita a crises de exacerbações imprevisíveis, idas à unidade de emergência, distúrbio do sono, limitação de suas atividades física, escolar e recreativa.[12]

Como essas exacerbações têm um aspecto imprevisível, nos deparamos com uma questão significativa para a educação em asma, que diz respeito a lidar com a expectativa de crise.

Os profissionais que interagem com familiares daqueles que têm asma muitas vezes percebem que a situação torna-se um "peso" para a criança e sua família, uma situação que

ASMA NO LACTENTE, NA CRIANÇA E NO ADOLESCENTE

alimenta sentimentos como angústia, medo e abandono[13] causando impacto negativo na qualidade de vida de todos os protagonistas dessa trama.[14,15]

Alguns autores não hesitam em afirmar que as crianças com asma têm mais problemas emocionais e comportamentais do que as sem asma.[16,17]

Não se trata de procurar certezas nas métricas, mas, de fato, as pesquisas em unidades ambulatoriais têm mostrado que a doença crônica é um desafio singular para a integridade emocional.

A educação em asma diz respeito a envolver a criança nos processos de controle, mas, acima de tudo, diz respeito a reconhecer que cada criança participa ativamente da produção de conhecimento e de estratégias para enfrentar a questão.

O tema está presente em muitos guias e protocolos estabelecidos, funcionando como elemento-chave no seu manejo e controle. Os que promovem dinâmicas educativas reforçam seus propósitos citando exemplos de impacto positivo na mudança ativa de comportamento frente à doença quando o problema ganha uma perspectiva educacional.

Educação em asma é fundamentalmente um processo que depende da interação e do compromisso de crianças, familiares e profissionais de saúde. De acordo com NAEPP (2003),[18] educação na asma é o pilar essencial para o controle da doença e melhora da qualidade de vida dos asmáticos, mas isso exige aproximação entre as partes e abertura ao "saber de si" que a própria criança elabora e consolida no aprendizado entre pares.[19]

A criança não somente reproduz o conjunto de informações que recebe do universo adulto mas, como afirma William Corsaro, empreende uma "reprodução criativa" construindo o conhecimento com sua perspectiva ao invés de simplesmente recebê-lo.[20]

A utilização de programas educativos leva a redução importante do número de visitas médicas não programadas, idas as unidades de emergências, hospitalizações, falta às aulas e uso dos fármacos.[21-24]

Segundo a Organização Mundial de Saúde (OMS 2003), "A educação proporcionaria ao paciente com doença crônica capacidade de adquirir e manter os recursos necessários para conviver otimamente com ela".

Vários programas de educação na asma têm sido usados para crianças asmáticas de modo individual ou em grupo educacional dado por médicos, enfermeiras ou professores e aplicados em escolas, atenção primária à saúde ou ambulatórios de especialidades.[25]

Nesses exemplos, o grupo educacional leva vantagem sobre as estratégias individuais porque a interação entre pares facilita a partilha de conhecimento, habilidades e atitudes.[25]

Na maioria das vezes, predomina o conteúdo médico voltado para o tratamento e o treinamento da técnica inalatória[26] ou a instrução do monitoramento do pico de fluxo expiratório (PFE). Contudo, há também intervenções nas quais as crianças participam de atividades, como cantar, tocar[27,28] e atividades físicas.[29,30]

Porém, esses estudos, a despeito de suas qualidades, têm uma característica que não deve ser ignorada. Foram idealizados com base nas perspectivas dos profissionais da saúde em relação à doença, e pouco espaço abriram à própria experiência das crianças asmáticas (Trollvik *et al.*, 2011).

A experiência da criança é o que possibilita um cenário apropriado à educação em asma apresentar-se como plataforma de diálogos multidisciplinares.

EDUCAÇÃO EM ASMA: PRESSUPOSTOS PARA UM DIÁLOGO MULTIDISCIPLINAR

A percepção dessa singularidade tornou possível a Trollvik *et al.*[31] criar um programa de educação único, no qual as perspectivas das crianças asmáticas fossem incorporadas como conteúdo do programa educacional na asma, estruturando a participação ativa como *modus operandi* no desenvolvimento das ações.

Com a participação ativa das crianças, a compreensão sobre a asma e a partilha de experiências com outros motivaram nas participantes a possibilidade de reelaborar suas próprias estratégias para antever ou defender-se de crises que se anunciavam ou se precipitavam.

O pesquisador que observa crianças em atividades coletivas consegue recolher em seu caderno de campo inúmeros exemplos da construção de repertórios próprios com os quais coletivamente a asma é descrita e, em certo sentido, destrinchada.

O profissional de saúde e todos os profissionais que entretecem o tecido das relações entre família, escola, clínicas e ambulatórios podem construir a partir do conhecimento da própria experiência das crianças asmáticas e, assim, aprofundar o entendimento que têm dos dilemas e nuanças psicossociais que são experimentados na vida diária e que, mais do que aspectos que favorecem a exacerbação da asma, são aspectos que também configuram a própria doença crônica.

As crianças com suas atividades, seus desenhos e mimetismos revelam a situação com uma interioridade que o médico por si só não tem. Crianças reportam umas às outras, o que se configura como mais desafiador em cada situação de medo, angústia e expectativa de crise.

Dois anos de pesquisa etnográfica feita diretamente em ambulatório especializado foram suficientes para mostrar que a asma, do ponto de vista nativo, ou seja, do ponto de vista daqueles cujas circunstâncias faz com que o ambulatório seja uma extensão da própria casa, é um problema que induz a soma das prescrições das disciplinas médicas com as descobertas presentes nos saberes construídos em âmbito privado.

Lidar com crises é também somar as táticas dos protocolos de atendimento com a empiria domiciliar que acumula experiência e seleciona estratégias para mitigar os medos e as inseguranças presentes em todos os participantes do programa de educação em asma.

Crianças e adolescentes quando abordados clinicamente em decorrência do adoecimento crônico têm, na maioria das vezes, sua individualidade subjugada pela forma como a patologia diagnosticada passa a ser considerada o centro de seu plano existencial.

Educação em asma significa abandonar a perspectiva de que o outro é uma folha em branco aguardando o preenchimento. Reduzidas à condição de portadoras de um problema crônico, convivem seguidamente com profissionais que primam pelo conhecimento aprofundado da doença em detrimento do conhecimento da pessoa.

Educação em asma é opção por conhecer a pessoa e convidá-la a falar de si e ensiná-la a ouvir o outro. Ensinar a rir de si e a jamais rir do outro, para rir com o outro, significa ensinar o que temos em comum, sem fazer do que temos de diferente algo marcado para excluir.

Não se trata simplesmente de um lema ou de um propósito edificante para agir. Trata-se de reconhecer, também no plano epistemológico, que a asma é uma experiência que não se compreende somente com uma imagem preestabelecida de doente, mas sim que exige de cada analista da situação a compreensão de que educação em asma quer dizer compromisso com a autonomia do outro, autonomia, inclusive, em relação à tutela médica que não pode ser onipresente na existência de ninguém.

Não à toa, Goffman, quando analisou instituições hospitalares, considerou-as uma das "instituições totais" que temos em nossa sociedade, ou seja, entendeu o território hospitalar como instância de profunda desumanização da pessoa à medida que, estando nela, a individualidade sucumbe aos processos que anulam as subjetividades e instauram a condição de paciente como superior à condição de pessoa. Num espaço clínico, ele afirma: não existem pessoas, mas, sim, pacientes.[4]

Os protocolos são traçados levando em consideração o domínio que se tem sobre a doença e, estrategicamente, a etiologia torna-se uma espécie de filosofia institucional a reger o modo como as pessoas são vistas no âmago desses cenários. Todavia, é fundamental trazer para os domínios da intervenção pediátrica procedimentos que levem em consideração as formas pelas quais as crianças e adolescentes se apropriam da própria condição humana[32,33] e identificar como constroem, com autonomia, um universo simbólico próprio em relação àquilo que marca profundamente sua existência.

Ao se apropriar da própria condição humana, cada criança está ao mesmo tempo produzindo conhecimento, especialmente no que toca ao conhecimento sobre como conviver com o limite e como transpor suas fronteiras.

Torna-se necessário acrescentar aos esforços terapêuticos e investigativos que empreendemos as ações necessárias para entender o convívio com a asma, as estratégias de assimilação das limitações corporais e reorganização emocional que cada um empreende à medida que, mesmo cronicamente doente, não se desfaz de sua humanidade, de sua subjetividade, tampouco de sua criatividade.

Os cursos de medicina são chamados a ensinar futuros médicos sobre a relevância de indagar como cada criança e cada adolescente se reeducam e se educam reciprocamente em decorrência do convívio com a limitação.

Cabe ensinar a cada futuro pediatra que crianças, adolescentes e seus familiares são sujeitos da própria existência, ainda que submetidos às graves limitações da asma.

Isso demanda recusar a patologização absoluta da vida e adotar uma postura investigativa que possa trazer, à luz do conhecimento acadêmico, as "narrativas" dos protagonistas da vida cotidiana das crianças e adolescentes com asma, de modo a construir um mosaico de novas possibilidades analíticas com base na experiência concreta de cada um.[34]

A experiência concreta de cada um emergirá em desenhos, oficinas de escuta de partilha, atividades lúdicas e, sobretudo, nos domínios do brincar. É por isso que desde o início propusemos um diálogo entre médicos, antropólogos e pedagogos.

Cabe estabelecer, a partir daqui, a diferença entre educação em asma e educação e asma.

## A CRIANÇA COM ASMA NA ESCOLA

Educação e asma é um campo de análise que diz respeito a compreender como a situação de cada criança e adolescente asmáticos se relaciona com o tema da escolarização de alunos gravemente enfermos.

A educação adquire a forma escolar e essa forma, nos últimos dois séculos, intensifica os processos de homogeneização do ensino e da aprendizagem que caracteriza o trabalho em salas de aula.

EDUCAÇÃO EM ASMA: PRESSUPOSTOS PARA UM DIÁLOGO MULTIDISCIPLINAR

A construção histórica das disciplinas escolares e, sobretudo, o processo que organizou o trabalho escolar como trabalho essencialmente simultâneo, que todos fazem ao mesmo tempo, com o mesmo ponto de partida, em direção ao mesmo ponto de chegada, com o mesmo ritmo, avaliável com o mesmo critério e distribuído com os mesmos fins, se, por um lado, estruturou a instituição que mais efetivamente colaborou para que os bens culturais da humanidade fossem crescentemente apropriados por muitos e buscados por todos, por outro, essa instituição tão operosa não consegue trabalhar sem homogeneizar.

Sendo assim, toda heterogeneidade traz desafios consideráveis às rotinas escolares. O aluno cronicamente enfermo é aquele que muitas vezes demanda um ritmo próprio e está sujeito a momentos de descontinuidade considerando as chances sempre presentes de não conseguir ir à escola ou de não conseguir permanecer.

Os estudos já mencionados de Trollvik *et al.* mostram em detalhes que o aluno com asma e seus "apetrechos" tornam-se personagens singulares do cotidiano escolar.[31]

O manejo das chamadas "bombinhas" é objeto de permanente tensão, uma vez que a criança e o adolescente lidam o tempo todo com organização da fachada corporal[35] e evitam o quanto podem a deterioração da própria imagem,[36] que ocorre quando cada um se torna o sujeito apontável, "aquele outro" que pode ser descrito quando se descreve a presença da fragilidade, da vulnerabilidade e da limitação.

Quando o profissional da saúde se apropria da importância da educação em asma também se vê estimulado a ampliar o alcance do olhar e reconhecer que, no cotidiano como um todo, aquela criança ou adolescente não vivem apenas o papel de pacientes.

Por isso, é fundamental reconhecer que ao sair da clínica, do ambulatório ou do consultório a pessoa leva consigo não somente o repertório conceitual que define suas condições físicas, mas leva também os símbolos da fragilidade que, nos mais variados âmbitos, despontarão, e não poucas vezes, na forma de estigmas.

Se a escola é uma instituição marcada pela simultaneidade dos tempos e pela homogeneização das práticas, isso faz com que problemas construídos historicamente se confundam com incapacidades individuais e sejam reduzidos à condição de déficits orgânicos.

Antropologicamente, não existe característica que não tenha algum perfil relacional. Ou seja, só se é lento em relação ao desempenho de outro; só se está atrasado em relação ao ritmo de um terceiro.

Portanto, na escola, diferenças relacionadas ao "conseguir fazer" podem resultar nos fracassos individuais que são explicados lançando mão de argumentos que indicam que a pessoa não conseguiu porque "tem um problema".

Se muitas vezes é inegável que a limitação física joga um peso decisivo nas experiências de fracasso é verdade também que praticamente não há espaço para autocrítica ou revisão nos modos escolares de trabalhar, de modo a levar em conta particularidades e singularidades.

Desse modo, a indicação de que alguém não consegue fazer o trabalho escolar raramente é relacionada à essência do modo de fazer que, na forma como se dá, inevitavelmente produz a lentidão e os lentos; o atraso e os atrasados; os eficientes e os deficientes, uma vez que a diferença tende a ser sublinhada como "anormalidade" e a fragilidade corporal como "incapacidade".

ASMA NO LACTENTE, NA CRIANÇA E NO ADOLESCENTE

O estudo da presença de crianças com asma na escola é o estudo das expressivas dificuldades de adaptação.

A pesquisa revela que os pais se queixam continuamente das dificuldades estruturais da escola para suplementar os períodos de ausência com conteúdos escolares e para estabelecer estratégias que levem em consideração demandas individuais associadas à doença crônica.

A escola acaba abrindo mão da responsabilidade pela criança com essa vulnerabilidade considerando que suas particularidades são problemas que não têm natureza pedagógica, transferindo ao conhecimento médico a responsabilidade por responder questões que não deixam de ser pedagógicas mesmo quando o aluno traz para as interações de sala de aula a complexidade do seu corpo sobremaneira frágil.

No âmbito da formação pediátrica, cabe reconhecer que a criança cronicamente enferma muitas vezes está num ambiente escolar que não cessa de emitir sinais de que ela, com seus chiados, crises e apetrechos, na opinião de muitos não deveria estar ali, deveria estar, como a pesquisa muitas vezes revela, entre doentes, como se a escola quisesse preservar a aura de "local dos melhores".

## CONSIDERAÇÕES FINAIS

Educação em asma é um processo de construção de conhecimento que reconhece na criança e no adolescente, nos educandos, portanto, a condição de protagonistas, não de pacientes.

Desse modo, a educação em asma não pode ser considerada um conjunto de técnicas que se aplica para transmitir dados prontos. Trata-se de um modo de enriquecer o cotidiano de quem vive a experiência do adoecimento crônico, mas também um modo de se deixar completar para riqueza colhida no modo próprio de construir a existência.

Talvez, num futuro próximo, a educação em asma possa ser denominada "dinâmicas de escuta ativa", uma vez que essa escuta (de palavras, de brincadeiras, de alaridos e desabafos) revela que não se compreende a doença sem o doente e vice-versa. Por isso, a educação em asma não é apenas uma rica atividade complementar ou um "auxílio luxuoso" às demandas ambulatoriais. Educar é ouvir e ouvir é a essência da construção da interação médica com o tecido social.

Trata-se de comunicar o que se conhece sobre a asma, mas diz respeito também a coletar sentidos que a experiência acrescenta ao objeto, modificando-o, refazendo-o.

A breve diferenciação que foi feita em relação à educação e asma é necessária porque ser aluno é uma construção histórica que se apropria da homogeneidade e dos rituais de simultaneidade. Mas esses são também fatores que multiplicam sucessos enquanto fabricam fracassos.

O aluno com asma precisa saber-se acolhido, entendido e reconhecido não a partir de seus limites, porque limites todos têm, mas a partir de sua abertura à superação, que é ilimitada.

Nos procedimentos de pesquisa, as crianças desenham o pulmão e na maioria das vezes o representam como árvore. As árvores estão fincadas em suas raízes, mas suas copas estão abertas ao espaço ilimitado.

EDUCAÇÃO EM ASMA: PRESSUPOSTOS PARA UM DIÁLOGO MULTIDISCIPLINAR

Compreender que a doença crônica não passa, que é preciso atenuá-la e aprender a conviver com ela para ter mais qualidade de vida é uma parte do processo.

As crianças que desenham árvores para representar pulmões não estão pensando apenas na doença enraizada, mas, sim, na copa e seu modo de abrir-se ao infinito, sem limitação da sua respiração plena, mesmo com a fixidez de sua situação.

## REFERÊNCIAS BIBLIOGRÁFICAS

1. Mauss M. "Técnicas do corpo". Antropologia e sociologia. São Paulo: Editora Cosac & Naify, 2010.
2. Merleau P. Fenomenologia da percepção. São Paulo: Editora Martins Fontes, 2011.
3. Csordas T. Corpo, significado e cura. Porto Alegre: Editora UFRGS, 2013.
4. Goffman E. Estigma: manipulação da identidade deteriorada. Petrópolis: Editora Vozes, 2000.
5. Certeau M. A invenção do cotidiano. Petrópolis: Editora Vozes, 2000.
6. Global Iniciative for Asthma. Global Strategy for Asthma Management and Prevention. 2014 (Revision).
7. IV Diretrizes Brasileiras para o Manejo da Asma. J Bras Pneumol. 2006;32(Supl 7):S447-S474.
8. Gold DR, Wright R. Population Disparities in Asthma. Annu Rev Public Health. 2005;26:89-113.
9. Mavale-Manuel MS, Joaquim O, Macome C, Almeida L, Nunes E, Daniel A, et al. Asthma and Allergies in schoolchildren of Maputo. Allergy. 2007;62:265-71.
10. Lemanske RF Jr, Busse WW. Asthma: Clinical expression and molecular mechanisms. J Allergy Clin Immunol. 2010;125:S95-102.
11. Bousquet J, Clark TJH, Hurd S, Khaltaev N, Lenfant C, O'Byrne P, Sheffer A. GINA guidelines on asthma and beyond. Allergy. 2007;62:102-12.
12. Bateman ED, Hurd SS, Barnes PJ, Bousquet J, Drazen JM, Gerald F, et al. Global strategy for asthma management and prevention: GINA executive summary. Eur Respir J. 2008;31:143-78.
13. Trollvik A, Nordbach R, Silen C, Ringsberg KC. Children's experiences of living with asthma: fear of exacerbations and being ostracized. J Pediatr Nurs. 2011;26:295-303.
14. Woodgate R. The experience of dyspnea in school-age children with asthma. Am J Matern Child Nurs. 2009;34:154-61.
15. Masoli M, Fabian D, Holt S, Beasly R. The Global Burden of Asthma: executive summary of the GINA Dissemination Committee Report. Allergy. 2004;59:469-78.
16. Reichenberg K, Broberg A. Emotional and behavioural problems in Swedish 7- to 9-year olds with asthma. Chron Respir Dis. 2004;1:183-9.
17. Sandel M, Wright RJ. When home is where the stress is: expanding the dimensions of housing that influence asthma morbidity. Arch Dis Child. 2006;91:(11):942-8.
18. National Asthma Education and Prevention Program. Expert panel report: Guidelines for the diagnosis and management of asthma, update on selected topics 2002. Bethesda, MD. National Heart, Lung, and Blood Institute, National Institute of Health, 2003.
19. Dewey J. Freedom and culture. New York: Columbia University Press, 2000
20. Corsaro W. Sociology of Childhood. California: Forge press, 2010.
21. Wolf FM, Guevara JP, Grum CM, Clark NM, Cates CJ. Educational interventions for asthma in children. Cochrane Database Syst Rev. 2003;(1):CD000326.
22. Cloutier MM, Hall CB, Wakefield DB, Bailit H. Use of asthma guidelines by primary care providers to reduce hospitalizations and emergency department visits in poor, minority, urban children. J Pediatr. 2005;146:591-7.

ASMA NO LACTENTE, NA CRIANÇA E NO ADOLESCENTE

23. Rance KS, Trent CA. Profile of a primary care practice asthma program: Improved patient outcomes in a high-risk population. J Pediatr Health Care. 2005;19:25-32.
24. Newcomb P. Results of an asthma disease management program in an urban pediatric community clinic. J Spec Pediatric Nurs. 2006;11:178-88.
25. Cano-Garcinuno A, Diaz-Vazquez C, Carvajal-Uruena I, Praena-Crespo M, Gatti-Vinoly A, Garcia-Guerra I. Group education on asthma for children and caregivers: a randomized, controlled trial addressing effects on morbidity and quality of life. J Invest Allergol Clin Immunol. 2007;17(4):216-26.
26. Chandler T. Reducing re-admission for asthma: impact of a nurse-led service. Paediatr Nurs. 2007;19:19-21.
27. DePue JD, McQuaid EL, Koinis-Mitchell D, Camillo C, Alario A, Klein RB. Providence school asthma partnership: school-based asthma program for inner-city families. J Asthma. 2007;44:449-53.
28. Andrew W. Bronchial boogie. J R Soc Promot Health. 2008;128(6):287-8.
29. Costa MR, Oliveira MA, Santoro IL, Juliano Y, Pinto JR, Fernandes AL. Educational camp for children with asthma. J Bras Pneumol. 2008;34:191-5.
30. Nicholas DB, Williams M, MacLusky IB. Evaluating group work within a summer camp intervention for children and adolescents with asthma. Social Work Groups. 2009;32:209-21.
31. Trollvik A, Ringsberg KC, Silén C. Children's experiences of a participation approach to asthma education. J Clin Nurs. 2013;22(7-8):996-1004.
32. Arendt H. A condição humana. São Paulo: Editora Forense Universitária, 1990.
33. Sontag S. A doença como metáfora. São Paulo: Companhia das Letras, 2010.
34. Charon R. Narrative medicine: honoring the stories of illness. USA: Oxford University Press, 2012.
35. Goffman E. Os quadros da experiência social. Petrópolis: Editora Vozes, 2013.
36. Goffman E. Interações face a face. Petrópolis: Editora Vozes, 2010.

**CAPÍTULO 29**

Marilyn Urrutia-Pereira

# Novos Horizontes para o Controle da Asma

## INTRODUÇÃO

A asma é uma das doenças crônicas mais frequentes na infância; tem prevalência elevada, causa comprometimento da qualidade de vida dos pacientes assim como de seus familiares, além de determinar alto custo aos serviços de saúde e à sociedade.[1]

Os níveis atuais de controle da asma em países da América Latina ainda estão muito distantes dos objetivos preconizados pelos protocolos internacionais atuais.[2] A asma é um dos vinte principais motivos de consulta em atenção primária, sendo a terceira causa de internação do Sistema Único de Saúde (SUS) no Brasil.[3,4]

Estima-se que a prevalência média de asma entre crianças e adolescentes no país seja de 20%.[5] Por ainda não dispormos de um tratamento curativo para a asma, a meta principal do tratamento é o seu controle. Entretanto, apesar dos avanços no tratamento e na implantação de diretrizes para o seu manejo, a asma continua sendo pouco controlada.[6]

Consensos internacionais e nacionais consideram três pilares fundamentais no controle da doença: educação, medicação e programas de atenção à asma bem estruturados.[1,3,7] Desse modo, o reconhecimento de que a asma é um importante problema de saúde pública por parte das diferentes instituições governamentais, sobretudo no âmbito municipal e posteriormente da sociedade civil organizada, tem propiciado a implantação de programas de controle da doença no Brasil a partir de meados dos anos 1990.[3]

No Brasil, há basicamente três modelos de programas de asma: os coordenados pelos municípios; aqueles estruturados na atenção secundária, promovidos pelos Estados, pelos quais se busca o tratamento de pacientes mais graves, com ênfase na especialidade médica, mas integrados à Atenção Básica; e ambulatórios de referência (hospitais-escola) que tratam dos casos mais graves.[3]

Recentemente, como tentativa de aumentar o número de programas de asma no país, os representantes dos programas brasileiros existentes e mais atuantes reuniram-se para elaborar um manual que ajudasse na implantação de novos programas e ilustrasse como decisões políticas coerentes de autoridades de saúde são capazes de transformar radicalmente os indicadores de saúde relacionados à asma e elevar a qualidade de vida dos pacientes e suas famílias.[8]

Porém, apesar de todos esses esforços, há grandes dificuldades na implantação e desenvolvimento desses programas. A prevenção e o controle das doenças respiratórias crônicas (entre elas a asma) precisam ser tratados por abordagem de saúde pública, como o desenvolvimento de intervenções essenciais em nível de atenção primária, objetivando-se os recursos limitados disponíveis em algumas regiões onde o uso de medicamentos essenciais, equipamentos e disponibilidade de profissionais de saúde precisam ser priorizados.[9]

Recentemente, a Organização Mundial da Saúde apresentou o Plano de Ação Global 2013-2020 para a prevenção e controle das doenças não transmissíveis, alertando que a maioria das mortes prematuras delas decorrentes (entre elas as doenças respiratórias crônicas) seriam evitáveis, que o atendimento oferecido hoje não é sempre baseado nas melhores práticas, e que os sistemas de saúde deveriam responder de modo mais eficaz e equitativa às necessidades desses pacientes. Portanto, foram elaboradas diretrizes para o manejo dessas doenças por abordagem de cuidados primários em contexto de recursos limitados, capacitação de equipe multidisciplinar e interações de setores com risco compartilhado, como controle do tabagismo, alcoolismo, sedentarismo e dieta saudável.[10]

Essas orientações são projetadas para facilitar o acesso e atendimento em clínicas comunitárias e pequenos hospitais, onde os recursos são escassos como complementação de outras diretrizes baseadas em evidências, como as guias da Iniciativa Global para Asma (GINA).[1]

Para suprir essas necessidades, a falta de médicos especialistas (pneumologistas, alergologistas, dentre outros) e colocar em prática tarefas tão importantes, surgiram novas propostas de modelos de serviços que precisariam ser adaptados às demandas de cada um dos lugares onde futuramente possam ser aplicados.[10]

Desse modo, surgiram novos conceitos como o *Integrated care team*, apresentado pela *Brithish Thoracic Society*, que incorpora o papel do especialista em medicina respiratória dentro de um novo grupo de profissionais, integrado por médicos de atenção primária, enfermeiros, fisioterapeutas e que tem como objetivos: a) oferecer um atendimento "padrão" dentro de um grupo de especialistas em medicina respiratória integrados; b) identificar as habilidades e as experiências necessárias para desempenhar esse papel; c) fornecer exemplos das barreiras e melhorias que podem ser alcançadas por esse novo grupo de especialistas integrados; d) identificar o que precisa ser realizado para implantar esses novos grupos de trabalho em medicina respiratória nas comunidades e estimular a formação de treinadores para a implantação deles.[11]

Essa nova maneira de trabalhos integrados em medicina respiratória tem papéis importantes, como: melhorar a saúde e o bem-estar das pessoas com doenças respiratórias crônicas; melhorar/racionalizar os serviços preenchendo as lacunas existentes; desenvol-

NOVOS HORIZONTES PARA O CONTROLE DA ASMA

ver serviços com melhores resultados para os pacientes; promover a continuidade dos cuidados para os pacientes com problemas respiratórios, sobretudo os crônicos.[11]

Considerando que a asma e as doenças alérgicas ocorrem durante todo o ciclo da vida e podem começar durante a gravidez e na infância, criou-se, recentemente, outro projeto denominado *Integrated Care Pathways for Airway Diseases* (AIRWAYS-ICPs). É um programa de cuidados multidisciplinares integrados que têm como objetivos: aprimorar a saúde e diminuir a carga econômica das doenças respiratórias (visitas de emergência, internações hospitalares evitáveis, incapacidade e custo), melhorar a qualidade de vida e, a longo prazo, reduzir a incidência das doenças respiratórias por meio de estratégias inovadoras para melhor compreender e conduzir o espectro de cuidados dos pacientes com doenças respiratórias crônicas nos países e regiões da Europa. [12]

Outra excelente experiência, o PACK (*Practical Approach to Care Kit*) ou PALSA PLUS,[13] adaptado das orientações da OMS para a assistência da saúde pulmonar,[14] vem sendo desenvolvido na África do Sul ao longo de 12 anos, onde médicos, enfermeiros, farmacêuticos e trabalhadores de saúde são treinados para o combate de doenças crônicas, entre elas a asma e a doença pulmonar obstrutiva crônica (DPOC).

Adaptado para o melhor aproveitamento desses profissionais nos centros de saúde das áreas rurais, surge o PALM PLUS, que não foi idealizado para substituir as diretrizes internacionais ou nacionais de doenças específicas, mas, sim, para auxiliar os profissionais nos centros de saúde para integrar e aplicar diretrizes e protocolos existentes de maneira mais eficaz nas áreas de mais difícil acesso.[13]

Outra experiência importante para o melhor o atendimento das pacientes com doenças respiratórias crônicas foi implantada na Austrália é o *Asthma Mode of Care*. Ele tem como objetivo verificar se os modelos de atenção existentes para o atendimento de adultos e crianças com asma, tanto das áreas urbanas como rurais, são adequados com as evidências atuais de prevenção e tratamento da asma, levando em conta a necessidade de um atendimento multidisciplinar, com destaque ao médico de atenção primária, enfermeiros e farmacêutico.[14,15]

Uma questão importante abordada nesse programa relacionada às crianças com doenças respiratórias crônicas alerta como deve ser realizada a transição dos cuidados dos doentes pediátricos para um serviço de adolescentes e, posteriormente, para um serviço de adultos jovens (*Paediatric Chronic Diseases Transition Framework*),[16] evitando, assim, lacunas no atendimento, pois, uma transição bem-sucedida estará certamente associada a melhores resultados no controle da doença.

Os profissionais de saúde que trabalham com adolescentes e adultos jovens precisam estar cientes do impacto da adolescência sobre a gestão das doenças crônicas, bem como o impacto da doença crônica no desenvolvimento do adolescente normal.[16]

As novas propostas apresentadas para o acompanhamento dos pacientes com doenças respiratórias crônicas são realmente um grande desafio, pois demonstram a necessidade urgente da descentralização no tratamento, para que o paciente tenha acesso mais equilibrado e amplo, com redução e melhor qualificação dos encaminhamentos aos médicos especialistas, melhora na resolutividade dos casos, ampliação da co-responsabilidade entre a atenção primária à saúde e a atenção especializada e uma melhor aderência do paciente ao tratamento estabelecido.

CAPÍTULO **29**

ASMA NO LACTENTE, NA CRIANÇA E NO ADOLESCENTE

Para a implantação dessa proposta de trabalho multidisciplinar que se apresenta, é fundamental o intenso treinamento e a capacitação dos profissionais de saúde para a implantação e adaptação dessa nova estratégia de gestão poderosa para ampliar e fortalecer a rede de atenção dos pacientes com doenças respiratórias crônicas (entre elas a asma) e uma melhor aplicação dos consensos existentes.

## CRONOGRAMA PARA A IMPLANTAÇÃO DE UM PROGRAMA IDEAL DE ASMA

### Objetivo do cronograma

Dar suporte aos profissionais da atenção primária no desempenho adequado de suas funções na assistência integral às crianças e adolescentes com asma.

- **População-alvo:** crianças com asma ou suspeita de asma, encaminhadas por pediatras, médicos de atenção primária ou por procura espontânea.
- **Objetivo geral do programa:** diminuir a morbimortalidade por asma em crianças.

### Objetivos específicos do programa

a) Propiciar avaliação e atendimento continuado das crianças com asma;
b) Normatizar o atendimento do paciente com asma oferecendo acesso a diagnóstico e tratamento adequados, com base nas diretrizes existentes;
c) Enfatizar e disponibilizar o tratamento preventivo e intercrise;
d) Priorizar o atendimento de crianças com hospitalização recente por asma ou bronquiolite viral aguda;
e) Implantar grupos de educação em saúde para familiares das crianças com asma e aumentar o conhecimento sobre a doença e manejo das crises;
f) Discutir a questão da asma nos grupos de educação e saúde existentes e nos espaços de educação continuada;
g) Integrar as crianças asmáticas em atividades físicas em um programa de atividades físicas adaptadas às crianças e adolescentes com asma.

### Fluxograma de atendimento

Os pacientes admitidos podem seguir o seguinte fluxograma de atendimento:

a) Consulta médica;
b) Avaliação complementar;
c) Diagnóstico clínico;
d) Diagnóstico funcional;
e) Plano terapêutico;
f) Seguimento e acompanhamento do estado de controle; e
g) Consulta e orientação de enfermagem.

Os dados coletados no programa podem servir para um levantamento epidemiológico para um melhor conhecimento da prevalência local da asma e seus principais fatores de risco.

Na **consulta médica**, os pais e/ou responsáveis pelos pacientes podem responder questionários padronizados; por exemplo, para as crianças menores de três anos poderia ser utilizado o questionário escrito (QE) do EISL (*International Study of Wheezing in Infant – EISL*),[17] e para as maiores de três anos o QE do (*International Study of Asthma and Allergy in Childhood – ISAAC*[10] acompanhados pelo de fatores de risco do ISAAC.[18]

Em seguida à entrevista inicial, o paciente deve ser avaliado por exame físico detalhado, sobretudo no que diz respeito à aferição do estado nutricional (peso, estatura), exame físico das vias aéreas superiores, ausculta cardiopulmonar, entre outros.

Dependendo das condições de cada local, podem ser realizadas **avaliações complementares** como, por exemplo, hemograma completo, dosagem quantitativa de IgE sérica total e/ou específica a aeroalérgenos, dosagem de 25-hidroxivitamina D, testes cutâneos de leitura imediata com aeroalérgenos (*Dermatophagoides pteronyssinus, Dermatophagoides farinae, Blomia tropicalis,* mistura de barata, *Alternaria sp,* epitélio de cão, epitélio de gato) e exame protoparasitológico – método direto.

Na dependência da idade do paciente e da história clínica, pode ser necessária a avaliação por imagem e deverá incluir radiografia de tórax e/ou de seios da face, e, na suspeita de refluxo gastroesofageano, poderia ser solicitada a pesquisa de doença do refluxo por esôfago-estômago-duodenografia.

O diagnóstico clínico de asma deve ser estabelecido obedecendo-se os critérios do GINA.[1] Em menores de dois anos e com suspeita de terem asma, o Índice Preditivo de Asma (*Asthma Predictive Index* – API)[19] é de grande utilidade e, para as maiores de dois e menores de seis anos, o API modificado, que inclui a sensibilização a aeroalérgenos como fator prognóstico evolutivo.[20]

Para o diagnóstico de rinite alérgica, podem ser obedecidos os critérios dos III Consenso Brasileiro sobre Rinites[21] e da iniciativa ARIA (*Allergic Rhinitis and its Impact on Asthma*).[22]

As crianças maiores de seis anos de vida e capazes de executarem manobras expiratórias necessárias para a avaliação funcional, podem ser submetidas a medidas objetivas da função pulmonar, quer por espirometria, quer por determinação do fluxo expiratório máximo (FEM), empregando-se o espirômetro, utilizando-se os critérios de aceitabilidade, selecionando-se os melhores valores de pelo menos três determinações e de reprodutibilidade segundo o padronizado pela *American Thoracic Society* (ATS).[23] Seguido à avaliação espirométrica inicial, deve ser realizada a prova com broncodilatador (salbutamol *spray*, 400 mg) administrado com espaçador valvulado e nova aferição dos parâmetros espirométricos 15 minutos após.[24]

A medida do PFE pode ser realizada, sobretudo, no seguimento dos pacientes e para monitoramento da resposta ao esquema terapêutico instituído.[24]

Finda a avaliação clínico-funcional e antes de estabelecer-se o plano terapêutico para os pacientes, eles devem ser classificados conforme o controle ou não da doença, assim como da exacerbação aguda conforme o preconizado pelo GINA.[1]

A partir daí, os pacientes devem receber um plano de tratamento, por escrito, para manutenção e possíveis exacerbações, conforme preconizado pelo GINA.[1]

ASMA NO LACTENTE, NA CRIANÇA E NO ADOLESCENTE

Os seguintes medicamentos podem ser disponibilizados no programa de asma: salbutamol aerossol dosimetrado (100 mcg/jato), budesonida aerossol tópico nasal (32 mcg/jato) e beclometasona aerossol dosimetrado (50-250 mcg/jato). Esses medicamentos são de distribuição gratuita nas unidades do "Aqui tem farmácia POPULAR" do Programa Brasil Carinhoso do Governo Federal, e obtidos observando-se as regulamentações do programa.[25]

Após a admissão, os pacientes devem ser seguidos e reavaliados em prazo variável de um a três meses, segundo a intensidade e controle da doença.[1]

## PARÂMETROS A SEREM OBSERVADOS DURANTE O ACOMPANHAMENTO DO PACIENTE EM USO DE CORTICOSTEROIDE INALATÓRIO[26]

1. Aferição de peso e estatura em toda consulta, observando a curva de crescimento.
2. Medir pressão arterial em toda consulta.
3. Determinar o nível sérico de cortisol basal antes do início da corticoterapia inalatória: cortisol basal (às 8 horas da manhã); se o resultado for igual ou inferior a 5,0 mcg/dL indica supressão adrenal. Se o paciente estiver suprimido, mas assintomático e não vivenciando situações de estresse, deve ser acompanhado clinicamente e receber instruções por escrito para reposição de corticosteroides caso enfrente alguma situação de estresse, evitando, assim, a crise adrenal.
4. Calcular a reposição avaliada a partir da medida da superfície corporal (SC). A produção fisiológica de cortisol endógeno de uma criança com 1 m² de SC é de 10 mg, que corresponde a 2,5 mg de prednisona ou prednisolona, tendo em vista que a potência dessas substâncias é quatro vezes superior a do cortisol.
5. Calcular a superfície corporal: SC (4 × peso) + 7/90 + peso.
6. Nos pacientes em uso de até 500 mcg/d de beclometasona, solicitar cortisol basal sérico; se resultado normal, pedir anualmente outros exames, como hemograma, glicemia, íons, cálcio, fósforo, a critério médico.
7. Realizar avaliação oftalmológica anualmente.

### Critérios de suspensão do corticosteroide inalatório[26]

1. Lactente e pré-escolar: ausência de sintomas por três meses ou mais: crises leves, eventuais que não demandem visitas à urgência ou internação, sem necessidades de prednisona oral, qualidade de vida normal (atividades físicas e sono normais).
2. Escolar e adolescentes: ausência de sintomas por três meses ou mais e espirometria normal, crises leves, eventuais, que não demandam visitas à urgência ou internação, sem necessidade de prednisona oral e qualidade de vida normal (atividades físicas e sono normais).
3. Após a suspensão, acompanhar a criança por 12 meses com frequência mínima de três em três meses, garantindo a qualquer momento o acesso da criança ao programa, caso volte a apresentar sintomas.

## CUIDADO INTEGRAL AO PACIENTE E A SUA FAMÍLIA

A equipe de saúde deve valorizar as queixas das pessoas com doenças respiratórias crônicas e de seus familiares, estar disposta a ouvi-las, não desvalorizar ou minimizar seus problemas e reconhecer seu direito a esclarecimentos e informações.[27]

As decisões devem ser compartilhadas e, caso o usuário ou seus familiares desejem procurar alívio para seus sintomas em outras abordagens terapêuticas, a equipe deve respeitar sua opção.[27]

## ATRIBUIÇÕES DA EQUIPE DE SAÚDE DA FAMÍLIA (ESF)[27]

Reconhecimento e captação de toda criança e adolescente que:

1. Utiliza com frequência serviços de urgência para tratamento de crise de asma.
2. Tenha história de internação prévia por pneumonia e asma.
3. Tenha episódios frequentes de sibilância.
4. Tenha história de pneumonia de repetição.
5. Seja encaminhado ao centro de saúde com receita de antibiótico oral, para doença respiratória, salbutamol, uso recorrente de corticosteroide oral pós-sibilância, nebulização com broncodilatador, egresso de internação ou de serviço de urgência por asma, bronquiolite ou pneumonia.
6. Orientações às mães sobre a necessidade de acompanhamento dessas crianças nas unidades de referência de sua comunidade.

## ATRIBUIÇÕES DO MÉDICO PEDIATRA[27]

a) Realizar consulta para confirmação diagnóstica, avaliação dos fatores de risco e identificar as possíveis comorbidades.
b) Solicitar os exames complementares necessários.
c) Acompanhar e monitorar clinicamente os pacientes asmáticos.
d) Estabelecer a abordagem terapêutica adequada.
e) Realizar visita domiciliar, quando necessário.
f) Apoiar o médico generalista organizando na agenda espaços de discussão dos casos de diagnóstico duvidoso e casos de difícil controle.
g) Encaminhar, quando necessário, a serviços de média e alta complexidade, respeitando fluxo de referência e contrarreferência locais e mantendo sua responsabilização pelo acompanhamento do paciente.
h) Organizar na agenda atendimentos compartilhados com o médico generalista (atendimentos em conjunto) para orientá-lo sobre anamnese, exame físico e conduta adequada.
i) Dar treinamento, supervisionar e coordenar o trabalho dos agentes comunitários de saúde (ACS).
j) Realizar atividades de educação permanente junto aos demais profissionais da equipe.

## ATRIBUIÇÕES DO MÉDICO PNEUMOLOGISTA[27]

Serão encaminhadas as crianças que apresentem:

1. Asma de difícil controle.
2. Diagnóstico duvidoso.
3. Paciente com pneumonia de repetição.

## ATRIBUIÇÕES DO MÉDICO GENERALISTA[27-29]

a) Acompanhar e monitorar clinicamente os pacientes asmáticos de acordo com a classificação do nível de controle.[1]
b) Orientar técnica inalatória e reavaliá-la em toda consulta.
c) Avaliar a adesão ao tratamento, controlar a dosagem de corticosteroide inalatório (aumentando-o ou diminuindo-o) de acordo com o controle da doença.
d) Discutir com pediatra ou pneumologista de apoio os casos duvidosos, de difícil controle, e os casos de resposta insatisfatória ao tratamento com medicamentos inalatórios.
e) Orientar medidas de controle ambiental.
f) Realizar ou encaminhar grupos de autocuidado.

## ATRIBUIÇÕES DO ENFERMEIRO

Os pacientes devem ser acompanhados por enfermeiras treinadas para atender pacientes com asma, à semelhança do preconizado por consensos internacionais.[7,30-33]
Podem ser responsabilidades desses profissionais:

a) Realizar consultas de enfermagem, solicitar exames segundo normativas técnicas estabelecidas pelo gestor municipal, observadas as disposições legais da profissão e encaminhando ao médico, quando necessário.[27]
b) Aplicar os questionários de qualidade de vida na primeira consulta de enfermagem e em tempos determinados pelo programa para avaliar a evolução do paciente com o tratamento instituído.[34]
c) Reforçar entre os familiares a importância da identificação precoce dos sintomas de descontrole da doença.
d) Revisar sempre o plano de ação (escrito), visando: reconhecimento dos sintomas relacionados à asma; ajustar o tratamento com base na prescrição médica; e identificar o momento de procurar atendimento médico e onde, nas situações de falta de controle com o tratamento inicial.[35]
e) Verificar o uso correto da medicação inalatória em todas as consultas.
f) Estimular a adesão ao tratamento de manutenção e orientar sobre a diferença entre o tratamento de crise e de manutenção.
g) Reforçar aspectos de controle ambiental, de hábitos como o tabagismo e outros fatores desencadeantes.
h) Estimular consultas regulares mesmo que o paciente esteja assintomático (a cada três meses).[1]

i) Supervisionar e coordenar o trabalho dos ACS e da equipe de enfermagem.
j) Apoiar as ações da assistência farmacêutica, controlando o estoque de medicamentos e materiais e solicitando reposição.
k) Realizar grupos operativos com as crianças e seus familiares para o estímulo do autocuidado[36-37] e possível suporte pela mídia social.[38]

## ATRIBUIÇÕES DO AUXILIAR DE ENFERMAGEM[27]

a) Acompanhar a evolução dos casos e comunicar à equipe as alterações observadas.
b) Realizar procedimentos de enfermagem dentro de suas competências técnicas e legais.
c) Manter a disponibilidade de suprimentos.
d) Identificar casos de gravidade e proceder conforme rotina estabelecida pela equipe.
e) Enfatizar a questão da técnica inalatória adequada.
f) Confeccionar e higienizar os espaçadores.

## ATRIBUIÇÕES DO FISIOTERAPEUTA E EDUCADOR FÍSICO[27]

a) Realizar a avaliação fisioterapêutica respiratória.
b) Realizar anamnese, incluindo atividades de vida diária (AVDs).
c) Avaliar o grau de dispneia por meio da aplicação de escalas/questionários.
d) Avaliar a capacidade funcional por meio de teste de caminhada.
e) Realizar a medida de PFE.
f) Identificar os fatores limitantes e os fatores de risco para a realização de exercícios.
g) Definir e aplicar exercícios respiratórios, visando a redução das alterações funcionais da respiração.
h) Relaxar, alongar e fortalecer as cadeias musculares envolvidas.
i) Ensinar estratégias respiratórias.
j) Definir e aplicar o condicionamento físico aeróbico com monitorização adequada.

## ATRIBUIÇÕES DO FARMACÊUTICO

A assistência farmacêutica deve ser entendida como um conjunto de ações desenvolvidas pelo farmacêutico e outros profissionais de saúde, tendo o medicamento como insumo essencial, o que envolve a seleção, programação, aquisição, distribuição e dispensação, a garantia da qualidade dos produtos e serviços, o acompanhamento e a avaliação da sua utilização, na perspectiva de obtenção de resultados concretos e da melhoria da qualidade de vida da população.[39]

A compreensão desse conceito é de suma importância, uma vez que, com frequência, ocorre a distribuição de medicamentos sem os necessários critérios que assegurem o uso racional e seguro desses produtos.[40-42]

Suas atribuições são:[27]

a) Incentivar a implantação da Comissão de Farmácia e Terapêutica no município, visando qualificar o processo de seleção dos medicamentos, usando a Relação Nacional de Medicamentos Essenciais (Rename) como instrumento norteador.

b) Realizar a programação dos medicamentos selecionados em conformidade com as necessidades locais.

c) Participar no processo de aquisição dos medicamentos selecionados, descrevendo-os corretamente de modo a proporcionar a disponibilidade e o acesso a medicamentos seguros, eficazes e de qualidade.

d) Gerenciar estoques e manter organizada a área de armazenamento dos medicamentos e dos correlatos.

e) Disponibilizar de modo contínuo, por meio de sistema logístico, os medicamentos selecionados em condições adequadas de uso nas apresentações e nas formas farmacêuticas constantes da relação municipal de medicamentos.

f) Realizar atividades educativas com o grupo, orientando os pacientes com DRC quanto ao uso correto dos medicamentos, identificando suas dificuldades relativas à utilização, contribuindo para a adesão ao tratamento.

## ATRIBUIÇÕES DO DENTISTA[43-44]

Por conta dos efeitos adversos descritos pelo uso dos medicamentos para asma, o dentista deve observar e controlar as seguintes alterações bucais de pacientes asmáticos: defeitos de esmalte, erosão e cárie dentária, gengivite, maloclusões e candidíase oral. Portanto, é responsabilidade dos profissionais de saúde bucal e de toda a equipe de saúde, que atuam no cuidado integral aos asmáticos na atenção primária, conhecer e difundir as seguintes recomendações:

a) Alertar para associação da asma com o maior risco para alterações e doenças bucais em crianças e adolescentes.

b) Orientar sobre a associação entre o consumo de sacarose presente ou acrescentada em alguns medicamentos para asma e a cárie.

c) Orientar sobre adequada higiene bucal da criança por meio de escovação diária com dentifrício fluoretado, em pequena quantidade, três vezes ao dia – escovação principalmente antes de dormir.

d) Esclarecer sobre a importância da higiene bucal após a ingestão dos medicamentos inalatórios (bochechos com água) e sistêmicos açucarados (escovação com dentifrício fluoretado).

e) Desestimular o uso de bico/chupetas, devido às possíveis alterações oclusais e no padrão de deglutição.

f) Recomendar a consulta precoce e frequente ao dentista.

## ATRIBUIÇÕES DO NUTRICIONISTA[45]

A prevalência de obesidade está aumentando em muitos países do mundo; estudos recentes confirmam a relação entre o excesso de peso e obesidade com a sibilância, asma e obstrução das vias aéreas na infância.

O papel da nutricionista num programa de asma de atenção primária é fundamental para diminuir o impacto da obesidade infantil na evolução da asma.

## ATRIBUIÇÕES DOS AGENTES COMUNITÁRIOS DE SAÚDE (ACS)[27]

A visita domiciliar amplia o cuidado e melhora o acesso dos pacientes ao programa. As visitas domiciliares às famílias do território com crianças com diagnóstico inicial de asma persistente ou para conhecimento das condições ambientais do domicílio ou fatores desencadeantes possibilitam a criação de vínculos assistenciais e sociais que permitem aos profissionais de saúde intervir de modo mais apropriado e efetivo.[27]

São atribuições dos agentes:

a) Realizar busca ativa de pessoas com sintomas sugestivos de asma e que nunca foram avaliados no programa.
b) Buscar a integração da equipe de saúde e a população adstrita à unidade, mantendo a equipe informada sobre a evolução dos casos.
c) Estar em contato permanente com as famílias, desenvolvendo ações educativas relativas ao controle da asma de acordo com o planejamento da equipe.
d) Acompanhar o médico e/ou enfermeiro durante as visitas domiciliares.

## ATRIBUIÇÕES DO NÚCLEO DE APOIO À SAÚDE DA FAMÍLIA (NASF)[27]

a) Apoiar as equipes de saúde da família no cuidado de crianças de difícil controle da asma.
b) Disponibilizar espaços de discussão dos casos de diagnóstico duvidoso e crianças de controle difícil nas reuniões de equipe.
c) Nos casos graves, organizar na agenda atendimentos compartilhados do fisioterapeuta ou farmacêutico com o médico generalista (atendimento em conjunto) para orientá-lo sobre condutas adequadas a partir do conhecimento técnico específico da fisioterapia, da assistência farmacêutica ou de outra categoria do NASF que se fizer necessária.
d) Contribuir nas orientações de controle ambiental dos casos atendidos.
e) Participar de grupos educativos para crianças com asma e suas famílias.
f) Participar de grupos educativos para crianças com asma e suas famílias, independente da gravidade do caso, com foco no manejo da asma.

## ATRIBUIÇÕES DO GERENTE DE CENTRO DE SAÚDE[27]

Organização do processo de trabalho no centro de saúde de modo a promover o apoio matricial do pediatra para com a equipe, especialmente o generalista.

## ATRIBUIÇÕES DOS GESTORES MUNICIPAIS[27]

a) Realizar planejamento para garantir estrutura física das unidades, insumos e medicamentos necessários para o atendimento dos pacientes com DRC.

ASMA NO LACTENTE, NA CRIANÇA E NO ADOLESCENTE

b) Determinar quais medicamentos específicos para as DRC serão disponibilizados e garantir o fornecimento.
c) Estabelecer protocolos locais para o manejo de DRC, bem como os critérios para dispensação dos medicamentos e exames complementares.
d) Priorizar a capacitação assim como a educação permanente para as equipes de saúde.

## CONSIDERAÇÕES FINAIS

Para obtermos sucesso na implantação de um programa de asma, deve-se levar em conta as seguintes considerações:

- Conhecer a realidade local por levantamento epidemiológico local ou de regiões próximas que tornem possível estimar a prevalência de asma, para adequar de forma mais correta as políticas de saúde necessárias para um melhor atendimento da população--alvo;
- Basear as diretrizes do programa nos principais consensos que orientam os diferentes aspectos a serem abordados num programa de asma;[1,3,7,46-51]
- Envolver no programa profissionais de diferentes categorias, como médicos pediatras, de atenção primária, enfermeiros, fisioterapeutas, professores de educação física, farmacêuticos, dentistas, nutricionistas, evitando, dessa maneira, um programa centrado numa única pessoa;
- Envolver a população mediante conselhos de saúde, associações, mídias;
- Envolver gestores e mantê-los informados permanentemente sobre o resultados do programa;
- Divulgar o programa de asma, interna e externamente, utilizando-se de mídia, TV, ou por meio de novas ferramentas de comunicação, como a internet, que oferecem inovações na comunicação médico-paciente e nos conhecimentos e recomendações sobre a doença.[52]

Hoje, no Brasil, vem sendo desenvolvidos importantes programas de controle da asma, nos quais os bons resultados são o esforço de uma equipe multidisciplinar como o Programa de Controle da Asma e da Rinite na Bahia (ProAR),[53] o Programa Respira Londrina,[54] o Programa de Atenção à saúde das Crianças e Adolescentes com Asma do Hospital Nossa Senhora da Conceição em Porto Alegre-RS,[55] o Programa de Prevenção de Asma (PIPA)[56] em Uruguaiana-RS, o Programa de Apoio Matricial em Saúde Respiratória na Atenção Primária, com enfoque em Asma e DPOC de São Bernardo do Campo-SP,[57] e a excelente experiência em Belo Horizonte-MG.[58]

Levando em conta que entre 25% e 30% dos casos de asma são intermitentes ou persistentes e que somente 5-10% são graves, a maioria dos asmáticos poderia ter sua asma controlada se todos pudessem ter acesso ao mesmo tipo de cuidados e tratamento.

Faz-se necessário uma maior implantação de centros de referência de atendimento ao asmático com essa nova visão de equipe respiratória multidisciplinar para o melhor aproveitamento das estratégias de saúde pública já existentes nos municípios, como a rede de saúde da família e os agentes comunitários, e maior prescrição da medicação gratuita existente que poderiam ter acesso, mas que a maioria dos asmáticos ainda desconhecem.

Somente a sensibilização coletiva dos gestores de saúde para essa nova forma de atendimento multidisciplinar das doenças respiratórias crônicas tornará possível o cumprimento das metas da Organização Mundial da Saúde[10] para o controle das doenças respiratórias e, dessa maneira, atingir um melhor aproveitamento da aplicação dos protocolos existentes.[1]

## REFERÊNCIAS BIBLIOGRÁFICAS

1. Global Iniciative for Asthma (GINA). Global strategy for Asthma management and prevention: REVISED 2014. [Internet] [Acesso em 09 jun 2016]. Disponível em: http://www.ginasthma.org/local/uploads/files/GINA_Report_2014.pdf

2. Fisher GB, Camargos PA, Mocelin HT. The burden of asthma in children: a Latin American perspective. Paediatr Respir Rev. 2005;6:8-13.

3. Diretrizes da Sociedade Brasileira de Pneumologia e Tisiologia para o Manejo da Asma. J Bras Pneumol. 2012;38:S1-S46.

4. Ministério de Saúde. Indicadores e dados básicos, 2008. [Internet] [Acesso em 06 jun 2016]. Disponível em: http://tabnet.datasus.gov.br

5. Asher MI, Keil U, Anderson HR, Beasley R, Crane J, Martinez F, et al. International Study of asthma and allergies in childhood (ISAAC): rationale of methods. Eur Respir J. 1995;8:483-91.

6. Fasciglione MP, Castañeiras CE. El componente educativo en el abordaje integral del asma bronquial. J Bras Pneumol. 2010;36(2):252-9.

7. British Guideline on the Management of Asthma. [Internet] [Acesso em 09 jun 2016]. Disponível em: http:// www.brit-thoracic.org.uk/

8. Stelmach R, Cerci-Neto A, Fonseca AC, Ponte EV, Alves G, Araujo-Costa IN. Centros e Programas de Manejos da Asma no Brasil. Oficina de trabalho: revisando e explicitando conceitos. Bras Pneumol, 2014. [in press]

9. Prevention and control of Noncommunicable Diseases: Guidelines for primary heath care in low-resource settings. [Internet] [Acesso em 09 jun 2016]. Disponível em: http://www.ncbi.nlm.nih.gov/books/NBK148622/

10. Global Action Plan for the prevention and control of noncommunicable diseases 2013-2020. [Internet] [Acesso em 09 jun 2016]. Disponível em: http://apps.who.int/iris/bitstream/10665/94384/1/9789241506236_eng.pdf

11. The Role of the Respiratory specialist in the integrated care team. [Internet] [Acesso em 09 jun 2016]. Disponível em: https://www.brit-thoracic.org.uk/document-library/delivery-of-respiratory-care/integrated-care/role-of-the-respiratory-specialist-in-the-integrated-care-team/

12. Bousquet J, Addis A, Adcock I, Agache I, Alonso A, Annesi-Maesano I, et al. Integrated care pathways for airway diseases (AIRWAYS-ICPs). Eur Respir J. 2014;44:304-23.

13. Schull MJ, Cornick R, Thompson S, Faris G, Fairall L, Burciul B, et al. From PALSA PLUS to PALM PLUS: adapting and developing a South African guideline and training intervention to better integrate HIV/AIDS care with primary care in rural helath canters in Malawi. Implement Sci. 2011;6:82.

14. World Health Organization: Pratical Approach to Lung Health. [Internet] [Acesso em 09 jun 2016]. Disponível em: http://www.who.int/tb/health_systems/pal/en/index.html

ASMA NO LACTENTE, NA CRIANÇA E NO ADOLESCENTE

15. Department of Health, Western Australia. Asthma Model of Care. Perh: Health Networks Branch, Department of Health, Western Australia; 2012. [Internet] [Acesso em 09 jun 2016]. Disponível em: http://www.healthnetworks.health.wa.gov.au/modelsofcare/docs/Asthma_Model_of_Care.pdf

16. Department of Health Western Australia. Implementation of the Paediatric  Chronic Diseases Transition Framework. A report from the stakeholder scoping workshop, 20 February 2013. Perth: Health Networks Branch, Department of Health, Western Australia; 2013. [Internet] [Acesso em 09 jun 2016]. Disponível em: http://www.healthnetworks.health.wa.gov.au/docs/130402_TransitionReport.pdf

17. Dela Bianca AC, Wandalsen GF, Miyagi K, Camargo L, Cezarin D, Mallol J, et al. International Study of Wheezing in Infants (EISL): validation of whitten Questionnaire for Children Aged Below 3 Years. J Investig Allergol Clin Immunol. 2009;19:35-42.

18. Weiland SK, Björkstén B, Brunekreef B, Cookson WO, von Muttis E, Strachan DP, et al. Phase II of the International Study of Asthma and Allergies in Childhood (ISAAC II): rationale and methods. Eur Respir J. 2004;24(3):406-12.

19. Castro-Rodriguez JA, Holberg JC, Wright AL, Martinez FD. A clinical index to define risk of asthma in young children with recurrent wheezing. Am J Respir Crit Care Med. 2000;162:1403-6.

20. Guilbert TW, Morgan WJ, Zeiger RS. Atopic characteristics of children with recurrent wheezing at risk for the development of childhood asthma. J Allergy Clin Immunol. 2004;114:1282-7.

21. Solé D, Sakano E. III Consenso Brasileiro sobre Rinitis. Braz J Otorhinolaryngol. 2012;75(6S):1-50.

22. Bousquet J, Schünemann HJ, Samolinski B, Demoly P, Baena-Cagnani CE, Bachert J, et al. Allergic Rhinitis and its Impact on Asthma (ARIA): achievements in 10 years and future needs. J Allergy Clin Immunol. 2012;130:1049-62.

23. ATS/ERS Statement: Raised Volume Forced Expiration in INfants. Guidelines for Current Practice. Am J Respir Crit Care Med. 2005;172:1463-71.

24. Rodrigues JC, Cardieri JM, Bussamra MHCF, Nakaie CMA, Almeida MB, da Silva Filho LVF, et al. Provas de função pulmonar em crianças e adolescentes. J Pneumol. 2002;28(S3):207-21.

25. Portal de Saúde (homepage on the internet). Brasilia: Ministério de Saúde (cited 2010/04/20). Brasil Carinhoso 1: Farmácia Popular terá remédio de graça para asma. [Internet] [Acesso em 10 jun 2016]. Disponível em: http://portalsaude.saude.gov.br/portalsaude/noticia/5034/162/farmacia-popular-tera-%Cbr%Eremedio-de-graca-para-asma.html

26. Protocolo do Programa Criança que Chia. Prefeitura de Belo Horizonte. [Internet] [Acesso em 10 jun 2016]. Disponível em:  http://www.google.com.br/url?sa=t&rct=j&q=&esrc=s&source=web&cd=1&ved=0CCIQFjAA&url=http%3A%2F%2Fportalpbh.pbh.gov.br%2Fpbh%2Fecp%2Ffiles.do%3Fevento%3Ddownload%26urlArqPlc%3Dprotocolo_criancachia.pdf&ei=BdKNVMyQGoeINp6bgagE&usg=AFQjCNHI3Qwzk61EBOh0U3DpNaVqucTRSg&bvm=bv.81828268,d.eXY

27. Brasil.Ministério de Saúde Pública. Secretaria de Atenção à Saúde. Departamento de Atenção Básica. Doenças Respiratórias Crônicas/Ministério de Saúde, Secretaria de Saúde, Departamento de Atenção Básica, Brasília. Ministério de Saúde, 2010. Série A. Normas e Manuais Técnicos. Cadernos de Atenção Básica, n25. [Internet] [Acesso em 10 jun 2016]. Disponível em: http://189.28.128.100/dab/docs/publicacoes/cadernos_ab/abcad25.pdf

28. Bindels PJ, van de Griendt EJ, Tuut MK, Steenkamer TA, Uijen JH, Geijer RM. Dutch College of General  Practicioner's practice guideline 'Asthma in children'. Ned Tijdschr Geneeskg. 2014;158:A7935.

29. Rumball-Smith J, Wodchis WP, Koné A, Kenealy T, Barnsley J, Ashton T. Under the same roof: co-location of practitioners within primary care is associated with specialized chronic care management. BMC Family Practice. 2014;15:149.

30. Griffirths C, Foster G, Barnes N, Eldridge S, Tate H, Begun S, et al. Specialist nurse intervention to reduce unscheduled asthma care in a deprived multiethnic area: the east London randomized controlled trial for high risk asthma (ELECTRA). BMJ. 2004;328:144.

31. Lindberg M, Ahlner J, Ekstrom T, Jonsson D, Moller M. Asthma nurse practice improves outcomes and reduces costs in primary health care. Scand J Car Sci. 2002;16:73-8.

32. Kamps AW, Roorda RJ, Kimpen JL, Overgoor-van de Groes AW, van Helsdingen-Peek LC, Brand PL. Impact of nurse-led out patient management of children with asthma on healthcare resource utilization and costs. Eur Respir J. 2004;23:304-9.

33. Fishwick JC, Okafor M, Fletcher M. Effectiveness of asthma principles and practice course in increasing nurse practitioner knowledge and confidence in the use of asthma clinical guidelines. J Am Assoc Nurse Pract. 2015;27(4):197-204.

34. Juniper E. Questionário sobre controle da asma (ACQ) [portuguese version for brazil]. Senior translation Ferraz MB, Pizzichini E, Pizzichini M. 2000. [Internet] [Acesso em 10 jun 2016]. Disponível em: http://www.qoltech.co.uk

35. Tan NC, Chen Z, Soo WF, Ngoh ASH. Effects of a written asthma action plan on caregivers' management of children with asthma: a cross-sectional questionnaire survey. Prim Care Respir J. 2013;22(2):188-94.

36. Chan DS, CallahanCW, Hatch-Pigott VB, Lawless A, Proffitt HL, Manning NE, et al. Internet-based home monitoring and eduation of children with asthma is comparable to ideal office-based care: results of a 1-years in-home monitoring trial. Pediatrics. 2007;119(3):569-78.

37. Huckvale K, Car M, Morrison C, Car J. App for asthma self-management: a systematic assessment of contente and tools. BMC Medicine. 2012;10:144.

38. Urrutia-Pereira M, Avila J, Solé D. Midias Sociais no acompanhamento de pacientes com asma atendidos em programa especializado: expectativa dos pais e cuidadores. [in press]

39. Brasil, Conselho Nacional de Secretários de Saúde. Assistência Farmacêutica no SUS/ Conselho Nacional de Secretários de Saúde. – Brasília: CONASS/2007. 186p (Coleção Progestores- para entender a gestão do SUS, 7).[Internet] [Acesso em 10 jun 2016]. Disponível em: http://bvsms.saude.gov.br/bvs/publicacoes/colec_progestores_livro7.pdf

40. Ministério da Saúde. Resolução do Conselho Federal de Farmácia-CFF N 578 de 26.07.2013. Portal da Saúde – SUS. [Internet] [Acesso em 10 jun 20016]. Disponível em: http://portal.saude.gov.br/portal/arquivos/pdf/nota_tecnica_qualificacao_af.pdf

41. Gums TH, Carter BL, Milavetz G, Buys L, Rosenkrans K, Uribe L, et al. Physician-pharmacist collaborative management of asthma in primary care. Pharmacotherapy. 2014;3(10):1033-42.

42. Elaro A, Shah S, Pomare LN, L Armour C, Bosnic-Anticevich S. PACE: Pharmacists use the power of communication in paediatric asthma. Int J Clin Pharm. 2014;36(5):976-85.

43. Boskabady M, Nematollahi H, Boskabady MH. Effect of inhaled medication and inhaled technique on dental caries in asthmatic patients. Iran Red Crescent Med J. 2012;14(12):816-21.

44. Ferrazzono GF, Sangianantoni G, Cantile T, Amato I, Ingenito A, Nosches P. Dental health in asthmatic children: a South Italy study. J Dent Child (Chic). 2012;79(3):170-5.

45. Weinmayr G, Forastiere F, Büchele G, Jaensch A, Strachan DP, Nagel G, et al. Overweigt/Obesity and Respiratory and Allergic Diseases in Children: International Study of Asthma and Allergies in Childhood (ISAAC) Phase Two. PLoS One. 2014;9(12):e113996.

ASMA NO LACTENTE, NA CRIANÇA E NO ADOLESCENTE

46. Bacharier LB, Boner A, Carlsen KH, Eigenmann PA, Frischer T, Götz M, et al. Diagnosis and treatment of asthma in childhood: a PRACTALL consensus report. Allergy. 2008;63(1):5-34.
47. Global Strategy for the Diagnosis and Mangement of Asthma in Children 5 yeaars and younger. Global Iniciative for Asthma (GINA) 2009. [Internet] [Acesso em 10 jun 2016]. Disponível em: http://ginasthma.org
48. Japanese guideline for childhood asthma. Allergol Int. 2011;60(2):147-69.
49. Australian Asthma Handbook 2014. [Internet] [Acesso em 10 jun 2016]. Disponível em: www.nationalasthma.org.au/handbook
50. International consensus on (ICON) pediatric asthma. Allergy. 2012;67:976-97.
51. Canadian Thoracic Society 2012 guideline update: Diagnosis and management of asthma in preschoolers, children and adults. [Internet] [Acesso em 10 jun 2016]. Disponível em: www.respiratoryguidelines.ca
52. Boulet LP, Fitz Gerald JM, Levy ML, Cruz AA, Pedersen S, Haahtela T. A guide to the translation of the Global Iniciative for Asthma (GINA) strategy into improved care. Eur Respir J. 2012;39:120-1229.
53. Ponte E, Franco RA, Souza-Machado A, Souza-Machado C, Cruz AA. Impacto de um programa para o controle da asma grave na utilização de recursos do Sistema único de Saúde. J Bras Pneumol. 2007;33(1):15-9.
54. Cerci Neto A, Ferreira Filho OF, Bueno T, Talhari MA. Redução do número de internações hospitalares por asma após a implantação de programa multiprofissional de controle da asma na cidade de Londrina. J Bras Pneumol. 2008;34(9):639-45.
55. Lenz ML, Flores R. Atenção à saúde das crianças e adolescentes com asma. [Internet] [Acesso em 09 jun 2016]. Disponível em: http://www2.ghc.com.br/GepNet/publicacoes/livrorotina-asma2011.pdf
56. Urrutia-Pereira M, Avila J, Solé D. Childhood Asthma Prevention Program (PIPA): The purpose of a specialized care program for children with wheezing/an asthma. [in press]
57. Martins SM, Salibe-Filho W, Stelmanch R. E-QUALITY PROGRAM, Matrix Support in Respiratory Health as a tool for the multidisciplinary educational to develop knowledge and practice in diagnosis and treatment of asthma and COPD in Primary Care. International Primary Care Respiratory Group Report 2014 - Comunicação pessoal.
58. Lamar L, Fontes MJ, Mohallen MT, Fonseca AC, Camargos P. Wheezy Child Program. The Experience of the Belo Horizonte Paediatric Asthma Management Program. Wordl Allergy Organ J. 2009;2:289-95.

CAPÍTULO 30

Evandro Prado
Ekaterini Goudouris

# Rinite e Outras Comorbidades

## INTRODUÇÃO

A rinite alérgica (RA) é uma doença inflamatória crônica da mucosa nasal. O estudo ISAAC (*International Study of Asthma and Allergies in Childhood*) na América latina evidenciou que cerca de 12,7% das crianças entre seis e sete anos e 18,5% dos adolescentes de 13-14 anos apresentam quadro clínico de rinite não relacionada a resfriados comuns.[1]

A despeito dos conhecimentos atuais sobre a doença, ainda há subdiagnóstico e, por conseguinte, a não instituição de tratamento adequado. A cronicidade da inflamação da mucosa nasal pode acarretar uma série de complicações em vias aéreas superiores e inferiores, culminando com o comprometimento da qualidade de vida, perda de atividades escolares e laborativas, custos elevados relacionados à doença, maior número de visitas ambulatoriais e a salas de emergência.[2]

## RINITE ALÉRGICA E ATOPIA

Atopia é definida como uma reação anormal do indivíduo em relação ao meio ambiente.[3]

Na maioria das vezes, dermatite atópica (DA) é a manifestação clínica de atopia mais precoce com maior prevalência nos primeiros anos de vida. Nessa faixa etária, há também maior prevalência de alergia alimentar. Grande número de pacientes com DA grave apresenta sensibilização para alérgenos alimentares, sobretudo a proteínas da clara de ovo e do leite de vaca.[4]

A partir dos primeiros anos de vida, diminui a prevalência de DA[5] e aumenta a de rinite e asma, a denominada marcha atópica.[6] Um conceito alternativo é o de coexistência de doenças alérgicas em vez de um desenvolvimento progressivo, com diferentes fatores genéticos, ambientais e imunológicos contribuindo para sua patogênese e apresentando como característica comum a sensibilização mediada por IgE.[7]

ASMA NO LACTENTE, NA CRIANÇA E NO ADOLESCENTE

## ETIOPATOGENIA

Os fatores etiológicos da RA são inalatórios: ácaros domiciliares, fungos, epitélio de animais e polens (região Sul do Brasil).

A sensibilização leva à produção de imunoglobulinas da classe E, que se fixam a receptores de mastócitos no epitélio nasal. A ligação do alérgeno a duas moléculas de IgE próximas na superfície celular acarreta a liberação de mediadores pré-formados, como a histamina, e de mediadores neoformados, como os leucotrienos e prostaglandinas. Os primeiros mediadores são responsáveis pela fase imediata da RA e, os últimos, pela fase tardia e inflamatória. Além dos mediadores pró-inflamatórios liberados mais tardiamente, ressalta-se a participação de células, como os eosinófilos, que liberam produtos tóxicos ao epitélio (proteínas catiônicas).[8] O processo inflamatório instalado e a exposição de receptores irritantes é o que chamamos de hiper-responsividade nasal.[8,9]

Um outro conceito importante relacionado à RA é o estabelecimento de uma inflamação mínima persistente, presente mesmo em pacientes assintomáticos.[8]

## QUADRO CLÍNICO

O quadro clínico da RA é caracterizado basicamente por sintomas como rinorreia, espirros, prurido e congestão nasais.[8] A congestão nasal parece ser a principal queixa dos pacientes.[10]

Outros sintomas podem estar relacionados, como prurido ocular e/ou faríngeo, tosse noturna, fungação, fadiga, cefaleia e halitose.[8]

## DIAGNÓSTICO

O diagnóstico da RA é baseado na história clínica, pessoal e familiar, testes cutâneos de puntura e dosagem de IgE sérica específica para antígenos inalatórios, além de testes de provocação nasal.[8,9] Os exames complementares devem ser realizados sobretudo quando não há resposta adequada ao tratamento empírico, quando o diagnóstico é incerto ou quando é importante definir o principal alérgeno envolvido.[2]

A rinomanometria é uma prova útil para a avaliação funcional da mucosa nasal, mas não é realizada de rotina.

Rinite vasomotora, rinite medicamentosa e rinite hormonal são alguns dos diagnósticos diferenciais. Fatores mecânicos, como a hipertrofia adenoidiana, tumores, desvio de septo nasal ou atresia coanal também devem ser afastados quando se procede ao diagnóstico da RA.

A classificação mais utilizada hoje é aquela proposta pela iniciativa ARIA,[8] que leva em conta número de dias por semana com presença de sintomas (intermitente ou persistente) e comprometimento da qualidade de vida (leve ou moderada/grave) (Figura 30.1).

## TRATAMENTO

Medidas de profilaxia ambiental, sobretudo no que se refere a medidas de natureza física ou química para evitar exposição a ácaros, têm sido bastante questionadas em estudos mais

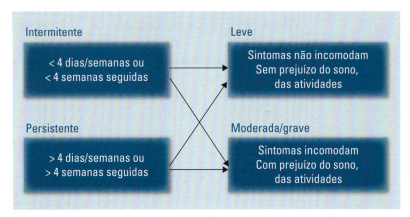

**Figura 30.1** Classificação da rinite alérgica.
Adaptada de Bousquet et al.[8]

recentes.[2,11] No entanto, muitos consensos recomendam sua indicação não como tratamento único e estando o médico ciente de suas limitações.[9] Medidas de controle para fungos, animais e agentes ocupacionais são recomendadas, caso haja comprovada sensibilização a estes.[11]

São vários os medicamentos que podem estar indicados no tratamento da RA: descongestionantes (tópicos ou sistêmicos), cromonas, antileucotrienos, anti-histamínicos (tópicos e sistêmicos) e corticosteroides tópico nasais.[11] Estes últimos são a primeira linha do tratamento e devem ser prescritos sempre que há alterações na qualidade de vida e/ou persistência de sintomas.[2,11] Antileucotrienos não estão indicados no tratamento de pacientes com RA isolada.[2]

A imunoterapia deve ser indicada nos pacientes sensibilizados a alérgenos e que apresentem persistência dos sintomas, apesar da profilaxia ambiental e do tratamento farmacológico adequado.[2]

A iniciativa ARIA[8] procurou estabelecer as principais indicações dessas opções terapêuticas em relação à classificação da gravidade da RA (Figura 30.2).

## COMORBIDADES

O termo comorbidade refere-se à coexistência de diferentes doenças ou situações clínicas em um mesmo indivíduo, em frequência maior do que a esperada apenas pelo acaso.[12] A identificação epidemiológica de comorbidades costuma indicar que uma condição tenha relação causal com a outra, direta ou indiretamente, ou indicar um mecanismo fisiopatológico comum, geneticamente determinado ou adquirido.

Algumas comorbidades da RA referem-se a um mecanismo fisiopatológico comum, geneticamente determinado, não somente justificado pela sensibilização por IgE, como asma, conjuntivite e DA.[13] Outras, no entanto, guardam uma relação causal, direta ou indireta, como sinusopatia (com ou sem polipose nasal), otite média secretora (com alterações auditivas e da fala), alterações do sono, síndrome de apneia obstrutiva do sono por hiper-

ASMA NO LACTENTE, NA CRIANÇA E NO ADOLESCENTE

| Intermitente | | | Persistente | |
|---|---|---|---|---|
| Leve | Moderada/grave | Leve | Moderada/grave | |
| Anti-histamínico tópico ou oral, com ou sem descongestionante. Antileucotrieno? | • Corticoide tópico nasal <br> • Anti-histamínico tópico ou oral, com ou sem descongestionante <br> • Cromonas <br> • Antileucotrieno? <br><br> • Se persistente, revisão em 2 a 4 semanas <br> • Ajustar tratamento, por mais 1 mês | | • Corticoide tópico nasal <br> • Anti-histamínico oral ou antileucotrieno? <br> • Rever em 2 a 4 semanas <br> • Melhora – manter mais 1 mês <br> • Sem melhora – aumentar dose corticoide nasal, <br> • Descongestionante ou corticoide oral (curto período), ipratrópio nasal (rinorreia) | |
| | Profilaxia ambiental | | | |
| | Considerar imunoterapia | | | |

**Figura 30.2** Tratamento da rinite alérgica de acordo com sua classificação.

Adaptada de Bousquet et al.[8]

trofia adenoideana, alterações cognitivas e comportamentais, alteração do crescimento, infecções recorrentes de vias aéreas superiores (VAS) (virais e bacterianas) e comprometimento da qualidade de vida.[14]

As hipóteses mais importantes para explicar a interação entre o nariz e os demais órgãos das VAS e vias aéreas inferiores (VAI) referem-se ao processo inflamatório nasal, causando dificuldades de drenagem de seios paranasais ou disfunção da tuba de Eustáquio; à propagação de alérgenos entre mucosas que são contíguas; à resposta reflexa neural pelo estímulo de nervos aferentes pelo processo inflamatório nasal; e à circulação de leucócitos ativados e citocinas inflamatórias liberadas no nariz e atuando a distância.[14]

## Asma

Em diferentes estudos, identificou-se que até 50% dos pacientes com RA apresenta asma.[8,10,15] Na realidade, a asma pode ser considerada uma comorbidade por haver um mecanismo fisiopatológico comum, mas também apresenta com a RA uma relação causal direta e indireta, uma vez que a rinite pode agravar a asma ou ter um papel em sua patogênese.[16]

Foram aventados vários mecanismos para justificar essa relação causal entre RA e asma: semelhanças estruturais entre as mucosas de VAS e VAI, reflexo nasobrônquico, descarga pós-nasal (com carreamento de mediadores e citocinas das VAS para as VAI), migração de linfócitos ativados da mucosa de VAS para as VAI, assim como a teoria da adesão ao rinovírus (inflamação alérgica nasal com maior expressão de ICAM1 e maior suscetibilidade à infecção pelo rinovírus).[16,17] Os mecanismos envolvidos nessa relação não são completamente conhecidos, mas o fato é que está demonstrado que o tratamento adequado da RA pode produzir melhora nos sintomas da asma.[14,16,17]

Outro aspecto que merece ser citado é que a tosse crônica ou recorrente é um sintoma bastante comum da RA e é fundamental distinguir a tosse variante de rinite (que se refere à tosse ocasionada pela descarga pós-nasal) da tosse relacionada à asma, evitando-se subdiagnosticar a asma associada à rinite, ou, por outro lado, supertratar a asma, deixando de reconhecer a tosse relacionada à rinite.[16] Portanto, o diagnóstico de rinite apresenta impacto importante no diagnóstico e tratamento da asma e deve-se sempre considerar o diagnóstico e tratamento de RA nos pacientes com asma, assim como rever periodicamente o tratamento da Asma nos pacientes com RA.[18]

## Conjuntivite alérgica

É a comorbidade mais frequente em pacientes com RA.[19] Sintomas de hiperemia conjuntival, prurido ocular e lacrimejamento acontecem em 35% a 40% dos pacientes com RA.[10]

É possível que haja ação direta de alérgenos na mucosa conjuntival, mas está demonstrado que os sintomas oculares também estão relacionados a um reflexo naso-ocular, em que a inflamação na mucosa nasal produz um processo inflamatório ocular por estímulo neural.[14]

Dessa maneira, o tratamento adequado da RA costuma produzir melhora dos sintomas oculares associados.[20,21] Em casos mais graves de acometimento alérgico ocular, as ceratoconjuntivites, o tratamento da RA é insuficiente e, dependendo de sua gravidade, deve-se proceder ao uso de medicações tópicas oculares diversas.[20]

## Dermatite atópica

Um percentual menor de pacientes apresenta RA associada à DA (1,1%) ou com DA, RA e asma (0,6%).[13] Em boa parte dos casos, a DA antecede os quadros de RA e asma, tal como descrito na marcha atópica.[6]

## Alergia alimentar

Não ocorre associação importante entre RA e alergia alimentar em nosso meio. Em países onde a sensibilização a pólen é frequente, há vários relatos de Síndrome Pólen-Fruta, em que a sensibilização ao pólen está relacionada à sensibilização cruzada a diversos alimentos, sobretudo frutas e legumes, produzindo prurido oral, de lábios, língua e orofaringe, além de edema local.[18]

## Sinusopatia

O termo rinossinusite é muito utilizado pela frequência da associação entre RA e sintomas de acometimento sinusal e pela contiguidade das mucosas.[8,17,22] O papel da RA na patogênese da sinusite aguda e da sinusite crônica tem sido debatido há alguns anos. Não obstante a obstrução do complexo osteomeatal estar implicada nessa relação, muito provavelmente os mecanismos são mais complexos e ainda não completamente esclarecidos, e incluem a ideia da via aérea unificada, com alterações histopatológicas e imunológicas comuns.[17]

Os sintomas de sinusopatia são dor ou pressão em face, cefaleia, tosse ao deitar, halitose, hiposmia, secreção anterior e/ou descarga pós-nasal e voz anasalada, e estão presentes em até 66% dos pacientes com RA.[10] O quadro é considerado agudo caso os sintomas estejam ocorrendo há menos de 12 semanas, e crônico, se acontecem há mais de 12 semanas.[23]

A sinusopatia associada à RA pode ser inflamatória ou infecciosa (viral ou bacteriana). A distinção entre essas causas é possível por meio de dados de anamnese e exame físico, com consequentes implicações para o tratamento.[23]

Polipose nasal está mais relacionada com a rinite não alérgica, assim como a asma e a hipersensibilidade, com o ácido acetilsalicílico.[24]

## Otite média com efusão (OME), alterações auditivas e da fala

Muitos estudos demonstraram maior prevalência de alergia respiratória em pacientes com OME, a presença de líquido no ouvido médio na ausência de sintomas de infecção.[14,16,17] Uma das hipóteses aventadas é de que a liberação de citocinas e mediadores inflamatórios na mucosa nasal e da nasofaringe produza disfunção da trompa de Eustáquio, cuja mucosa de revestimento também é contigua com a mucosa nasal e da nasofaringe.

A presença de efusão persistente em ouvido médio é a causa mais frequente de perda auditiva na infância, podendo acarretar alterações no desenvolvimento da fala.[17]

## Alterações do sono e síndrome de apneia obstrutiva do sono

Crianças com RA habitualmente apresentam hipertrofia de tecido linfoide, de gânglios cervicais, de amígdalas palatinas e do tecido adenoideano.[16,18]

Respiração bucal e roncos noturnos, muitas vezes com prejuízo do sono, são sintomas decorrentes da obstrução nasal persistente,[10] com ou sem hipertrofia de adenoides associada, e que são bastante frequentes em pacientes pediátricos com RA.[16,17]

A respiração bucal persistente está relacionada a alterações da fala em pacientes pediátricos,[25] assim como com alterações no crescimento oro-crânio-facial, no tônus da musculatura orofacial e na postura corporal.[26]

Pacientes com diagnóstico de apneia do sono por polissonografia apresentam RA com frequência (50%).[16]

Em muitas situações, está indicada a adenoidectomia, sobretudo se não há melhora clínica com o tratamento medicamentoso ou infecções recorrentes sinusais e/ou de ouvido médio.

## Alterações cognitivas e comportamentais

Sintomas persistentes podem levar a faltas escolares. Além disso, alterações do sono podem estar relacionadas à sonolência diurna, fadiga crônica, dificuldade para concentrar-se e, consequentemente, problemas de aprendizagem, independentemente do uso de anti-histamínicos orais.[16,17]

Alterações comportamentais, como irritabilidade e alterações de humor, têm sido descritas, assim como também podem decorrer de dificuldades de relacionamento entre colegas, por conta dos sintomas persistentes, provocando níveis ainda maiores de estresse.[17]

RINITE E OUTRAS COMORBIDADES

## Alterações do crescimento

Há dados sobre alterações no ganho ponderal em pacientes com RA e hipertrofia de adenoides em função da redução do apetite e/ou dificuldades alimentares (recusa de alimentos sólidos, como carnes).[16]

## Infecções respiratórias recorrentes

Muitas vezes, os sintomas de RA e infecções de vias aéreas se confundem. Além disso, parece haver maior frequência de infecções virais e bacterianas em pacientes com RA.[27] Um dos aspectos a ser considerado é a maior prevalência de deficiência seletiva de IgA entre os pacientes atópicos. Outro aspecto importante são as alterações anatômicas locais decorrentes do processo inflamatório alérgico, que predispõem a processos infecciosos, como disfunção tubária e obstrução de ductos de drenagem de seios paranasais. Há, ainda, alterações da resposta imunológica, com polarização da resposta Th2 e prejuízo da resposta Th1[28] e também da resposta inata,[29] decorrentes do processo inflamatório local na mucosa que estão relacionadas a maior chance de infecções.

O tecido adenoideano pode se constituir em reservatório de bactérias e, portanto, a adenoidectomia está indicada em casos de infecções recorrentes de seios paranasais e ouvido médio resistentes ao tratamento clínico.[23]

Diante de infecções recorrentes e/ou crônicas resistentes ao tratamento, infecções graves ou não usuais, é preciso considerar a possibilidade de Imunodeficiências primárias, sobretudo por defeitos na produção de anticorpos.[30]

## Alterações na qualidade de vida

A qualidade de vida é negativamente influenciada não somente pela persistência/recorrência dos sintomas de RA como também pelas comorbidades apresentadas e sua interferência no sono e nas atividades diárias dos pacientes.[17]

Concluindo, diante das possíveis e frequentes comorbidades e da interferência negativa na qualidade de vida, o diagnóstico e o adequado tratamento da RA devem ser priorizados e envolver diferentes especialidades médicas (otorrinolaringologia, dermatologia e oftalmologia) e diferentes profissionais da área da saúde (fonoaudiologia, fisioterapia).

## REFERÊNCIAS BIBLIOGRÁFICAS

1. Sole D, Mallol J, Camelo-Nunes IC, Wandalsen GF, Latin American ISG. Prevalence of rhinitis-related symptoms in Latin American children - results of the International Study of Asthma and Allergies in Childhood (ISAAC) phase three. Pediatr Allergy Immunol. 2010;21(1 Pt 2):e127-36.
2. Seidman MD, Gurgel RK, Lin SY, Schwartz SR, Baroody FM, Bonner JR, et al. Clinical practice guideline: Allergic rhinitis. Otolaryngol Head Neck Surg. 2015;152(1 Suppl):S1-43.
3. Coca AF, Cooke RA. On the classification of the phenomena of hypersensitiveness. J Immunol. 1923;8(3):163-82.
4. Worth A, Sheikh A. Food allergy and atopic eczema. Cur Opin Allergy Clin Immunol. 2010;10(3):226-30.
5. Barnetson R, Rogers M. Childhood atopic eczema. BMJ. 2002;324:1376-9.

ASMA NO LACTENTE, NA CRIANÇA E NO ADOLESCENTE

6. Spergel JM, Paller AS. Atopic dermatitis and the atopic march. J Allergy Clin Immunol. 2003;112(6 Suppl):S118-27.

7. Ziyab AH, Karmaus W, Zhang H, Holloway JW, Steck SE, Ewart S, et al. Allergic sensitization and filaggrin variants predispose to the comorbidity of eczema, asthma, and rhinitis: results from the Isle of Wight birth cohort. Clin Exp Allergy. 2014;44(9):1170-8.

8. Bousquet J, Khaltaev N, Cruz AA, Denburg J, Fokkens WJ, Togias A, et al. Allergic Rhinits and its Impact on Asthma (ARIA) 2008 Update. Allergy. 2008;63(supl 86):8-160.

9. Solé D, Sakano E. III Consenso Brasileiro sobre Rinites - 2012. Braz J Otorhinolaringol. 2012;75(6 supl):6-51.

10. Hadley JA, Derebery MJ, Marple BF. Comorbidities and allergic rhinitis: Not just a runny nose. J Fam Pract. 2012;61(2):S11-S5.

11. Brozek JL, Bousquet J, Baena-Cagnani CE, Bonini S, Canonica GW, Casale TB, et al. Allergic Rhinitis and its Impact on Asthma (ARIA) guidelines: 2010 revision. J Allergy Clin Immunol. 2010;126(3):466-76.

12. Bonavita V, De Simone R. Towards a definition of comorbidity in the light of clinical complexity. Neurol Sci. 2008;29 Suppl 1:S99-102.

13. Pinart M, Benet M, Annesi-Maesano I, von Berg A, Berdel D, Carlsen KCL, et al. Comorbidity of eczema, rhinitis, and asthma in IgE-sensitised and non-IgE-sensitised children in MeDALL: a population-based cohort study. Lancet Respir Med. 2014;2(2):131-40.

14. Baroody FM. How nasal function influences the eyes, ears, sinuses, and lungs. Proc Am Thorac Soc. 2011;8(1):53-61.

15. Leynaert B, Neukirch F, Demoly P, Bousquet J. Epidemiologic evidence for asthma and rhinitis comorbidity. J Allergy Clin Immunol. 2000;106(5):S201-S5.

16. Lack G. Pediatric allergic rhinitis and comorbid disorders. J Allergy Clin Immunol. 2001;108(1):S9-S15.

17. Hee Han D, Rhee C-S. Comorbidities of Allergic Rhinitis. In: Pereira C. Allergic diseases - Highlights in the Clinic, Mechanisms and Treatment: InTech, 2012. p.239-54.

18. Rotiroti G, Roberts G, Scadding GK. Rhinitis in children: common clinical presentations and differential diagnoses. Pediatr Allergy Immunol. 2015;26(2):103-10.

19. Bertelsen RJ, Carlsen KC, Carlsen KH. Rhinitis in children: co-morbidities and phenotypes. Pediatr Allergy Immunol. 2010;21(4 Pt 1):612-22.

20. Bielory L, Katelaris CH, Lightman S, Naclerio RM. Treating the Ocular Component of Allergic Rhinoconjunctivitis and Related Eye Disorders. Med Gen Med. 2007;9(3):35.

21. Baroody FM, Naclerio RM. Nasal-Ocular Reflexes and Their Role in the management of Allergic Rhinoconjunctivitis With Intranasal Corticosteroids. Wordl Allergy Organ J. 2011;4(suppl):S1-S5.

22. Dykewicz MS, Hamilos DL. Rhinitis and sinusitis. J Allergy Clin Immunol. 2010;125(2 Suppl 2):S103-15.

23. Stenner M, Rudack C. Diseases of the nose and paranasal sinuses in child. Head Neck Surg. 2014;13:1-27.

24. Gelardi M, Tafuri S, Passalacqua G, Quaranta N. Allergic and non-allergic rhinitis: relationship with nasal polyposis, asthma and family history. Acta Otorhinolalyngol Ital. 2014;34:36-41.

25. Hitos SF, Arakaki R, Sole D, Weckx LL. Oral breathing and speech disorders in children. J Pediatr (Rio J). 2013;89(4):361-5.

26. Di Francesco RC. Respirador bucal: a visão do otorrinolaringologista. J Bras Fonoaudiol. 1999;1:56-60.

27. James KM, Peebles RS Jr, Hartert TV. Response to infections in patients with asthma and atopic disease: an epiphenomenon or reflection of host susceptibility? J Allergy Clin Immunol. 2012;130(2):343-51.
28. Mrabet-Dahbi S, Maurer M. Does allergy impair innate immunity? Leads and lessons from atopic dermatitis. Allergy. 2010;65(11):1351-6.
29. Durrani SR, Montville DJ, Pratt AS, Sahu S, DeVries MK, Rajamanickam V, et al. Innate immune responses to rhinovirus are reduced by the high-affinity IgE receptor in allergic asthmatic children. J Allergy Clin Immunol. 2012;130(2):489-95.
30. Slatter MA, Gennery AR. Clinical immunology review series: an approach to the patient with recurrent infections in childhood. Clin Exper Immunol. 2008;152(3):389-96.

**PARTE 3** Fisioterapia
Respiratória

CAPÍTULO 31

Fernanda de Córdoba Lanza
Mariana R. Gazzotti

# Reabilitação Pulmonar na Asma

## INTRODUÇÃO

A asma é doença pulmonar crônica com prevalência ao redor de 20% na população infantil no Brasil.[1] Cursa com inflamação das vias aéreas, que, associada à hiperresponsividade, ocasiona episódios recorrentes de chiado, falta de ar, aperto no peito e tosse, sobretudo à noite ou no início da manhã. Essas crises são usualmente associadas à obstrução generalizada e variável ao fluxo de ar que muitas vezes é reversível espontaneamente ou com tratamento.[1-3]

O indivíduo com doença pulmonar crônica é mais suscetível a manifestar redução na tolerância ao exercício devido à limitação pulmonar.[4] Portanto, quanto mais grave e menos controlada for a doença, mais dispneia será relatada pelo asmático ao praticar atividade física. Em geral, a obstrução e o aumento da resistência nas vias aéreas agrava o aprisionamento de ar, o que dificulta a resposta ventilatória fisiológica durante o exercício. Então, a sensação exagerada de dispneia deve-se à dificuldade em aumentar a ventilação para sustentar a atividade. O resultado dessa limitação ventilatória pode ser refletido nos músculos periféricos devido à redução na oxigenação, sendo esse mais um fator para limitar a atividade física.[5]

Mesmo apresentado controle medicamentoso da doença, indivíduos com asma podem apresentar dificuldade em manter a atividade física. Desse modo, a avaliação da capacidade funcional deve ser detalhada nessa população para que seja prescrito um programa de reabilitação pulmonar. Como tratamento associado à medicação, o programa de reabilitação pulmonar promoverá resultados satisfatórios que permitirão ao paciente praticar atividade física sem que seja limitada por crises de broncoespasmo ou limitação cardiopulmonar.

## RESPOSTAS VENTILATÓRIAS AO EXERCÍCIO

O aumento na demanda metabólica ao início da prática do exercício faz com que ajustes fisiológicos ocorram no sistema respiratório para que a manutenção da oxigenação e o equilíbrio ácido-base sejam alcançados. Para tanto, existe a necessidade de integração perfeita entre o comando do sistema nervoso central e a mecânica respiratória para, assim, aumentar a ventilação pulmonar e manter a homeostasia.

O principal objetivo do aumento da ventilação pulmonar durante o exercício é a manutenção do pH, da oxigenação e dos valores de pressão arterial de dióxido de carbono ($PaCO_2$). Para tanto, comandos ao sistema nervoso central são dados para aumentar o ritmo e a profundidade da respiração e, assim, manter a demanda metabólica nos músculos periféricos.

Embora ainda haja controvérsia, há descrição de que a adaptação ventilatória em crianças saudáveis, em comparação aos adultos, é conseguida mais rapidamente quando estão em carga constante e permanecem no estado estável (*steady state*) do exercício.[6,7] Por isso, é possível descrever que a capacidade cardiopulmonar de crianças é maior que de adultos. Em indivíduos que apresentam doença pulmonar, essa capacidade será pior a depender da cronicidade e da gravidade da doença.

Em condições normais, a hiperventilação é necessária para manutenção da homeostase durante o exercício físico.[8] O aumento da ventilação/minuto (VE) se dá pelo aumento no volume corrente e/ou frequência respiratória (VE = volume corrente × frequência respiratória). O aumento do volume corrente se faz em ambas as direções, tanto para o volume de reserva inspiratória quanto para o volume de reserva expiratória (Figura 31.1). Estudos demonstram que a VE é aproximadamente 40 L/min em crianças durante o exercício e que pode elevar em até quatro vezes quando a maturidade é alcançada na adolescência.[9]

Embora os volumes pulmonares utilizados durante o exercício sejam o volume de reserva inspiratório (VRI) e o volume de reserva expiratório (VRE), a denominação é diferente quanto se trata de ajustes ventilatórios ao exercício. A nomenclatura utilizada para representar as variações pulmonares é volume pulmonar operante (VPO). Não se fala em utilização do VRI ou do VRE no exercício, e, sim, em aumento do volume pulmonar inspiratório final (VPIF) e na redução do volume pulmonar expiratório final (VPEF). É descrito que o incremento no VPIF é muito mais pronunciado que a redução no volume pulmonar expiratório final (VPEF) no exercício (Figura 31.1). A redução do VPEF se dá pela ação dos músculos expiratórios (músculos abdominais), que, ao se contraírem na fase expiratória, favorecem a eliminação de ar do VPEF, empurrando o conteúdo abdominal contra a caixa torácica. Nessa posição, o diafragma, músculo inspiratório, se eleva para dentro da caixa torácica, e armazena energia elástica para a respiração subsequente.[10,11] Esses ajustes minimizam a força de contração executada pelo diafragma para a próxima inspiração e aumentam consideravelmente o VPIF.

Esses ajustes ventilatórios ocorrerão em condições de normalidade do sistema respiratório. Entretanto, é conhecido que a redução da capacidade inspiratória (CI = volume corrente + VRI) é o grande fator limitante ao exercício. Esse fato pode ocorrer nas doenças pulmonares obstrutivas, considerando que na prática de atividade física moderada e vigorosa pode ocorrer aprisionamento de ar, limitando, assim, a CI.

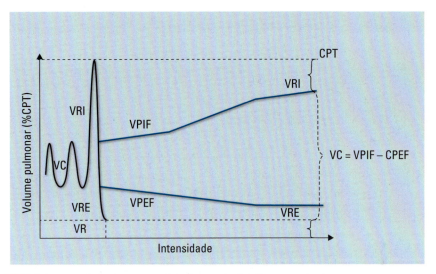

**Figura 31.1** Volumes pulmonares operantes. Para mais detalhes, ver o texto.

Na parte esquerda do gráfico, observa-se o volume corrente (VC), em uma respiração tranquila, da mesma forma o volume de reserva inspiratório (VRI), o volume de reserva expiratório (VRE), o volume residual (VR), que é mantido constante. As duas linhas vermelhas representam as alterações de volumes pulmonares durante o exercício, chamado de volumes pulmonares operantes (VPO). Há aumento no volume pulmonar inspiratório final (VPIF) e redução no volume pulmonar expiratório final (VPEF) durante o exercício como modo de hiperventilação. Note que mesmo em alta intensidade de exercício não se alcança a capacidade pulmonar total (CPT), o que significa que o sistema respiratório não é fator limitante na interrupção do exercício em indivíduos sem doença cardiopulmonar.

A frequência respiratória (f) também contribui com o aumento da ventilação/minuto durante o exercício para auxiliar na demanda muscular periférica. Entretanto, o aumento da f é menos substancial que dos VPO, já que a elevação excessiva na f certamente causaria fadiga dos músculos respiratórios de maneira precoce (Figura 31.2).

## AVALIAÇÃO DA APTIDÃO CARDIORRESPIRATÓRIA

O teste de exercício cardiopulmonar (TECP) é o padrão-ouro para determinar as causas da incapacidade de realizar exercício,[12] pois traz informações relevantes, como a demanda ventilatória (volume/minuto e ventilação voluntária máxima), demanda metabólica (consumo de $O_2$ – $VO_2$ e produção de $CO_2$ – $VCO_2$, limiar anaeróbio – LA) e cardíaca (ECG, FC máxima) durante o exercício máximo. Com essa avaliação, pode ser determinada a origem da limitação ao exercício (cardíaca, pulmonar ou muscular periférica), ou seja, a causa da intolerância ao exercício – definida pela incapacidade de completar a atividade máxima. A redução do consumo máximo de oxigênio ($VO_2$máx.) em voluntários asmáticos explica-se pelo comprometimento pulmonar e também pelo sedentarismo (limitação cardíaca e muscular periférica); esses fatores podem ser constatados pelo TECP.

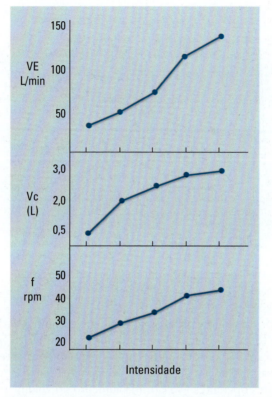

**Figura 31.2** Elevação no volume minuto (VE) devido ao aumento no volume corrente (VC) e da frequência respiratória (f), com o aumento da intensidade de exercício. Note que o VC pode aumentar até seis vezes, enquanto o aumento da f não ultrapassa duas vezes em indivíduos sem doença cardiopulmonar.

Por ser uma avaliação de alto custo, menor número de estudos tem utilizado TECP como método na avaliação de crianças e adolescentes asmáticos, sendo os resultados disponíveis ainda conflitantes.[13-15] Villa et al.[14] descreveram redução no $VO_2$ pico no grupo de pacientes com asma intermitente ($VO_2$ pico = 79% previsto), e asma moderada/grave ($VO_2$ pico = 69% previsto) quando comparado com o grupo-controle sem doença pulmonar ($VO_2$ pico = 85% previsto). Entretanto, outro estudo em crianças com asma intermitente não constatou diferenças no $VO_2$máx. quando comparadas às crianças sem doença pulmonar.[15]

Os diferentes achados entre os autores podem ser justificados pela gravidade da asma e controle da doença, fatores importantes na determinação da capacidade física. Como descrito anteriormente, as respostas ventilatórias na prática de exercício são a alteração no volume de ar inspirado e expirado (volume pulmonar operante) e da frequência respiratória. Entretanto, indivíduos asmáticos que apresentam obstrução moderada/grave, determinada pela redução no $VEF_1$, ou que tenham broncoespasmo induzido pelo exercício, têm hiperinsuflação ao realizarem atividade moderada e intensa. Desse modo, não há possibilidade de grande incremento na resposta ventilatória e, assim, a demanda metabólica dos

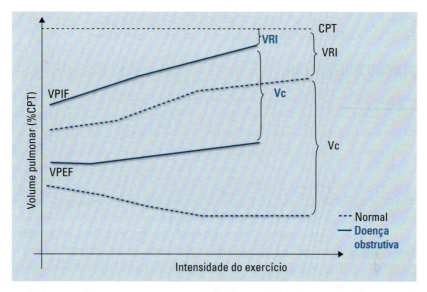

**Figura 31.3** Volumes pulmonares operantes em indivíduo normal (linha tracejada) e em indivíduo com doença pulmonar obstrutiva (linha contínua). Note que o volume pulmonar inspiratório final (VPIF) e o volume pulmonar expiratório final (VPEF) no indivíduo com doença pulmonar estão deslocados para cima e, com o aumento da intensidade do exercício, há limitação ventilatória, pois é alcançado o teto ventilatório, a capacidade pulmonar total (CPT).

VC = volume corrente; VRE = volume de reserva inspiratório.

músculos periféricos não pode ser suprida. Na Figura 31.3, está exemplificada a limitação ventilatória de indivíduos com obstrução das vias aéreas.

Outro fator limitante da atividade física em indivíduos asmáticos é o sedentarismo, que resulta em menor atividade oxidativa nos músculos periféricos e menor efetividade cardíaca identificado pelo TECP. Ambos podem contribuir com a redução no $VO_2$máx. Indivíduos sedentários apresentam redução da captação de oxigênio pelas miofibrilas dos músculos que executam o exercício e também têm limitada vascularização para eliminação do ácido láctico. Portanto, a atividade física é interrompida devido à fadiga, ou seja, falta de substrato (oxigênio) e acúmulo de resíduo (ácido láctico). Somado a isso, o débito cardíaco limitado desfavorece a entrega de fluxo sanguíneo para efetivação da troca gasosa nos músculos periféricos.

Os testes clínicos de campo são uma alternativa menos onerosa ao TECP para determinar a capacidade funcional, entretanto, oferecem menor quantidade de variáveis. O *Shuttle Walk Test* (SWT) é um teste simples e de baixo custo, descrito por Singh et al.,[16] que avalia a capacidade de exercício com base na distância percorrida. Embora vastamente utlizado na populaçao adulta,[17,18] o SWT na população pediátrica tem sido pouco empregado. Com esse teste não é possível determinar o fator que limita a atividade física, como conseguido no TECP, mas é possível constatar que há redução na capacidade física.

Ahmaidi et al.[19] utilizaram o SWT em população pediátrica com diagnóstico de asma para determinar a capacidade funcional, comparando-o ao padrão-ouro (TECP). Os auto-

ASMA NO LACTENTE, NA CRIANÇA E NO ADOLESCENTE

res validaram o SWT e determinaram ser esse teste clínico de campo um teste eficaz para determinar as alterações cardiopulmonares em pacientes asmáticos.

## REABILITAÇÃO PULMONAR

Reabilitação pulmonar é definida como uma intervenção baseada em exercícios físicos, educação sobre a doença e suporte psicológico, indicada para aqueles indivíduos que tenham doença pulmonar crônica com tratamento medicamentoso adequado.[20] Portanto, diante de todas as alterações clínicas do paciente asmático e do provável comprometimento na capacidade funcional e na tolerância ao exercício, o tratamento desses indivíduos deve se estender à reabilitação pulmonar.

Os efeitos crônicos do treinamento físico são vastamente conhecidos.[20] Os efeitos benéficos sobre a função dos músculos periféricos são: aumento na quantidade de enzimas mitocondriais, aumento no número de fibras musculares de contração lenta e desenvolvimento de novos vasos capilares do músculo; desse modo, o músculo periférico pode utilizar a energia com maior eficiência. Em relação ao sistema cardiovascular, há aumento na fração de ejeção e consequentemente no débito cardíaco, ajustes mais rápidos na resistência vascular periférica e redução na frequência cardíaca de repouso e no pico do exercício; como consequência desses ajustes, o coração bombeará mais sangue com menor desgaste. O sistema respiratório é o menos ajustável cronicamente. As respostas agudas já foram mencionadas, e cronicamente não há aumento na capacidade pulmonar, tampouco melhora naqueles indivíduos com doença pulmonar crônica. Desse modo, as respostas ao programa de treinamento físico são decorrentes da melhoria nos sistemas muscular periférico e cardíaco.

Ensaios clínicos randomizados têm apresentado resultados interessantes após programa de reabilitação pulmonar em crianças e adolescentes com asma[19,21-28] seja na condição cardiopulmonar, no broncoespasmo induzido pelo exercício, bem como no número de crises de crianças e adolescentes asmáticos.

Wanrooij *et al.*[29] realizaram revisão sistemática sobre treinamento físico com crianças e adolescentes asmáticos e concluíram que a atividade física deve ser recomendada para essa população, embora algumas questões ainda não tenham sido esclarecidas em decorrência de limitações nos ensaios clínicos.

O programa de treinamento de indivíduos asmáticos deve conter treinamento aeróbio (qualquer atividade que utiliza grandes grupos musculares que pode ser mantido continuamente e possui natureza rítmica) e o treinamento resistido (movimentos dinâmicos com sobrecarga progressiva, com o objetivo de aumentar a força muscular), embora as evidências para esse último ainda sejam escassas. A recomendação é que tenha duração de três meses, com frequência semanal de duas a três vezes, sendo sessenta minutos cada sessão.

A intensidade de treinamento deve estar associada à variável que compõe a capacidade do indivíduo na tarefa selecionada; por exemplo, para o treinamento resistido, a intensidade pode ser ajustada por valores percentuais de 1 repetição máxima (1-RM), ou pela contração voluntária máxima (CVM), ao passo que, no treinamento aeróbio, pode ser ajustado por frequência cardíaca máxima, consumo de oxigênio de pico ($VO_2$ pico) ou limiar anaeróbio (LA). A escolha da variável não depende somente do paciente, mas, sim, dos recursos disponíveis.

**384**

PARTE **3**

## REABILITAÇÃO PULMONAR NA ASMA

Para a prescrição do treinamento aeróbio, o TECP disponibiliza variáveis como LA, $VO_2$máx. e frequência cardíaca máxima. Testes clínicos de campo, como o SWT, disponibilizam apenas a frequência cardíaca máxima. Na ausência de qualquer teste, a intensidade do treinamento aeróbio pode ser determinada pela frequência cardíaca máxima a partir de equação: $208 - (0,7 \times idade)$.

A intensidade do treinamento aeróbio deve ser de 60% a 80% da frequência cardíaca máxima ou do $VO_2$máx., ou da velocidade máxima obtida no TECP. A intensidade baseada no SWT será de 60% a 80% da frequência cardíaca máxima obtida nesse teste ou da velocidade alcançada nele.

Todos os pacientes asmáticos, antes de iniciarem o treinamento aeróbio, devem receber broncodilatador. Além dessa estratégia para evitar o broncoespasmo induzido pelo exercício, o aquecimento antes de iniciar efetivamente o treino aeróbio é de extrema importância. O aquecimento é feito com a frequência cardíaca em 40% da máxima por 10 minutos. Após esse período, a intensidade de treino será aumentada para alcançar o alvo do treinamento aeróbio (60-80%). Não há diferença entre os tipos de treinamento aeróbio, desde que seja respeitada a intensidade de treinamento. Natação e jogos coletivos são preferidos pelas crianças devido ao componente lúdico.

A intensidade do treinamento resistido deve ser baseada na carga máxima executada pelo músculo a ser treinado (1 RM). A intensidade para treinamento de força é de 40% a 70% de uma repetição máxima. É recomendado que diferentes grupos musculares dos membros superiores e inferiores sejam treinados.

Durante todo o treinamento, aeróbio e resistido, o paciente asmático deve ser monitorado quanto à sua sensação de falta de ar, pela escala de Borg modificada[30] (0 a 10), bem como a $SpO_2$. Na presença de desconforto importante, nota acima de 7, o exercício deve ser interrompido. Caso haja redução na $SpO_2$ abaixo de 90%, oxigênio suplementar deve ser ofertado ao paciente para que mantenha valores acima de 94%.

O programa de reabilitação pulmonar também deve conter orientações sobre a doença, os fatores desencadeantes de crise e modo de utilização dos dispositivos da medicação. Ao final de cada sessão, deve ser dada a oportunidade ao paciente e seu responsável de sanar dúvidas sobre o processo.

Em conclusão, a alta prevalência da asma na infância faz com que essa doença tenha importância na saúde pública. Acredita-se que as alterações pulmonares na asma possam limitar a capacidade física devido à obstrução e inflamação das vias aéreas. Portanto, os ajustes dos sistemas cardiopulmonar e muscular periférico precisam ser estimulados para minimizar os efeitos da doença pulmonar associada ao sedentarismo. Portanto, além do tratamento medicamentoso, o programa de reabilitação pulmonar pode trazer benefícios, como tratamento coadjuvante, desde que prescrito e acompanhado de maneira satisfatória.

## REFERÊNCIAS BIBLIOGRÁFICAS

1.  Solé D, Wandalsen GF, Camelo- Nunes IC, Naspitz CK. Prevalence of symptoms of asthma, rhinitis, and atopic eczema among Brazilian children and adolescents identified by the International Study of Asthma and Allergies in Childhood (ISAAC). Phase 3. J Pediatr (Rio J). 2006;82(5):341-6.

ASMA NO LACTENTE, NA CRIANÇA E NO ADOLESCENTE

2. GINA. Global Initiative for Asthma, 2016. [Internet] [Acesso em 10 jun 2016]. Disponível em: www.ginasthma.org

3. III Consenso Brasileiro de Manejo da Asma. Capítulo I – Definição, epidemiologia, patologia e patogenia. J Pneumol. 2002;28(Supl 1).

4. Vogiatzis I, Zakynthinos G, Andrianopoulos V. Mechanisms of physical activity limitation in chronic lung diseases. Pulm Med. 2012;2012:634-761.

5. Wagner PD. Determinants of maximal oxygen transport and utilization. Annu Rev Physiol. 1996;58:21-50.

6. Fawkner SG, Armstrong N, Potter CR, Welsman JR. Oxygen uptake kinetics in children and adults after the onset of moderate-intensity exercise. J Sports Sci. 2002;20:319-26.

7. Armon Y, Cooper DN, Flores R, Zanconato S, Barstow TJ. Oxygen uptake dynamics during high-intensity exercise in children and adults. J App Physiol. 1991;7:841-8.

8. Keslacy S, Carra J, Ramonatxo M. Role of respiratory system impedance in the difference of ventilatory control between children and adults. Respir Physiol Neurobiol. 2008;31:161:239-45.

9. de Prado DM, Dias RG, Trombetta IC. Cardiovascular, ventilatory, and metabolic parameters during exercise: differences between children and adults. Arq Bras Cardiol. 2006;87:149-55.

10. Prado DM, Braga AM, Rondon MU, Azevedo LF, Matos LD, Negrão CE, et al. Cardiorespiratory responses during progressive maximal exercise test in healthy children. Arq Bras Cardiol. 2010;94:493-9.

11. Winsley RJ, Fulford J, Roberts AC, Welsman JR, Armstrong N. Sex difference in peak oxygen uptake in prepubertal children. J Sci Med Sport. 2009;12:647-51.

12. ERS Task Force, Palange P, Ward SA, Carlsen KH, Casaburi R, Gallagher CG, et al. Recommendations on the use of exercise testing in clinical practice. Eur Respir J. 2007;29(1):185-209.

13. Welsh L, Roberts RG, Kemp JG. Fitness and physical activity in children with asthma. Sports Med. 2004;34(13):861-70.

14. Villa F, Castro AP, Pastorino AC, Santarém JM, Martins MA, Jacob CM, et al. Aerobic capacity and skeletal muscle function in children with asthma. Arch Dis Child. 2011;96(6):554-9.

15. Moraes EZ, Trevisan ME, Baldisserotto Sde V, Portela LO. Children and adolescents with mild intermittent or mild persistent asthma: aerobic capacity between attacks. J Bras Pneumol. 2012;38(4):438-44.

16. Singh SJ, Morgan MD, Scott S, Walters D, Hardman AE. Development of a shuttle walking test of disability in patients with chronic airways obstruction. Thorax. 1992;47(12):1019-24.

17. Wise RA, Brown CD. Minimal clinically important differences in the six-minute walk test and the incremental shuttle walking test. COPD. 2005;2(1):125-9.

18. Mendes FA, Lunardi A, Silva RA, Cukier A, Stelmach R, Martins MA, et al. Association between maximal aerobic capacity and psychosocial factors in adults with moderate-to-severe asthma. J Asthma. 2013;50(6):595-9.

19. Ahmaidi SB, Varray AL, Savy-Pacaux AM, Prefaut CG. Cardiorespiratory fitness evaluation by the shuttle test in asthmatic subjects during aerobic training. Chest. 1993;103(4):1135-41.

20. ATS/ERS. Respiratory Society Statement: Key concepts and advances in pulmonary rehabilitation. Am J Respir Crit Care Med. 2013;188(8):12-64.

21. Neder JA, Nery LE, Silva AC, Cabral AL, Fernandes AL. Short-term effects of aerobic training in the clinical management of moderate to severe asthma in children. Thorax. 1999;54(3):202-6.

22. Matsumoto I, Araki H, Tsuda K, Odajima H, Nishima S, Higaki Y, et al. Effects of swimming training on aerobic capacity and exercise induced bronchoconstriction in children with bronchial asthma. Thorax. 1999;54(3):196-201.

23. Counil FP, Varray A, Matecki S, Beurey A, Marchal P, Voisin M, et al. Training of aerobic and anaerobic fitness in children with asthma. J Pediatr. 2003;142(2):179-84.
24. Basaran S, Guler-Uysal F, Ergen N, Seydaoglu G, Bingol-Karakoç G, Ufuk Altintas D. Effects of physical exercise on quality of life, exercise capacity and pulmonary function in children with asthma. J Rehabil Med. 2006;38(2):130-5.
25. Fanelli A, Cabral AL, Neder JA, Martins MA, Carvalho CR. Exercise training on disease control and quality of life in asthmatic children. Med Sci Sports Exerc. 2007;39(9):1474-80.
26. Moreira A, Delgado L, Haahtela T, Fonseca J, Moreira P, Lopes C, et al. Physical training does not increase allergic inflammation in asthmatic children. Eur Respir J. 2008;32(6):1570-5.
27. Wang JS, Hung WP. The effects of a swimming intervention for children with asthma. Respirology. 2009;14(6):838-42.
28. Wicher IB, Ribeiro MA, Marmo DB, Santos CI, Toro AA, Mendes RT, et al. Effects of swimming on spirometric parameters and bronchial hyperresponsiveness in children and adolescents with moderate persistent atopic asthma. J Pediatr (Rio J). 2010;86(5):384-90.
29. Wanrooij VH, Willeboordse M, Dompeling E, van de Kant KD. Exercise training in children with asthma: a systematic review. Br J Sports Med. 2014;48(13):1024-31.
30. Borg GA. Psychophysical bases of perceived exertion. Med Sci Sports Exerc. 1982;14:377-81.

**CAPÍTULO 32**

Márcia Cristina Pires Nogueira
Fernanda de Córdoba Lanza

# Fisioterapia Respiratória no Lactente Sibilante

## INTRODUÇÃO

A fisioterapia respiratória tem sido amplamente realizada na população infantil. O principal objetivo é eliminar a secreção pulmonar e reduzir o desconforto respiratório. Desse modo, indivíduos com acúmulo de secreção e que tenham dificuldade em eliminá-la podem ser beneficiados com a aplicação de diferentes técnicas de fisioterapia.

Os lactentes sibilantes apresentam como principal quadro clínico o chiado no peito, denominado sibilo expiratório. Em sua maioria, as crises de broncoespasmos estão associadas à infecção pulmonar nos lactentes. Na vigência da infecção, há aumento na produção de secreção pulmonar, que muitas vezes não pode ser eliminada espontaneamente pelo lactente. Nesse momento, a atuação do fisioterapeuta para favorecer a eliminação dessa secreção passa a ser tratamento coadjuvante às crises de broncoespasmo. Há necessidade de identificar clinicamente o tipo de sibilo pulmonar para, então, indicar corretamente a fisioterapia respiratória.

## SIBILOS PULMONARES

Os sibilos são descritos classicamente como sons pulmonares contínuos que são sobrepostos aos sons normais de respiração; caracterizam-se como sons agudos na fase expiratória.[1] É um sinal clínico comum em pacientes com quadro de broncoespasmo e obstrução das vias aéreas, sobretudo quando se trata de crianças. Além do broncoespasmo, outros mecanismos podem provocar estreitamento das vias, como edema da mucosa, secreção pulmonar, aspiração de corpo estranho, não sendo, assim, exclusivos da asma.[1]

ASMA NO LACTENTE, NA CRIANÇA E NO ADOLESCENTE

A sibilância é um dos sintomas respiratórios mais comuns na infância,[2] de modo especial no primeiro ano de vida, sendo motivo de frequente procura por atendimento nos serviços de urgência, sobretudo se há recorrência desses episódios.[3] Esse fato se dá pelo pequeno diâmetro da via aérea no lactente. Sabe-se que a alveolização pulmonar é finalizada por volta dos oito anos de idade, e, até essa data, as vias aéreas em desenvolvimento podem ser facilmente obstruídas, resultando em sibilos expiratórios.

Há quatro padrões distintos de sibilância em lactentes, de acordo com as Academias Europeia e Americana de Asma, Alergia e Imunologia:[4]

- **Sibilância transitória:** que ocorre durante os três primeiros anos de vida e não mais após essa idade;
- Sibilância não atópica: desencadeada principalmente por vírus e que tende a desaparecer com o avançar da idade;
- **Asma persistente:** quando associada a manifestações clínicas de atopia, eosinofilia e/ou níveis séricos elevados de imunoglobulinas E total ou sensibilização comprovada a alimentos e/ou aeroalérgenos, ou, ainda, quando o pai e/ou a mãe têm asma;
- **Sibilância intermitente grave:** na qual episódios pouco frequentes de sibilância aguda ocorrem associados a poucos sintomas fora dos quadros agudos, e com a presença de características de atopia.

A asma é a causa mais comum de sibilância na infância; entretanto, ela também é observada em infecções respiratórias.[5] A inflamação nas vias aéreas causa limitação reversível ao fluxo aéreo expiratório e que clinicamente se apresenta como sibilos.

## TÉCNICAS DE FISIOTERAPIA RESPIRATÓRIA

O principal objetivo da fisioterapia respiratória é reduzir a obstrução das vias aéreas ocasionada pelo acúmulo de secreção e também reduzir o desconforto respiratório.[6,7] A melhora do quadro clínico dos pacientes tratados com técnicas de higiene brônquica deve-se à remoção de muco. Não há evidências de que as técnicas de fisioterapia respiratória reduzam o broncoespasmo mas, sim, elimine material infeccioso, o que aumenta a luz do brônquio e minimiza o quadro clínico.[8]

Na presença de doença respiratória, o tratamento medicamentoso é largamente conhecido e difundido. Quando há falha dos mecanismos de defesa de depuração brônquica, a associação com tratamentos não medicamentosos, como a fisioterapia, é útil para reduzir a obstrução e, assim, prevenir complicações pulmonares.[9,10]

Consenso realizado por fisioterapeutas especialistas de diversos grupos de estudo de todo o mundo colaborou para normatizar técnicas de fisioterapia respiratória de acordo com a sua classificação (convencionais e não convencionais) para definir indicações, contraindicações e princípios fisiológicos e não mais usá-las empiricamente.[11]

Sob a denominação de fisioterapia respiratória convencional, estão as técnicas as quais a efetividade é dependente da aplicação de ondas mecânicas no tórax. Essa movimentação é transmitida para o pulmão que promove a modificação nas propriedades reológicas da secreção, princípio chamado de tixotropismo, para assim ser eliminada (Figura 32.1). Não

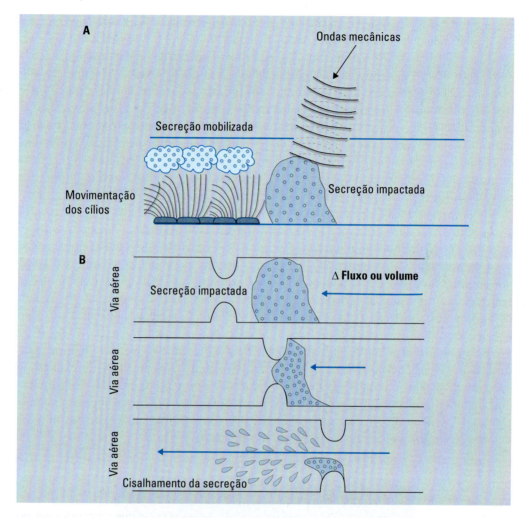

**Figura 32.1** Demonstração do princípio de ação das técnicas de fisioterapia respiratória. Em (**A**), ondas mecânicas mudam a característica da secreção (tixotropismo) em consequência das técnicas convencionais, como a tapotagem. Em (**B**), a variação de fluxo e/ou volume causa o cisalhamento da secreção e a ela é transportada para as vias aéreas superiores.

há consenso sobre os benefícios das técnicas convencionais de fisioterapia, como a tapotagem e a vibrocompressão, embora sejam técnicas amplamente conhecidas na fisioterapia respiratória.[12-14] O principal motivo para a falta de efetividade da tapotagem está relacionado ao número de movimentos repetitivos que devem ser aplicados no tórax para promover o tixotropismo da secreção ao menos 200 movimentos por minuto. Revisão sistemática com objetivo de identificar a eficácia da fisioterapia em lactentes com bronquiolite que apresentam sibilos expiratórios que receberam tapotagem e vibração como tratamento concluiu não ter havido redução no número de dias de internação, melhora na oxigenação, tampouco no escore de gravidade.[13]

A fisioterapia respiratória convencional não deve ser considerada como uma terapêutica inócua, havendo diversos relatos de eventos adversos associados à sua prática, como lesões encefálicas,[15,16] fratura de costelas,[17] regurgitação e agravamento do refluxo gastresofágico.[18]

Diante das perspectivas não favoráveis da aplicação da fisioterapia respiratória convencional, dois grupos belgas (Postiaux & Lens, grupo de estudos pluridisciplinar estetoacústico, e Dab & Chevaillier, equipe do Zeepreventorium de De Han) idealizaram as denominadas novas técnicas de fisioterapia respiratória ou técnicas não convencionais. O princípio de ação das novas técnicas deixa de se basear em ondas mecânicas, como descrito para as técnicas convencionais, e passa a respeitar princípios fisiológicos, como as propriedades de escoamento de fluidos nos diferentes níveis do aparelho respiratório e as particularidades do sistema respiratório do lactente.[11]

Embora mais recentes, essas técnicas têm sido amplamente utilizadas na prática clínica em lactentes com doença pulmonar. As técnicas mais conhecidas são a drenagem autógena assistida, técnica que mobiliza secreção por atuar em diferentes volumes pulmonares; a expiração lenta e prolongada (ELPr), técnica passiva que mobiliza volume pulmonar por compressão manual; e o aumento do fluxo expiratório (AFE), técnica que mobiliza secreção das vias aéreas superiores.[11] Essas técnicas mobilizam secreção das vias aéreas, pois promovem a variação de fluxo e volume de ar dentro do pulmão e, portanto, carreiam a secreção pulmonar.

A expiração lenta e prolongada (ELPr) é definida como técnica de fisioterapia respiratória não convencional passiva, ou seja, sem colaboração do paciente, de ajuda expiratória aplicada no lactente[19] (Figura 32.2). A ELPr é obtida por meio de pressão manual toracoabdominal lenta que se inicia ao final da expiração espontânea e prossegue até o volume residual[20,21] (Figura 32.3). Para sua realização, duas ou três inspirações são restringidas durante aplicação da técnica para prolongar a expiração.[21]

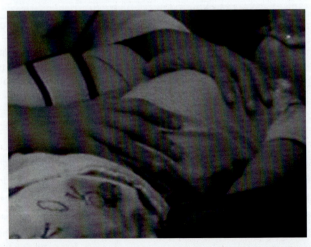

**Figura 32.2** Posicionamento do lactente e das mãos do fisioterapeuta durante a execução da técnica de expiração lenta e prolongada (ELPr).

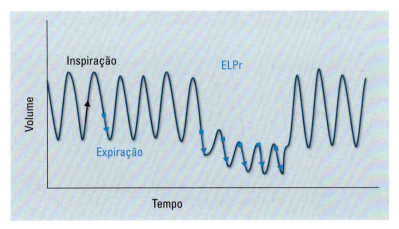

**Figura 32.3** Representação do momento da compressão durante a aplicação da técnica de expiração lenta e prolongada (ELPr). A compressão inicia na parte final da fase expiratória e é mantida para prolongar a fase expiratória.

Lactente em decúbito dorsal; a região hipotenar de uma das mãos é posicionada no tórax superior e a região hipotenar da outra mão é posicionada no abdome acima da cicatriz umbilical.

O objetivo principal da ELPr é obter maior volume de ar expirado em relação a uma expiração tranquila. Essa técnica é indicada para lactentes com obstrução brônquica ou hipersecreção pulmonar e pode ser também aplicada em crianças maiores. As contraindicações da ELPr são, na maior parte, relativas e dependentes da experiência do profissional que irá aplicá-la. Entre as contraindicações, destacam-se as cirurgias ou síndromes abdominais, cardiopatias, doenças neurológicas agudas e doença do refluxo gastresofágico.[20] Nosso grupo determinou as alterações pulmonares durante a execução da ELPr, como a quantidade de mobilização do volume de reserva expiratório e a indução de suspiros;[21] outros estudos determinaram os benefícios da ELPr em lactentes que apresentam secreção pulmonar, constatando a melhora na oxigenação e redução do desconforto respiratório.[20,22-24]

Outra técnica não convencional utilizada em lactente é a aumento do fluxo expiratório (AFE). Essa técnica foi proposta por Joel Barthe, em 1973.[25] Para realizar a AFE, o lactente permanece em decúbito dorsal e o fisioterapeuta terá uma mão posicionada sobre o abdome e a outra no tórax do paciente. O posicionamento das mãos é similar ao da ELPr (Figura 32.2), entretanto, o tipo de compressão é bastante diferente. No início da fase expiratória, o fisioterapeuta inicia a compressão de tórax e abdome, com ambas as mãos até o final da fase expiratória do paciente, quando interrompe a compressão (Figura 32.4). A compressão é rápida e favorece a saída do ar dos pulmões, carreando secreção das vias respiratórias proximais, a exemplo da tosse. Estudos têm demonstrado melhora na oxigenação de pacientes com hipersecreção após realizar AFE.[26]

A drenagem autógena assistida (DAA) é uma técnica menos explorada dentre as não convencionais, embora seja eficaz para eliminar secreção pulmonar de lactentes sibilantes. Ela busca alterar o volume pulmonar movimentando ar do volume de reserva inspiratório

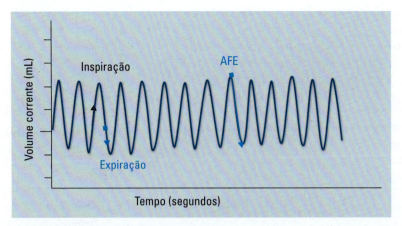

**Figura 32.4** Representação do momento da compressão durante a aplicação da técnica aumento do fluxo expiratório (AFE). A compressão inicia e finaliza na fase expiratória.

(VRI) ao volume de reserva expiratório (VRE). Para a realização da DAA, compressões torácicas serão aplicadas no paciente. Quanto maior a compressão, maior será o volume de ar mobilizado, variando do VRE ao VRI. A DAA favorece a eliminação de secreção, além de ser bem tolerada pelo paciente. É descrito que essa variação de volume auxilia no carreamento de secreção das vias respiratórias distais para as proximais, o que favorece a tosse.[27] Diversos autores descreveram o aumento da eliminação de secreção bem como a modificação nas características da reologia do muco, evidenciando que a secreção de vias respiratórias média havia sido eliminada em pacientes com fibrose cística.[28]

Portanto, as técnicas de fisioterapia respiratória serão eficientes nos lactentes sibilantes que apresentarem secreção pulmonar, ou seja, na vigência de infecção aguda e/ou em uma crise. A possiblidade de aplicar diferentes técnicas de fisioterapia respiratória aumenta o repertório para eliminar a secreção pulmonar de um indivíduo que não colabora na realização de técnicas. Atenção especial deve ser dada às técnicas que, embora antigas, não apresentam comprovação científica na população infantil. Desse modo, as novas técnicas de fisioterapia respiratória têm sido amplamente utilizadas devido à facilidade em executá-las e pela sustentação científica.

## REFERÊNCIAS BIBLIOGRÁFICAS

1. Meslier N, Charbonneau G, Racineux J-C. Wheezes, Thorax. Eur Respir J. 1995;8:1942-8.
2. Krawiec ME, Westcott JY, Chu HW, Balzar S, Trudeau JB, Schwartz LB, et al. Persistent wheezing in very young children is associated with lower respiratory inflammation. Am J Respir Crit Care Med. 2001;163:1338-43.
3. Martinez FD, Wright AL, Taussig LM, Holberg CJ, Halonen M, Morgan WJ. Asthma and wheezing in the first six years of life. The Group Health Medical Associates. N Engl J Med. 1995;332(3):133-8.
4. Bacharier LB, Boner A, Carlsen KH, Eigenmann PA, Frischer T, Gotz M, et al. Diagnosis and treatment of asthma in childhood: a PRACTALL consensus report. Allergy. 2008;63:5-34.

FISIOTERAPIA RESPIRATÓRIA NO LACTENTE SIBILANTE

5. Dela Bianca ACC, Wandalsen GF, Solé D. Lactente sibilante: prevalência e fatores de risco. Rev Bras Alerg Imunopatol. 2010;33(2):43-50.

6. González de Dios J, Ochoa Sangrador C. Conferencia de Consenso sobre bronquiolitis aguda (IV): tratamiento de la bronquiolitis aguda. Revisión de la evidencia científica. An Pediatr (Barc). 2010;72(4):285.e1-285.e42.

7. Gomes ELFD, Postiaux G, Medeiros DRL, Monteiro KKDS, Sampaio LMM, Costa D. Chest physical therapy is effective in reducing the clinical score in bronchiolitis: randomized controlled trial. Rev Bras Fisioter. 2012;16(3):241-7.

8. Oberwaldner B. Physiotherapy airway clearance in pediatrics. Eur Respir J. 2000;15:195-204.

9. Postiaux G. Fisioterapia respiratória pediátrica. 2.ed. Porto Alegre-RS: Artmed, 2004.

10. McCool FD, Rosen MJ. Nonpharmacologic airway clearance therapies. Chest. 2006;129(Suppl):250-9.

11. Trad Feltrin MIZ, Parreira VF. Consenso de Lyon 1994-2000. Fisioterapia Respiratória, 2001.

12. Quintell LM, Wolfson MR, Schidlow E. The effectiveness of chest physical therapy (CPT) in infants with bronchiolitis [abstract]. Am Rev Respir Dis. 1988;137:406.

13. Perrotta C, Ortiz Z, Roqué F M. Chest physiotherapy for acute bronchiolitis in pediatric patients between 0 and 24 months old. Cochrane Database Syst Rev. 2008;4:CD004873.

14. Weeb MS, Martin JA, Cartilidge PH, King Y, Wright NA. Chest physiotherapy in acute bronchiolitis. Arch Dis Child. 1985;60:1078-90.

15. Beeby PJ, Henderson-Smart DJ, Lacey JL, Rieger I. Short-and long-term neurological outcomes following neonatal chest physiotherapy. J Pediatr Child Health. 1998;34:60-2.

16. Harding JE, Miles FKI, Becroft DMO, Allen BC, Knight DB. Chest physiotherapy may be associated with brain damage in extremely premature infants. J Pediatr. 1998;132:440-4.

17. Chalumeau M, Foix-l'Helias L, Scheinmann P, Zuani P, Gendrel D, Ducou-le-Pointe H. Rib fractures after chest physiotherapy for bronchiolitis or pneumonia in infants. Pediatric Radiol. 2002;32:644-7.

18. Ribeiro MAGO, Cunha ML, Etchebehere ECC, Camargo EE, Ribeiro JD, Condino-Neto A. Efeito da cisaprida e da fisioterapia respiratória sobre o refluxo gastroesofágico de lactentes chiadores segundo avaliação cintilográfica. J Pediatr (Rio J). 2001;77:393-400.

19. Postiaux G. Fisioterapia respiratória pediátrica. 2.ed. Porto Alegre-RS: Artmed, 2004.

20. Postiaux G, Dubois R, Marchand E, Demay M, Jacquy J, Mangiaracina M. Effets de la kinésithérapie respiratoire associant expiration lente prolongée et toux provoquée dans la bronchiolite du nourrisson. Kinesither Rev. 2006;55:35-41.

21. Lanza FC, Wandalsen GF, Dela Bianca AC, Cruz CL, Postiaux G, Solé D. Prolonged Slow Expiration Technique in Infants: Effects on Tidal Volume, Peak Expiratory Flow, and Expiratory Reserve Volume. Respir Care. 2011;56:1930-5.

22. Almeida CCB, Ribeiro JD, Almeida-Junior AA, Zeferino AMB. Effect of expiratory flow increase technique on pulmonary function of infants on mechanical ventilation. Physiother Respir Int. 2005;213:213-21.

23. Antunes LCO, Silva EG, Bocardo P, Daher DR, Faggiotto RD, Rugolo LMSS. Efeitos da fisioterapia respiratória convencional versus aumento do fluxo expiratório na saturação de $O_2$, frequência cardíaca e freqüência respiratória, em prematuros no período pós-extubação. Rev Bras Fisioterap. 2006;10:97-103.

24. Lanza FC, Gazzotti MR, Luque A, Souza L, Nascimento R, Solé D. Técnicas de fisioterapia respiratória não provocam efeitos adversos na função pulmonar de crianças asmáticas hospitalizadas: ensaio clínico randomizado. Rev Bras Alergia Imunopatol. 2010;33:63-8.

25. Barthe J. Place de la kinésithérapie respiratoire dans la réanimation du nourrisson. Le Journal de Kinésithérapie, 1973. p.210.
26. Almeida CCB, Ribeiro JD, Almeida-Junior AA, Zeferino AMB. Effect of expiratory flow increase technique on pulmonary function of infants on mechanical ventilation. Physiother Respir Int. 2005;213:213-21.
27. Dab I, Alexander F. The mechanism of autogenic frainage studied with flow-volume curves. Monogr Paed. 1979;10:50-3.
28. App EM, Kiesenman M, Brand P. Sputum rheology changes in cystic fibrosis lung disease following two different types of physiotherapy. Flutter vs autogenic drainage. Chest. 1988;114:171-7.

# Índice Remissivo

## A

Abscesso orbital subperiostal, 30
Acaricidas, 243
Ácaro(s), 235
  da poeira, 107
  domésticos, 108
  redução da colonização pelos, 242
  regulação osmótica dos, 236
  sensibilização aos, 236
Ácidos graxos poli-insaturados de cadeia
  longa, 186
Adenosina, 175
Adolescente
  diagnóstico e classificação da, 193
  prevalência de asma e sintomas
    relacionados em, 100
Adrenalina, 229
Aeroalérgenos, 357
Aerolizer®, 306
Agente(s)
  anticolinérgicos novos, 289
  comunitários de saúde, atribuições no
    controle da asma, 363
  desnaturantes, 243
Agregação familiar, 120
*Air-trapping*, 33
ALARA (*As Low As Reasonably Achievable*),
  29
Alérgeno(s), 235
  da barata, 238
  resposta tardia aos, 78

Alergia, 75
  a alimentos e substâncias, 76
  a picadas de insetos, 76
  alimentar, 373
  avaliação da, 27
  não IgE mediada, 75
  respiratória, 171
Alteração(ões)
  cognitivas, 374
  comportamentais, 374
  de crescimento, 375
  na qualidade de vida, 375
*Alternaria*, 108
Alvéolos, 5
Amamentação, 113
Ambiente doméstico, 106
Aminofilina, 280
Anafilaxia, 76
Anamnese, 17
Anel de Waldeyer, 20
Angioedema, 77
Animal(is)
  de fazenda, exposição a, 109
  domésticos, 236
Antagnonista do receptor de leucotrienos,
  263-270
Antibióticos, 231
  ingestão de, 112
Anticolinérgicos, 285
  em desdenvolvimento, 290
Anticorpos
  humanos anticomamundongo, 289

ASMA NO LACTENTE, NA CRIANÇA E NO ADOLESCENTE

monoclonais, 290
  nomenclatura, 291
Anti-IgE, 289
Anti-IL-13, 295
Anti-IL-4, 293
Anti-IL-5, 294
Anti-IL-9, 295
Antileucotrienos, 230
Antioxidantes, 187
API (*Asthma Predictive Index*), 209
Aptidão cardiorrespiratória, avaliação da, 381
Ar
  aprisionamento de, 33
  falta de, 193, 225
Arritmia, 77, 277
Asma, 30, 63, 93
  aguda, vírus como agentes desencadeantes de, 145
  alégica, 76
  atópica na mãe ou pai, 140
  avaliação, 194, 198
  características clínicas que sugerem, 195
  como uma doença epitelial, 174
  consensos e diretrizes para, 213
  controle da, 198
    novos horizontes, 353-368
  agentes comunitários, atribuições, 363
  atribuições da equipe de saúde da família, 359
  auxiliar de enfermagem, atribuições, 361
  dentista, atribuições, 362
  educador físico, ataribuições, 361
  enfermeiro, atribuições da, 360
  equipe de saúde da família, atribuições da, 359
  farmacêutico, ataribuições, 361
  fisioterapeuta, atribuições, 361
  gerente de centro de saúde, atribuições, 363
  gestores municipais, atribuições, 363
  médico generalista, atribuições da, 360
  médido pediatra, atribuições da, 359

núcleo de apoio à saúde da família, atribuições, 363
nutricionista, ataribuições, 362
pneumologista, atribuições da, 360
crise em menores de 5 anos, 216
cronicidade e gravidade da, mecanismos de, 174
diangóstico, 194
  clínico, 206
dieta e, 185
diretrizes para, histórico das, 332
educação em, 343, 345
em criança
  com até 5 anos, etapas de tratamento, 218
  diagnóstico, 197
em crianças e adolescentes
  mortalidade por, 101
  prevalência, 97
  queixas, 195
  endotipos da, 118
  escores para o diagnóstico de, 209
  etiologia da, 171
  exacerbação de, 222-233
  exercício e, 319
  fenótipos da, 193
  fotores de risco, 105
  genética da
    estudos de associação e, 126
    evidências para a base genética, 120
    genes de suscetibilidade, identificação de, 122
    heterogeneidade em, 131
    interações gene-ambiente em, 129
    sequenciamento de DNA, 130
  gravidade da, classificação, 197
  imunoterapia específica na, 313-318
  infantil, remodelação das vias aéreas na, 158
  *loci* genéticos, 121
  montelucaste no tratamento da, 267
  na faixa etária pediátrica, esquema de tratamento, 215

## ÍNDICE REMISSIVO

na infância e adolescência, diagnósticos
diferenciais, 198
nas diferentes faixas etárias, estratégias
para o manejo, 214
no lactente, avaliação da, 210
obesidade e, 183
prevalência em escolares, 99
probabilidade de acordo com as
características clínicas em latentes e
pré-escolares, 207
programa(s)
assistenciais de, 329-341
ideal de, cronograma para
implanrtação de um, 356
reabilidatação pulmonar na, 379-387
sintomas de,
controle de, 199
para crianças < 5 anos, níveis de
controle, 211
tratamento não farmacológico, 222
vírus no início da, papel do, 139
*Aspergillus*, 108
*Asthma Predictive Index* (API), 209
Atopia, 75-84, 369
investigação, 200
Atrito pleural, 25
Atropina, 286
Auxiliar de enfermagem, atribuições no
controle da asma, 361

## B

Baratas, 108, 238
Basófilo, teste de ativação de, 90
Batimento, 14
de asa de nariz, 22
BCG, 112
$\beta_2$-agonista, 272
de curta duração, 276
de longa duração, 277
de ultralonga duração, 278
efeitos adversos, 277
intravenosos, 277

Biomarcadores, 171, 175
da inflamação eosinofílica, 176
no condesado exaldo respiratório, 178
Biomoléculas, 176
Brocoespasmo induzido pelo exercício,
319
em crianças, fisiopatologia, 319
Brometo de ipratrópio, 287
Bromotirosina urinária, 179
Broncoconstrição, 8
Broncodilatação, 8
Broncodilatador (es)
base racional para uso dos, 272
de longa duração, 230
fisiopatologia, 272
medicamentos, classes, 272
resposta ao, 69
Broncoespasmo induzido pelo exercício,
222, 319
Broncofonia, 23
Broncoprovocação, 165
Broncorreia, 77
Broncoscopia, 41
Bronquiectasias, 35, 63
Bronquiolite, 93
oblierante, 35, 62
pós-infecciosa, 141
Bronquíolos
não respiratórios, 4
respiratórios, 4
*Burst* respiratório, 179

## C

Cãibra, 277
Calor, tratamento por, 242
Canal
de Lambert no recém-nascido, 7
traqueobrônquico, 3
Cães, exposição a, 108
Capacidade
pulmonar, 63
total, 11

residual, 5
funcional, 11
vital forçada, 55, 63
Carotenoides, 187
CCL5, 141
Célula(s)
apresentadora de antígenos, 76
envolvidas na inflamação alérgica, 80
epitelial na inflamação alérgica, 81
linfoides inatas, 175
Th2, 80
Celulite orbitária, 30
Cianose labial, 22
Cifose, 67
Cininas, 82
Citocinas, 82
*Cladosporium*, 108
Cólicas abdominais, 77
Comorbidades, 371
Condensado exalado, 39
Condições climáticas e exacerbação da asma, 106
Conjuntivite alérgica, 373
Consensado exalado respiratório, biomarcadores no, 178
Consensos e diretrizes para asma, 213
Constante de tempo de esvaziamento, 10
"Contração do brônquio", 271
Corticosteroide
inalado em menores de 5 anos, 217
inalatórios, 230, 247-260
acompanhamento do paciente em uso de, 358
cirtérios de suspensão, 358
Cortisona, 247
Crepitação
fina, 25
grossa, 25
Crescimento pulmonar, 3
adequado, 49
"Criança que chia", 335
Criança(s)

asmática, relação entre exercício e a, 321
com asma na escola, 348
maiores de 6 anos e adolescentes tratamento da asma em, 219
métodos de investigação em
broncoscopia, 41
condensado exalado, 39
doença do refluxo gastresofágico, avaliação de, 43
ecografia de tórax, 37
escarro induzido, 44
fluoroscopia, 36
imagem da via aérea extrapulmonar, 30
imagem por ressonância magnética, 39
lavado broncoalveolar, 41
óxido nítrico exalado, 40, 44
radiografia de tórax, 30
radiografia de vias aéreas superiores, 30
teste do suor, 42
tomografia de tórax, 33
pequenas, índices preditivos de asma em, 210
respiração da, 8
sensibilização alérgica em, métodos de investigação, 85-90
sistema respiratório em, semiologia do exame físico, 21
história clínica, 18
Crise de broncoespasmo, 379
Curva
com obstrução, 66
de volume corrente, 50
expiratória forçada parcial, 54
fluxo-volume, 63
expiratório com esforços, 13
CVF, ver Capacidade vital forçada

# D

Deformidade(s)
da parede torácica, 64
torácicas, 22

Deglutição, 8
Dentista, atribuições no controle da asma, 362
Deposição pulmonar, 300
Dermatite atópica, 76, 373
*Dermatophagoides*
  *farinae*, 107
  *pteronyssinus*, 107
Desenvolvimento pulmonar, 3
Diagnóstico resolvido por componentes, 89
Diarreia, 77
Dieta
  asma e, 185
  do Mediterrâneo, 185
  ocidental, 186
Difusão, mecanismo, 300
Diskus®, 306
Dismorfismo facial, 67
Dispositivos inalatórios, 299-311
Distensão, 77
Divertículo respiratório, 4
DNA, metilação do, 132
Doença(s)
  do refluxo
    gastresofágico, avaliação de, 43
    por esôfago-estômago-duodenografia, 357
  do tecido conectivo, 67
  do trato respiratório, 18
  hematológicas, 67
  neuromusculares, 64
  obstrutivas, 63
  oncológicas, 67
  pulmonar obstrutiva crônica da infância, 62
  respiratórias em crianças adolescentes e jovens, procedimentos diagnósticos e terapêuticos, 26
Dor torácica, 225
Drenagem autógena assistida, 393

## E

E-caderina, 158
Ecografia de tórax, 37
Edema laríngeo, 77
Educação em asma, 343
Educador físico, atribuições no controle da asma, 361
Egofonia, 23
Eixo hipotálamo-hipófise-adrenal, 258
Elastase, 117
Ellipta®, 306
Endotipos da asma, 118
Endotoxina, 107
Enfermeiro, atribuições no controle da asma, 360
Engenharia genética, 289
Eosinófilo(s)
  grânulos dos, 172
  infiltração de, 79
  na inflamação alérgica, 80
  recrutamento de, 79
Epitélio brônquico, 158
Equação de Pouseille, 10
Equipe de saúde da família, atribuições no controle da asma, 259
Escarro
  coleta de, 177
  induzido, 44, 177
  sobrenadantes do, análise, 175
Escolar
  diagnóstico e classificação da asma em, 193
  prevalência de asma e sintomas relacionados em, 99
Escoliose, 67
Escore
  ACQ (*Asthma Control Questionnaire*), 179
clínico
  de Wood-Downes, 226
  para identificação de lactentes de risco, 210
  para o diagnóstico de asma, 209
Esforço expiratório, 13
Esofagograma, 32

ASMA NO LACTENTE, NA CRIANÇA E NO ADOLESCENTE

Espaçadores, 302
Espaços peribrônquicos, 10
Espirometria
   aceitável, 66
   contraindicações, 62
   forçada, 63
   interpretação, 65
   na criança e no adolescente, indicações, 62
Estado de repouso do sistema respiratatório, 11
Estase jugular, 22
Estenose, 67
Estimulação
   cutânea, 8
   mucocutânea, 8
   trigeminal, 8
Estramônio, 285
Estresse
   materno pré-natal pela pobreza, 140
   oxidativo, 187
Estridor, 24
Estudo
   de associação e asma, 127
   de *linkage*, asma e, 123
   EISL (*Estudio Internacional de Sibilancias en Lactantes*), 205
Exacerbação, 145
   de asma
   avaliação da gravidade da crise, 225
   avaliação inicial do paciente, 225
   exames complementares, 227
   monitoramento, 227
   orientações de alta, 232
   tratamento
      da crise, 228
      inicial, 227
      outras terapias, 231
Execício
   asma e, 319
   broncoespasmo induzido pelo, 319
   respostas ventilatórias ao, 380
Expiração forçada, 13

## F

Falta de ar, 193, 225
Farmacêutico, atribuições no controle da asma, 361
Farmacogenoma, 257
Fator(es)
   ativador de plaquetas, 82
   de necrose tumoral alfa, 78
   de risco/proteção de sibilâncias e asma
   ácaros da poeira, 107
   amamentação, 113
   ambiente doméstico, 106
   antibióticos, ingestão de, 111
   baratas, 108
   clima, 106
   dieta, 110
   endotoxina, 107
   exposição a animais de fazenda, 109
   exposição a cães/gatos, 108
   função pulmonar reduzida, 113
   fungos, 108
   higiene, 110
   hipertireoidismo, 114
   hormônios sexuais, 114
   infecções, 110
   obesidade, 111
   paracetamol, ingestão de, 111
   poluição do ar, 106
   prematuridade e baixo peso, 113
   refluxo gastresofágico, 114
   roedores, 108
   tabagismo passivo, 111
   vacinação, 112
"Fenômeno IL-13", 295
Fenoterol, 273
Fenótipo da asma, 193
"Ferida que não cicatriza", 159
Fibrose cística, 30
Fisioterapeuta, atribuições no controle da asma, 361
Fisioterapia respiratória, 231
   no lactente sibilante, 389-396

ÍNDICE REMISSIVO

técnicas de, 390
Flavonoides, 188
Fluoroscopia, 36
Fluxo expiratório forçado, 53
  entre 25% e 75% da CVF, 64
Folato, 190
Formoterol, 278
Fosfolipase A2, 78
Fração de óxido nítrico exalado, 44
Frequência respiratória, valores de, 22
Frutas, verduras e legumes, consumo de,
  186
Fumaça do tabaco, exposição ambiental
  pré e pós- natal à, 62
Função
  pulmonar
  avaliação, 49
  em lactentes, 49-57
    provas de, 50
  reduzida, 113
Fungos, 108, 237
  esporos de, 238
  extradomiciliares, 244
  intradomiciliares, 244

## G

Galectina-10, 179
Gatos, exposição a, 108
Gene de suscetibilidade, identificação de,
  122
Genética da asma, 117-137
Gerente de centro de saúde, atribuições
  no controle da asma, 363
Gestores municipais, atribuições no
  controle da asma, 363
GINA (*Global Initiative for Asthma*), 226
Glandina E2, 187
Glicocorticoide(s)
  atuação dos, mecanismos genômicos
    de, 248
  secreção do, regulação da, 248
Glicocorticosteroide(s)

ações não genômicas, 252
atuações não genômicas dos, 251, 252
inalatórios
em lactentes
  efeitos adversos, 258
  sibilantes, 255
em pré-escolares, 255
  efeitos adversos, 258
farmacocinética e farmacodinâmica
  dos, 253
na asma pediátrica, 255
na infância, efeitos adversos, 257
potências dos, 254
processo de transrepressão, 251

## H

*H. influenzae*, 143
HAMA (*human anti-mouse antibodies*), 289
HandiHaler®, 306
Heliox, 231
"Herdalidade perdida", 130
Heterogeneidade em genética da asma,
  131
Hiper-reatividade brônquica, 153
  estudo de, 162, 163
  fatores de risco, 157
  mecanismos patogênicos, 154
  remodelação e, 157
Hipersecreção de muco, 117
Hipertireoidismo, 114
Hipocalemia, 277
"Hipótese da higiene", 110
Histamina, 81
Hormônios sexuais, 114

## I

IgE
  sérica específica, 89
  total, 88
ImmunoCAP-ISAC, 89
Impactação, 300
Imunoterapia específica

na asma, 313-318

para o alérgeno na asma, efeitos
potenciais, 316

subcutânea na asma, 314

sublingual na asma, 315

Inalador(es)
de pó, 299, 306
diferenças entre os, 307
dosimetrados pressurizados, 300, 301, 302

Incontinência, 77

Indacaterol, 278

Índice de esforço respiratório, 14

Indivíduos alérgicos, 83

Infância
doenças sibilantes e asma na,
prevalência e impacto das, 93-104
sistema respiratório na, fisiologia do,
3-16
tosse na, vinte princípios importantes
sobre, 20

Infecção (ões)
bacterianas, 110
fúngicas, 110
respiratórias
recorrentes, 375
virais, 139
virais, 110

Inflamação(ões)
alérgica
aguda, 77
características da, 172
células envolvidas na, 80
crônica, 76
mediadores da, 81
brônquica, 117, 176
eosinofílica, biomarcadores da, 176
marcadores de, 201

Insuficiência cardíaca, 67

Interação gene-ambiente em, 129

Irritação mecânica, 8

Irritantes, 239

Isquemia do miocárdio, 77

## J

Junção(ões)
de adesão, 158
firmes, 158

Justa-capilares, 8

Juventude, 18

## L

Lactente (s)
asma no
avaliação da, 210
diangóstico, 205
com sibilância recorrente, 96
características clínicas, 96
de risco, escore clínico para
identificação, 210
função pulmonar em, 49-60
índices preditivos de asma em, 210
sibilância em
morbidade da, 95
persistência, 97
sibilante, fisioterapia respiratória no,
389-396

Lâmina reticular, 159

Laringe
massa em, 38
músculos da, 4
obstrução fixa da, 67

Lavado broncoalveolar, 41

Lebrikizumabe, 179

Lei de Laplace, 12

Leucotrieno, 82
antagonistas do receptor de, 263-270,
8
formação dos, 264
esquema, 265

Limitação
cardiopulmonar, 379
do fluxo, conceito, 13

Linfócito na inflamação alérgica, 80

*Linkage*, 124
*disequilibrium*, 125

Lipotímia, 77
Lóbulo secundário, 33
*Loci* da asma, 130
*Lung clearance index*, 26

# M

*M. catarrhalis*, 143
*Ma Huang*, 271
Macrófago, 117
  na inflamação alérgica, 81
Manitol, prova de provocação com, 165
Manobra de compressão toracoabdominal
  rápida, 54
Massa em laringe, 38
Mastócito, 78
  na inflamação alérgica, 80
Matriz extracelular, 160
Mecânica respiratória passiva, 52
Médico generalista, atribuições no
  controle da asma, 360
Medida de óxido nítrico exalado, 177
Membrana basal, 159
  espessamento da, 162
Metabolismo ósseo, 258
Metacolina, hiper-responsividade
  brônquica à, 70
Metilação, 190
Metilxantinas, 279
Método(s)
  de investigação
  da sensibilização alérgica em crianças
  *in vitro*, 88
  *in vivo*, 85
  em crianças, 29-48
  plastimográficos, 53
Miastenia *gravis*, 64, 67
*Microarray*, 89
Microbiota intestinal, 110
Minerais, 187
Molécula(s)
  de adesão leucocitária, 78
  endoteliais, 78

Mortalidade por asma, 263
  em crianças e adolescentes, 101
MOSAIC, estudo, 267
Mpolécula de adesão na inflamação
  alérgica, 81
Muco, hipersecreção de, 117
Multiplicação alveolar, 5
Músculo(s)
  liso brôqnuico, 160
  respiratório, afecções que afetam os, 67

# N

Nebulizador(es), 309
  de jato, 299, 309
  ultrassônicos, 309
*Nei Ching*, 271
Neoangiogênese, 161
Nervo vago, 272
Neuropeptídeos, 82
Neutrófilo, 117
  na inflamação alérgica, 81
Nomenclatura de anticorpos
  monoclonais, 291
Núcleo de apoio à saúde da família,
  atribuições no controle da asma, 363
Número de Reynolds, 9
Nutricionista, atribuições no controle da
  asma, 362

# O

Obesidade, 67, 111
  asma e, 183
Obstrução
  brônquica, 19
  fixa
  da laringe, 67
  da traqueia, 67
Omalizumabe, 291
Orifício laríngeo primitivo, 4
Otite média com efusão, 373
Óxido nítrico exalado, 40
medida de, 177

Ozônio, 240

## P

Padrão
   de sensdibilização genuína, 89
   expirataório, idetificação pela curva
      fluxo-volume, 65
   misto, 67
   obstrutivo, 66
   restritivo, 67
Palpação do tórax, 22
Paracetamol, ingestão de, 111
Paralisia
   de cordas vocais, 67
   laríngea, 67
Parede torácica, afecções que afetam a, 67
*Patch* teste, 88
Pectorilóquia fônica, 23
*Pectus*
   *carinatum*, 22
   *excavatum*, 22
Pediatra, atribuições no controle da asma, 359
Peixe, consumo de, 186
*Penicillium*, 108
Periostina sérica, 179
Permeabilidade vascular, 77
Peso pulmonar, 5
Pico de fluxo
   expiratório, 50, 64
   inspiratório, 50
PIS (*Pulmonary Index Score*), 227
Pletismógrafo, 53
Pneumologista, atribuições no controle da asma, 360
Pneumonite de hipersensibilidade, 34
Poeira
   ácaros da, 107
   domiciliar, 235, 242
Pólens, 239, 244
Poluição
   atmosférica, 239
   do ar, 106

Poro de Kohn, 7
Pressão
   da via érea aberta, 9
   de condução do fluxo aéreo, 9
   positiva intrínseca no final da
      expiração, 13
Pressão-volume, relação, 12
*Prick* teste, 85
*Prick to prick*, 87
Princípio ALARA (*As Low As Reasonably Achievable*), 29
Programas assistenciais de asma, 329-341
   no Brasil, 335
Programação epigenética, influências
   nutricionais na, 189
Propriedade fluxo-resistentes, 9
Prostaglandinas, 82
Proteínas catiônicas, 370
Prova(s)
   de função pulmonar, 200
   em lactetentes, 50
      fluxos expiratórios forçados, 53
      indicações e contraindicações, 56
      mecânica respiratória passiva, 52
      realização do exame, 55
      volume corrente, 50
      volumes pulmonares, 53
   de provocação com manitol, 165
Provocação brônquica, 26
Prurido, 77
Pseudomassa, 30
Pulmão
   etapas do desenvolvimento
      canalicular, 4
      pseudoglangular, 4
      sacular, 4
   fluxo de sangue através do, vida fetal, 5
*Pulmonary Index Score* (PIS), 227
Pulvinal®, 306

## Q

Qualidade de vida, alterações na, 375
Quimiocinas, 141

## R

Radiografia
de tórax, 30, 32
de vias aéreas superiores, 30
RANTES, 141
Raw (pressão de condução do fluxo
aéreo), 9
Razão $VEF_T/CVF$, 64
Reabilitação pulmonar na asma
avaliação da aptidão cariorrespiratória,
381
respostas ventilatórias ao exercício, 380
Reação
de hipersensibilidade tipo I, 76
de sensibilidade tipo I, interações
celulares durante, 76
mediada pela IgE, 76
Recém-nascido
canal de Lambert no, 7
tórax do, 7
Receptor(es)
colinérgicos, 287
de leucotrieno, classificação, 265
irritantes, 8
J, 8
Recrutamento
celular, 78
de eosinófilos, 79
Reflexo(s)
de aspiração, 8
de desinsuflação de Hering-Breuer, 7
de Hering Breuer, 52
de insuflação de Hering-Breuer, 7
nasais, 8
paradoxal de Head, 7
que infuenciam a respiração, 7
Refluxo gastresofágico, 114
Remodelação, 147
como e quando?, 161
das vias aéreas, na asma infantil, 158
das vias respiratórias e no
desenvolvimento da asma, 156

hiperresponsividade brônquica e, 157
Resfriados comuns, 145
Resistência
pulmonar, 10, 1
vascular periférica, diminuição da, 77
"Respira Londrina", 336
Respiração
bronquial, 24
da criança, 8
Resposta
alérgica imediata, 77
ao broncodilatador, 69
"Resposta ao mergulho", 8
Rinite
alérgica, 30, 76, 369
atopia e, 369
classificação, 371
diagnóstico, 370
etiopatogenia, 370
quadro clínico, 370
tratamento, 370, 372
hormonal, 370
medicamentosa, 370
vasomotora, 370
Rinomanometria, 370
Rinorreia, 77
Rinossinusite, 373
Rinovírus, 93
Roedores, 108, 237
Roncos, 25

## S

*S. pneumoniae*, 143
Salbutamol, 273
Salina hipertônica, 175
Salmeterol, 278
Sedimentação gravitacional, 300
Semiologia do sistema respiratório em
crianças, 17-28
Sensibilização a aeroalérgenos, 107
Sequenciamento de DNA, 130
Seriografia, 32

*Shuttle Walk Test*, 383
Sibilância, 14, 77
    de múltiplas causas, 256
    em crianças, montelucaste no
        tratamento da, 267
    em lactente,
    causas, 208
    morbidade da, 95
    fenótipos no lactente e na criança, 205
    fotores de risco, 105
    intermitente grave, 390
    não atópica, 390
    no primeiro ano de vida, prevalência,
        93, 94
    transitória, 390
    viral, 207
    episódica, 256
Sibilantes
    persistentes, 113, 206
    tardios, 206
    transitórios, 113, 206
Sibilos, 24, 206
    pulmonares, 389
Sinal
    da vela, 31
    de *linkage*, 131
    de passagem, 159
Síncope, 77
Síndrome
    de apneia obstrutiva do sono, 374
    de Churg-Strauss, 268
    de Guillain-Barré, 67
    pólen-fruta, 373
Sinusopatia, 373
Sistema
    cardiovascular, 277
    musculoesquelético, 277
    nervoso
        autônomo, 272
        central, 277
        parassimpático, 272
    respiratório, 3, 277

    estado de repouso do, 11
    na infância, fisiologia do, 3-16
    conceito de limitação do fluxo, 13
    constante de tempo de esvaziamento, 10
    desenvolvimento e crescimento
        pulmonar, 3
    diferenças com o do adulto
    presença de sibilâncias, 14
    propriedades fluxo-resistentes, 9
    reflexos importantes na lactância, 7
    relação entre resistência e volume
        pulmonar, 10
    ventilação-perfusão, relação, 14
Solução salina hipertônica, inalação de, 230
Som(ns)
    pulmonares, 23
    normais, 24
    respiratórios, características clínicas, 24
    traqueal normal, 24
Sono
    alterações do, 374
    REM (*rapid eyes moviment*), 8
Suor, teste do, 42
Suporte ventilatório, 231

## T

Tabagismo, 2240
    passivo, 111
Taquicardia, 77, 277
Teofilina, 279
Teoria do interior do corpo, 271
Terbutalina, 229, 273
Teste(s)
    cutâneo
        de hipersensibilidade imediata, 85
        de leitura imediata, 85
    efeito inibitório de diferentes fármacos, 87
    erros comuns, 86
    de leitura tardia, 88
    de ativação de basófilos, 90
    de exercício cardiopulmonar, 381
    de função pulmonar, 39

## ÍNDICE REMISSIVO

de Mantoux, 26
de provocação, 201
oral, 88
de suor, 26
*in vivo*, 85
intradérmicos, 87
*Tight juntions*, 158
Timo, 31
Tiotrópio, 287
*Toll-like* receptor 4, 187
Tomografia de tórax, 33
Tórax
do recém-nascido, 7
ecografia de, 37
inspeção do, 22
radiografia de, 30
tomografia de, 33
Tosse, 19
classificação quanto à duração, 19
por hábito, 19
psicogênica, 19
recidivante em lactente, causas, 208
ritmo diário da, 19
Transativação, processo de, 249
Transrepressão, processo de, 250
Traqueia, 6
obstrução fixa da, 67
Tremores, 277
Trombose do seio venoso, 30
Tumor, 67
Turbuhaler®, 306

## U

Umidade, controle de, 242
Unidade Trófica Epitelial-
Mesenquimpática (EMTU), 159
Urticária, 77

## V

Vacinação contra tuberculose, 112
Vasos pulmonares, 32
VEFT, ver Volume expiratório forçado no
tempo

Ventilação
não invasiva, 231
relativa, 15
Via(s)
aérea(s)
alta, obstrução de, 67
calandário de desenvolvimetno das, 4
de condução, 9
extrapulmonar, imagem da, 30
inferiores, 9
inflamação das, 171
remodelamento das, 153
superiores, radiografia de, 30
respiratória do asmático, mudanças
restruturais e funcionais, 156
Vibração, 14
Vilanterol, 279
Vírus
como agentes desencadeantes de asma
aguda, 145
mecanismos pelos quais induziria a
asma, 141
no início da asma, papel dos, 139
sincicial respiratório, 93
Vitamina
C, 188
E, 188
Volume
corrente, 50
em lactentes com doenças respiratórias
crônicas, 51
de repouso, 13
expiratório forçado no tempo, 64
minuto, elevação no, 382
pulmonar, 10, 13, 53, 63
operante, 381, 383
Vômitos, 77

## X

Xantinas, 230
efeitos colaterais, 281

## Y

YKL, 40

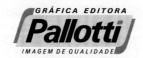

www.graficapallotti.com.br
(51) **3081.0801**